供中医及西医护理院校本科生、研究生用
供临床护士继续教育培训用

循证中医护理

主　审　刘建平
主　编　郝玉芳　商洪才
副主编　费宇彤　陈　薇　叶美玲　晏利姣
编　委　（以姓氏笔画为序）

马雪玲（北京中医药大学护理学院）　　　　陈　薇（北京中医药大学循证医学中心）
马晴雅（北京中医药大学护理学院）　　　　周　芬（北京中医药大学护理学院）
王　斗（北京中医药大学护理学院）　　　　周雅静（北京中医药大学护理学院）
王丽琼（北京中医药大学针灸学院）　　　　郑莉萍（北京中医药大学东直门医院）
叶美玲（台北护理健康大学护理系暨研究院）　孟美琪（北京中医药大学护理学院）
田润溪（北京中医药大学东直门医院）　　　郝玉芳（北京中医药大学护理学院）
刘建平（北京中医药大学循证医学中心）　　拜争刚（南京理工大学循证社会科学与健康研究中心）
牟　玮（天津中医药大学第二附属医院）　　费宇彤（北京中医药大学循证医学中心）
苏春香（北京中医药大学护理学院）　　　　晏利姣（北京中医药大学循证医学中心）
杜　渐（北京中医药大学东直门医院）　　　高　宁（北京中医药大学东直门医院）
李　迅（北京中医药大学循证医学中心）　　郭　红（北京中医药大学护理学院）
李　博（首都医科大学附属北京中医医院）　郭海玲（北京中医药大学东直门医院）
李小花（北京中医药大学护理学院）　　　　唐　玲（北京中医药大学东方医院）
李泽宇（首都医科大学附属北京中医医院）　曹卉娟（北京中医药大学循证医学中心）
李学靖（北京中医药大学护理学院）　　　　商洪才（北京中医药大学东直门医院）
张大华（北京中医药大学第三附属医院）　　韩　柳（北京中医药大学第三附属医院）
张小艳（北京中医药大学护理学院）　　　　靳英辉（武汉大学中南医院循证与转化医学中心）

U0199572

人民卫生出版社
·北　京·

图书在版编目（CIP）数据

循证中医护理 / 郝玉芳，商洪才主编 . —北京：
人民卫生出版社，2022.3
ISBN 978-7-117-32667-4

Ⅰ. ①循… Ⅱ. ①郝… ②商… Ⅲ. ①中医学 – 护理
学 – 中医学院 – 教材 Ⅳ. ①R248

中国版本图书馆 CIP 数据核字（2021）第 272281 号

| 人卫智网 | www.ipmph.com | 医学教育、学术、考试、健康，购书智慧智能综合服务平台 |
| 人卫官网 | www.pmph.com | 人卫官方资讯发布平台 |

循证中医护理
Xunzheng Zhongyi Huli

主　　编：郝玉芳　商洪才
出版发行：人民卫生出版社（中继线 010-59780011）
地　　址：北京市朝阳区潘家园南里 19 号
邮　　编：100021
E - mail：pmph @ pmph.com
购书热线：010-59787592　010-59787584　010-65264830
印　　刷：天津安泰印刷有限公司
经　　销：新华书店
开　　本：787 × 1092　1/16　印张：25　插页：5
字　　数：530 千字
版　　次：2022 年 3 月第 1 版
印　　次：2022 年 6 月第 1 次印刷
标准书号：ISBN 978-7-117-32667-4
定　　价：79.00 元
打击盗版举报电话：010-59787491　E-mail：WQ @ pmph.com
质量问题联系电话：010-59787234　E-mail：zhiliang @ pmph.com

·主编简介·

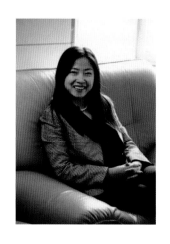

郝玉芳，北京中医药大学护理学院护理学博士，教授，博士生导师，美国护理科学院院士。北京市护理学一级学科重点学科带头人，国家中医药管理局重点学科带头人。北京中医药大学国际循证中医药研究院副院长，北京中医药大学循证护理研究中心主任，循证护理合作中心（JBI）顾问，RNAO最佳实践指南研究中心（BPSO）主任。

受聘为教育部高等学校护理学类专业教学指导委员会委员；全国中医药高等医学教育学会护理教育研究会理事长；残疾人事业发展研究会照护专业委员会副主任委员；北京医学会临床流行病学与循证医学分会第三届委员会循证护理学组副组长；首都女教授协会常务理事；澳大利亚整体护理学会研究委员会（AHNA）专家库成员等。主持和参与各级课题80余项。公开发表学术论文160余篇。参加了全国19本统编教材的编写，其中主编10本；北京市高等学校优秀青年骨干教师；校级教学名师。学堂在线主讲的循证护理学获国家级一流本科课程。

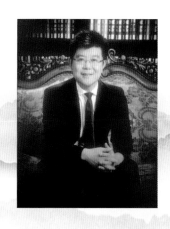

商洪才，博士，研究员，博士生导师。国家杰出青年科学基金获得者。现任教育部中医内科学（北京中医药大学）重点实验室主任，北京中医药大学国际循证中医药研究院副院长，北京中医药大学东直门医院常务副院长，北京中医药大学心血管病研究所副所长。目前主持国家重点研发计划、国家自然科学基金杰出青年科学基金、重点项目等多项国家级项目。获国家科学技术进步奖二等奖4项，省部级一等奖7项。发表论文200余篇，在BMJ、Ann Intern Med等发表SCI收录论文100余篇。授权发明专利6项，软件著作权2项。入选教育部新世纪优秀人才计划，国家创新人才推进计划——中青年科技创新领军人才，国家万人计划——科技创新领军人才。

·序1·

循证医学的理念和方法推动了中国医学科研与实践向科学化、规范化和标准化发展，产生了划时代的影响。中医药学作为中国医学的重要组成部分，与循证医学融合产生了循证中医药，即将循证医学的理念和方法应用到中医药领域，形成科学证据，提高中医临床实践和研究水平，奠定了中医药在我国医疗卫生保健体系中的地位和作用，对中医药的传承和发展产生了不可估量的作用。

循证中医护理在循证医学、循证护理、循证中医药的影响下应运而生。许多传统的中医护理措施缺乏理论依据，仅凭经验或沿用传统的护理方法，往往难以找到适宜的、科学的标准，致使一些先进的护理方法无法有效地应用于护理实践中，影响了中医护理的整体发展和护理质量的提高。循证护理作为"以实证为基础的护理"，将科研结论与临床经验、患者需求相结合，获取实证，作为临床护理决策的过程，是一种促进中医护理学科发展、提高护理实践科学性和有效性的方法。将循证护理的理念应用到中医护理，发展成为循证中医护理，吸收当代最新的科技成果，并不断创新，无疑会使中医护理的临床实践更加规范化、科学化，实现中医护理的有证可循。

北京中医药大学在循证医学领域已有15年的历史，北京中医药大学循证医学中心是我国第一个也是一直领跑的中西医结合循证医学机构，在循证医学领域，特别是循证中医药领域取得了突出成就。2020年1月，我校成立了北京中医药大学国际循证中医药研究院和北京GRADE中心，将我校与北京地区的循证医学力量凝聚在一起，加快中医药与循证医学的结合，而循证护理研究中心是其中重要分支机构。北京中医药大学循证护理研究中心于2013年11月成立，致力于循证护理教学、研究和实践。2015年，我校成立了两个国际合作中心，分别为加拿大安大略省注册护士协会最佳实践指南研究中心（BPSO）和澳大利亚循证护理合作中心（JBI），其宗旨是将中医护理和循证护理有机地结合起来，更好地指导中医护理人员应用最佳证据进行临床实践、传播证据，使中医护理实践变得更加科学、高效，推动中医护理在世界范围的应用。

《循证中医护理》重点介绍了循证中医护理的基本理论知识和技能，同时展示了北京中医药大学循证国际中医药研究院和循证护理中心近年来的研究成果。期望该教材的问世，可以引起广大临床护理人员、研究生的思考，共同推动循证思维在中医临床护理中的应用，不断提升中医护理水平。

书将付梓，爰为之序。

北京中医药大学校长、国际循证中医药研究院院长

徐安龙

2021年9月

·序2·

循证护理注重实事求是的科学态度和探索钻研的精神，在临床中开展循证护理实践，让护理人员由传统护理模式变为以最佳证据为依据的护理，被动工作态度转变为主动，使护理工作更加的科学、规范、有效，推动了护理事业的发展。

中医护理的"整体观念"和"辨证施护"这两种特色理念与循证护理理念在一定程度上是相通的，同时，循证护理可提升临床中医护理的规范化与标准化，让护理工作更加优质。故循证实践可作为中医护理发展的载体，使中医护理更易与国际护理接轨，也更有利于推进中医护理国际化进程。

安大略省注册护士协会（RNAO）为加拿大安大略省注册护士代言，并肩负着为健康、优质医疗和护理服务发声的使命。我们相信健康是日常生活的一种资源，医疗保健是一种普遍的人权。我们注重以证据为基础的护理实践，提高工作、生活的质量，并承诺在职业发展服务上精益求精。北京中医药大学护理学院于 2015 年 4 月与我们签订了合作协议，成为中国第一家加拿大安大略省注册护士协会最佳实践指南研究中心，共同开展最佳实践指南制作和应用方面的研究与实践。2019 年成为中国 HOST 研究中心，负责中国地区其他学术机构的申请、审查、指导等工作。

由于循证护理被引入中医护理领域时间较晚，且国内外权威机构发布的指南中鲜见中医护理相关内容，在认知和实践过程中难免存在一些偏差，故本书在这方面从理论与实践两个角度提供了非常实用而科学的信息和建议。

短短 20 余年，循证护理在国际护理领域快速、蓬勃发展。循证护理中心在全球陆续建立，通过国际性的合作网络，极大促进了护理证据的推广、转化、传播和应用。也欣喜地看到中国的卫生保健系统越来越重视提供基于证据的护理。北京中医药大学 HOST 研究中心作为全球权威的循证护理指南机构 BPSO 的成员，走在了中国循证护理发展的前沿。相信本书的出版，将为推动循证中医护理工作的持续发展做出重大贡献。

加拿大安大略省注册护士协会首席执行官

Dr. Doris Grinspun

2021 年 10 月

·前言·

随着循证医学的迅速发展，循证护理（evidence-based nursing，EBN）也越来越受到全球卫生保健领域的重视。2012 年国际护士协会发表的白皮书《缩短证据与实践之间的差距》，鼓励全球护理同人共同努力，促进循证护理实践的发展。同年，《柳叶刀》发表文章"护理实践的科学性（science for action–based nursing）"，文中指出循证的理念和方法对护理实践工作的影响尚不深入，同时特别强调处于转型期的中国更要通过循证实践来提升护理服务质量。

目前，国内众多地区卫生保健服务机构在积极探索循证护理实践，也有个别机构在尝试制定循证护理指南（或方案）。但是，目前开展的循证护理实践只是简单地运用循证方法开展护理工作，并不符合实施科学研究和指南制定的规范，其方法的科学性仍待提高。此外，中医护理经过了几千年的发展应用，有深厚的理论根基、临床实践体系和研究基础，是现代研究证据所无法替代的。但是若按照现有的证据分级（hierarchy of evidence）体系，中医护理相关研究多被归属于低质量研究，导致很多真正有效的中医护理干预措施均无法被推荐使用。因此，无法凸显中医护理的优势，也阻碍了中医护理的进一步发展。故引入循证理念和方法开展中医护理规范化研究势在必行。

北京中医药大学循证护理研究中心致力于中西医护理证据整合、指南制定、证据应用等方面研究，努力将中医护理和循证护理有机地结合起来，指导中医护理人员应用最佳证据进行临床实践，从而提高中医护理研究与实践水平。经过十多年的探索和积累，针对各类病证进行证据的整合、评价、应用，制定临床护理实践标准，与现代信息技术结合进行方法学知识以及最佳证据的传播，并将循证思维和最佳证据应用于本科生、研究生的第一课堂、第二课堂。

本教材编写组成员包括我国循证中医药、循证护理、循证中医护理等领域的专家。教材内容分为理论篇和实践篇，理论篇包括循证中医护理概述、中医辨证分型规范化研究思路与方法、比较效果研究（comparative effectiveness research，CER）在中医护理领域的应用等基本理论与方法，实践篇结合具体实例介绍循证中医护理研究与实践。

本教材适用于中医及西医护理院校本科生、研究生作为必修或选修课参考教材，也可作为临床护士继续教育培训教材。

郝玉芳　商洪才
2021 年 10 月

目 录

上篇 理 论 篇

上篇

理论篇

·第一章·

概述

随着循证医学的迅速发展，循证护理也越来越受到全球卫生保健领域的重视，世界各卫生组织提出了相应的循证护理实践模式，成立了循证护理指南的制定、推广应用及评价的专门机构。2012年国际护士协会发表的白皮书《缩短证据与实践之间的差距》，鼓励全球护理同仁共同努力，促进循证护理实践的发展。同年，著名医学期刊《柳叶刀》针对上文发表文章"护理实践的科学性"，文中指出循证实践的理念和方法对实际护理工作的影响还不够具体和深入，特别强调，处于转型期的中国更要通过循证实践来提升护理服务质量。目前，国内众多地区各级别卫生保健服务机构在积极探索循证护理实践，也有个别机构在尝试制定循证护理指南（或方案）。但是，目前开展的循证护理实践只是简单地运用循证方法开展护理工作，并不符合实施性研究和指南制定规范，其科学性有待提高。此外，国内外权威机构发布的指南中鲜见中医护理相关内容。中医包括中医护理经过了几千年的发展应用，有深厚的理论根基、临床实践体系和研究基础，是现代研究证据所无法替代的。随着社会的发展、医疗模式的转变、威胁人类健康的疾病谱的转化，"自然疗法"的理念逐渐被人们所推崇，这为中医护理提供了发展机遇。中医护理的精髓体现在整体观念、情志调摄、饮食调摄、养生保健等方面，同时又有简便易行、安全无创、容易接受等优点。但是目前中西医发展不协调，中医药特色优势尚未得到充分发挥。《"健康中国2030"规划纲要》提出应大力发展中医非药物疗法，使其在常见病、多发病和慢性病防治中发挥独特作用。《全国护理事业发展规划（2016—2020年）》也明确指出应充分发挥中医护理在疾病治疗、慢病管理、养生保健、康复促进、健康养老等方面的作用。但是由于中医护理的证据体特点，若按照现有的证据分级系统，中医及中医护理相关研究多被归属于低质量研究，导致很多真正有效的中医护理干预措施均无法被推荐使用，因此，无法凸显中医护理的优势，也阻碍了中医护理的进一步发展。

北京中医药大学护理学院自2006年开始引入循证医学思想及方法从事相关研究和实践。2013年成立循证护理研究中心。2015年成立了两个校级国际合作中心，分别为加拿大安大略省注册护士协会最佳实践指南研究中心（Best Practice Spotlight Organization, BPSO）和澳大利亚循证护理合作中心（Joanna Briggs Institute, JBI）。中心致力于中西医护理证据整合、指南制定、证据应用等方面研究，努力将中医护理理念和循证护理理念有机地结合起来，指导中医护理人员应用最佳证据进行临床实践，从而提高中医护理临床与科研水平。2019 年成为加拿大安大略省注册护士协会最佳实践指南中国 HOST 研究中心，负责中国地区其他学术机构的申请、审查、指导等工作。2020 年北京中医药大学成立国际循证中医药研究院，同时成立中国 GRADE 北京中心，宗旨将 GRADE 方法引入中国医学领域，制定临床实践指南（clinical practice guideline，CPG），以提高中国循证研究水平和循证临床实践质量。循证护理研究中心作为循证中医药研究院一个重要分支机构从事循证中西结合护理研究。

第一节　循证医学与中医药现代化

循证医学与中医学有相近的理念，均是以人体为研究对象，强调临床效果。但循证医学强调任何决策需建立在科学证据的基础上，强调标准化。中医学有其独特性，强调"辨证论治"和"个性化治疗"，缺乏标准化和规范性。世界卫生组织（World Health Organization，WHO）在 2000 年就提出，所有传统医学都应当是循证的。而如何将中医的个性化治疗与循证医学强调的标准化结合是中医药研究需要探索的重要领域，是中医药走向国际化必须解决的问题。国务院印发的《中医药发展战略规划纲要（2016—2030年）》中指出中医药发展的原则是"坚持继承创新、突出特色。把继承创新贯穿中医药发展一切工作，正确把握好继承和创新的关系，坚持和发扬中医药特色优势，坚持中医药原创思维，充分利用现代科学技术和方法，推动中医药理论与实践不断发展，推进中医药现代化，在创新中不断形成新特色、新优势，永葆中医药薪火相传"。中医药现代化应做到标准化、科学化、国际化。

一、循证医学的概念

1972 年，英国著名流行病学家、内科医生 Archie Cochrane 在其专著《疗效与效益：健康服务中的随想》中指出："由于资源终将有限，因此应使用已被证明的、有明显疗效的医疗保健措施，随机对照试验证据之所以重要，是因为它比其他任何证据更为可靠"，首次讨论了医疗服务中如何才能做到既有疗效、又有效益的问题。80 年代，许多人体大样本随机对照试验结果发现，一些理论上应该有效的治疗方案实际上无效或弊大于利，而另一些似乎无效的治疗方案却被证实利大于弊，应该推广。1987 年，Cochrane 根据随机对照试验结果撰写的系统评价（systematic reviews，SR）成为临床研究和卫生评价方面的一个真正里程碑，为临床实践提供了可靠依据，并对临床医学产生了广泛而深远的影响。

1990 年，Gordon Guyatt 将经严格评价后的文献知识用于帮助住院医生做出临床决策，产生了有别于传统临床决策模式的新模式，并选用"evidence-based medicine"一词描述其特点。该词首先出现在 McMaster 大学非正式的住院医师培训教材中，并于 1991 年正式发表在 ACP Journal Club。1992 年，Gordon Guyatt 牵头成立了循证医学工作组，并在 JAMA 发 表 Evidence-based Medicine: A New Approach to Teaching the Practice of Medicine 一文，标志着循证医学正式诞生。1996 年，David Sackett 在《英国医学杂志》（British Medical Journal，BMJ）发表文章 Evidence-based Medicine: What It Is and What It Isn't，将循证医学（evidence-based medicine，EBM）定义为"谨慎、准确、明智地应用现有最佳研究证据来确定对患者的治疗措施"。David Sackett 在 2000 年第 2 版《循证医学——如何教学与实践》中，再次定义循证医学为"谨慎、准确和明智地使用现有最佳研究证据，同时结合临床医生的个人专业技能和多年临床经验，考虑患者的价值和愿望，将三者完美结合制定出患者的治疗措施"。2014 年，Gordon Guyatt 在第 22 届 Cochrane 年会上，进一步完善循证医学定义为："临床实践需结合临床医生个人经验、患者意愿和来自系统化评价合成的研究证据"。

二、循证医学与中医药研究

循证医学是以证据为基础的医学，它强调从系统研究中获取证据，并重视临床实践中医生个人经验与患者的意愿。目前最常用的证据资源分类为 2009 年 Brain Haynes 等提出的"6S"证据资源金字塔模型。循证医学中证据的等级包括证据的质量等级和推荐级别。多年来全球各循证卫生保健组织构建了各种证据质量分级和推荐强度系统，并不断更新，其中公认的是根据研究设计类型确定质量等级，从高到低排序为实验性研究（如随机对照试验）、类实验性研究、观察性研究（如队列、病例对照、病例系列和横断面研究）、专家意见 / 基础研究。证据的推荐级别根据证据的有效性、可行性、适宜性和临床意义确定，应用较为广泛的有推荐分级的评估、制定与评价工作组（grades of recommendations assessment，development and evaluation，GRADE）制定的证据推荐强度分级，和美国预防医学工作组（U.S. Preventive Services Task Force）的推荐评价标准等。

而千年来中医药的发展尤为重视临床实践中医疗经验的积累，并在此基础上形成自己的哲学观、理论体系，拥有大量有价值的医学巨著。但是由于缺乏循证医学认同的高质量证据，缺少高质量的大样本随机双盲（double-blind）对照试验，偏向经验医学，中医药的独特疗效难以被现代医学理论体系所接受。中医药的特色和优势是整体观和辨证论治，其理论体系有丰富的内涵，其思维方式是一种"悟"的方式，和其他古代医学一样，融合在自然哲学中，具有浓厚的直观性、思辨性和模糊性，与在系统的实验事实和严格的逻辑体系上构建的循证医学的方法论有较大区别。

然而，随着社会的发展，未来医学的突破性进展有赖于与其他学科的交叉与融合。循证医学为中西医学的融会提供了一个切实可行的沟通途径，使中医药临床研究更具科学性和真实性。中医药的临床评价应当在中医理论指导下，采用科学的评价方法对中医的辨证和治疗的临床应用加以验证，确证其有效性和安全性，使中医药研究基于国际公认的学术语言和理论开展，这将有助于传统中医药走出国门，走上国际舞台。

三、中医药现代化所面临的问题

（一）中医药理论与现代医学理论之间存在较大差异

中医药理论深受中国古代哲学的影响，以阴阳五行为基本理论，强调整体观和辨证施治。但中医理论使人感到纯经验性、抽象性、笼统性、模糊性，甚至臆测性和玄妙感，故有"医者，意也"之论。而西医学是在西方哲学和现代自然科学的背景下发展起来的，针对生物学问题应用现代科技成果，在物理化学的层次加以解释。随着科学技术的发展，西医对机体的认识已由器官、组织、细胞进入了亚细胞、分子、量子水平，把机体分解成越来越细小的单元，了解它们的功能及运动过程。

中医药学与现代医学存在逻辑思维上的不同。中医主要从宏观辨证的角度来认识人体的生理病理过程，认识方法主要是定性。中医的诊断标准主要是通过望闻问切等方法收集患者的资料，进而归纳总结成为中医的证型，主观性强，不易精确，临床医师很难完全掌握。西医对某一种疾病则有完全规范的诊断标准，临床医师容易掌握。

（二）中医药科学研究质量普遍不高

事实证明，一些中医药干预措施确实有效，但缺乏高质量的机制研究和疗效评价研究，难以被其他国家现代医学工作者和卫生行政部门所接受和认可。长期以来，我国中医药学的临床研究主要停留在临床观察和个案经验性报告上，缺乏随机、对照、双盲的科研设计和大规模、多中心、前瞻性的研究，以致研究结果常常带有一定的片面性，可重复性低，并且干预措施的作用机制也难以研究透彻，这是中医药现代化面临的重大问题。

（三）中医药缺乏标准化

目前中医药多数病种均无统一的辨证分型标准，给治疗和疗效判定带来混乱。并且中药产生药效的物质基础尚不是很明确，从种植、采集到保存、运输、选料，再到制成饮片或中成药，各个环节，缺乏国际认可的质量标准，中药的药品说明书难以标准化，使得不懂中医的医生、药师、护士、患者等难以按照药品说明书正确合理地使用中药。

（四）中医药创新不足

长期以来，对中医药的传承较为重视，而创新不足。我国绝大多数中药厂家的主要产品都停留在粗提取物阶段，加工度和技术含量低，并且存在同方异名、同名异方、处方雷同等现象。

四、循证医学在中医药现代化进程中的应用前景

中医药的现代化可以借助循证医学的理念和方法，从以下几个方面提高疗效评价的真实性和可靠性。

（一）实行临床试验注册制度

大多数重要医学杂志都要求临床试验进行注册，如《美国医学协会杂志》（The Journal of the American Medical Association，JAMA）、《新英格兰医学期刊》（The New England Journal of Medicine，NEJM）等。中医药想要走向国际，在试验设计的初始阶段，就需要对临床试验进行国际注册，鼓励发表临床试验方案，公开透明地报道临床试验的全过程，提高临床试验的公信力。目前最权威的注册机构为美国临床试验注册资料库（www.clinicaltrials.gov），该资料库面向全世界免费提供试验的注册，注册后可获得唯一的注册号，使研究结果有可能在国际上有影响力的医学杂志上发表。中国循证医学中心筹建的中国临床试验注册中心（Chinese Clinical Trial Registry，ChiCTR）也从 2005 年开始受理临床试验注册申请，对所有注册临床试验进行审查，并帮助完善研究设计方案、提供分配序列的中央随机化和方案隐藏，服务、指导试验论文写作。

（二）规范中医药临床试验的设计与实施

中医药临床试验应与国际接轨，采用随机对照双盲试验设计进行前瞻性、多中心、大样本的临床试验，对中医药的疗效、安全性进行科学的评价。要有严谨的试验设计，计算出合理、充足的样本量；重视随机分组和盲法，详细交代其实施过程，确保干预措施与对照措施可比；重视结局指标的选取，减少临床症状指标，与国际指南接轨，报告长期随访的终点指标；试验结果的报告应客观全面，不能只发表阳性结果等。

（三）规范报告中医药临床试验

读者对临床试验的设计和实施过程信息的了解来自临床试验的报告，如果报告不规范，读者难以判断其结果的真实性和适用性。1996 年 JAMA 发表了临床试验报告的统一标准（con-solidated standards of reporting trials，CONSORT），并于 2001 年、2010 年进行了修订，许多核心期刊和国际组织都已认可 CONSORT 标准。2005 年，CONSORT 工作组负责人 David Moher 代表 CONSORT 工作组正式授权中国循证医学中心，由李幼平教授负责组织制定 CONSORT for TCM，为全球中医药类随机对照试验提供报告标准。

（四）系统评价中医药科学研究

目前中医药领域的科研论文浩如烟海，疾病的辨证分型、治疗等种类繁多、方法各

异，有些干预措施的试验结果甚至截然相反，想要短时间内迅速提取到有效信息十分困难。而系统评价为临床提供了质量高、科学性强、可信度高、重复性好的医疗信息，是临床实践决策的重要依据。

第二节 循证护理在中国的发展

循证护理是 20 世纪 90 年代受循证医学思想影响而产生的护理观念，传入我国后引起了我国护理人员的关注，成为近年来护理领域的热点问题。

一、循证护理的概念及基本要素

全球第一所循证护理中心——英国约克大学循证护理中心主任 Cullum 教授和美国罗彻斯特大学护理学院临床研究中心主任 Ingersoll 博士在界定循证护理时，借鉴循证医学的奠基人之一 David Sackett 教授等对循证医学的定义，将循证护理定义为：谨慎、准确、明智地应用现有最佳研究证据，并根据护理人员的专业技能和临床经验，考虑患者的价值观、愿望和实际情况，三者结合作出符合患者需求的护理决策的过程。从此定义看出，循证护理包含了三个核心要素：当前可获得的最佳护理科研证据；护理人员的专业技能和临床经验；患者的价值观、愿望和实际情况。循证护理从概念上属于一种决策程序和工作方法，同时也是一种观念和理念，指导护理人员根据三个核心要素作出科学合理、符合患者需求的护理决策。

二、循证护理的基本步骤

（一）提出问题（asking）

提出临床实践中的问题是循证护理的第一步。使临床问题结构化应遵循 PICO 的原则，即研究对象（population/participants）、干预措施或暴露因素（intervention/exposure）、对照措施（control）以及结局指标（outcome）。根据结构化的问题可准确检索到相关文献。

（二）证据检索（acquiring）

根据提出的问题，遵循 PICO 原则确定检索关键词，制定检索策略。2009 年 McMaster 大学 Brian Hayne 等学者提出了循证医学证据检索的 6S 模型，将卫生保健领域的医学检索资源分为了 6 个层次，由高到低分别是计算机决策支持系统（systems）、循证证据整合库（summaries）、系统评价的摘要数据库（synopses of syntheses）、系统评价数据库（syntheses）、原始研究的摘要数据库（synopses of studies）和原始研究的证据（studies）。目前完善的计算机决策支持系统寥寥无几，所以较为常用的高质量证据主要来源于循证证据整合，包括临床实践指南、证据总结等多种类型，主要可以检索世界卫生组织、国际指南协作网（Guidelines International Network，GIN）、英国国家卫生与临床优化研究所（National Institute of Health and Clinical Excellence，NICE）、苏格兰校际间指南网（Scottish Intercollegiate Guidelines Network，SIGN）、美国国立指南文库（National Guideline Clearinghouse，NGC）、加拿大安大略省护理学会（Registered Nurses Association of Ontario，RNAO）、Cochrane 图书馆（Cochrane library）、JBI 循证卫生保健中心网站等。如果检索到的二次研究的证据不足以解决临床问题，则需要检索原始研究数据库，常用的包括 PubMed、Medline、EMBase、万方（Wan Fang Data）、中国知网等。

（三）评价证据（appraising）

用流行病学等科学的方法评价检索到的文献，评价其真实性、可靠性和临床实用性，得出确定的结论。

（四）应用证据（applying）

将通过严格评价得出的真实、可靠的最佳证据，用于临床护理决策，服务于护理实践。对于经严格评价认为有害或不值得提倡的护理措施予以否定，对于尚难定论的可提出进一步研究的建议。

（五）后效评价（assessing）

通过以上五步实践活动，完成一次循证护理实践的 5A 循环。并可进一步提出新的临床问题，进行新的循环。

三、循证护理的发展现状

循证护理在护理领域的发展非常迅速，目前已形成了多个全球性循证护理网络，例如 1996 年成立的全球第一个循证护理中心——英国约克大学循证护理中心，为全球最早致力于循证护理研究的机构，该中心于 1998 年与加拿大麦克马斯特大学（McMaster University）共同创办了《循证护理》杂志。其他的知名循证护理中心包括加拿大 McMaster 大学循证护理中心、澳大利亚乔安娜·布里格斯循证护理合作中心（JBI）、加拿大安大略省护理学会（RNAO）等。到目前为止，JBI 在我国大陆成立了 10 个循证护理分中心，包括复旦大学循证护理合作中心、北京大学循证护理合作中心、北京中医药大学循证护理合作中心等。RNAO 在我国大陆成立北京中医药大学最佳实践指南研究中心，在东直门医院、四川大学华西医院、北京大学第一附属医院、中日友好医院、兰州大学第二医院成立 RNAO 最佳实践指南应用中心。这些国际合作中心致力于推广循证护理理念与方法，促进证据的生成、传播和应用，推动我国循证护理实践的发展。

循证护理在我国刚刚起步，在认知上难免存在一些偏差。从对循证护理的认知到态度改变、再到循证护理实践，是一个循序渐进的过程，需护理人员更新观念，不断探索与实践，从而推动我国护理事业的发展。

四、循证护理认识及其实践中常见误区分析

循证护理自 20 世纪 90 年代引入我国，在各个专科领域得到广泛传播和应用，其模式探讨和临床应用方面的文章数量近年来迅速增加。循证护理已然成为当今护理实践的热点，在推动我国护理学科的发展中起到积极的作用，并给患者带来了直接的益处。然而在推广过程中，也相应出现了一些对认识和实践理解上的误区，主要有以下几个方面：

（一）将循证护理等同于原始研究或者护理科研

目前很多人将循证护理等同于原始研究或护理科研。循证护理和原始研究在研究类型、目的、侧重点、研究步骤、实践模式和评价体系等方面均有所不同。原始研究是对现象或问题经过调查、验证、讨论及思维，然后进行推论、分析和综合，来获得客观科学证据的过程，其目的是发现、探索和解释现象，侧重于内部有效性，研究模式常为线性发展，评价体系主要为结局指标。循证护理强调基于问题的研究，通过证据的搜集、评价和应用，后效评价，循环往复地持续改进，其目的是采纳、实施、转化证据。循证护理实践侧重于研究的外部有效性，评价指标较为全面，包括结构指标、过程指标和结局指标。原始研究可以为循证实践提供科学证据；循证实践可以检验护理科研证据在真实世界环境下的效果，并可能为新的护理科研提供线索。

此外，也不应简单地将循证护理看成一个科研项目，护理科研是应用相关的方法开展科学研究，重点是研究。循证护理最重要的是证据在临床推广应用，改善临床现状，促进临床科学决策，推动护理服务质量提升，而不仅仅只是为了完成研究项目。

（二）将循证护理等同于系统评价/Meta分析

系统评价是针对某一临床问题全面系统地收集全世界已发表或未发表的临床研究，用统一的科学评价标准，筛选出符合质量标准的文章，并对符合同质性要求的研究采用 Meta 分析等方法进行统计上的合成，得到定性和定量的结果。需要明确的是系统评价和 Meta 分析只是循证护理证据综合的一个环节，两者都不是完整的循证护理过程。循证护

理不只是通过系统综述"寻找并确定证据"，而是一个系统的过程，包括证据检索、证据评价、证据综合、证据传播以及证据应用过程。

（三）将证据质量等级等同于证据推荐级别

证据具有等级性，其等级系统包括证据的质量等级和推荐级别，质量等级是基于原始研究的设计类型，通过一定的标准对文献进行严格质量评价，决定其质量的高低水平。推荐级别是在充分权衡利弊的基础上，结合质量等级、患者意愿及医疗费用，对证据的应用性给出的推荐程度。证据质量等级只是推荐强度的影响因素之一。证据具有高质量等级不代表其具有高推荐级别，较低的质量等级也不一定具有低推荐级别。

（四）将循证实践等同于基于研究证据的实践

实际工作中，当患者病情复杂有特殊护理需求或者当常规护理方法无效时，护士往往通过某些途径获取研究证据，应用到实践中以提高护理效果，像这样护士根据研究证据制定护理计划的过程，称之为基于研究的实践（research-informed practice，RIP）。例如，护士接诊糖尿病足部溃疡患者，但不知如何管理时，该护士可以通过数据库查询到糖尿病足溃疡管理指南，或者通过其他途径获得更多证据，应用到实践中，提升护理效果。虽然都是使用研究证据，但 RIP 与循证实践（evidence-based practice，EBP）却有着本质的区别。RIP 通常由个体临床工作者制订实施，护士由于工作繁忙，缺少证据综合评价等相关技能，在制订护理计划的过程中，检索较为快速且不全面，评价过程简单或者没有，证据的综合过程也欠系统，也会更多地依赖被他人评估过的证据。循证实践与这个过程不同，EBP 通常由一个团队制定实施，每一个步骤都有相应的严格的方法学基础，对于循证团队的知识、技能、严谨性和时间要求较高，超越了一位护士自身的能力范围。

（五）循证护理是将每个护士都变成研究者

循证护理实践并不是将每个护士都变成研究者，而是让临床护士都成为护理研究成果的使用者。很多人认为开展循证护理实践，必须掌握循证方法学、流行病学、统计学、卫生经济学等多方面知识和技能才行，而上述观点只适用于循证护理中的证据生产者，只有少数机构的研究者属于该类型。现实中开展循证实践更多的是使用研究证据的证据使用者，他们只需要了解循证思辨的理念、一些基本概念、证据评价和证据应用方法即可。

（六）证据质量不高，循证不能做

目前国内护理研究的低级别证据占绝大多数，面对国内护理领域证据质量不高的情况，循证能不能做？答案是肯定的。循证护理是一种决策过程和科学的工作方法，倡导科学地提出问题、寻找解决办法、实施护理措施以及评价护理效果，强调利用现存最佳证据进行护理质量的改进。现存最佳证据可能是高级别证据，如随机对照试验（randomized controlled trial，RCT），也可能是证据级别不高的个案或专家意见。且随着新证据的不断出现，进行持续质量改进。

（七）将证据直接应用于临床

证据应用是一个复杂过程，需要考虑系统层面和个人层面等诸多因素，而证据只是决策的要素之一，患者可能因为经济负担而拒绝充分证明有效的措施，也可能因为伦理和价值观而坚持昂贵且效果不佳的治疗。此外，证据就像"原材料"，需经过转化才能成为指导临床医生或护士进行决策和行动的临床方案，需要根据具体的临床环境、护士经验、患者特点等来评价证据的适宜性、可行性、临床意义和有效性，并综合考虑证据是否用于临床。

（八）循证护理决策完全取决于证据，不考虑患者及家属的意愿

循证护理强调证据的重要性，但决策者必须清楚，虽然基于证据的决策从逻辑上比没有证据的决策更科学、可行且有效，但证据本身不等于循证决策，循证决策应充分考虑患者的需求和愿望，应尊重患者的价值观，尽可能为患者提供充分的信息，促进医患共同决策。

（九）忽视证据应用的障碍因素分析和证据的持续性应用

循证护理实践过程涉及组织变革过程，必定会遇上各种困难和挑战阻碍其发展，同时受到组织、团队及个人层面等各方面主客观因素影响，所以需要考虑具体的临床情境。在将证据进行临床转化之前，不仅要考虑证据本次应用的效果，更要看重证据的持续应用。进行障碍因素和促进因素分析，针对相应的障碍因素制定行动策略，以便将证据有效地植入护理程序，从而促进护理质量的持续改进。当证据被持续应用时，实践变革项目的作用和意义才会显现。

第三节　开展循证中医护理的必要性及前景分析

21世纪以来，威胁人类的疾病谱已经由感染性、营养缺乏性疾病转向心血管、肿瘤等慢性疾病。慢性病大多可防可控，中医护理在整体观和治未病的理论指导下，融入中医养生康复理念与方法，发挥中医护理技术的"简、便、廉、验、效"的优势，通过情志、饮食、运动、起居、食药、四季六大养生方法可提高慢性病患者群及慢性病高危人群的生活质量。

一、开展循证中医护理的必要性

《中医药发展战略规划纲要（2016—2030年）》中明确提出了要"深化与各国政府和世界卫生组织、国际标准化组织等的交流与合作，积极参与国际规则、标准的研究与制定，营造有利于中医药海外发展的国际环境。实施中医药海外发展工程，推动中医药技术、药物、标准和服务走出去，促进国际社会广泛接受中医药"，但目前中医护理在临床的应用尚存在一些问题：

（一）中医护理缺乏标准化

1. 已有的中医护理方案制定方法的科学性有待改善　目前我国中医护理标准发展现状不容乐观，仅有国家中医药管理局发布的《中医护理常规技术操作规程》《中医护理方案》被列为行业标准。然而，根据《标准化法》规定，标准复审周期一般不超过5年，但《中医护理常规技术操作规程》于1984年发布，仅1992、1999、2006年分别完成了三次修订。目前临床推行的中医护理方案在一定程度上提高了中医护理质量，但方案的制定过程中，均未对现有的科研证据进行整合和评价。另一方面，方案的制定过程主要使用了非正式专家共识法，多是通过集体讨论、会谈、评判分析等形式，存在讨论形式自由、专家权威性有待考察、专家人数较少等问题，该法容易忽视客观存在的细节部分，过多从主观角度出发，缺乏科研证据的支持。另外，某些地位较高专家的意见容易左右其他专家的意见，易于产生从众现象。非正式专家共识方法缺少对专家信息的描述，无法对专家共识的权威程度与专业程度进行判别，而无法推断方案内容的可靠性，且在制定过程中较少考虑患者的意愿。因此，其不能真实反映当前中医护理学术发展水平和管理的要求，影响了标准化的推广、使用。

2. 已有的中医护理标准应用效果的评价方式有待改进　当前方案应用效果的评价多为患者依从性、满意度及应用率等结局指标。从中医护理的临床现状可知，单纯的结局指标难以反映护理效果的真实水平。因此，对方案应用的评价不能单纯侧重于患者的结局指标，还应考虑方案的应用是否对中医护理工作起到指导作用、是否改进了工作流程、是否改进了中医护理临床工作模式等。对方案应用进行全面客观的评价，可及时发现其应用过程中已经出现或可能出现的问题，从而针对这些问题做出及时调整，做好过程管理，保证方案应用效果最大限度的发挥。

3. 基于证据的中医护理技术标准和健康教育标准（患者指南）有待开发　中医护理技术流派繁多，操作方法各有不同，造成了临床疗效的差异。护理同仁们也开始关注技术的标准化问题，国家中医药管理局也制定了技术规范，但目前技术规范的制定仍是基于非正式专家共识。此外，目前临床对于患者的健康教育内容源于中医养生康复教科书，而教科书内容源于前人的经验总结。由于是经验总结，中医养生康复知识繁杂，不同教科书有时会说法不一，难辨真伪。这一现象导致中医护理健康教育的内容、教育形式及效果评价缺乏标准化，当前临床健康教育的现状不能有效地体现中医护理的学科优势。由此可见，大力推进中医护理技术和健康教育标准化建设、构建中医临床护理标准体系势在必行。

（二）中医护理原始研究设计欠科学

目前中医护理临床研究大多为干预性试验，类型单一，存在起步晚，资金不足，随机、盲法难以实施等问题，很难开展大样本、多中心、高质量的临床随机对照试验，而且往往没有前期的个案研究和描述性研究基础，也没有充分的文献研究，故试验设计不严密从而降低试验的真实性，导致这类干预性研究质量不高。

（三）中医护理证据评价和证据整合存在缺陷

在目前转化医学和循证实践的影响下，中医护理理论和护理操作也需要严格的科研结果来解释和支持，因此有了"循证中医护理"的概念。但是目前中医护理类研究整体质量不高，其有效性常常受到质疑，没有被纳入指南或者国际权威性机构的循证证据总结。有研究指出，目前国内中医护理系统评价 /Meta 分析文献的报告质量与方法学质量存在不同程度的缺陷，主要包括：缺乏完整的结构式摘要、系统评价方案、注册信息和详细全面的检索，缺乏完善的检索策略，普遍存在不同程度的发表偏倚（bias），异质性（heterogeneity）的产生缺乏特殊处理策略，偏倚控制不够等。

（四）中医护理各类研究的报告欠规范

1. 方法学描述不充足　①缺乏诊断、纳入和排除标准。大部分研究无明确的诊断标准和纳入标准，直接将研究者所在科室的患者全部纳入，或者采用西医诊断标准，不仅未体现中医护理学的辨证施护诊断特色，也降低了临床试验的可重复性。②缺少对样本量估算的描述，如基于何种结局变量进行计算、对失访率等的考虑。目前中医护理临床试验样本的选取大多为本院门诊或病房收治的病例，纳入的样本量低，缺少高质量多中心大样本，导致样本代表性下降，外部真实性不高。③随机化未充分报告。足够的随机化信息报告将有助于读者对文献研究的评价，避免产生偏倚。而许多中医护理研究中使用了假随机的方法，如按照病历编号、出生日期、入院日期等分组。或仅出现随机字样，而未进行具体的随机分配方案方法学描述，这些都看似随机，实则未做到真正的随机化。④结局评价标准不统一。目前大多中医护理试验采用不同的评价标准或自拟的评价标准，有的采用错误的结局评价指标或没有充分证据支持的指标，直接影响研究结果的分析及真实性。

2. 研究结果未正确报告　①病例退出及失访病例未报告。大多数中医护理研究结局评价时只重视对试验结果的评价，对受试者依从性以及随访中有无中途退出的病例未作交代，没有接受不正规干预患者纳入的分析，即意向性治疗分析（intention-to-treat analysis,

ITT），导致偏倚的产生。②未充分分析临床意义。虽然很大一部分研究的结果为阳性，但研究者只对统计学的意义进行讨论，未联系临床实际意义，还有部分研究的结果虽然无统计学意义，但未对置信区间（confidence interval，CI）进行报告，故可信度都不高。

二、循证中医护理的前景及策略分析

循证护理的引入是中医护理学科解决目前面临的困境的有效途径。有利于中医护理对自身理论体系的不断完善，重视准确运用科学的证据去管理临床实践活动，从而加快中医护理工作科学化、规范化、现代化和国际化进程。

（一）引入循证思维开展中医类临床标准的制定成为新趋势

国际上目前公认的具有科学性和权威性的指南均是遵循一定方法制定的循证临床实践指南，这类指南的制定不仅建立在专家意见统一的基础上，还建立在科学的临床研究证据之上，是在全面搜集古今中外大量文献的基础上，系统分析文献，通过筛选目前全球范围内最新、最真实可靠、最有临床应用价值的研究结果与最佳临床专家意见、患者意愿相结合制定而成的。而目前中医类的临床实践指南，包括中医护理方案，虽然通过近年来的不断发展已经初具规模，但其仍是基于非正式专家共识形成，缺乏研究证据支持和规范的制定程序，指南存在的潜在偏倚较多，其权威性和科学性受到了挑战。在此背景下，使用循证学的方法开展中医类临床实践指南的制定工作已成为新趋势。2010 年，受世界卫生组织西太区的资助，中国中医科学院组织编写了第一部中医循证临床实践指南，包括 28 个病种，分为专病专科两个分册。指南的制定按照循证指南的制定方法完成，在干预部分给出了对应的循证证据，并清晰地标明了证据强度和推荐意见，每份指南均进行了方法学质量的评价。该指南被认为是第一份严格意义上的中医循证临床实践指南，在中医临床实践指南的发展历程中具有重要意义。

在中医护理领域，缺乏能指导护士的中医护理技术应用的临床实践指南，而高质量的中医护理方案是中医护理特色优势保持与发挥的前提。故北中医循证护理团队自 2006 年开始尝试基于循证思维进行中医护理方案的制定，同时也尝试引入科研证据进行中医护理技术标准化研究以及基于科研证据开发健康教育素材。期望通过中医护理的规范化、标准化研究，进一步提高临床疗效，促进中医护理学科的发展，促进整个中医行业的健康发展。

（二）基于证据进行中医护理标准化建设策略分析

由于中西医的起源、理论体系和发展路径不同，其证据体系也有很大区别。中医和中医护理领域的证据分级系统不能按西医的分类，而需形成其独特的体系。就中医护理而言，要做好标准化建设，需要做好以下工作：

1. 挖掘中医古籍医案及名家经验，形成中医护理中医古籍证据　中医护理来源于古今临床实践的总结，许多中医大家基于中医传统理论，在长期临床实践中体悟出一些具有针对性的、行之有效的手段，为中医护理的标准化提供了有用的经验支持。因此，在开展中医护理标准化时须追溯中医古籍，挖掘医案和名家经验，尤其是从中医经典之作如《黄帝内经》《难经》《神农本草经》等中梳理，将其作为循证三要素中的"证据"来源之一进行归纳整理。虽然经典医籍医案和名家经验，由于仅是文献记载和个人经验，没有严格的临床研究支持和评价，从循证方法学角度，算不上严格意义的证据，其质量级别较低，但对中医药领域而言，其是中医药临床决策的重要参考，是中医药领域的重要证据。

2. 梳理现代科研文献，形成中医护理现代科研证据　中医古籍虽是集无数中医大家几千年的临床经验所著，可谓之"经典"，但却不被现代医学所完全认同。为了能让中医与现代医学进行平等对话，有不少研究者开展了相关的科学研究，以验证中医古籍的观点。因此，需要系统梳理国内外所有中医护理相关现代科研文献，形成中医护理现代文献库，将其作为循证医学三要素中的"证据"来源之一，为中医护理标准化提供依据。

3. 开展定性研究和个案研究，弥补量性研究证据的不足　中医护理的辨证施护和个体化护理突出"以人为本"的思想，其中很大一部分问题并非定量研究（quantitative research）的方法所能解决，如无法量化的患者主观感觉。同时，辨证施护属于一种复杂的干预措施，而在评价这种复杂干预时定量方法有其局限性。定性研究（qualitative research）方法遵循自然、归纳、开放性和整体观等基本原则，与中医护理有异曲同工之处。在中医护理领域，定性研究能够通过研究护士和患者的知识、态度、观点、动机、期望，观察其护理行为、护患关系；可总结护士的工作经验，进行学术传承；了解干预措施实施过程中的障碍，全面评价临床效果，从而能够更好地促进临床证据在医疗实践中的应用，充分体现以患者为中心的护理模式。

中医强调因人制宜的原则，强调个性化治疗和护理，故在开展大样本群体研究的同时，也应重视个案研究，针对个体探讨发生在干预和结局之间的过程和影响因素，充分考虑不同个体对干预依从性的差异性。

4. 制定指南时可将循证方法与专家共识结合使用形成推荐级别　20世纪90年代前，基于专家共识的临床实践指南主要为单纯依据专家意见的非正式的专家共识指南，由相关专家通过一次或多次会议等方式讨论后达成共识形成推荐意见，通过政府或专业学会组织作为指南发布。非正式的专家共识指南由于缺乏达成共识应遵循的客观标准及明确的方法流程，基于会议而形成的指南易受参会人员业务能力、专业方向、学术地位、组织形式及政治导向等影响，缺乏文献证据的支持及参会专家选择的偏倚，使得指南的质量、可靠性及实用性较差。此后，临床实践指南逐渐向正式的专家共识指南发展，循证临床实践指南中，专家共识通常指在指南的编制过程中，经广泛深入的研究后，通过问卷、会议等多种形式，由参与共识的专家小组针对某一问题，对提供已有的最佳文献证据进行筛选、评价，综合多种因素后基于文献证据质量评估形成指南推荐方案，其核心理念在于化解分歧、消除矛盾、凝聚共识，以循证为原则提供医疗决策建议。与基于专家共识的临床实践指南不同，循证临床实践指南中的专家共识重视文献证据的质量，综合各种因素，利弊平衡，形成指南推荐建议。

考虑到目前国内中医类文献的质量水平普遍较低、数量较少的现状，已有学者尝试将循证思维与共识方法相结合制定中医类临床实践指南，用来弥补中医类临床证据不足的问题。中医护理科研证据级别同样普遍较低，循证中医护理临床实践指南的构建也应参考中医循证实践指南的构建方法，将科研证据与专家共识法相结合。

（三）基于循证思维开展高质量的原始研究，加强研究报告规范性

中医护理的研究，应根据研究目标，选择合适的研究方法。当目标领域已有的研究成果过少，应优先开展个案研究和现状研究，通过描述性研究对疾病有了基本了解，再进一步地设计分析性研究和试验性研究。而对于已有研究基础的方面，可以首先通过文献综述和系统综述的方式了解研究进展，发现不足，再进一步进行恰当的科研设计，开展设计严谨的原始研究并根据各类文献的报告规范撰写论文。

（郝玉芳　张小艳　周雅静　李小花）

·第二章·

中医辨证规范化研究思路与方法

中医辨证护理是基于中医辨证论治和整体观念的护理模式。辨证施护以中医理论为指导，以八纲辨证、脏腑辨证、气血津液辨证、卫气营血辨证等中医辨证方法为基础，综合分析患者的临床资料，判断病因、病性、病位、正邪盛衰，辨明病证，并据此确立相应的调护措施。辨证施护体现了整体观和个体化的统一，是中医特色护理的体现。

第一节　中医辨证体系的建立与发展

"证"是"证候"的简称，是对疾病一定阶段病理生理变化反应状态的概括。以中医学理论为指导，对四诊收集到的临床症状进行综合分析，辨别为何种证候，称为辨证；根据辨证结果确立相应的治则、治法和方药，以及采用其他相应的治疗手段，称为论治。辨证施护是辨证论治的重要环节，了解中医辨证方法、辨证体系和常见辨证分型是辨证施护的基础，因此了解中医辨证体系的发展脉络十分必要。

一、传统中医辨证体系的建立

辨证思维与辨证方法的综合运用构建了中医辨证体系。在意象思维背景下整体、恒动地探求认知生命与疾病本质规律，是中医辨证思维的特点。从认识病位、病性、病因、病机等角度出发，中医学逐渐形成了脏腑辨证、经络辨证、气血津液辨证、病因辨证、八纲辨证、六经辨证、卫气营血辨证、三焦辨证等八种经典中医辨证方法。它们各具特色，形成交融复杂的辨证体系。其中，八纲辨证是各种辨证的基本纲领，阴阳、表里、寒热、虚实可以反映证的总体性质和部位，其他辨证方法是其具体化。脏腑辨证、气血津液辨证、经络辨证主要适用于内伤杂病的辨证，六经辨证、卫气营血辨证和三焦辨证主要适用于外感病证的辨证，病因辨证则用于探求病因。此外，随着病位病性"实体化"辨证体系的发展，脏腑辨证逐渐成为传统中医辨证体系的主体。

二、中医现代辨证体系的发展

传统中医辨证体系丰富了对疾病的认知，为指导临床实践作出了重要贡献。但因其形成于不同历史时期，衍生于不同学术流派，多宗并峙，元维复杂，不便掌握。具体表现为：辨证语境哲学化，难于统一测量；辨证依据主观因素多，客观指标少；辨证结论个体差异大，难于对比，不易重复。新中国成立后，中医辨证规范化与标准化一直是中医药现代化的重要研究方向。

20世纪50年代，任应秋、秦伯未、朱颜、朱式夷、蒲辅周等先辈确立了辨证论治在整个中医诊疗体系中的特殊地位。西学中学员以现代医学手段研究中医，创立了现代辨证分型，关于证实质的相关研究也逐步展开。在此基础上，现代中医辨证方法体系逐步丰富完善。证候规范化研究持续开展，《中医临床诊疗术语（证候部分）》《中医内科病证诊断疗效标准》等国家标准、行业标准先后修订，初步构建了证候概念、证候分类、证候命名、证候诊断的标准化体系。

梳理当代文献专著，有明确定义的辨证方法约有45种之多。一部分偏重对传统辨证理论的统合，如秦伯未十四纲辨证、方药中七步法辨证、柯雪帆归纳中医辨证五法、王琦"体病证结合"辨治、颜德馨气血辨证、畅达汤方辨证、严世芸藏象辨证等；一部分偏重病证的演变规律和临床特征，如周仲瑛病机辨证、林兰糖尿病三期分型辨证、曹洪欣等构建瘟疫辨证体系；一部分偏重辨证策略的现代化，如沈自尹提出的微观辨证；还有一部分偏重辨证规范化研究，如陈可冀倡导病证结合以病统证、朱文峰提出证素辨证、王永炎提出"病—象—候—证—方"相应等。现代辨证体系的发展在抓住证候复杂性、灵活性、个体性等特征的基础上，使辨证更细化、更具体、更具临床操作性。如证素辨证总结了病位证素和病性证素各约30个，数量相对有限、内涵相对清晰，有助于证候的条分缕析。又如在认识证候时通过提取证候要素，将复杂的辨证从病位、病性、病势、病因、病机等角度进行进一步分解，再应证组合、明确证候特征，通过证候要素与其他传统辨证方法系统组合，进一步明确证候病机演变规律，这是利用信息学方法呈现证候系统性的实例。

第二节　中医证候学研究的主要方法

辨证施护是中医护理的特色，也是循证中医护理需要解决的学科难题。在护理实践中，护理工作者主要依据医师的病证诊断确立相应的调护措施，因此理解掌握中医辨证基础知识、知晓循证医学背景下的辨证论治结合点、了解循证中医药研究思路与方法，对提升循证中医护理研究水平大有裨益。现将常用的中医辨证规范化的研究方法介绍如下：

一、以文献为研究对象

文献研究（包括古籍、相关标准及指南、专病专论、期刊等）可对中医证候的源流、发展脉络进行系统梳理，掌握证候理论、辨证标准等现状和进展，形成专家调查的背景资料，并占有对传统医学证据体的第一手资料。

（一）历史文献学方法

中医古文献有着特殊的历史地位，它是当代中医理论与诊疗技术发展研究的重要依据，也是利用率最高的一类古籍文献。证候与辨证的内容记述在经典文献、医案医话、专家经验等载体上，可分为案例类与知识类两部分。案例类包括来源于经典文献、医案医话、现当代文献等报道中的病例报告，知识类包括上述各类资料中难以以案例呈现的、散在的理论阐述、技术要点、应用体会等。在循证角度，这类文献并非来自严格设计的临床试验，属主观评价或描述性研究，无法作为被优先推荐的证据，也无法纳入主流的系统评价作为二次证据。由于目前研究方法所限，定量方法无法处理中医临床疗效评价中人文科学属性的非定量化资料。古代汉语文献的语言处理、专家个体经验的充分挖掘、群体意见的收敛综合等均是需要解决的现实问题。因此，掌握历史文献学方法是打下中医证候根基的基本方法。

著名文献学家张舜徽先生指出："使杂乱的资料条理化、系统化，古奥的文字通俗化、明朗化，并进一步去粗取精，去伪存真，条别源流，甄论得失……这便是研究、整理历史文献的重要职责"。关于历史文献学理论史料的整理总结的具体做法，洪湛侯先生提出了搜集发掘、按类摘编、归纳梳理、择要注释、编纂专书等五个步骤。针对证候的历史文献学研究可从病证与方证两个角度切入，对于每个证候都可有症状、病机、疾病乃至对应的方药，以病机为纲，症病方药为目，形成类目丰富、层次清晰、结构完整的知识体系。这对了解证候理论源流、准确把握证候内涵、开展深化的循证辨证施护研究十分必要。

（二）文本标注

中医文献有古今异义、异词同义、同词异义的复杂语义现象，诊疗也有意象思维特点，护理人员在阅读利用经典文献时存在难度。信息化技术为挖掘古籍中的证治规律提供了手段，关键词词典和主题模型等方法是文本标注常用的技术手段。

关键词是指能够揭示或表达文献的核心内容、具有实际意义的自然语言词汇，以概念、术语或有判别意义的表述为佳，其在古文献中出现的频次高低可以确定该领域的研究重点。关键词词典结构搭建应以中医临床专家为主，通过提取关键词、本体，形成关键词词典中词汇的树形结构。研究证候可从"据象辨证"角度出发，选取症状名、临床表现、中医病名作为关键词，最大限度地包含在自然语言环境下用户可能用以选择搜索的词语。

比如"诸风掉眩""其人苦冒眩""起则头眩""眩晕痰多"中的掉眩、冒眩、头眩、眩晕均可作为关键词。然后从关键词中提取最具有代表性的、最为人熟知的、最可能被作为搜索词的词语作为本体，这个过程包括从领域文本中抽取术语集合、词性规范（同义词处理）以及领域概念的筛选和确定，比如上述四个关键词的本体可确定为"眩晕"。最后建立关键词词典的分类树形结构，作为文本挖掘的索引结构。对医籍文献知识数据进行本体标注后，输入关键词即得到较全面、关联性强的检索结果，有利于护理专业人员更迅速地找到证候相关信息。

主题模型与之相似，能够提取隐含在文档或其他离散数据集中的主题，其中每个主题是语义相关的词上的多项式分布。主题模型的主要目的是提取数据集中隐含的统计规律且利用主题进行直观表达，然后可以利用获得的主题进行信息检索、分类、聚类、摘要提取以及进行信息间相似性、相关性判断等一系列应用。目前，已有学者以糖尿病为例研发出"症状—中药—诊断"主题模型（SHDT 模型），通过分析症状，找出一类症状所隐藏的主题，从而找出相应的中药处方以及证候特征。

（三）文献计量学方法

随着科技的发展，文献数量呈指数上升，文献计量学在此背景下应运而生。1969 年美国目录学家 Alan Pritchard 将数学和统计学的方法运用于图书及其他交流介质的研究，对于护理专业人员而言，可以应用网络信息计量学方法开展中医证候的文献研究。首先明确检索目的（如某疾病的证候分布情况），确定文献的纳入、排除标准，确定检索策略（包括数据库、病证关键词、时间跨度等），资料提取可采用 NoteExpress 和 Excel 软件进行文献去重和提取数据。对文献数量、发表年代、发文地区、发文机构、引用和被引情况、主题分布、作者情况、期刊分布以及基金资助情况可采用文献计量学方法应用 SPSS 进行统计描述，对关键词分析采用 Ucinet 软件绘制社会网络图分析，对系统评价文献采用 AMSTAR（assessment of multiple systematic reviews）进行质量评价。文献计量学方法有助于了解学科领域的信息交流分布规律和研究发展趋势，从而有的放矢地开展目标领域的深入研究。

（四）扎根理论

扎根理论是对搜集的定性资料进行比较、归纳、浓缩提炼，进而形成理论的一种定性研究方法。它将信息获取、归纳和整合过程看成是交互的循环过程，强调所搜集的现实资料与分析的持续互动。该方法强调理论的发展，在研究前没有理论假设，直接从研究问题出发，收集文献资料，并用严谨、系统的研究程序和演绎归纳思考策略，实现新理论的构建。

其具体操作主要是通过编码程序实现的。编码是一种把数据分解、概念化，然后把概念重新组合的操作，包括开放式编码、轴式编码和选择式编码。应用扎根理论对中医文献进行三级编码的过程示例如下：有独立含义的原文条目为登录内容，在登录及编码备忘录的基础上提取一级编码，一级编码尽量使用原文本土概念（如证候、证候定义、技术规范、规范定义），对同一类辨证问题的多种文献中多个条文可以提取多种一级编码；在开放式登录后，对所有一级编码进行单独提取，整理编码表；结合原文、编码表、编码备忘录，提取主轴编码（如证候、证候定义、技术规范、规范定义可提取为辨证规范），完成二级编码；进而结合研究目的，从主轴码中筛选提取核心类属码，完成三级编码。通过这样的过程，可以从数据中提取主题，使原始数据逐渐概念化、范畴化，再对原始数据进行关联和验证，从而从多个概念中发展出新的理论架构。扎根理论方法可以达到以往定性研究所缺乏的"推广性""准确性""严谨性"以及"可验证性"。

（五）内容分析法

内容分析法是社会科学研究中普遍使用的一种科学方法，用于将定性的素材转化为定量数据。其核心是将要研究的信息内容进行编码并按照事件的发生顺序制作列表。通过对直接显示的内容量化处理来判别其间接的、潜在的动机和效果。其操作可分为几个阶段：①确定分析主题、提出假设：如辨证选择的研究主题可为疾病、疾病所属症状体征、疾病所属证候、证候的客观指标、证候要素等；②抽取信息样本：在码号表中模糊匹配目标内容，入选的目标内容按入选顺序进行编码（即分析单元编码）；③确定分析单元和类目：如疾病所属证候分析单元的类目，可包括证的内涵外延、证名、证构成比与分布、证演变规律、证所属症状体征构成、证的诊断标准及疾病分期与所属证的对应关系；④建立量化系统：依据开始时建立的条目表格，以分析单元的顺序依次判定并严格记录条目出现的情况和频数；⑤信度和效度检验：主轴码号具体内容需进行信度检验，可采取霍斯堤（Holsti）一致性百分比公式比较两次编码结果；⑥定量处理与数据分析：内容分析法通过百分比和频数分配的描述性统计方法整理数据，根据数据处理结果进行分析讨论。

在中医辨证方法学应用中，内容分析法往往与扎根理论同时使用。通过扎根理论构建知识框架，为内容分析法提供研究问题和假设；内容分析法通过对类目的频数分析，比较某一目标条目在理论体系的比重，发现某一目标条目与众多条目的关系，从而发现新的信息或思路。

二、以专家为研究对象

在社会学领域中，定性和定量两种研究方法互为补充。定量研究有精确性高、客观性佳的优点，而在研究有关人的感受、态度、信念、动机、行为等主观问题时，定性研究比定量研究更具优势。定性研究方法可用于行为研究和形成性评价研究，对于讲求"医者意也"的中医辨证论治，通过定性研究方法研究中医证候专家的思维模式、研究思路、心理活动，从而规范辨证思路与行为也十分必要。质性研究方法包括访谈法、观察法、物质资料研究、焦点组（focus group）访谈法、共识法、德尔菲法（Delphi method）、群体决策法等。

（一）专家个人认识的获取

1. 问卷调查法　问卷调查是一种常见的流行病学研究方法，是一种测量技术。问卷是问卷调查中用于收集资料的测量工具，是由一组问题和相应答案所构成的表格。问卷设计中要遵循目的明确性原则、问题适当性原则、语句理解一致性原则、调查对象合适性原则。

中医病证诊断中辨证论治的研究常常会用到问卷调查法。首先根据研究目的、任务来源、调查内容编写卷首语，之后为问卷填写说明。问卷内容中，探索性内容的调查往往用开放性问题，大规模正式调查则往往用封闭式问题。针对临床专家的证候学调查问卷，与其他研究对象相比有专业知识性强、可操作性强的优点，一般采用半结构化问卷结构，既便于控制和确定研究变量的关系，同时保证专家填写内容的全面性。内容方面，应包括病证、主证、兼证、舌脉等内容，经过定性评价、修正条目、预调查和定量评价，明确其信度效度可作为证候学测量工具。之后，再开展正式调查，进行数据统计和分析，明确证候特征、证候要素和证候演变规律。

2. 访谈法　访谈法是常用的定性研究方法。结构化访谈多用于社会调查定量研究，非结构化访谈是指在自然情境下进行自由交流，处于两者之间的半结构化访谈则适用于医学研究。半结构式访谈法依据访谈提纲进行提问，访谈题目不固定，可根据访谈情况进行调整，收集的内容较为集中深入，可克服结构性访谈不能深刻讨论问题、无灵活性等局限，并可减少非结构式访谈费力和费时等不足。

定性访谈在研究中医复杂性、主观因素、人文精神等方面有着明显的优势。研究者通过与受访者深入交谈可能了解到受访者的情感、经验、思维、感受等主观性强的内容，能够有效捕捉到定量研究所不能捕捉的微妙的复杂信息。在具体操作中，首先组建访谈研究团队，确定合适的访谈法，确定访谈时间，选择干扰少的访谈场所，拟定访谈知情同意书。然后拟定访谈计划，包括制订访谈提纲，确定经费和时间以及确定访谈目的、访谈对象及其人数。对于辨证研究，访谈提纲可包含辨证步骤、辨证内容、辨证难点、辨证鉴别、辨证评价方法等问题。研究对象应是能提供最大信息量或最有价值信息的个体或群体，如中医基础理论、中医诊断和临床专家，可采用目的性抽样结合滚雪球抽样法，被访谈人数根据信息饱和性原则确定。

访谈者要掌握一定的访谈技巧，例如利用开场白取得好的第一印象；在谈话中需与被访者搭建信任、熟悉的关系，耐心倾听；问题应该以中立的方式提出，不应预设答案或带有任何诱导或感情色彩；注意控制主题，尽量避免被提问；为深刻把握被访者观点，要注意追问有价值的问题；整个访谈过程做好记录及录音，重点观察被访者肢体语言和表情的细微变化，注意把控访谈时间；注意访谈记录和备忘录的整理。

访谈结束后，资料的分析、整理和收集是同时进行的，而且是一个不断循环往复的过程，类似扎根理论方法。目前已有专门的定性研究分析软件（如 ATLAS.ti、QSR Nvivo 和 QSR NUD*IST 等）。定性访谈有自己独特的信度、效度、推广度。定性访谈资料的分析运用的是归纳法，即通过收集、整理分析资料得出假说或理论，也可结合后文介绍的层次分析法等质性研究方法得出结论。

3. 参与者观察法　参与者观察法是一种没有固定结构类型的观察方法。互动论启发了社会学定性研究方法的发展，前面介绍的扎根理论通过观察所收集资料本身所发现的理论来构建过程，而参与者观察法则强调研究者在观察过程中发现并精炼概念。参与观察者既是所观察对象的参与者，同时也是观察者，即同时包括了情感参与和客观超然。其优点在于观察所获得的资料更为丰富、可能获得其他质量性研究方法难以获得的敏感性问题信息，通过对观察材料的分析解释可能超越角色自己选择的概念。

在实践中，首先参与观察者要融入观察环境，对观察研究项目做详细计划。在观察现场，根据研究问题选择观察的焦点，将瞬间事件做好观察笔记，包括观察性笔记、推理性笔记、方法性笔记。最后，观察资料涉及三个层次的分析解释：第一层次是研究者整理的见闻，接近或还原观察角色自己的理解；第二层次是研究者利用自己的文化背景或理论框架，提出超越观察角色自身理解的认识；第三层次是观察者意识到自身科学理论和经历背景的局限，对观察现场给出综合性解释。正是通过这样在理论、方法和资料之间的游移，参与者观察法能够逐步获取专家个人认识，并提炼新知。

参与者观察法可作为循证中医护理的重要研究方法。护理人员在参与辨证施治、实施辨证施护的过程中，可通过参与者观察法获得辨证论治过程疗效的构成要素，如四诊时医患的交流和互动、医患护关系的构建、患者依从性、中医药治疗动态随访及治法调整、中医优势病种适宜诊疗技术的实施、健康教育、情志调理、行为干预，这些要素对中医临床疗效的产生发挥重要作用，又具有鲜明的护理特色，是未来研究中体现辨证施护优势的着力点之一。

（二）专家群体知识的获取

1. 德尔菲法　德尔菲法又称专家调查法，以领域专家为研究对象，进行信息分析与预测，可以较好地揭示出研究对象本身所固有的规律，并可据以对研究对象的未来发展做出概率估计。

在实践中，首先按照研究所需要的知识范围，确定专家专业，如中医诊断学、中医内科学、护理学、统计学等，组成专家小组。一般专家数量不超过 20 人。之后拟定调查表，采取匿名方式广泛征求专家意见，并附上相关问题的所有背景资料，一般通过电子邮件、邮寄等不谋面的方式进行。专家小组成员认真填写问卷，并提出补充意见。第一轮调查意见统计分析后，将统计分析结果和反馈意见发给各位专家，让专家比较自己同他人的不同意见，修改自己的意见和评判。或请身份更高的专家评论调查结果供专家小组成员参考修改。逐轮收集、汇总、反馈、修正，直到每位专家不再改变自己的意见为止。这样经过反复多次的信息交流和反馈修正，对结果统计分析并赋权，使专家意见逐步趋向一致，形成专家群体共识。

经过德尔菲法形成的问卷，除要遵循问卷信度和效度评价一般原则外，还需要评价：①专家积极系数：这个指标主要反映专家对咨询问卷的关心程度；②专家意见集中程度：包括均数、满分频率、等级总和；③专家意见协调程度：用来判断专家对每项指标是否存在较大的分歧，找出高度协调专家组和持异端意见的专家；④专家权威程度：专家权威程度是反映问卷信度的重要指标。

德尔菲法是社会调查的重要方法之一，既可以用于证候学问卷的形成过程，提高问卷内容信度，也可用于对研究结果汇总专家共识意见，提高证据获取的规范性。其优点一是不谋面的方式可充分表达专家意见，表达分歧意见，取长补短；二是可以避免权威人士意见影响他人、共识会议意见的趋众性等。其缺点是反复征询反馈意见花费时间较长。

2. 名义群体法（又名改良德尔菲法、名次归类法） 名义群体法在决策过程中对群体成员的讨论或人际沟通加以限制，但群体成员是独立思考的。特点是在决策制定过程中限制讨论，群体成员必须出席，且独立思考，但不进行面对面的沟通。其过程如下：先由群体成员聚集，在讨论前，每个群体成员写下自己对题的看法和观点。然后，每个群体成员都要向群体阐明自己的观点，所有的观点都通过活动挂图或者黑板记录下来，直到依次阐述完毕，在此之前不进行讨论。之后，群体开始讨论每个群体成员的观点，并进一步澄清和评价这些观点。最后，群体成员独立选择他们认为最重要意见并进行排序，最后决策是综合排序最高的想法。其优点是使群体成员正式开会但不限制每个人的独立思考，传统会议往往不能做到这一点。其缺点是过程可能会过于机械，个人的意见、看法可能不衔接，在投票过程中，思想的交流和意见的交换可能受到限制。

3. 焦点组访谈法 焦点组访谈法是针对某一特定问题选取具有代表性的 8 ～ 12 个参与者进行渐进的、引导式的访谈，通常持续 2 ～ 3 小时。访谈研究对象是整个小组而非个人，访谈者在其中起到与研究问题相关小组的激励、相互交流和影响的效果。焦点组作为访谈对象是由于个体拥有的观点和态度是其所归属的集体的结果，他们以小组的形式被社会化了，因此其观点在集体访谈的背景下能更好地被测量。

焦点组访谈时也需要向被访谈者提供背景资料和问题，构建访谈指南。现场可以采用圆形或马蹄形的室内格局，由主持人介绍第一个问题开始正式访谈，提问中可采用"继续式"问题、细节导向问题、举例说明、澄清问题、对比问题的形式，通过集体发言的开放气氛和相互影响获得参与者真实可靠的观点。

焦点组访谈法一是可以提供更详尽的信息，多个参与者互相启发影响可能会唤起平时未出现的新见解；二是访谈法和观察法相互结合，参与者的身体语言补充了言语回答，更真实可信；三是较之个体访谈节省时间和经济成本。事实上，焦点组访谈除了获取专家集体的共识之外，也可应用在护理实践，如对患者小组的访谈等，获得循证护理的一手资料。

4. 共识会议法　专家共识是证据的重要补充，也是中医临床指南证据的重要来源。共识会议法在美国国立卫生研究院（National Institutes of Health，NIH）系统广泛使用，该法是提高专家共识操作的严谨性、规范化的重要途径。NIH 为组织专家共识会议提供了下述原则：

（1）遴选会议小组：一个基础广泛的，非鼓吹性质的，非政府强制性的，独立性质的小组。能够在研究主题上给出较客观的和专业化的意见。小组成员之间应排除任何学科或经济利益上的冲突。

（2）会议讨论组成：会议分两个部分：公开讨论部分和委员会。在公开讨论部分，应邀专家向会议小组陈述观点和意见并接受提问和咨询。然后会议小组组织小组委员会进行讨论和材料的整理，准备撰写共识声明。

（3）预设 4～5 个问题以便确定会议的讨论范围。所有与会者对这些问题都熟知。会议小组的任务是通过这些问题激起讨论。

（4）所预设的问题应该依据循证的观点提出，即会议小组应通过系统的文献检索提出问题。

（5）会议结束前会议小组通过小组委员会撰写好共识声明草稿。然后在公开讨论会上进行讨论。最后将讨论结果进行修改完善，两会达成共识后，将结果公布大众。

（6）共识声明应被广泛推广以实现其应用价值。虽然建议的推荐没有固定的模式，但是与会专家应该尽量从量、质、一致性、实用性、适宜性和临床影响等方面进行考虑，需要强调的是所有的评审不是来自个人而是基于一个多学科交叉的专家群体。

由于医疗研究中主要涉及医疗安全性、有效性、经济性、社会性和伦理道德等方面，共识会议法能够召集多个领域专家进行探讨，从而为研究者提供借鉴和参考。当诊治意见存在分歧矛盾时，共识会议这种类似"民主集中"的流程有利于形成"共识声明"或"推荐意见"。目前该法广泛应用在传统医学临床实践指南的制定过程中。

5. 层次分析法　在运筹学中，由于决策系统中很多因素之间的比较往往无法用定量的方式描述，需要将半定性、半定量的问题转化为定量计算问题，中医证候诊断量表中辨证依据重要性的评估就属于此类问题。层次分析法、秩和比法、TOPSIS 法等可作为解决问题的选项，其中层次分析法被运用到中医药证候诊断、病因研究和疗效评价的权重确定上，逐渐被行业认可和接受。

层次分析法确定权重系数可分为 4 个步骤：①建立递阶层次结构；②构造两两比较判

断矩阵；③由判断矩阵计算被比较条目的相对权重；④计算各层条目的组合权重，依据权重大小确定优劣，来决定各条目相对重要性的排序。

层次分析法在中医证候诊断标准中确定权重的主要环节包括：①以现场调查方式咨询专家，分析证候中的症状、舌象、脉象四诊信息之间的关系，对同一层次各条目的重要性进行两两比较，构造两两比较的判断矩阵，建立比较准则；②由判断矩阵计算被比较条目对于该准则的相对权重，进行一致性检验；③计算症状、舌象、脉象四诊信息各条目对于正确辨证的总排序权重，并进行排序。将层次分析法与德尔菲法相结合，能够充分利用专家的经验与学识，集思广益，形成专家共识，实现中医证候定性和定量诊断。

三、数据挖掘技术

中医辨证论治是一个非线性、高维、高阶的复杂系统。统计学中往往使用多元分析方法来定量分析事物复杂关系，如聚类分析法、判别分析法、回归分析法、因子分析法、相关分析法。但在处理辨证的要素、要素之间关系、证候的演变方面，数据挖掘更有技术优势。

数据挖掘技术是将隐含的、尚不为人所知的，同时又是潜在有用的信息从数据中提取出来，建立计算机程序，自动在数据库中细察，以发现规律。它将统计学、机器学习（machine learning）、信息论和计算技术有机结合，是一门具备坚实数据基础和强大工具的完备科学。对于证候相关信息的挖掘，一般通过设计调查问卷收集总结来自文献、专家等各种途径的原始资料，或借助古代大型医案数据库、中医传承辅助系统等临床数据库，应用数据挖掘技术，探寻证候要素、证候特征、证候演变规律、病机演变规律。下面，介绍几种证候研究中常见的数据挖掘方法。

（一）证候要素的研究方法

1. 决策树　分析证候要素首先要判断患者是否具有某种证候要素，这实际上是分类问题，所以用决策树有助于分析证候要素。决策树是一种类似二叉树或多叉树的树结构。树中的每个非叶节点（包括根节点）对应于训练样本集中一个非类别属性的测试，非叶节点的每个分支对应属性的一个测试结果，每个叶节点代表一个类或类分布。从根节点到叶子节点的一条路径形成一条分类规则。决策树从节点来寻找分支定类的思想就是逐步找到更具有确定类别意义的，更"纯"的节点。证候要素存在多分类问题，传统的单一决策树难以正确分类，所以根据证候要素之间的层次对应关系，可基于层次分解的方法，通过产生多棵决策树来处理多类问题。

2. 神经网络　指模仿人脑而建立的、具有和人脑相似功能的统计模型。神经网络系统可以对大量数据进行快速建模。网络不需要人为地选择具体的模型，在学习和训练的基础上，通过本身的学习功能，对样本进行学习，选择合适的结构，并能得到理想的结果，从而解决特定领域中的问题。神经网络一般采用简单的网络结构，包括三层，即输入层、隐藏层（中间层）、输出层。理论上已经证明：只要训练数据对、精度高，具有一个隐藏层的神经网络能以任意精度表示任何函数。故对于中医证候要素的分析也可采用具有一个隐藏层的神经网络，输入层为各症状变量，输出层为证候要素。

3. 粗糙集理论　辨证体系要求对症状、体征、检测指标等内容进行规范和完善，明确其对各辨证要素、各常见证型的贡献度，制定由辨证要素所组成的常见证型的诊断标准，这就需要将某个症状的出现对确认相关证素的可能性大小，通过参数来表示。在粗糙集理论中，知识推理就是给定知识表达系统的条件属性和结果（决策）属性，求出所有符合该知识的最小决策算法。这主要通过粗糙集的约简理论建立数学模型，分析症状与证素之间的关系，并通过权重系数反映各个症状在证素确定中的可信度，也就是将权重系数确定问题转化为粗糙集中知识依赖性与属性重要性评价问题。该方法不需要建立解析式的数学模型，完全由数据驱动来确定各个证素的权重系数，使得证素辨证更具客观性。

4. 贝叶斯网络　贝叶斯网络是用于不确定性推理，带有概率注释的有向无环图模型。它可根据先验知识和现有的统计数据，用概率的方法对未知事件进行预测。它以直观的图形方法描述数据间的相互关系，用概率测度的权重表达多个变量间的时序关系、相关关系或因果关系等多种依赖关系。改良后的贝叶斯算法具有自我学习能力，能够实现推理预测。有中医诊断专家应用该方法，在大样本量的训练样本集中证实中医辨证贝叶斯网络能计算出"症状—证素—证名"之间的量化关系，为中医证素辨证体系的量化研究提供统计数据。

（二）证候特征的研究方法

1. 聚类分析　聚类分析又称集群分析，是将样本个体或指标变量按其具有的特性进行分类，主要是通过距离的远近与相似程度来判断个体是否有聚集现象，是一种通过"物以类聚"的数理统计方法用于中医证候研究的有效方法。聚类是无监督的学习，是一种探索性因子分析。

聚类分析后，统计各症状在各类中出现的频数情况，挑选出各类具有代表性的证候特征。症状变量挑选所遵循的原则是：按照各个变量出现的百分比大小，由大到小依次选取，直至这些症状能够构成某一证候为止。聚类分析的应用可将中医药科研活动从传统的以定性描述为主逐步转为定量研究。对数据库症状群、舌脉的聚类分析，寻找合适的聚类类目，可以揭示证候特征。

2. 测量模型　是一种验证性因子分析方法。以前期聚类所得的证候特征为潜在变量，以该证候包含的观察指标（症状、四诊信息、理化检测指标等）为观察变量，构建某病证候特征的测量模型，进行验证性因子分析。通过对模型的适配度检验、残差关联、更改参数设定和变量之间的关系，修正假设模型，直至达到适配性良好的测量模型，得出带有内部症状关联性的证候特征。测量模型既可以验证聚类分析所得出证候特征的合理性，也可得到新的共变关系，为发现新的证素辨证单元存在提供数据基础。

（三）证候演变规律的研究方法

对证候演变规律的研究主要采用证候构成比和转移概率矩阵方法。转移概率矩阵是线性代数中马尔可夫链中的重要概念，可以将其应用于中医证候研究，经过转移概率矩阵的计算，并运用中医理论，对中医病机内在规律进行分析和阐述，以揭示中医证候病机之间的演变规律。从任意一个状态出发，经过任意一次转移，必然出现状态 1、2……t 中的一个，其基本原理为计算 $P(X_{t+1}=i_{t+1}|X_t=i_t)=P(X_{t+1}=j|X_t=i)=P_{ij}(t)$，矩阵 $P(t)=(P_{ij}(t))$，这种状态之间的转移称为概率转移，实际上是采用证候出现的频率来估计该概率值，得出各个阶段的所有证候发展为下一阶段某一证候的最大概率。

（四）病机演变规律的研究方法

中医学中许多指标都是不可直接测量的，这些不可直接测量的指标互相之间还可能存在直接或间接的联系甚至有因果关系，结构方程模型分析方法为这类指标的测量提供了可能。其中，潜在变量的路径分析（PA-LV）模型既包含测量模型，也包含描绘潜在变量之间关系的结构模型，可以通过因素负荷量反映潜在变量与测量指标之间的关系，也可以通过路径系数反映潜在变量之间的因果联系。

证候具有"动态时空"的特点，疾病在不同时点、不同病理阶段会产生不同的证候表现，证候转化的实质是病机的演变。从发病过程来看，可以认为时间在先的证候表现是因，时间在后的证候表现是果，先后发生的证候之间可视为具有因果联系。因此，将先期发生的证候作为外因潜在变量，后期发生的证候作为内因潜在变量，构建路径分析模型，通过对模型拟合程度的检验和指标的修正调整，则可分析疾病的病机转化规律。

以上，从文献利用与知识理论形成发展、专家决策与共识提取、数理统计与信息运算的整合三个层面，介绍了中医辨证分型从理论到实践、从定性描述到定量分析的研究方法。掌握这些基本功，可为进一步综合运用获取证候规范信息、提炼辨证施护优势与特色提供方法学支持。

第三节　证候量表制作的原则和方法

量表是由若干问题或评价指标组成，可以通过测量或询问研究对象的某些特征、感觉、态度和行为而获得的定性或定量的主观度量数据的标准化测量表格。证候量表以中医理论为指导，参照国际量表制作经验和方法，结合中医辨证思想和特色编制而成。随着中医药标准化工作的推进，中医药证候量表成为认识病证的重要手段和干预病证演变的重要依据。目前，中医证候量表主要有病证结合量表、证候诊断量表、疗效评价量表等形式。

中医证候量表的构建整体分为如下五个步骤：①明确评价目标：即明确量表的测量对象，是面向证候诊断、病证结合研究还是疗效评价；②明确量表理论框架，构建问卷内容与结构：比如病证结合量表基于中医整体观，形成包含发病因素、主症、兼症、实验室检查、舌脉象等维度的框架；③条目池的筛选：文献系统评价和临床流行病学调查结合起来能最大限度地减少中医证候重要信息的遗漏，德尔菲法筛选修订条目可保证测量工具的定性评价效能；④条目权重的判别：可通过数据挖掘方式保证测量工具的定量评价效能；⑤信度效度评价：通过预调查，测量量表的信度效度，保证其为证候学研究提供标准化工具。量表构建全面应用了第二节中的文献研究方法与定量定性研究方法，下面结合其三个设计要点予以详述：

一、证候量表条目的筛选

（一）原始条目池来源

中医证候诊断来源于临床，临床经验大多以医案、病例、著作和报告等方式进行传播，循证医学文献系统评价方法是一种有效的方法。文献纳入应经专家组讨论进行顶层设计，确定中医证候研究文献的范围，一般来说应包括各级标准、指南共识、古今文献、专家咨询意见。之后，制订文献研究计划，建立评价工具，正式进行文献采集。最后，建立文献系统评价数据库和数理统计分析，撰写文献系统评价报告。

（二）条目的筛选

量表条目筛选即将原始的条目池中的条目按各种不同的类别加以筛选，筛选时要注重所选条目的重要性、独立性、代表性、敏感性，同时也要兼顾可操作性和易接受性，包括主观筛选法和客观筛选法。

最常用的主观筛选法为专家咨询法（德尔菲法），其次还有文献法、临床流行病学调查法等。比如，有学者研制气滞血瘀证患者报告的临床结局评价量表，根据病例回顾调查等，形成气滞血瘀证患者报告的临床结局评价量表条目池。

客观筛选法是运用统计学的方法对临床数据的内在规律进行提取和分析。量表编制过程中多是综合运用多种方法，甚至多种理论进行统计分析。主要包括频数分布法、离散趋势法、相关系数法、因子分析法、克朗巴赫系数法、聚类分析法、基于熵的复杂系统分划法、区分度法等，在依据量表筛选原则的前提下进行条目的筛选，以期所选条目在临床上能够更好地代表或反映该证候的基本特征以及临床轻重程度的变化。

二、条目的量化

量表类型决定了量表的精确程度，量表的量尺也是证候学统计的重要依据。四诊条目是证候量表研制中主观性最强的问题，如何客观合理量化是证候量表研制中的难点。临床上对症状进行量化的方法可归纳为：视觉模拟刻度法、数字分级法、Wong-Bake 脸法（用不同的表情图代表患者所感受到不适的程度等级）以及 Likert 等级评价法（通常为五级评分法）。体征类条目如舌象、脉象的量化可应用神经网络进行。事实上，量表编制过程中必须有统计学专家全程参与，以满足后期证候数据处理的需要。

三、条目的权重

制定中医证候评定量表必须考虑各条目的重要性大小，也就是条目的权重，即确立诊断阈值。由于中医临床四诊信息具有时间上的延续性和空间上的广延性，不能简单以主症加次症方式表述，也不能随意将其划分为轻、中、重 3 个等级，因此采用多因素回归分析或逐步判别分析中各自变量的判别系数值、主成分分析和因子分析中得到的因子载荷和贡献率，应用 Logistic 逐步回归，建立回归方程，对四诊信息进行分析、赋值、筛选、组合，确定各症状、体征在病证诊断中的重要程度，并最终为确定指标权重提供有用的信息。此外，前文介绍的层次分析法确定权重，也可实现中医证候的量化诊断。

四、量表的评价

量表的评价主要是信度和效度的检验。信度显示量表具有稳定可重复的测量质量，效度显示量表可有效反映测量对象的特征。内部信度通常用克朗巴赫 α 系数测量，当 α 系数值越大说明信度越好。内容效度通常根据专家咨询法判断，结构效度可通过多因子分析等方法计算。良好的信度效度能为利用量表进行的证候学研究提供可靠性保证。

第四节　中医辨证分型规范化案例剖析

一、以专家为研究对象

在国家自然科学基金重大研究计划项目"冠心病稳定型心绞痛证候要素、证候特征、证候演变规律"研究及后续面上项目中，提出了基于专家共识的证候学研究量表的构建方法，采用横断面调查的方法展开对冠心病证候要素与疾病不同时点（阶段）的回顾性研究。立足"据象辨证，病证结合"中医思维模式，按照量表设计步骤规范设计，充分面向临床，考虑适合性、有效性和可行性。

1. 明确评价目标　冠心病及常见合并病的证候要素、证候特征、证候演变规律。

2. 确定维度、内涵和方面　每个合并病量表包含发病因素、主症、兼症、舌脉象、实验室检查等 5 个维度，体现象的物质属性，全面反映病证特征。除发病因素外，每个维度均含依据国际最新相关指南界定病程划分的节点，体现象的时间属性，动态反映合并病的发展面貌。

3. 建立条目池和筛选条目　条目池基于疾病临床表现和体征而建立。通过临床经验、文献查询法、访谈法、专家咨询法等写出相关的条目，将各个条目汇总，进行相关整理，包括归类、筛除、合并等等，所有不同的条目构成条目池。中医名词术语依据国家、行业标准进行规范，疾病诊断、病程分期等均依据最新指南界定，力图衔接国际标准，以利未来临床推广，较好地解决了条目标准化的问题。

4. 设计可操作性条目　充分考虑临床专家能够接受的应答时间范围，设计出既能反映冠心病本病特点，又能反映与它病并见的临床特点的条目。注意体现合并病"病"与"证"的特点，保证不同合并病量表之间、条目之间的代表性、独立性、敏感性。避免歧义和重复条目。采用半结构化量表模式，为临床专家提供"其他"项供填写，兼有结构严谨、内容全面的优点。设计了可多选的作答形式，临床专家需按照病证诊断意义的贡献度大小对答案进行排序，以有效提取指标权重、归纳症状群。

5. 定性评价与修正条目　问卷初稿经过三轮德尔菲法征询国内同行和统计专家的意见建议，通过专家咨询的方式，测评、筛选、修正条目池，优化问卷条目与结构，保证测量条目更具有代表性，使问卷内容能贴切反映冠心病及其合并病的特质，内容效度良好。

6. 预调查和定量评价　Cronbach's α 系数范围在 0.986 5 以上，信度良好；专家咨询法显示其内容效度良好，多因子分析显示问卷每个模块多个公因子的累计贡献率均在 80% 以上，结构效度良好。定性与定量评价结果理想，显示其可用于冠心病常见合并病的证候研究。

研究运用聚类、频数分布、决策树及神经网络等不同的统计方法对专家调查问卷的数据库，进行统计分析，得出冠心病四期十二证的证候特征、寒痰气瘀虚等十四个主要证候要素和气（阳）虚与情志因素贯穿病程发展始终的证候学结论。该研究植根中医意象思维特点，采用定性与定量结合的方式，为以临床专家为研究对象的证候学研究做出了示例。

二、以临床病例为研究对象

国家科技部"十五"攻关项目"以小儿肺炎为示范建立中医辨证规范及疗效评价方法

指标体系的研究"，提出了一种基于数据挖掘思想的中医辨证动态量表的生成方法。根据多中心采集的病例报告表提供的信息，通过聚类处理，挖掘出证及证中证候的组成分布与贡献率，根据证候在不同证中的贡献率，动态地确定各证量表的证候组成，在信息论中熵的理论基础上，得出证候量化程度的权值。同时在信息熵原理的基础上设计了证候辨证权值的计算公式，对原有的证候程度等级标准进行调整。结果表明，量表的信度与效度都是可靠的。

小儿肺炎中医辨证动态量表的生成方法主要由聚类挖掘、熵值处理、量表构造、量表评价、辅助诊断5部分构成，在此基础上分别形成证中证候组成模型、证间证候贡献模型、量表辨证模型和反馈模型4个模型，共同构成有机的整体。首先对所采集的小儿肺炎疾病的病例报告表进行聚类挖掘处理，通过对聚类挖掘结果的分析生成证中证候组成模型，然后进行熵值处理，生成证间证候贡献模型，在证中证候组成模型和证间证候贡献模型的基础上构造辨证量表，经过量表评价后形成量表辨证模型，通过量表辨证模型提供的信息对患者的病情进行辅助诊断，在诊断之后生成反馈模型。在进行量表评价与辅助诊断时，根据各自的结果模型效果做进一步的修正调整，动态地生成辨证量表，提高辨证量表的诊断效率。

量表的设计包括证候指标的选择与证候量化权值的设计两部分。聚类挖掘根据数据对象的相似度对集合中的数据进行分类，类的形成是由数据本身的特点决定的，完全是数据驱动的。因而聚类分析是获得数据分布情况的有效方法。病例数据经过聚类挖掘后，被分成若干类，类相当于证，证名由领域专家命名。在每种证中，证候的组成与贡献率是不同的，根据证中证候组成模型将有临床意义的证候指标与有统计学意义（即出现率超过指定值）的证候指标选出，由这些反映证的本质特征的证候组合构成辨证量表的结构。权值确定是辨证量表设计的核心，证候的权值由证候在辨证过程中的作用决定。

（商洪才）

·第三章·

比较效果研究在中医护理领域的应用

比较效果研究（comparative effectiveness research，CER）是目前国际上医疗卫生改革领域里非常流行的一个新的研究方法，并逐渐被国内研究者熟知。同时其"以患者为中心"的研究理念与中医"整体医学"的理念是相一致的，所以如何将 CER 在中医药研究领域，尤其在中医护理领域进行应用是一个值得研究的问题。本章通过对 CER 的方法学核心内容以及中医"整体医学"的理念进行归纳和总结，并结合相关研究实例对 CER 在以"整体医学"为核心理念的中医药研究领域及在中医护理领域中的应用进行分析和探讨，总结 CER 的研究设计要点，为今后中医药研究者开展类似研究提供参考。

第一节　比较效果研究常用的设计方法

本节主要介绍比较效果研究的定义、特点及常用的设计方法。主要比较该研究模式与传统的解释性随机对照试验的区别，并以实用性随机对照试验（pragmatic randomized controlled trial，PRCT）、队列研究（cohort design）、病例对照研究（case-control study）、系统综述研究为主介绍该研究模式的设计理念和特点。

一、概念及特点

（一）概念

比较效果研究是对临床上常用的医疗干预相互比较的效果作为评价目标而开展的临床研究，因此"效果"是此类研究评价和关注的焦点。与传统的解释性随机对照试验所评价的"效力"不同，效果（effectiveness）是指一种特定的医疗干预措施在现实环境中针对某一特定人群的实际效果或作用程度；而效力（efficacy）则是指干预措施在理想条件下的特异性疗效。表 3-1 说明了效果与效力的区别。

表 3-1　效果与效力研究的区别

研究问题	研究目的	研究类型	统计学目标
干预措施是否优于不治疗	总体效果（特异性与非特异性疗效）评价	效果/效力研究	优效性检验（superiority test）
辅助使用干预措施是否优于单纯基础/标准治疗	作为辅助疗法的总体效果（特异性与非特异性疗效）评价	效果/效力研究	优效性检验
干预措施是否优于安慰剂	特异性疗效评价	效力研究	优效性检验
干预措施是否优于某种有效治疗措施	比较2种干预措施的总体效果	效果研究	优效性检验
干预措施是否与某种有效治疗措施有相似的效果	比较2种干预措施的总体效果	效果研究	等效性检验
干预措施是否不次于某种有效治疗措施	比较2种干预措施的总体效果	效果研究	非劣效性检验

研究目的侧重点的不同决定了 CER 有其特殊的方法学属性。

（二）实用性随机对照试验

经典的解释性 RCT 采用双盲安慰剂对照的方法，最大限度地保证了受试对象的同质性及组间的可比性，控制了影响试验结果的混杂因素，减低选择性偏倚和混杂偏倚，是验证干预措施与治疗结果"因果关联"证据等级最强的研究类型，也因此被称为评价干预措施疗效的"金标准"。然而，在实际临床环境中，解释性 RCT 的条件设计趋于理想化，其结果的外推性较差。实用性随机对照试验，一方面满足了 RCT 设计的基本要点，另一方面在设计细节上又贴近临床实际环境和条件，越来越为研究者所青睐。因其侧重于比较不同的干预措施的疗效，因此又可以被归类于比较效果研究的范畴。

研究是否采用实用性 RCT 来进行，取决于研究的目的是效果研究还是效力研究。当研究目的是比较两种干预措施总体效果时，无论统计学的检验目的是优效性、等效性还是非劣效性，均可采用效果研究的设计类型。简而言之，实用性 RCT 首先满足随机对照试验的基本设计原则中的随机、对照和重复性，然后要按照效果研究的特点来设计具体的方案。

（三）特点

1. 以患者为核心的研究　比较效果研究也被称为"以患者为中心的结局研究（patient-centered outcome research，PCOR）"。一方面，研究的关注点从传统随机对照试验中的一组具有相同特性的患者转为研究中每个具有异质性的个体，这也意味着对于研究中受试对象的纳入范围可以基于研究目的而更为广泛；另一方面，研究的主次要结局更关注患者重要性结局，即以患者利益为核心所筛选出的患者认为最重要的结局指标，可以是患者报告结局（patient-reported outcome，PRO），也可以是医生报告结局（clinician-reported outcome，CRO）。

2. 注重效果与成本的研究　比较效果研究注重不同干预措施临床效果间的比较结果，因此"效果"是此类研究评价和关注的焦点，而非传统随机对照试验中的"效力"。在 CER 研究中，至少会对两种不同的干预措施进行对比，从而得到针对某类患者最优效、最符合临床实际的治疗方案。同时，CER 也把诊治的成本纳入研究的范畴，研究者所追求的最佳治疗方案是既优效又经济的组合，研究的结局评价不仅涵盖"有效性""安全性"等指标，还强调"经济效益"指标的评价。因此，也有研究者将 CER 翻译为"比较效益研究"。

3. 以观察性为主的研究　虽然 CER 研究的设计类型包括试验性研究、观察性研究及集成研究，但在 2010 年国际药物流行病学会签署的"好的 CER 研究（good research for comparative effectiveness，GRACE）"准则中更倾向进行非干预性的研究，即观察性研究。一方面，观察性研究的实施条件更贴近于现实世界的真实环境；另一方面，观察性研究能填补诸如针对一些亚类人群、扩大适应证人群、特殊疾病等不能进行过多条件限制的研究的证据空白。因此，CER 强调的是真实世界研究（real world study），包括在研究设计、实施等诸多方面贴近真实诊疗环境的尝试。目前美国主张使用注册临床资料（clinical data registries）的方式来进行 CER，以期充分利用这种区域性或全国性的数据系统建立患者资料的网络，同时开展前瞻性和回顾性的真实世界研究。

二、常用的研究方法及设计要点

（一）队列研究

队列研究是流行病学分析性研究的重要方法之一，它可以直接观察暴露于不同危险因素的人群或采取了不同防治措施患者的结局，从而探讨危险因素、防治措施与疾病发生或结局之间的因果关系。队列研究最早用于研究与疾病发生相关的病因或危险因素，20 世纪 80 年代，人们开始将队列研究用于研究医疗防治措施，研究目的也从疾病发生转为治疗效果的评价。

队列研究中暴露是分组的唯一依据，研究对象的分组是按有无暴露或暴露的等级进行划分的，因此合理的定义是保证队列研究顺利实施和结果客观推论的前提。定义暴露时需要考虑的因素：①暴露应当具有可操作性；②关注暴露的作用时间，即暴露对结局事件产生效应的时间段；③暴露是一次性行为（如疫苗）还是连续性行为（如服用药物或健康教育）；④剂量和剂量反应：计算累积暴露剂量必须考虑暴露的频率、每次暴露的剂量和暴露持续的时间；⑤暴露状态的改变：暴露状态可能会随时间发生改变，产生队列迁移的现象，即从最初的暴露组迁移到非暴露组或其他暴露组。

在比较效果研究中，对照组反映的应该是现实世界中有临床意义的治疗决策，因此，所选的对照人群应该与所研究的问题直接相关。对照组的干预措施可能包括药物、手术、医疗辅助器械及技术、行为改变以及健康服务。在某些特定情况下进行的比较效果研究，可以选择空白对照、常规治疗、历史对照或者其他人群对照。具体采用何种对照措施还需结合临床实际情况而定，在 CER 中通常采用临床上常用的治疗措施作为对照，而不采用安慰剂作为对照。

队列研究应用于比较效果研究在选择结局时要考虑众多利益相关者的意见，如医生、患者、医疗费用支付者、监管部门、学术界等，并能依此结局做出决策。结局的类型主要包括临床结局、人文结局和经济学结局。

（二）病例对照研究

病例对照研究是一种临床流行病学的观察性研究方法，属于因果关联推论的一种分析性研究。它以现在确诊的患有某特定疾病的患者作为病例，以不患有该病但具有可比性的个体作为对照，通过询问、实验室检查或复查病史，搜集既往各种可能的危险因素的暴露史，测量并比较病例组与对照组中各因素的暴露比例，经统计学检验，若两组差别有意义，则可认为因素与疾病之间存在着统计学上的关联。经典的病例对照研究主要用于病因推论。

在比较效果研究中，该方法的应用已从病因研究逐步扩大到疗效评价，此时，研究对象的临床结局（如治愈和未治愈，好转和无好转）成为分组的依据，既往的暴露因素为接受的治疗措施，通过比较两组不同结局患者的既往治疗措施的不同，推论既往的治疗和结局之间是否相关。然而，单纯应用病例对照研究进行疗效评价的研究较少，在 CER 研究中，病例对照常常嵌入队列研究之中，即巢式病例对照研究（nested case-control study）。

巢式病例对照研究，又称套叠式病例对照研究或队列内病例对照研究（case-control study nested in a cohort），是将病例对照研究和队列研究进行组合后形成的一种新的研究方法，即在对一个事先确定好的队列进行随访观察的基础上，再应用病例对照研究（主要是匹配病例对照研究）的设计思路进行研究分析。其设计原理是：首先根据一定的条件确定某一个人群作为研究的队列，收集队列中每个成员的有关资料信息和 / 或生物标本，对该队列随访一段时间，将发生在该队列内的疾病的新发病例全部挑选出来组成病例组，并为每个病例选取一定数量的研究对象作为对照组；对照组均产生于该队列内部，属于其对应的病例发病时尚未发生相同疾病的人，并且按年龄、性别、社会阶层等因素进行匹配，然后分别抽出病例组和对照组的相关资料及生物标本进行检查、整理，最后按病例对照研究（主要是匹配病例对照研究）的分析方法进行资料的统计分析和推论。

（三）系统综述研究

系统综述包括干预性研究系统综述、观察性研究系统综述、诊断性研究系统综述、系统综述的综述等多种类型，作为高质量的研究证据，近年来为越来越多的研究者青睐。Meta分析作为一种定量的数据综合方法，也是诸多系统综述研究者非常推崇的方法和结果呈现模式。作为二次研究中的一种，系统综述研究基于纳入的原始研究，能够汇总得出类似大样本随机对照试验的研究结果，也是对真实世界研究的重要手段之一。

（四）其他类型的CER

1. 考虑患者意愿的部分随机对照试验　考虑患者意愿的部分随机对照试验（partially randomized patient preference trial，PRPP trial）研究模式在纳入同质性较好的研究对象之后，首先考虑患者对所接受的干预措施有无强烈或明显的偏好，当入组患者对所接受的干预措施有强烈或明显的偏好时，可按照患者的意愿分组而不采用随机；当患者无明显偏好时则采用完全随机的方法分组，然后按照研究设计予以相应的干预或对照措施，干预完成后进行结局指标分析。该模式能使因存在对干预措施的偏好而不愿参与随机对照试验的患者参与到研究中来，较好地反映了真实治疗环境中一般患者的治疗效果，同时将可能导致信息偏倚的"意愿"这一因素考虑到疗效评价中，提高了研究的外部真实性；而随机分组的患者的试验结果因采用了传统的随机对照试验的研究设计，能较好地保证结果的内部真实性。目前已有研究探索性尝试将PRPP的模式应用于中医非药物疗法的疗效评价中，以期减少由于非药物疗法无法采用盲法而导致的测量与信息偏倚对结果造成的影响。

2. 注册研究　注册研究是有组织有计划地使用观察性研究方法来收集统一的临床相关数据，对某一特定疾病状态下的人群，或患有某种特殊疾病的人群，或暴露在某一特定因素下的人群，进行特定结局的评价，从而达到预定的科学、临床和政策决策目的的一种研究形式。从设计来讲，它属于观察性研究，可以根据研究目的来选择不同的设计方案。可以是前瞻性研究，也可以是回顾性的研究，注册数据通常适用于进行传统的队列研究、病例对照研究和病例-队列研究。这种研究模式开展多依托于电子信息系统，最大优点在于可以在短时间内将某个领域内相关数据集合起来，作为医学研究的一手临床资料。因此注册研究有着其他类型临床研究不可比拟的优势。

3. 卫生经济学评价研究　卫生经济学常用的评价方法主要有成本-效益分析法（cost-benefit analysis，CBA）、成本-效果分析法（cost-effective analysis，CEA）、成本-效用分析法（cost-utility analysis，CUA）以及最小成本分析法（cost-minimization analysis，CMA）。CBA是将药物治疗的成本与所产生的效益规划为以货币为单位的数字，利用药物的成本-效益比与"1"比较即可得到该药物的经济性信息；CEA是将药物治疗的成本以货币形态计量，效果以临床指标来描述，进而对治疗方案的经济性进行分析和比较，这是目前医院环境下最常用的药物经济学研究方法；CUA 是更细化的 CEA，不仅关注药物治疗的直接效果，同时关注药物治疗对患者生活质量所产生的间接影响，重点分析医疗成本与患者生活质量提升的关系；CMA 是指当两种或多种备选方案的临床效果相同时所采用的 CBA，可用来比较何种药物治疗成本最小。为了更全面地评价备选方案，越来越多的评价研究采用综合分析方法，即综合了效果、效用以及效益之中的两种以上产出指标，同时进行成本产出分析。

三、常见偏倚及其控制

经典 RCT 因其随机分配受试者，根据纳入及排除标准选择受试对象，研究对象明确、可比性好，以此防止选择性偏倚；用盲法观察和分析结果，因而减少了研究者和受试者的各种偏倚；观察数据建立在随机、对照、盲法的基础上，统计学的分析结果及结论较可靠，故而在循证医学的证据等级体系中位居较高级别。然而正如前文所述，解释性 RCT 设计有严格的受试者条件和干预措施的控制，最大限度提升内部真实性，但却损失了外部真实性，即研究结果的外推性受限。与之相对应的 CER 是尽可能把研究环境还原为现实临床医疗条件，尽量少设定受试者标准和干预措施控制标准，以实现结果的可推广应用性。因此，CER 的不足在于牺牲设计的严谨和精密性以求最大限度地获得推广应用性，也必然会由此产生可能的偏倚和结果的误差。下面简要分析 CER 自身的局限性及其控制方法。

1. 选择性偏倚 如果严格实施完全随机设计及随机方案隐匿，实用型 RCT 也能尽可能地避免选择性偏倚，且其样本量更大，纳入对象的条件更宽泛，样本应更具有总体的代表性。队列研究与病例对照研究则需在对照设置时尽可能考虑可能的影响因素，增强组间的可比性，满足设计均衡的原则。

2. 信息偏倚 / 测量偏倚 CER 由于大多数情况下缺乏盲法的实施，可能会引起实施偏倚和测量偏倚。控制偏倚的第一步是了解可能的偏倚来源，同时研究设计应符合研究的目的。因为内部真实性和外部真实性的矛盾不可避免，故而要尽可能地平衡两者的关系。对于有安慰剂对照的干预措施（如药物），可以采用双盲双模拟的对照方法满足盲法的应用；对于不能对受试对象和施治人员实施盲法的研究，要尽可能对其他研究参与人员施盲（如结局评价者、统计分析者），同时考虑未使用盲法对结果造成的影响。

3. 混杂偏倚 由于放宽了对受试对象的纳入及排除标准，CER 相对于解释性 RCT 来说存在混杂偏倚的可能性增加了。针对这种情况，可以在研究设计阶段根据经验和既往的研究结果，分析可能的混杂因素加以控制，并在统计分析阶段采用相应的措施分析混杂因素的影响。在临床上，疾病本身、病情的严重程度等混杂因素都会对治疗结果造成很大的影响，因此在设置对照时，应当满足以下情况，来控制混杂因素的影响：①有相同的适

应证；②有相似的禁忌证；③有相同的治疗方式（例如片剂或者胶囊）；④有类似的不良
事件。

第二节　比较效果研究在中医药研究领域的应用

中医学的特点是"整体观"与"辨证论治"，中医药临床研究必然具备其自身的特点
和特殊性。本节论述主要结合中医"整体医学"的理念和特征，介绍比较效果研究在中医
药领域应用的设计要点，并以具体实例阐释其应用的情况。

一、中医"整体医学"的理念及特征

整体医学并非源于中医的固有名词，它是现代医学正在兴起的一种医学体系。现代医
学经历过"经验医学—实验医学—整体医学"的时代变迁，开始强调"生物—心理—社会
医学"的研究模式。而中医学自《黄帝内经》起，就强调"天人合一"的健康观，即"人
体—环境—形神"三者统一来防治疾病，这种"整体观"是中医学的诊疗思想核心之一，
也是中医学"整体疗法"的本质。

整体疗法，其核心思想是在疾病治疗中将人理解成整体与局部、形体和心神、医者和
患者的关系。"以患者为中心"取代"以疾病为中心"，将原本以单纯地防治疾病为目标的
医学模式，上升为以促进健康、预防疾病发生、提高生活质量为目标。

从整体医学与整体疗法的特征角度分析，其理念与 CER 提倡的以患者为核心、注重
现实世界客观环境与疾病之间关系的核心思想相符合。因此，以 CER 为设计思路进行中
医药的研究，更能体现其"整体医学"的特征。

二、比较效果研究在中医药领域应用的设计要点

临床研究设计中五个要素包含受试对象（population，P）、干预措施（intervention，I）、对
照措施（control，C）、结局指标（outcome，O）、研究类型（study type，S），简称 PICOS。
CER 及中医"整体设计"的方法学核心要素，提出 CER 在中医药领域应用的设计要点。

1. 受试对象　CER 是注重效果评价，并且强调现实世界环境中干预措施疗效与安全
性评价的研究。因此，受试对象的选择关注一方面是贴近现实世界中真实的患者条件；另
一方面根据研究等效性、优效性或非劣效性的设计，应对样本量进行合理的估算，一般来
说，效果研究的样本量比效力研究的样本量大。基于此，在纳入排除标准的设定上，应避
免过于苛刻或严格的条件，使得研究结果更适用于绝大多数患者群体。同时，在大样本的

临床试验中，也要注意患者依从性的问题，避免过多的脱落和失访对结果评价造成的影响。

2. 干预措施　与受试对象的选择类似，干预措施的实施也应该尽量贴近现实世界的真实情况。例如针刺的研究，在传统随机对照试验中，可能会针对针刺的特异性疗效进行评价，因此选取固定的穴位、确定的施针手法，使得针刺的疗效能通过与对照措施的比较得到明确的结果。而在CER中，强调的是实际的诊疗环境，因此对穴位的选择可根据辨证取穴结果选择非固定或半固定的处方，而施针的手法也可以根据实际情况确定。这种个体化辨证论治的干预措施设计，也符合"整体"思想的理念。

3. 对照措施　CER的特征之一就是两种不同干预措施之间的比较，与效力研究不同，对照措施通常不是安慰剂或空白对照，而选取有诊疗证据（或循证医学证据）的"阳性"对照措施（如西药或常规治疗、标准治疗等）。

4. 结局指标　从整体医学角度出发，临床研究应以患者为核心、注重现实世界客观环境与疾病之间关系。而CER更是提倡"以患者为中心"的研究，因此在结局指标选择上，应选择患者最关注的结局，例如最主要症状的改善情况、生活质量的提升程度等。同时，在选取结局时，也要注重客观结局指标与患者自我报告结局（patient-reported outcome，PRO）的结合应用。中医整体疗法强调远期疗效，故而对于结局指标的测量、随访的时间等也应根据研究具体情况而进行相应的调整。除了疗效评价相关的结局指标，也应根据研究目的选取适宜的其他指标，如安全性评价、卫生经济学评价相关指标。此外，结局指标的主次要地位，也应根据研究目的进行设定。样本量估算同样需要参考研究的主要结局指标。

5. 研究类型　实用性随机对照试验、队列研究、病例对照研究、甚至病例系列研究都可以作为中医药领域比较效果研究的研究设计类型。虽然之前强调了观察性研究的重要性，但毕竟其设计上存在选择性偏倚这样一个无法避免的问题，因此在结果的解释和分析上应该注重研究局限性的探讨。在设计上参照"均衡、对比、盲法、重复和伦理"的临床试验设计原则，注重研究的内部及外部真实性，使得研究结果具有临床实际意义和研究的指导意义。

三、应用实例分析

用"比较效果研究""比较效益研究"或"真实世界研究"合并"中医""中药"或"针灸"为检索词，在摘要范围内检索中国知网、维普、PubMed等文献数据库，可以得到一些CER研究在中医药领域应用的研究实例报告。虽然从数量上来说远不及传统随机对照试验研究，但是从形式上可以看到研究者们对于CER这一模式的全面尝试。

1. 两种及以上不同干预措施的疗效比较　从干预措施特性上来说，除新药临床试验以外，中医药多数研究均采用"阳性对照"来评价干预措施疗效。所谓的阳性对照可以包含已有循证医学证据支持的西药、标准治疗措施，有时也采用临床广泛应用并有显著效果的另一种中医干预措施来进行对照。检索文献时，可以发现很多以"比较效果研究"命名的临床试验，例如有研究采用3组随机单盲对照试验，比较单用针刺、单用抗阻训练或两种方法联用治疗中老年退行性腰椎不稳症的总体效果，结局指标包括治疗前、后的腰椎关节活动度评分、简化MCGILL评分、JOA评分、改良ODI评分、疼痛强度视觉模拟量表评分（VAS）等，从设计上讲符合实用性随机对照试验的设计，所观察指标及结果解释也基本符合临床实际环境。

2. CER相关的卫生经济学评价　以"慢性阻塞性肺疾病稳定期三种治疗方案效益比较的初步研究"为例，研究观察了三种不同的治疗方案对慢阻肺的治疗效果。158例患者随机分为三组：西医规范治疗组、中医辨证治疗组和中西医结合治疗组。治疗6个月，以急性加重次数、六分钟步行距离、临床症状、生存质量、成本–效果分析等为指标，客观评价三种治疗方案的临床疗效和效益。研究发现西医规范治疗、中医辨证治疗和西医规范治疗联合中医辨证治疗三种治疗方案均具有较好的临床疗效，其中西医规范治疗联合中医辨证治疗在改善急性加重、减轻临床症状、提高运动耐力和生存质量等方面分别较西医规范治疗、中医辨证治疗疗效明显。而且，卫生经济学评价结果显示西医规范治疗联合中医辨证治疗每获得一个单位效果所需的成本分别低于西医规范治疗、中医辨证治疗。因此，结合临床疗效和成本效果分析，西医规范治疗联合中医辨证治疗可能是目前适宜COPD稳定期患者的最佳治疗措施。

3. 基于医院信息系统的真实世界研究　前文曾提及，美国主张使用注册临床资料的方式来进行CER研究。目前，我国已有研究者进行了这方面的尝试。如有研究者采用临床注册登记的研究设计方法，凡是符合脑梗死的诊断、符合丹红注射液适应证、没有超说明书使用药品者均作为入选对象，一旦患者开始入选，要求必须连续入选，不能挑选入选对象，也不能漏选入选对象，直至预先设计好的病例数完成。研究共登记脑梗死患者1012例，对其人口学资料和一般临床资料、疗效指标、安全性指标进行评价分析，并采用自然分组，分为脑梗死急性期组和恢复期组，年龄≥75岁组与年龄＜75岁组，评估用药结束时人口学资料及一般临床资料情况、NIHSS总分变化、Barthel指数总分变化、改良RANKIN量表总分变化、症状体征变化、中医证候疗效变化、用药期间不良事件发生率、不良反应发生率等指标。分析数据，得出以下结论：丹红注射液在治疗脑梗死的临床实际应用综合治疗方案中是有效的；丹红注射液在治疗脑梗死的临床实际应用综合治疗方案中，急性期疗效优于恢复期；丹红注射液在治疗脑梗死的临床实际应用综合治疗方案中，在改善RANKIN评分方面，年龄＜75岁患者优于年龄≥75岁患者；丹红注射液在治疗脑梗死的临床实际应用综合治疗方案中安全性较高，急性期优于恢复期，年龄≥75与＜75岁患者无明显差别，同时也存在一定用药风险。

4. 基于CER的数据挖掘研究　数据挖掘技术近年来也逐渐应用在中医药的研究中，

一方面，它也借鉴了注册信息系统这一海量数据平台来进行相关的数据采集和分析；另一方面，它也可能采用多种数据模型的建立来进行评价分析研究。一项研究应用 CER 策略，针对针灸临床研究中普遍存在的数据不一致性和样本含量偏小等问题，引入数据挖掘技术对针灸治疗颈椎病颈痛诊疗数据进行分析，以大样本 CER 研究的数据样本作为训练数据集，建立疾病疗效评估模型，并对小样本数据进行疗效分析，旨在探讨数据挖掘技术在 CER 框架下对针灸治疗颈椎病颈痛临床数据的应用方式，探索针灸 CER 临床研究的数据挖掘关键技术。研究中开展的临床试验是以穴位浅刺和非穴位假针刺为对照的多中心随机对照试验，共纳入 896 例颈椎病颈痛的患者，采用相关疼痛量表及 SF-36 生活质量评价量表为主要结局指标测量工具，从西医诊断、中医辨证、患者病程、疼痛程度等 4 个角度综合评价针刺联合皮内针优化方案治疗颈椎病颈痛的临床疗效。研究结果认为针灸优化方案组的近期和中远期临床有效率均优于穴位浅刺组和安慰针组。而数据挖掘研究提示，影响数据挖掘模型对疗效判断正确率的主要因素不是样本量，而是如数据完整性、评价准确性等病例数据的整体质量，通过建立数据挖掘模型，以高质量的 CER 临床数据作为数据训练集，可较准确估算和评价总体疗效数据的特征规律，从而估计针灸治疗的总体综合疗效。

5. 基于 CER 的系统综述研究 国外的一项系统综述研究旨在探讨采用 CER 研究的特征要素来评价针刺治疗下腰痛的随机对照试验的可行性，并评价这些研究中临床和卫生政策相关的证据。研究检索并纳入了 10 项英文发表的比较针刺对照常规治疗并至少在针刺组纳入 30 例下腰痛患者的随机对照试验，通过对不同研究要素评价者间及条目间差异性的分析，总结出效力评价与效果评价在研究设计方面各自的倾向性。作者认为，研究中纳入的多数试验都更倾向于效果评价，且这种评价方法也被认为可以尝试应用于其他干预措施的研究中。

第三节　比较效果研究在中医护理领域的应用

中医护理是在中医基本理论指导下的护理工作，强调中医的"整体观"及"以患者为中心"创建具有中医特色的整体护理。故而，在中医护理领域的效果评价更适宜采用 CER 的方法开展研究。本节主要阐释中医护理领域比较效果研究的设计要点及具体实例分析。

一、中医护理领域比较效果研究的设计要点

除干预措施较为特殊以外，中医护理领域的 CER 研究在设计的 PICOS 要素上与中医

领域 CER 研究相似。在干预措施和对照类型上，护理领域的 CER 研究更多是比较不同的护理模式之间或在常规护理的基础上增加中医护理干预方法的效果。

为大致了解现有的中医护理领域 CER 研究的发表现状，检索了中国知网截至 2019 年 8 月所发表的此类文献。以常见的 CER 研究类型为主题词，在中医护理领域检索共得到 115 篇可能相关的文献。文献发表的时间从 2008 年至 2019 年，发表高峰时间为 2014 年（44 篇）。下面从 PICOS 几方面分析这 115 篇研究的设计特点。

1. 受试对象 115 篇研究涉及的疾病或症状类型有 46 种，其中发表数量最多的是糖尿病及其并发症的护理（20 篇），尤其是糖尿病足及糖尿病伴随的失眠症状相关研究居多，其次是中风及中风后的情志障碍护理研究（16 篇）、术后护理（9 篇）、高血压患者护理（7 篇），余下的研究还涉及内科、妇科、儿科等各类疾病的护理效果评价。可见，护理领域的研究以慢性病或住院期间接受护理的疾病为主。

2. 干预措施 因检索词限定，所得 115 篇研究均涉及 "中医护理" 的效果评价，其中提及中医特色护理方法（如 "辨证护理" "整体护理" 等）的有 14 篇、提及 "情志护理" 的有 5 篇、提及 "循证护理" 的有 1 篇。余下大多数研究以中医综合干预的护理模式作为干预措施，如联合穴位按摩、针刺、中药等方法。

3. 对照措施 对照措施一般均为常规护理方法。

4. 结局指标 115 项研究均以效果评价为主要目的，故大多采用疾病本身疗效评价指标作为主要结局指标。仅 2 项研究评价预防或减少不良事件发生的效果，未发现研究以卫生经济学评价作为主要结局指标。

5. 研究类型 从文章题目来看，115 项研究中有 100 项为随机对照试验，其余 13 项为系统评价研究，2 项为文献综述研究。其他 CER 的观察性研究设计类型并未在中医护理领域研究中常规使用，可能与护理领域研究本身特点或研究设计导向性有关。循证医学的理念在护理领域应用之初，研究者更多尝试的是系统综述研究，故而本次检索到的 13 篇系统综述研究均发表在 2015 年以后。

从研究质量来看，既往有研究者对发表的中医护理领域相关的系统评价研究进行过方法学质量评价，评价工具为 AMSTAR 量表，结果显示参与评价的 6 项系统评价研究共同存在的问题是：未参考当前文献或专家意见对检索词进行补充，未对纳入文献的参考文献进行追踪；未检索灰色文献；纳入及排除标准不够明确，纳入研究特征陈述不够明确（如年龄、疾病程度等）；文中没有交代有无利益冲突。也有研究者对中医护理领域的研究进行了文献计量学分析，发现当前中医护理领域相关的随机对照试验的方法学质量也存在一定的问题。但是，以上分析仅为阶段性的总结，为未来中医护理领域的 CER 研究设计提供一定的参考，未来研究还应从 CER 研究的设计要素出发，结合中医护理自身的特点，提高研究的方法学质量和实施质量。

二、应用实例分析

1. 中医护理与常规护理的比较效果研究（CER） 有研究探讨不同中医护理措施对 2 型糖尿病失眠患者的护理疗效，将 125 例住院 2 型糖尿病患者采用随机数字表法随机分为对照组（42 例）和观察 1 组（40 例）、观察 2 组（43 例），对照组采用常规护理（包括常规的健康宣教、密切观察患者是否有低血糖现象的发生、保持病房温度适宜、对患者实施个性化饮食方案、根据病情指导患者餐后适量的运动、指导患者用药及情志护理），观察 1 组采用常规护理及足底按压，观察 2 组采用常规护理及足底按压加耳穴压豆的综合护理方法。3 ～ 7d 为 1 个干预周期，采用《中药临床药理学》中失眠的疗效判定标准，2 个干预周期后，比较三组睡眠改善效果，并以失眠改善起效的时间及血糖值作为辅助指标。结果观察 2 组改善睡眠状况者为 37.2%，观察 1 组为 27.5%，对照组为 1.0%。观察 2 组中患者的失眠症状较其余两组更能较快改善，给予中医护理措施后睡眠疗效的总有效率为 72.1%，明显高于观察 1 组的 67.5% 及对照组的 57.1%。因此，研究认为通过中医护理措施干预，能更好地控制糖尿病失眠患者的血糖。观察 2 组睡眠质量显著优于对照组、观察 1 组（$P < 0.05$），结论为耳穴压豆及足底按压结合常规护理干预能有效提高 2 型糖尿病失眠患者的睡眠质量。

还有研究采用患者满意度作为主要结局指标，如观察中医特色人文护理在儿科中的应用效果。研究采用随机平行对照方法，将 168 例住院患者按随机数字表法分为两组。对照组 84 例患儿采用常规儿科护理，护理组 84 例患儿采用特色人文护理，包括情志护理、人文护理、饮食指导护理、中医特色护理。连续护理 7d 为 1 疗程。观测满意度、遵从医嘱情况、护患纠纷发生情况。结果护理组满意 51 例、一般 29 例、不满意 4 例。对照组满意 35 例、一般 32 例、不满意 17 例。护理组满意度、遵从医嘱情况及降低护患纠纷方面均优于对照组（$P < 0.01$）。研究结论认为中医特色人文护理在儿科中应用，效果显著，值得推广。

2. 系统综述研究 一项发表在 *Frontiers of Nursing* 上的题为 Effects of traditional Chinese medicine nursing combined with conventional nursing in patients with chronic obstructive pulmonary disease: a Meta-analysis 的研究探讨中医护理与传统护理相结合的护理模式对慢性阻塞性肺疾病患者的护理效果。该研究检索了 PubMed、EMBASE、Cochrane 图书馆、Web of Science、谷歌学术、中国知网、万方和维普数据库或检索系统，纳入了 2017 年 1 月前发表的中医护理结合常规护理对慢性阻塞性肺病患者的影响相关的随机对照试验研究。采用 JADAD 量表对符合条件的文献进行质量评价，使用加权均数差（weighted mean difference，*WMD*）和比值比（odds ratio，*OR*）分析圣乔治呼吸问卷（SGRQ）评分、肺功能、住院时间和临床疗效。最终随机对照试验 23 项，含 3 116 例患者。Meta 分析结果显示中医护理与常规护理相结合治疗的患者 SGRQ 评分较低、1 秒用力呼气量（FEV_1）

较高、FEV$_1$/用力肺活量较高，住院时间短。故研究者得出结论，认为强调辨证护理的中医护理与常规护理相结合在 COPD 患者护理中的应用效果较好。

3. 网状 Meta 分析研究　2019 年 7 月在广州中医药大学学报发表了一篇名为《中医外治法缓解腹部术后腹胀有效性的网状 Meta 分析》的文章，研究者的目的是比较多种中医外治疗法缓解腹部术后腹胀的有效性。该研究从 PubMed、Cochrane 图书馆和中国知网等中英文文献数据库中检索文献，根据文献的纳入和排除标准独立筛选文献、提取数据，并进行文献质量评价。采用 R3.3.3 分析软件进行网状 Meta 分析，比较各中医外治法的缓解腹胀有效率，并进行疗效排序概率（成为最佳治疗措施的概率）分析。共纳入 22 个研究，涉及 7 种治疗措施。分析结果显示艾灸、穴位按摩、穴位贴敷和穴位注射缓解腹胀有效率优于常规护理组，穴位贴敷为最优治疗措施。研究者认为在常规护理基础上合理运用中医外治法尤其是穴位贴敷能有效缓解腹部术后腹胀症状。

（曹卉娟）

· 第四章 ·

真实世界研究在中医药领域的应用

真实世界研究是在临床真实环境与条件下，收集来自不同医疗手段、治疗方案所生成的医疗过程与结局数据（即真实世界数据），通过数据分析、挖掘进而生成可被用于医疗决策的临床证据［即真实世界证据（real world evidence，RWE）］的研究。真实世界研究涵盖范围较广，可用于治疗性研究，亦可用于诊断、预后、病因等方面的研究。

中医药是以中国传统文化为基础建立的医学体系，其认识世界的方法与西方的思维方式是截然不同的。中医是以中国哲学文化为思维指导，从临床实践中总结经验，再从经验中不断完善和提高理论知识的一种医学体系。目前中医临床研究主要遵照西医的研究方法进行，东西方文化的差异性不得不引发人们的思考，以分解和分析为代表的西方思维模式是否适用于中医药研究？已有学者提出，用西方思维模式研究中医往往令研究陷入两难的境地：若是按照现代医学研究方法非常严谨地设计课题，则在单一干预因素的限制下无法体现中医多因素综合干预的实际作用，如果兼顾中医多因素干预的特征而使研究设计缺乏严谨性、科学性，或是研究路径存在缺憾，又会面临研究结果不被认可、甚至被视为伪科学的窘境。

真实世界研究的出现为中医药学者提供了新的思路：正在兴起的大数据技术，以其自身特有的大量（volume）、多样（variety）、高速（velocity）、价值（value）等特点与中医的整体性、宏观性和辨证论治体现的多样性相统一，弥补了传统临床实证研究在外部有效性等方面的不足，在中医药研究、医患共建诊疗模式及疗效评价等领域，真实世界研究方法有望获得较传统研究更为广泛的应用。为了更好地选取适宜的研究方式开展研究，需要对真实世界研究的基本内容有一定了解。

第一节　概述

自 20 世纪 70 年代以来，"国际临床流行病学网"的成立、临床流行病学的成熟与循证医学的诞生，使西方医学从"个案研究"的经验医学模式，过渡到以随机对照试验为核心方法获取临床证据、指导医疗决策的研究模式。然而，经过数十年的实践与探索，方法学家发现 RCT 自身特点在为其带来高质量临床证据的同时，也存在一些弊端与困境。而我国在引进西方先进研究方法与科研思路、极大促进本国医学科研进步的过程中，也逐渐认识到祖国传统医学由于自身辨证论治的个体化诊疗方式与整体观念的复杂干预方式，在探究同一疾病不同证型的中医疗效和中医方剂复方疗效时，部分干预措施难以完全按照传统 RCT 的研究方法来产生高质量证据。现代医学与中医学在经典 RCT 研究中面临的问题，亟待新的研究方法来补充、完善。真实世界研究起源于实用性随机对照试验。1993 年，Kaplan 等人首次使用"real world study"一词。自此，关于 RWS 的研究与报道逐渐增多。

一、真实世界研究的定义

真实世界研究（RWS）是在临床真实环境与条件下，收集不同医疗手段、治疗方案所生成的医疗过程与结局数据，通过数据分析、挖掘而进行比较与选择的研究。其基本形式即获得具有真实世界代表性的广泛受试人群，并在此大样本基础上，于实际诊疗环境与诊疗过程中，不对干预措施进行预设或限定，而根据患者实际病情和主观意愿进行选择（包括诊断、治疗、预后），综合收集与利用多种数据，通过长期追踪随访获得有意义的远期临床结局，用以评价干预措施的外部有效性与安全性。

二、真实世界研究的形成和发展

（一）随机对照试验的局限性

RCT 产生于现代医学模式，有其最理想的适用范围与条件。首先，拥有不随个体差异而改变的独立病理模型，且诊断、治愈指标相对客观，其数据多由医疗设备检测生成，不受医师主观因素影响，使临床问题的确立与效应指标的确定成为可能。其次，使用能够单独施用的具有固定形态的药物，使干预措施的选择单一明确、剂量控制精准，也使安慰剂的制作大为简化。另外，集中规模化的诊疗场所、周密详尽的管理措施，为患者的良好依从、干预措施的严谨施用、盲法的实施、试验结果的封存等提供了可靠保障。

在医学临床研究的诸多类型中，RCT 因其在选择性偏倚控制优良、样本基线均衡、组间高度可比、试验结果可靠、结果生成标准化等方面的巨大优势而受到研究者的广泛认可，并被公认为是评价干预措施的金标准。

然而，RCT 的突出优势也为其带来了相应的局限性：①受到试验设计、试验预算等客观条件的限制，RCT 随访时间一般较短，干预措施的远期效应难以发现；②病理模型排除了患者的个体差异，新药物在短期内进行有限的试验，不能全面评估由于患者个体差异而导致的毒副作用；③严格的纳排标准与伦理学限制，在带给入组对象良好同质性的同时，也限制了研究结果的代表性与外部真实性；④安慰剂的不恰当使用、对照措施选择不当，或让受试对象暴露于某种有害的致病或危险因素中，则会违背医德；⑤相当多的证据表明，医疗企业资助的试验比公共资金资助的试验更可能产生正面的结果。90 年代后，正面结果的比例明显增多；⑥RCT 产生于西医新药研发过程中，并非普遍适用于所有疾病与所有类型的干预措施。例如，对发生率极低的罕见病，难以找到足够样本展开研究。在手术 RCT 中，患者个体化的病理结果，医生手术技术的高低，以及在麻醉选择、术前用药、手术方法、仪器仪表及术后护理等细节方面的差异，都与 RCT 所要求的干预措施统一化、标准化相违背；⑦随着时间的推移，RCT 显露出官方化的倾向，研究设计、患者护理、记录保存、伦理审查及统计分析等需要高昂的研究经费与基础设施。日益攀升的研究成本，让诸多经费有限的研究者望而却步。

（二）RWS的形成与发展

真实世界研究起源于实用性随机对照试验，最初应用于药物流行病学研究领域。早在 1966 年，Williamson 等人首次提出真实世界研究概念，但并未得到学术界的广泛关注。1993 年，Kaplan 等人在雷米普利干预高血压患者的前瞻性研究论文中首次使用 "real world study" 一词，使科研工作者意识到通过 "真实世界样本" 反映真实世界总体、基于 "真实世界数据" 获得医学证据的重要性。自此，关于 RWS 的研究与报道逐渐增多。

（三）RWS在中国的兴起

在中国，由于开始意识到传统临床试验的局限性，以及需要其他证据为医疗保健实践与政策制定提供依据，真实世界证据的概念应运而生。早在 2002 年，中国劳动和社会保障部即主办了关于运用保险索赔数据辅助医疗处方决策和药物经济学评估的学术论坛。而直到 2010 年，当中国中医药研究者为能容括中医药干预措施的复杂性而尝试对其开展一项真实世界研究时，"真实世界证据" 一词才开始明确使用。从这时起，中国学术研究界开始正式接受这一概念，并采纳了与国际研究界相一致的定义。2012 年，中国医师协会开始将观察性研究推广应用于医疗干预措施的评估。2016 年，中国循证医学中心举办了真实研究方法学培训班，向与会者阐释真实世界研究这一概念，并介绍具体的研究方法。2017 年，该中心又举办了真实世界证据与医疗决策论坛的全国学术会议。

事实上，在中国探索生成真实世界证据的努力，其起始点远早于官方机构开始传播这一概念之时。上海肿瘤登记处是中国首个疾病登记机构，该机构在 1973 ～ 1977 年曾收集来自 15 岁以下儿童的疾病数据。自此以后，更多疾病登记中心相继建立。通过相关研究人员对 PubMed 的搜索可以发现，1983 年至今，中国疾病登记机构发表的学术文章已达 338 篇之多，其中癌症和心脑血管疾病是最为常见的主题，约占篇目总数的 75% 之多。在官方引入真实世界证据概念之后，更多的疾病登记机构启动，其中一些机构属于国家级别。这些机构在中国真实世界数据收集与整理、真实世界研究方法探索的实践上，起到了重要的先驱作用。

三、真实世界研究的设计类型

真实世界研究有时会被简单地理解为观察性研究，这种认识并不全面。从本质上讲，研究问题决定了研究设计，研究设计决定数据获取方式和过程。尽管真实世界数据来自于真实条件下的数据，但这并不代表真实世界研究设计局限于观察性研究。真实世界研究的基本设计通常包括试验性和观察性两类：

（一）在真实世界条件下开展试验性研究

常见方式是，对临床已使用不同干预措施的患者进行随机分组，在尽量贴近临床实际情况下对患者进行干预和随访，并针对患者、临床医生或医疗卫生决策者有重要价值的结局进行评价，这种方式常被称为实效性或实用性随机对照试验。在 PRCT 的设计中，尽管使用了随机手段，但患者在研究中所处的环境、干预措施实施和随访过程、数据和结局的收集方式在尽可能贴近真实条件下进行，与真实世界研究的核心实质较好地契合。因此，其仍然属于真实世界研究的范畴。当然，真实世界条件下的试验性研究并非仅有 PRCT，非随机的实效性试验、自适应设计等也属于试验性真实世界研究。

（二）在真实世界条件下开展观察性研究

观察性研究设计是真实世界研究中广泛使用的设计类型之一。在真实条件下收集相关数据［如患者登记医院电子病历（electronic medical record，EMR）数据、医保数据（claims data）和流行病学调查等］，建立数据库，并针对具体的研究问题，运用观察性设计，开展数据分析，是观察性真实世界研究的必要组成部分。真实世界研究中的观察性设计包括：横断面研究、队列研究（前瞻性、回顾性或双向设计）、病例 - 对照研究及其衍生设计（如巢式病例 - 对照、病例 - 队列研究）等。此外，一些新的设计类型（如续断性时间序列）也被用于观察性真实世界研究。需要明确的是，没有任何一种设计一定优于其他设计，每种设计都有优势和不足；没有任何一种研究设计能回答所有的研究问题，相同的研究问题可以采用不同的设计来解决。应该注意的是研究设计的选择首先要基于研究问题，即针对该问题，何种研究设计能最准确和精确地回答该科学问题。此外，研究数据的可得性、难度、质量，研究资源的多少，研究者的经验和研究合作网络也会对研究设计产生影响。

四、真实世界研究主要解决的问题

目前，真实世界研究主要用于但不限于解决四类科学问题，见表 4-1。

表 4-1　真实世界研究主要解决的科学问题

科学问题	类别
评估患者健康状况、疾病及诊疗过程	·描述特定疾病负担
	·描述疾病流行病学特征与分布
	·调查特定疾病的治疗模式
	·了解现有诊疗措施的治疗依从性及其相关因素
	·探索在目前诊疗中未被较好满足的需求
评估防治结局	·评价干预措施（如药物）在真实世界环境下的实际疗效
	·评价干预措施的安全性
	·比较多种干预措施的疗效、安全性
	·比较不同人群（亚组）的疗效差异
评估患者预后与预测	·评估患者预后和相关预后因素
	·建立患者治疗结局和疾病风险预测
支持医疗政策制定	·评估医疗质量
	·药品定价
	·医保赔付
	·制定基药目录
	·制定临床指南

五、真实世界研究的优势与局限性

（一）RWS的优势

RWS 的优势包括：①研究对象纳排标准宽松，使纳入对象的代表性与研究结果外部真实性更优；②研究容纳的巨大样本量，为罕见病与罕发事件的研究提供了必要条件；③与数据收集、处理与分析技术紧密联系，通过数据技术的飞速发展实现自身功能多样化与高效化；④实验环境根植于日常医疗实践，人为干预少，易被研究对象接受，更易通过伦理审查，且试验费用相对较低，成本 - 效益更优。综上，真实世界研究不仅可以减少传统研究的限制，而且还可以反映真实世界中治疗药物的临床疗效，为临床选择使用新药及新型设备提供客观的对比依据。

（二）RWS的局限性

RWS 自身也存在一定局限，这些局限来自于数据本身和相关设计：①观察性 RWS 由于没有采用随机方法，组间基线和预后差异有可能作为混杂因素而导致结果偏倚；②真实世界数据中非研究性质的数据可能包含患者隐私，在未经过严格知情同意的情况下有可能造成隐私暴露；③一般不是以药品为中心，而是以患者为中心，无法从药企方面获得足够的投入；④需要大量的研究样本，甚至是多中心事件，收集数据难度高，工作量庞大；⑤数据异质性大，对统计方法的要求比传统研究更高。

六、真实世界数据与真实世界证据

（一）真实世界数据

关于真实世界数据的定义，由于不同组织或机构的视角各异，目前尚未统一，如美国FDA将其定义为从传统临床试验之外的来源收集的数据；ISPOR（international society for pharmacoeconomics and outcome research）工作组发布的《真实世界证据工作报告》认为RWD包括Ⅲ期临床试验以外的所有数据；欧洲论坛"相对疗效"工作组则认为在真实世界环境下采集的医疗健康数据均属于RWD，等等。但纵观这些定义，仍可以看出其中相同的内核：RWD是指来自真实医疗环境、能够反映实际诊疗过程和患者在真实条件下健康状况的研究数据。

RWD的来源十分广泛，主要包括观察性研究数据、干预性研究数据、非研究数据三大类型。其中，观察性研究数据包括基于特定研究目的进行的患者调查、患者注册登记研究（registry study）等；干预性研究数据包括基于真实医疗条件开展的实用性随机对照试验数据等；而非研究性质的数据可以是多种机构（如医院、医保部门、民政部门、公共卫生部门）监测与记录的各类与健康相关的数据，如医院电子病历、医保理赔数据库、公共卫生调查（如高血压患病率调查）、公共健康监测（如药品不良事件监测）、出生/死亡登记项目等。

RWD具有以下特点：①强调采集数据的环境真实；②数据的产生、收集过程与临床医疗实践保持良好统一性；③数据数量可大可小；④在数据来源方面，RWD与传统临床试验对影响数据产生的人群高度选择、干预和对照严格控制等各方面形成明确的对比。

（二）医疗大数据与RWD的关系

大数据作为一个重要概念已被引入众多行业。医学领域的大数据（big data in medicine）涵盖范围广泛，尚缺乏统一和公认的大数据分类系统，根据数据收集内容的差异，可分为：①常规医疗和健康数据，包括个人健康和医疗数据（如人口社会学特征、诊断、实验室检查、影像学检查、医嘱、手术、成本数据等），即通常所指的医疗大数据（health care big data），其典型实例有医院电子病历库等；②部分或全部收集常规医疗数据的基础上，根据特定研究目的收集生物标本检测的检测数据（如基因组学、蛋白组学、代谢组学等），常被称为生物医学大数据。这两者在数据收集方式和研究目的方面常存在差异。相同的医疗大数据也可从不同收集方式获取，例如，糖尿病患者的血压可从医院的EMR获得，也可从穿戴设备获取。

从本质上讲，医疗大数据满足真实世界数据的所有特征，属于真实世界数据。但真实世界数据涵盖的范畴显然比医疗大数据更广，其并不一定要求数据达到海量，也不一定强调数据的多样性，医疗大数据是真实世界数据与医学大数据的一个交集。

（三）真实世界证据

证据是循证医疗卫生决策的关键基础，医学临床研究的最终目的是获取证据，以给予医疗卫生决策坚实的基础支撑。然而，数据可能无序、零散，数据不等于证据，海量数据也不等同于好的证据。因此，从数据向证据的转化依托于医学临床研究及其科学方法。同理，可以将真实世界研究视为真实世界数据与真实世界证据间的转化工具。

RWD 已成为医疗卫生决策者、执业者、研究者和医药企业共同关注的对象。与其他临床研究一样，RWS 必须围绕相关科学问题，基于 RWD，综合运用临床 / 药物流行病学、生物统计学、循证医学、药物经济学等多学科方法技术，整合多种数据资源而开展研究，最终生成高质量的 RWE。因此，RWS 是将 RWD 转化成 RWE 的关键手段和桥梁。

（四）RWS 证据等级及其评价

循证医学金字塔证据分级方法最早诞生于治疗研究领域，证据分级的概念诞生之初，将所有 RCT 的证据级别置于其他研究之上，由此导致普遍的观念认为 RWS 的证据等级或可信度低于 RCT 研究产生的证据。然而，不同的研究问题需要选择不同类型的研究证据，因为有些临床问题难以用 RCT 设计去回答。例如，针对糖尿病并发慢性肾炎的患者10 年的心血管死亡率，评估问题，最优的证据来源不是 RCT，而是高质量的队列研究。因此，把 RWS 的证据级别简单划分在金字塔证据分级法中的某个或某几个级别并不适合，也不意味着通过 RWS 所产生的证据等级一定低于 RCT 证据，两者往往是为了回答不同临床问题而产生的不同研究设计，在证据级别上不具备简单的可比性。RWS 中包含众多迥异的研究类型，在对 RWS 的证据等级进行评估时也应根据不同研究类型的特征和具体情况加以细分，将 RWS 直接作为整体划分等级有失严谨。

随着医学研究领域的发展，证据评价体系也需要相应拓展以适应新的需求。对 RWS 的证据等级评价应该依据选取的研究设计与研究问题之间的相关性、研究质量控制程度，以及选取的研究数据的可靠性进行评价。以下 16 条提高真实世界研究证据等级的关键因素可以作为参考：

1. 有效数据的样本量足够；
2. 前瞻性设计，治疗 / 暴露因素和健康结局时间跨度合理；
3. 研究人群的选择具有代表性；
4. 有明确合理的纳入及排除标准，保证研究的内部有效性；

5. 对治疗 / 暴露因素、健康结局和主要混杂因素评估准确；

6. 控制和分析偏倚、混杂因素和数据缺失；

7. 数据收集的完整性高；

8. 数据来源可靠、准确；

9. 有清晰的质量控制；

10. 随访成功率高，对不完整数据或失访病例进行评估；

11. 使用统计分析方法适当；

12. 对结果的分析客观可靠；

13. 研究结论与研究问题相关性高；

14. 横向比较既往同类研究；

15. 研究结果得到既往作用机制和动物实验等证据支持；

16. 罕见疾病研究。

七、传统随机对照试验与真实世界研究的比较

本质上讲，真实世界研究是将临床数据进行系统收集、整理并展开分析的研究。因此，与传统 RCT 这样的临床数据源相比，两者既有共同点，又存在诸多差异。从两者的相同点上讲，RWS 和传统 RCT 都需要科学合理的研究设计、研究方案以及统计计划。RWS 与 RCT 的差异则主要体现在以下方面：

1. 研究目的　传统 RCT 主要侧重于对干预措施效力（efficacy）有无及其强弱的探究，而 RWS 更为多样化，对效果（effectiveness）的研究作为其中一个重要的组成部分。

2. 研究的目标人群　传统 RCT 要求受试对象具有较高的同质性，以减少来自受试对象的混杂因素对试验结果的影响，因此会设定严格的纳入与排除标准，以尽可能纳入"理想世界人群"进入研究。RWS 则更侧重强调受试对象最大限度反映"真实世界人群"的客观条件与特征，对试验对象纳排标准的设定也更加宽泛。

3. 研究样本量　传统 RCT 应根据统计学公式严格推算其样本量，以达到研究成本与研究效果的最优平衡。而 RWS 以大样本量为基础，样本量越大，对混杂因素的稀释作用越强，也越能接近总体的真实情况，因此其样本量取决于现存真实数据的客观条件。

4. 研究时间　传统 RCT 受研究目的与成本限制，研究周期相对较短，在得到干预措施的结局指标之后，一般即可结束。RWS 为反映客观真实的临床过程，其研究周期可长可短，以能够获得试验对象的所有治疗经过与长期临床结局为目标。

5. 研究的结果　由于传统 RCT 的试验对象遵守严格的纳排标准，同质性较高，因此试验结果在受试对象内部的有效性（内部真实性）较强，但放之于受试对象以外的真实世界人群则可靠性（外部真实性）下降。而由于 RWS 结果直接来源于真实世界人群，其外

部可推性自然更强。

6. 研究设计 传统 RCT 与 RWS 均需要科学合理的研究设计，但传统 RCT 以随机、对照、盲法实施等为特点，属于前瞻性研究范畴。RWS 的设计则自由得多，既可以是前瞻性研究，也可以是回顾性研究；既可做试验性研究，也可做观察性研究，在试验性研究中可选择性使用随机方法。

7. 研究的实施场景 传统 RCT 立足于具有高度标准化、同质性的理想环境，并在试验过程中为尽可能构建这一理想环境而努力。RWS 以真实世界为土壤，现实的医疗机构、社区、家庭均可以作为其良好的实施环境。

8. 研究数据的特点 由于传统 RCT 在试验前即对试验的观察项目、观察指标进行明确规定，因此其数据具有标准化、精确化的特点，其收集过程也遵循严格的程序规范。而一部分 RWS 研究其数据在研究开始之前已经存在，且可能因数据来源机构、数据收集人员的差异性，而造成数据多样性、异质性强的特点。

需要注意的是，尽管传统 RCT 与 RWS 在以上方面存在鲜明差异，但这并不意味着两者处于非此即彼的对立关系。实际上两者往往相互补充与完善，在诸如药品研发与疗效评价等领域必不可少，甚至存在一定交集（如实用性随机对照试验），对两者关系进行正确认识是对其进行恰当应用的必要前提。

第二节 真实世界研究方法

根据研究中是否人为施加干预措施，可以将真实世界研究分为试验性设计和观察性设计两大类别，其中试验性设计以实用性随机对照试验（PRCT）为代表。而观察性设计又根据原始数据是否基于特定研究目的收集，而分为两类：一类是基于具体的研究目的进行数据收集而展开的研究，以患者登记研究为代表；另一类是在已有数据库基础上建立研究假设，再利用数据库已有数据展开研究，以回顾性数据库研究为代表。本节将首先介绍开展真实世界研究的一般流程，再介绍针对真实世界研究中最具代表性的实用性随机对照试验（PRCT）、患者登记研究和回顾性数据库研究及其各自特点。

一、真实世界研究的设计流程

作为临床研究方法的一部分，RWS 也遵循临床研究的基本准则与步骤。RWS 的开展过程大致可以分为总体设计与策划、研究实施与数据收集、科学分析与报告三个阶段。

（一）总体设计与策划

在总体设计与策划阶段，首先需要确定所研究的临床问题。

RWS 涉及的问题主要包括病因、诊断、治疗、预后及临床预测五大板块：病因研究探索危险因素与疾病间关系及其致病机制，诊断研究关注新方法对特定疾病诊断的准确度与临床价值，治疗性研究探讨治疗方案对特定疾病的疗效及不良反应，预后研究围绕导致疾病不同结局的可能性及其影响因素，临床预测研究旨在寻找疾病诊断或转归的最佳预测指标或症状。除上述研究外，RWS 也会涉及药物经济学研究等其他研究类型。

在确定临床问题时，建议参考 PICOS 原则（试验性设计）/PECOS（观察性设计），以对临床问题的本质与核心进行清晰的梳理：P 指问题研究的患者或人群；I 指干预措施；E 指暴露因素；C 指其他备选措施，即对照因素；O 即干预措施的诊疗效果；S 即研究的设计类型。

在此之后，则应建立研究方案。作为从真实世界汲取数据的研究，RWS 不可避免地存在偏倚，影响真实世界数据结果解读与推广的准确性。为尽量避免潜在偏倚的发生，RWS 需要进行周密、严谨而全面的研究设计。

首先需要探索研究所需数据来源，并对现有数据情况进行了解与把控：若目前已存在丰富的既往数据，则可考虑基于既往数据展开研究。既往数据可包括电子健康档案（electronic health record，EHR），出生死亡登记，电子病历，医保数据，公共健康监测数据等。这些数据具有以下特征：数量庞大，但不是根据特定研究目的来设计采集项目，故而数据分散，异质性高，数据完整性及准确性存疑。另外医保数据一般由各级政府机构掌握，可及性较弱。

在确定基于既往数据展开研究后，尚需对既往数据的可用性情况进行评估。评估首先围绕已确定的临床问题，检查既往数据中是否包含主要研究变量和关键数据，例如患者人口统计学特征、病史、并发症、合并症、实验室指标等；其次评估缺失数据的数量、类型及可能带来的影响，对关键变量的评估可通过抽样或全数据集检查来实现。另外，还需从数据准确性、完整性、可靠性及可溯源性等方面评估数据质量。若以上评估结果良好，则可以继续进入研究设计环节；若评估存在部分问题，则需对数据进行完善后再向前推进。

相反，若可用的既往数据不足以支撑研究，或上述数据可用性评估存在较大问题，则需考虑基于前瞻性数据进行研究，即建立新的临床研究数据库。前瞻性数据包括临床试验的补充数据，实效性临床试验（PRCT），注册登记研究，健康调查，公共健康监测等。这类数据由于具有具体明确的研究目的、项目设计规划，故而在准确性、完整性以及标准化、规范化方面具有优势。

不论是基于既往数据还是前瞻性数据进行研究，在研究设计的规划上，均需要考虑到目标人群、纳排标准、暴露因素、研究终点、样本量估算、统计方法的选择等问题，在设计环节力求科学、严谨、全面，为之后研究的实施作铺垫。RWS 的统计方法较为特殊，鉴于研究对象的纳入限制少而异质性大、允许自主选择治疗措施等均会造成潜在偏倚和混杂，因此怎样减小和控制偏倚和混杂成为 RWS 选取统计方法时更多关注的问题。

基于前瞻性数据的 RWS 通常采用队列研究，这时样本量和随访问题显得尤为重要。当研究限于客观条件而只能允许较小的样本量时，为了提升结论的可靠性，应尝试采取多个群组共同研究（cohort consortium）的形式，通过科研合作增加样本数量。若无群组研究的条件，只能采取小样本量研究时，则应在数据采集深度与创新性上努力。

前瞻性队列研究的随访时间可能长达数十年，这时失访成为无法回避的问题。即使如此，在研究之初设计良好的随访方案也能最大限度提高患者依从性，降低失访事件的数量。

（二）研究实施与数据收集

真实世界研究的数据收集主要分为主动收集数据和常规收集数据两种，前者是指研究者针对研究目的与计划从无到有的收集数据，多用于试验性设计（如实用性随机对照试验）与观察性设计中的前瞻性研究（如患者登记研究）；而后者指研究者从现存数据库中根据特定研究需要筛选与提取数据，多用于观察性设计中的回顾性研究（如回顾性数据库研究等）。

在数据收集、处理到统计、分析、报告的全过程中，需要进行严格地把控可能影响数据质量的环节与因素。在 RWS 中，依据数据质量评价 ALCOA+CCEA 原则（即 attributable 可溯源，legible 清晰，contemporaneous 同步，original 原始，accurate 准确，complete 完整，consistent 一致，enduring 持久，available 可用），数据可溯源性、完整性、一致性及准确性等方面均需予以重视。完善的 RWS 数据质量管理体系、标准操作流程（standard operating procedure，SOP）以及人员定期培训是实现数据质控的关键。

在 RWS 中，数据缺失是无法回避的问题，预防策略和统计调整可以减少缺失数据对研究结果的影响，提高结果的可靠性。关注不同研究类型可能出现的数据缺失也可帮助减少缺失数据对研究结果影响。由于缺失数据可能并非随机产生，因此关注缺失数据背后的内在规律很可能得到重要的信息。对于能够溯源的缺失数据，应尽可能进行补全；若无法溯源，则应开展探索性分析，明确缺失值在各研究项目中的分布及其分布是否随机，在出现偏倚时应当考虑进行后期分层（stratification）分析。

（三）科学分析与报告

在科学分析与报告阶段，需要对已获取的数据进行处理和分析，这时应运用恰当的统计方法，并对得出的统计结果进行解读与评价。

因 RWS 接近临床实际，研究对象的纳入限制较少、人群的异质性较大、自主选择治疗措施等造成潜在偏倚和混杂，因此统计方法更多是关注如何减小和控制偏倚和混杂。常见的有匹配、分层分析和多变量分析。在较多风险因素或者研究因素的情况下，使用多变量分析将多个因素同时纳入模型，会由于共线性等问题，使得模型无法正常运行。倾向性评分匹配（propensity score matching）或者分层则是解决该类问题的常用统计方法。成本效益模型、贝叶斯模型等也常应用于 RWS 的研究设计中。

另外，利用已有数据库开展的预测研究也是常见的 RWS 类型之一，是对疾病各种结局发生概率及其影响因素的研究。传统的统计方法包括 Logistic 回归和 Cox 回归以及列线图（nomogram），可以用来预测疾病转归或者并发症的发生概率；另外，近年来发展出的基于真实世界大数据的机器学习方法也是用于预测研究的常用工具。

二、患者登记研究

（一）患者登记研究的概念与特点

登记研究，又称患者登记研究，是以临床治疗或卫生政策制定为研究目的，采用观察性研究方法来收集一致性数据的组织系统，用于评估某种疾病、状态或者暴露人群的特定结局。其中"登记"是指收集、储存数据和数据记录产生的过程。

患者登记研究的特征表现在以下方面：

1. 至少部分数据是基于明确的研究目的专门收集的，如来自患者或者医生的报告，而不是来自各种医疗管理数据库；

2. 患者的诊疗方案及由此产生的登记数据是在医疗的"自然状态"下，由卫生服务提供者和患者共同决定的，而不是根据研究计划由研究者进行干预的，因此属于真实世界数据范畴；

3. 从形式上看，与传统前瞻性队列研究有许多共同点，但相比之下更为灵活，研究过程中可以及时调整研究目的、研究人群、数据收集方式、结局指标等，而传统前瞻性队列研究往往很少修改既定研究方案。

需要明确的是，患者登记研究与医学领域现存的众多登记系统（临床试验登记系统、器官移植登记系统、出生缺陷登记系统、法定传染病监测系统）有本质的区别，主要区别在于这些系统主要以管理与监测为目的，虽可用于研究，但最初并未考虑研究需求。

（二）患者登记研究的类型与功能

患者登记研究可以根据研究对象不同而大致分为三类：医疗产品登记、特定疾病或医疗状态的患者登记、医疗服务登记。以评价医疗产品安全性、有效性、患者依从性等为目的的医疗产品研究纳入暴露于特定医疗产品的患者；特定疾病或医疗状态的患者登记以疾病研究为核心，纳入特定疾病或医疗状态下的患者；而针对特定术式、疾病管理方案、质量控制措施或评估计划展开研究的医疗服务登记，则纳入接受上述医疗服务的患者。当然，上述三种类型在实际研究中可能存在交叉。

患者登记研究主要应用于以下方面：①流行病学特征，通过开展特定疾病人群的登记研究了解疾病情况和分布特征；②病因学，尤其是对生活行为习惯、环境因素等患者自报变量与结局的相关性研究；③治疗相关问题，评价多种干预措施在实际医疗环境中的疗效、危害和对患者报告结局影响，在比较效果研究和以患者为中心的结局指标研究中广泛应用；④预后与预测，既可探索疾病发展的相关预后因素，也可基于多种预后因素建立风险预测模型；⑤医疗政策问题，一方面可借以开展与医疗费用和成本相关的卫生/药物经济学研究，获得患者完整诊疗过程和转归结局，以及获得相关费用信息。另一方面，开展临床医疗质量评价，特别是在干预复杂、目标结局多元化的情况下，多来源和多维度的信息可全面评价某项医疗政策对医疗质量的影响；⑥特殊类型研究，如不符合临床试验伦理要求的少数医疗器械研究，罕见病治疗研究等。

相比回顾性数据库研究，患者登记研究能收集影响预后的因素，形成较完整随访，获得患者远期结局，明显提高预测效果，且数据收集流程和质量控制措施更加严格，尽可能控制了错分偏倚（misclassification bias）、回忆偏倚（recall bias）等，为进一步研究提供了高质量的数据来源。

（三）患者登记研究的策划和准备

由于需要收集前瞻性数据和设计患者随访，患者登记研究在人力、物力和财力的需求往往较回顾性数据库研究更高，对研究的策划同时包含了对科学层面和组织、资源层面的考量，因此好的策划是患者登记研究成功的基础。在策划过程中需要考虑的内容包括：

1. 明确研究目的　首先需要明确研究拟解决的科学问题，是一个还是多个问题？多个问题中的主次关系如何？对研究问题进行回答的可行性怎样？需要怎样的核心数据才能回答研究问题？

2. 明确选择患者登记研究的必要性　由于回顾性数据库研究具有便捷、快速、成本低廉的优势，故判断开展患者登记研究的必要性，实质是判断针对研究问题开展回顾性数据库研究的可能性，需要考虑研究所需数据能否从现存的回顾性数据库中找到？是否可以获得这些数据的使用权？数据质量能否满足分析要求？若一些特殊的重要数据未被回顾性数据库常规收集，如肿瘤患者生活质量数据、患者的院外结局、自购药情况、患者的生活行为习惯、社会经济特征等，或无法获得数据库使用权限，抑或基于管理目的形成的回顾性数据库存在数据缺失、变量定义不一致、没有严格质量控制等局限性，则不宜采用回顾性数据库进行研究。

3. 评估患者登记研究可行性 患者登记的可行性判断主要基于研究目的、研究资源、项目经费和人员配备方面等因素。人群纳入的范围和数量、随访时间长短、获得数据方式、需前瞻性收集的数据量需要根据研究发起者拥有的资源、经费和能力进行调整。例如，多中心患者登记研究需要研究者有能力在多个医疗机构获取患者资源；从各个医院电子病历中收集数据需要研究者获取相应权限；电子化的数据收集在实现在线传输、中央监控、即时报错的同时也会增加研究成本，考验着研究者在成本与数据质量方面的平衡能力。在资源和能力范围内展开研究是研究成功的关键。

4. 研究团队的组建 小规模、单中心的患者登记研究可由单个研究者及其团队组织，而大规模、多中心患者登记研究通常需要跨学科团队构成，其团队至少应该包括以下成员：临床团队（主要由临床专业人员构成）、方法学团队（主要由临床流行病、药物流行病、统计专业人员构成）、研究管理和协调团队（主要由具备临床研究经验的协调人员构成）、信息化团队（主要由信息技术专业人员构成）。在一些研究中，也可能存在多个团队职责由同一群人承担的情况。此外，大规模多中心患者登记研究最核心的构成是由主要临床专业人员、主要方法学人员和主要项目管理人员组成的协调小组，整体负责研究的策划、实施、报告和分析，通常也称为指导委员会（steering committee）。

5. 研究计划书的制定 研究计划书内容包括研究目的、研究内容、研究团队及其职责、目标人群、数据来源、数据收集方法、数据收集流程、数据变量定义和规则、研究进度安排、质量控制措施等，一般在指导委员会为核心的多学科合作下完成。

（四）患者登记数据库建构流程

1. 研究对象的招募 根据研究目的的不同，存在3个层次的招募：首先是招募个体患者，如招募被诊断为某种罕见疾病的个体；其次是招募医生，即在该医生处就诊的所有目标个体都被纳入研究；最后是招募医院，即在该医院就诊的所有目标个体都被纳入研究。采用不同招募形式的最终目的是获得偏倚较小的代表性人群，连续性纳入是常用的入组方法，可减少选择偏倚。

2. 样本量的估算 患者登记研究不一定需要样本量的估算，当建立患者登记数据库的目的是医疗管理时，可能存在多维度的目标结局，需要连续收集患者数据持续评估和监测，往往缺乏样本量计算所需参数，此时样本量的计算并非必要。在有明确的研究目的且需要样本量计算时，登记样本量计算主要考虑主要结局指标、登记的时间安排、临床效应的大小、研究设计、拟分析的数据结构和预算影响。

3. 患者随访与维持 由于需要前瞻性收集数据，如何进行登记的随访和维持是保障研究质量的关键。为减少失访发生，在常见的随访方法上可能还需要采用多种技巧提高患者在随访期间的应答率。在设计随访方案时建议考虑以下几方面：①保证患者充分知情，明确告知可能存在的不良反应或定期检查，使患者了解研究流程；②增强研究过程中的人文关怀，通过及时发送健康信息、更新结果、积极解决患者与研究相关问题等方式，增进医患之间的理解与情感；③建立定期提醒制度，通过系统或人工的及时提醒可有效提高患者依从性；④建立多种沟通方式，保留患者及其家属多个、长期联系方式，包括住址、手机、固话、微信、电子邮箱等，定期检查更新，可有效避免因患者搬家、换号等原因导致的失访。对于已失访的患者，也应在不同时间段、用多种方式争取联系，减少失访；⑤对研究人员定期开展培训会，加强项目进展的沟通和宣传；⑥对参与研究的各个研究地点或者医生开展定期数据质量评价和反馈；⑦采用专门调查人员协助临床医生追踪患者；⑧共享数据资源，提高研究人员的积极性。

4. 制作病例报告表（case report form，CRF） 首先应根据研究目的筛选数据要素，常见的数据要素包括：研究对象联系信息、纳入标准、疾病史、环境暴露、人口社会学特征、医疗服务提供者特征、经济学信息、主要结局指标、次要结局指标等。对于数据要素的选择除了研究对象联系信息、纳入标准等必要项目外，主要应平衡研究目标和资源。在资源有限的情况下，CRF 表过于冗繁，如随访次数过多或者随访期过长，都可能导致明显的数据缺失和研究对象拒答，降低数据收集的质量。

5. 制定标准化的数据收集手册 目的是采用统一和系统化的方法收集研究数据。手册至少应包含以下内容：研究计划书、患者纳入排除标准、数据收集工具、数据要素的定义和规则、患者识别号的产生和分配规则、重复记录的预防和处理、CRF 表使用者手册等。其中数据要素的定义和规则具有重要意义，包括以下两个方面，一是数据字典，涵盖数据定义、数据来源、编码信息等；二是数据验证规则，包括数据逻辑核查规则、参考值范围等。

6. 伦理审批 虽然患者登记研究没有人为干预患者接受何种医疗措施，但仍需将研究方案提交当地伦理审查委员会（institutional review board，IRB）接受审查和批准。由于需要前瞻性收集患者数据，患者登记研究需研究对象签署患者知情同意书，说明此次调查的数据和从其他来源获得的供研究使用的患者数据等相关内容。同时应特别注意隐藏患者个人信息，采取措施保障患者隐私和数据安全。

7. 开展预试验 开展预试验能帮助研究人员熟悉研究流程，及时沟通和反馈研究各个环节可能存在的问题。选择预试验的对象和范围应充分考虑我国医疗环境的异质性，可能会出现既定的研究流程在部分研究现场无法开展的情况。

8. 明确研究人员的安排和职责 患者和提供医疗服务的医生外，可能还需要现场调查员、现场协调员、数据录入员、数据审查员、数据分析员、数据工程师等。

9. 明确数据来源 根据研究目的和计划，数据来源可分为主要数据和次要数据。前者主要是指与登记目的直接相关的数据，需要通过事先制定标准化数据收集方法主动性收集。后者主要指与登记主要目的以外另需收集的数据，可通过整合已有数据库获得，如 HIS（hospital information system）/EMR 数据库、医保数据库、人口出生 / 死亡登记等。

10. 数据提取与录入 由于患者登记的部分数据可能来自已有的数据库，故需将其从管理档案或数据库中提取。数据提取方式与回顾性观察性研究类似，需要明确指标定义、规范化培训调查员、标准化的数据提取工具、采用重复录入的方式报告数据提取的准确率。根据数据要素的数量、参与的研究单位数、研究单位的分布、登记的研究时间跨度、随访频率等因素，多种数据录入方式可供选择，包括纸质 CRF 填写后再录入登记数据库、电子 CRF 直接录入、移动客服端（如微信、app）录入、语音录入、扫描录入等。基于网络的电子化数据收集系统（electronic data capturing，EDC），能实现本地录入 / 在线录入外，还能基于网络上传，以实现中央监控和云端储存，推荐在有条件的大型患者登记研究中使用。

11. 数据清理与存储 首先应提前制作数据清理手册，包括需要清理的变量、预设的逻辑问题、数据的参考值范围等；其次，在数据录入时基于数据录入系统开展第一次自动数据清理，然后再对获得数据进行人工数据清理；对可疑的问题生成数据质疑报告，返回数据收集单位进行核实和更正；最后进行数据编码，并储存数据。

总的来说，与回顾性数据库研究相比，患者登记研究的开展需要更多的人力、财力和周密的计划，因此专业的研究设计和数据管理团队的参与能有效提高研究质量。

三、回顾性数据库研究

（一）回顾性数据库的概念及分类

回顾性数据是指：在研究开始前已经存在，不以特定研究问题为导向，而是以医疗决策及管理为目的所建立的数据库。回顾性数据库的实质是在医疗卫生活动中长期累积的常规医疗和健康信息。

回顾性数据库是开展回顾性数据库研究的基础，包括多样的数据类型，如在医疗活动中建立的电子病历数据，在更广泛的医疗保健活动中建立的电子健康档案数据，在医疗保险活动中形成的医保理赔数据，民政部门和公共卫生部门的出生 / 死亡登记数据、公共健康监测数据（如药监部门的药物不良反应监测数据）及整合了多种数据形成的区域医疗健康数据。目前，医保数据、电子病历记录及区域化医疗数据是回顾性数据库研究中常使用的数据库类型。

由于不同种类的回顾性数据库建立的目的各不相同，因此在数据内容和涵盖范围上也有一定差异，见表 4-2。

表4-2 医保理赔、电子病历记录和区域化医疗数据的特点

项目	医保理赔数据	单一机构电子病历数据	区域化医疗数据
涵盖数据范围	涵盖范围广，包括所有医生的处治信息	仅包含该医疗机构医生处治信息	涵盖该区域医疗机构医生处治信息
涵盖患者	仅医保患者	该医疗机构所有患者（包括非医保患者）	该区域医疗机构就诊患者（包括非医保患者）
处方药物信息	信息更全面，涵盖所有处方药物信息	仅涵盖医生在该医疗机构内开具的处方药	涵盖该区域医疗机构内所有医生开具的处方药
非处方药物信息	不包含	涵盖	涵盖
检查信息	不包含	仅涵盖患者在该医疗机构的检查信息	涵盖患者在该区域医疗机构检查信息
诊断信息	诊断准确性完整性受限	涵盖患者在该医疗机构的诊断信息	涵盖患者在该区域医疗机构内的诊断信息
其他信息	无个人史、既往史及症状、体征信息	包含个人史、既往史及症状、体征信息	包含个人史、既往史及症状、体征信息
随访时长	涵盖患者医保期间所有用药信息，随访时间长	仅涵盖一家医疗机构患者就诊信息，随访时间短	涵盖多家医疗机构患者就诊信息，随访时间长

（二）回顾性数据库研究的概念及功能

回顾性数据库提供了海量的医疗健康信息，但若想将这些信息转化为真实世界证据，解决临床医疗决策问题，则需要进行进一步的系统研究。这种基于回顾性数据库的数据，根据研究目的，使用流行病学、医学统计学等方法技术开展的研究过程称为回顾性数据库研究。

根据不同的数据库类型，回顾性数据库研究可以实现不同的功能，以回答相应的研究问题：

EMR系统记录了患者在真实医疗环境下从发病症状、体征、检验、诊断、住院治疗方案及疾病转归的全程，因此基于EMR的回顾性数据库研究可以评估这一过程的多个方面：就疾病而言，可以了解疾病负担、疾病流行病学特征与分布、疾病流行规律和病因；就治疗而言，可以了解特定疾病的治疗模式、评价治疗的合理性、了解治疗依从性及相关因素、探索在目前诊疗中未被较好满足的患者需求、比较不同干预措施的治疗效果以及在不同人群中的疗效差异；就安全性评估而言，可以用于探索药物安全性，特别是对于罕见不良反应的发现；就预后评估而言，可以用于分析预后因素相关性和建立风险预测模型。值得注意的是，单一医疗机构的EMR可能无法覆盖患者慢性疾病诊治全过程，且随访时间有限，故仅能探索药品短期不良反应和急、重症疾病就诊期间的预后。

医保理赔数据库包含了在保患者的详细医疗消费信息，因此基于医保理赔数据库的回顾性数据库研究可以了解疾病经济负担，分析医疗费用影响因素及进行卫生经济学评价，

为医保政策制定提供证据支持。同时，由于医保数据库记录了患者医保期间所有的疾病诊断和用药信息，故而也可用于探索慢性疾病长期用药的安全性问题。需要注意的是，因医保理赔数据库缺乏检验信息，所以对药物安全性问题的研究仅适用于以疾病诊断作为结局指标者。

区域医疗健康信息平台的建立实现了区域内的信息共享，并将患者单次就诊的具体诊疗信息，与慢性疾病长期进程及转归在相结合。因此，基于区域医疗健康数据库的回顾性研究特别适用于慢病管理，评估患者长期预后以及探索长期治疗的患者结局。目前，我国医疗电子化进展迅速，区域医疗健康信息平台不断建成与完善，较具有代表性的有福建厦门区域医疗数据库、宁波鄞州医疗数据库等。

由于不同数据库所包含的信息各有优势与局限，实现数据库间的信息共享与信息互补，更有利于研究在丰富全面的数据基础上挖掘可靠结果。例如，将 EMR 系统与医保理赔系统链接，可以将前者的检验信息、诊断信息与后者的处方药物及费用信息相结合，提供更为完善的数据基础。

（三）回顾性数据库研究的策划

回顾性数据库研究的设计除遵循一般设计流程外，在策划阶段还需要注意的要点包括：

1. 研究团队的组成　回顾性数据库研究的开展需要多学科合作，因此研究团队通常包括方法学家、临床专家、信息专家三方共同组成，以覆盖研究对临床专业知识、统计及流行病学知识、数据提取与编码技能的多方面需求。

2. 数据库的选择　由于回顾性数据库的类型本身已经在很大程度上决定其所能解决的临床问题，因此在选择数据库时，研究者首先要熟悉不同类型数据库的特点（包括数据库的结构、范围、人群代表性及随访时间长度），并明确所研究的具体临床问题适用于哪一类型的数据库，是否需要数据库间的链接等问题。

3. 数据库中数据量及质量评估　在数据量方面，特别是罕见疾病、罕见不良反应与特殊暴露等的研究，研究者需要考量数据库中目标对象的样本量大小和可能的结局事件数量，尤其对于需要复杂统计模型解决的问题，如预测模型，样本量过小或结局事件数过少均会影响统计模型的应用。在数据质量方面，研究者需要考量数据的准确性与完整性，如数据库中疾病诊断的准确性和实验室检验指标数据缺失比例等。数据准确性较差则可带来较严重的错分偏倚，而数据缺失比例过高，则常规的数据填补方式将无法补救。

4. 数据库使用权的获取　相比单一、无链接的医疗数据库，区域化、链接数据库无疑在解决临床问题上有更大优势。但由于数据存储系统差异以及对患者信息、医疗机构信息的保护，目前多数数据库尚未对研究者开放。在研究策划时要考虑数据的可获取权限及获取范围，以便对研究的数据基础有更好的把握。

（四）回顾性数据库研究的设计

在回顾性数据库研究的设计中，要解决的最核心问题是如何从数据库的海量数据中识别并提取出研究所需变量。围绕这一核心，所需注意的问题包括：

1. 明确数据要素 明确重要数据要素的定义对数据库研究非常关键，重要数据要素包括研究人群、暴露、结局及重要的影响因素变量。建议在方案中详细列出用于识别研究对象、暴露、结局等的编码或算法。

从数据库人群中识别不同研究人群时，算法有所不同：如研究与特定疾病相关问题时，可采用 ICD 编码对患病人群进行识别；研究特定药物安全性问题时，则可采用药品编码对使用该药物人群进行识别。用编码和算法初步识别出的人群并非最终的研究人群，为保证研究人群同质性，通常需要对其做进一步限定。例如在比较效果研究中，常用的限定包括：新用药人群、患者无禁忌证以及患者依从性好。

对暴露因素及结局指标的识别也同样遵循上述准则，对于以药物为暴露因素的研究，通常采用医嘱信息中特定的药物代码进行识别；对于结局指标，如为疾病诊断，可采用诊断 ICD 编码进行识别；如为检验指标，可采用医院特定的检验编码进行识别。

需注意的是，无论采用诊断编码、药品编码或其他识别代码及算法，在识别研究人群、暴露因素、结局指标等方面均可能存在错分偏倚。例如，不同机构的 EMR 系统和医疗水平均不同，对疾病的诊断水平及诊断编码的完整性及准确性上也有差异。即使相同机构，对不同疾病 ICD 编码，其准确性也存在较大差异。为提高识别方法的准确性，可考虑采用联合识别方式，如识别肾功能衰竭患者，除可采用 ICD 编码，还可结合实验室检查。当对同一变量存在多种定义方法而无法确定最佳定义时，可采用敏感性分析。

2. 统计分析计划 回顾性数据库研究由于没有采用随机的设计方案，因此常常存在组间差异，导致偏倚的产生。因此在统计分析计划中常需考虑采用何种统计方法来降低偏倚。但并非所有的数据库研究均需复杂的统计方法。

（五）数据库的构建

回顾性数据库中的数据基于管理为目的收集，通常无法取用以进行分析，因此，利用回顾性数据库进行研究时需要建立基于研究目的新数据库。新数据库的建立应遵循以下步骤：

1. 数据提取前的准备工作 包括伦理申请及数据提取方案的制定。回顾性数据库研究仍属于临床研究范畴，因此仍需将研究方案提交伦理审查委员会接受审查和批准。对单一医疗机构的数据，需经该机构伦理委员审核；对区域医疗机构数据，则需区域或中心的伦理委员会审核。为保护患者隐私，建议去除患者识别信息的数据，采取有效措施保护数据安全，保障患者个人信息不被泄露。数据提取方案一般包括目标患者的详细识别编码及算法，以及研究变量所在储存模块和提取方式，并确定所需字段信息格式。同一研究变量可能涉及多种储存模块，而在不同储存模块其数据的储存形式、数据完整性及准确性不同。因此制定数据提取方案除需熟悉医院 EMR 结构，还需结合临床实际，往往需要方法学者、临床专家及信息专家共同参与，讨论协商后决定最终数据提取方案。

2. 数据提取与核对 该过程一般由团队中的信息专家完成，依据提取方案，首先从数据库中识别所有目标患者，再提取剩余数据。提取完成后还需对数据进行核对，可采用系统抽样方式随机抽取一定比例的患者数据，人工核对信息是否准确。

3. 数据库清理及建立研究数据库 已提取的数据上不能直接进行分析，需依据研究所制定的纳排标准、清理规则，对数据进行清理。首先，根据研究制定的纳入排除标准，排除不符合纳入标准的患者，进一步确定研究人群。对于不同变量，建立相应的变量字典及清理规则，包括对医嘱信息、检验信息、诊断信息的清理规则及研究所需药物相关字典。患者症状、体征、住院诊治经过等医疗信息往往以非结构化的文本信息呈现。如需提取此类信息，可考虑先结构化文本信息，在确定结构化范围（如入院记录、出院小结等）后，可根据研究所需变量进一步明确拟提取的字段及定义相应的逻辑词，并最终建立结构化规则。

数据清理方法的选择，可以对研究结果、研究的可重复性以及研究结果的再现产生直接影响。我国回顾性数据库的建立尚未完善，往往存在大量非结构化及半结构化信息，因此数据清理工作更为关键。

通过上述流程，可以初步建立以研究为目的回顾性研究数据库，并根据不同的研究目的及具体的流行病学设计类型进行统计分析。为控制混杂，回顾性数据库的统计分析常需采用多因素分析、倾向性评分（propensity score analysis，PSA）、工具变量等较复杂的统计学方法。

四、实用性随机对照试验

（一）实用性随机对照试验的概念与特征

实用性随机对照试验，又称为实效性随机对照试验，是在真实临床医疗环境下，采用随机、对照的方式，比较不同干预措施的治疗结果（包括实际效果、安全性、成本等）的研究。

与用于申请新药审批的传统 RCT 相比，PRCT 的典型特征在于：在临床医疗实际环境条件下，将相关医疗干预措施用于具有代表性的患者群体，采用对利益相关者（如临床医生、患者、医疗决策者、医疗保险机构等）有重要意义的结局指标（如心梗、生存质量、死亡、成本等）进行评估。研究结果紧密贴近临床医疗实际，可更好地为医疗决策提供科学依据，帮助利益相关者在现有不同的干预措施中做出最佳选择。实用性随机对照试验的主要特征可参见第三章第一节。

（二）RWS、eRCT和PRCT的概念对比

RCT 主要有两种基本设计形式：解释性随机对照试验（eRCT）和实用性随机对照试验（PRCT）。eRCT 属于效力研究（efficacy），研究干预措施在理想条件下所能达到的最大期望作用，具有最大的内部真实性，并体现干预措施的净效应。eRCT 竭力探寻一项治疗效应是否存在，干预是如何起到治疗效果的，对明确有效的机制具有较高价值，但很少能告诉我们结论能否推广到更宽的现实环境中及更宽范围的不同人群中。

PRCT 属于效果研究（effectiveness），强调以患者为导向的临床结局（如生活质量等），是对临床实际中的不同治疗方案进行比较，朝向提供最佳治疗的决策，具有最大外部真实性。两者更关心在真实条件下治疗患者的效果怎么样，很少洞察为什么能治疗或怎么样治疗。

PRCT 隶属于 RWS 中的试验性研究类型，与观察性 RWS 相比，PRCT 依然采用随机的分组方法。RWS 常被误解为不采用干预性试验和随机化试验设计，在研究方法上与传统临床研究相区分。正如美国食品和药物监督管理局于 2016 年 12 月在《新英格兰医学杂志》上发文指出的那样："真实世界证据与其他证据的本质区别不在于研究方法和试验设计，而在于获取数据的环境，即真实世界研究的数据来源于医疗机构、家庭和社区，而非存在诸多严格限制的科研场所。"

第三节　真实世界研究在中医药领域的应用进展

目前，RWS 在中医药领域应用广泛，在研究中药安全性，不良反应、疾病特征研究、中药临床疗效、处方配伍经验研究、中医证候变化与疾病研究方面都有很好的应用。

一、真实世界研究在中医药研究中的优势

（一）中医药自身特点为研究带来的困难

高证据等级的传统 RCT 要求具有简单明确的干预措施、成功的对照措施（如安慰剂）、高度同质的研究人群等。而中医药学具有其独特的理论体系，其中尤以整体观念和辨证论治两大特点最为突出。整体观念强调人体自身、人与自然环境、人与社会环境密不可分的有机统一性，落实在临床施治过程中，表现为处方思维统合阴阳、气血、脏腑、形神的全面、复杂与交互状态。在研究中医干预措施时，这种多层级交错的复杂状态使目前的研究方法在单一处理因素的选择与结局指标的确定上遭遇瓶颈，难以施用。辨证论治，注重运用中医学理论与诊法收集疾病相关资料，判断疾病当前阶段的病理本质，并以此确

定治则治法处方用药。这种极其灵活与个性化的诊疗思路在现代医学中逐渐受到重视与推崇，但也为中医药研究带来困扰：高度统一的治疗方案（干预措施）与高度同质的研究人群在迎合现代研究方法学规范的同时，将丧失中医辨证论治的特质与精髓。

此外，中医的辨证论治依据和疗效评价均以定性描述为主，缺乏客观的量化标准；辨证论治的全过程都带有医生较大的主观性，不同的医生对于同一疾病会有不同的诊疗方法；望闻问切是中医的诊疗特色，整个过程会受到医生专业水平、患者自我感知能力、表达能力的影响；用药受到医生用药习惯、思想流派的影响；疗效评价受到患者心理因素、意愿的影响。因此，难以达到 RCT 条件绝对控制的要求，使得 RCT 难以体现中医的特点和优势。

（二）RWS对中医药研究困境的启发

RWS 相比于经典 RCT 的研究方法，不再纠结于单一干预措施的选择与评价，而是将研究的中心从干预措施转移至患者，在评价指标的选择上也更加重视临床治疗结局时的终点指标，以及与患者生存状态相关的评价项目，能够更好地反映在中医整体观念指导下所采取的综合性干预措施在提高患者生活质量方面的优势；在干预措施的选择方式上，RWS 更加尊重患者的意愿，在此基础上结合患者实际病情及客观医疗资源给予干预措施，这又与中医辨证论治的精神相契合，同时便于突出中医丰富多样、简便廉价的优势。

（三）RWS使个体化走向数据化

中医在漫长的诊疗实践中积累了丰富的医案文献与个人经验，是一座宝贵的医疗文献数据库。然而，这些文字资料由于缺乏统一规范的采集格式与客观、准确、统一的语言描述，一直未能与现代化研究方法相结合，发挥其应有的价值。当前，随着大数据时代的来临，数据挖掘、整合技术的飞速发展及其与 RWS 的有机融合，RWS 在大数据处理与应用上有着其他研究方式所不具有的天然优势。未来，通过将 RWS 引入中医药临床研究中，有希望将现存的大量真实个体化诊疗记录数据化、规范化，进一步深度挖掘名老中医经验与中医诊疗规律，既能够保存中医自身特色，又避免丧失中医药科研的科学性。

二、中医药领域的真实世界研究应用进展

目前，RWS 在中医药领域应用广泛，在研究中药不良反应、疾病特征研究、中药临床疗效、处方配伍经验研究、中医证候变化与疾病研究方面都有很好的应用。基于 CNKI 数据库对 RWS 临床应用的文献计量学分析发现，中医药类 RWS 的文献占总 RWS 数量的 77.37%，研究热点主要包括支架术后不良反应、节气与疾病关系和基于医院信息系统的药物疗效等研究。可见 RWS 在中医药应用中占据重要的位置，通过"真实世界样本"来

反映真实世界总体，反映了中医药更真实的疗效认识。

例如，将患者登记研究应用于中成药上市后再评价，尤其是中药注射剂的上市后再评价，可以及时观测其不良反应发生情况，为临床合理用药提供指导。中国中医科学院中医临床基础医学研究所于 2011 年发起了一项大样本、多中心的前瞻性注册研究，对 10 个中药注射剂品种的上市后安全性进行监测研究。通过主动监测的研究设计，采用条形码系统与提取医院 HIS 数据相结合的方法，参考"三例原则"，纳入全部在研究期限内使用过被观察品种中药注射剂的 3 万例住院患者进行监控，选取严重不良反应作为结局指标，对发生严重不良反应的病例进行判断并重点研究，采取《注册登记表》网上录入，条形码系统，提取 HIS、LIS（laboratory information system）信息多种方式共同采集数据，在三级监察的质量控制措施保证下，获得真实世界中药注射剂的不良反应发生率。这是一个与国际接轨的注册研究，其大样本和医院监测的设计堪称中药注射剂行业的首创。其纳入研究对象的连续性、样本量的丰富性、疗效的真实性是经典的 RCT 所无法一次性实现的。

又如，将回顾性数据库研究应用于中医证候特征与用药规律研究，对充分发掘现代疾病的中医证候特点、提高临床疗效与开发新型中成药均具有重要意义。王薇等研究者基于中国中医科学院中医临床基础医学研究所 HIS 数据仓库，选取全国 18 家三甲医院的 HIS 数据库中住院患者的信息，收集患者一般信息、诊断信息、医嘱信息，以研究中国肺癌患者的临床特征及用药特点。结果表明，通过频数分析，肺癌老年患者、晚期患者比例较高，入院及出院时主要的证候均是气阴两虚证，应用最多的中成药为扶正类，单项应用最多的中成药为参芪扶正注射液，应用最多的化药为抗生素类，单项应用最多的化药为地塞米松。王海燕等研究者通过全国 20 家三甲医院 HIS 数据，纳入诊断为胃恶性肿瘤的住院患者，分析患者入院及死亡时间，以考察胃恶性肿瘤患者发病及证候特点。结果表明，秋、冬季节的入院患者数量多于春季和夏季，夏季恶性肿瘤死亡数量多于冬季。单日内的死亡时间分析显示，巳时以及申时的死亡患者数量较多。而脾经和膀胱经循行的时刻死亡患者明显增多，则提示胃恶性肿瘤的死亡与中医理论中肾和脾胃关系密切，故可开发补脾、补肾法以治疗胃部肿瘤、改善其预后。

再如，在中医针灸临床研究领域，PRCT 可以满足针灸临床实践中不同患者或病症需要不同配穴、行针等处置方法的需要，侧重观察干预措施的整体效应，多选用公认的阳性对照，较少采用安慰针对照，更适用于针灸这一复杂干预的临床疗效评价，因此受到越来越多的重视，采用 PRCT 的针刺临床试验国外逐年增多。Lund 等研究者采用 PRCT 研究标准化的针刺方法治疗中度至重度更年期症状患者，试验设在丹麦的 9 个初级保健诊所中，9 名具有针灸认证教育背景的全科医生在中极、关元、曲泉、三阴交和阴陵泉采用标准化针刺方法，干预 6 周后，中度至重度更年期患者的临床症状得到一定的改善。在非特异性腰痛、变应性鼻炎、偏头痛与慢性头痛等临床试验设计中，也有研究者采用 PRCT 进行针刺临床研究，证实针刺在一定程度上改善了受试者的症状。

第四节　真实世界研究在中医药领域的应用前景

一、大数据技术为中医药真实世界研究提供了支撑

21 世纪，计算机、互联网技术、云计算、移动终端、数据储存方式的高速发展和变化宣告了一个新的时代——"大数据"时代的到来，与此同时，真实世界研究也在紧跟时代步伐，进行着方法学的创新，更好地使用在现实生活中不断产生的海量数据。我们经常在媒体报道上看到的大数据、机器学习、人工智能等，已经被用于一些回顾性研究的方法学创新当中。研究者可以通过人工智能，归纳出高危患者的一些特征，这样就能够在疾病进展之前就重点进行针对性干预，减少因病致残和死亡事件的发生。在整合不同临床研究数据进行二次数据分析当中，真实世界研究者进一步重视整合结构性与非结构性的数据。除了实验室检查、体格检查、过敏史等较容易被量化的结构性数据，越来越多的非结构性的数据现在也能够通过定性和定量的手段进行研究。位于美国波士顿的 Flatiron Health 公司就是以搜集医生手写输入的个体病案信息、不同格式类型的病理报告数据而闻名，整合结构性与非结构性的数据让这家公司在肿瘤个体化精确治疗的细分领域成为龙头。

数千年来，中医药领域学术思想及经验主要通过师徒传承及个人经验和实践而发展，因而常常导致学科发展和传承困难等问题，并常因传承方式的主观性而备受诟病。大数据常用的技术如关联规则、聚类分析、复杂网络决策树、隐马尔科夫模型等可以利用中医临床实践过程中产生的真实数据将中医药数千年来形成的独特思维和实践经验客观地呈现出来（即中医药 RWS），从而使中医药真实世界的传承研究更为客观。此外，在信息爆炸的大数据时代，随着电子病历系统的普及，庞大的医疗信息以前所未有的速度增长，使医疗领域大数据研究成为必然。将中医药大数据共享、整合，并在此基础上进行分析，可以极大地提高中医药研究效率，并为中医药学新规律及新特征的发现提供契机，从而促进中医药学基础理论、临床诊疗理论及中药临床评价方法的创新，最终促进中医药的传承与发展。

二、贝叶斯倾向评分法分析中医证型和中药干预模型

倾向性评分法作为均衡组间混杂因素的新方法，由 Rosenbaum 和 Rubin 在 1983 年首次提出。在大样本的情况下，经过倾向性评分值调整的组间个体，除了处理因素和结局变量分布不同外，其他协变量应该均衡可比，相当于进行了"事后随机化"，使观察性数据达到"接近随机分配数据"的效果。贝叶斯统计是将关于未知参数的先验信息与样本信息综合，并不断通过样本数据更新先前认知的统计方法，是基于总体信息、样本信息及先验信息进行的统计推断。1985 年，Rubin 等人论证了倾向评分法与贝叶斯思想结合的合理性，

首次在专著中提出将贝叶斯统计的思想引入倾向性评分法中。

随着信息化技术的推进,在日常业务中可以通过信息系统收集大量的观察性数据,如不良反应自发呈报系统(spontaneous reporting system)、医院信息系统(HIS)、电子病历等。如何将这些数据有效利用,提供有价值的关于干预因素与结局之间因果关系的"证据"或"线索",为医学与政策问题的研究及解决提供巨大的数据支持及循证支持,已成为统计方法学研究中面临的巨大挑战。贝叶斯倾向评分法是处理观察性研究中混杂偏倚的有力工具,它可以有效地利用先前研究或系统累积数据中的大量信息、充分考虑倾向分值的随机性而更加精确地估计倾向评分值、与复杂模型相结合处理复杂结构的数据快速地估计出各项参数的后验分布,因而较传统的倾向性评分法具有广泛的应用前景。

证候是中医辨证治疗的根本和基础,有关中医证候的现代研究也在不断展开,研究主要集中于两个方面:一是探索中医证候的实质,并加以阐述;另一方面就是探索最适合归纳分析中医证候的方法学。在方法学方面,早期的证候流调研究,多运用简单的证型计数方法或单纯的线性分析方法,导致重要信息的丢失,从而无法准确地反映证候分布状况。而随着数据挖掘方法的不断发展和推广,贝叶斯网络模型在证候研究方面的应用不断深入。经研究证明,贝叶斯网络能够从整体出发,建立症状之间、证候要素之间的关系,为确立证型提供基本依据。

RWS 的结果虽具有普适性,但对于实施精准医疗缺乏分层指导意义,引入倾向性评分,能将多个协变量综合为一个值来分析,既避免了过度分层和过分匹配等问题,同样也避免了自变量间的共线性问题,并且简化了多重结果需要考虑的事项。贝叶斯倾向性评分法更适合基于真实世界的中医药临床数据挖掘,不仅可以节约样本和研究时间,还可以解决缺失数据、高维数据等问题。传统的辨证方法往往带有主观性和模糊性,而中医辨证本质可以看作是一个分类问题,将数据挖掘技术等现代方法学引入中医药的研究中,建立海量数据库,并利用多元统计分析方法进行探讨,可以使辨证的结果更具客观性。贝叶斯网作为对信息进行数据挖掘的一种较好算法,如今正被越来越多地应用到中医辨证研究中来。贝叶斯网络结构是个有向无环图,由一个节点集合和一个节点间的有向边集合组成,任意两个节点间最多存在一条有向边,能够利用简明的图形方式定性地表示事件之间复杂的因果关系或概率关系,非常适用于中医证候与现代医学三大组学(基因组学、蛋白质组学、多糖组学)相关指标之间的关联性研究。同时,包括贝叶斯模型在内的倾向性评分法还可生成基于数据的矩阵,用于预测药物干预的疗效。

三、工具变量法

采用传统多元回归方法、倾向性评分方法和疾病风险评分方法控制混杂因素的局限性在于:只能控制已知已测的混杂因素,但对于未知未测的混杂因素无法调整。而采用工具变量的因果效应分析方法不涉及对混杂因素/协变量的具体调整，故能够控制未知的混杂因素，进而估计出处理与结局的因果效应。如果某变量与处理因素水平相关，并且对结局变量的影响只能通过影响处理因素实现，同时与暴露和结局的混杂因素不相关，那么该变量可以称为一个工具变量。确定工具变量后，即使存在未知未测的混杂因素，通过分别估计工具变量对于处理因素的影响效果，和工具变量对结局的影响效果，并将两者对比，即可以估计出暴露对结局的因果效应。利用工具变量估计因果效应的方法，最大的难点在于找到合适的工具变量。

首先，工具变量必须与暴露和结局的所有观测到或未观测到的混杂因素不相关，否则工具变量方法会导致因果效应估计偏倚。其次，工具变量对结局不能有直接影响，除非通过处理至结局的通路间接作用于结局，否则也可能导致效应估计偏倚。最后，工具变量必须与研究的处理因素相关，而且相关性越高越好，如果相关性太弱，称为弱工具变量，利用弱工具变量得到的效应估计量在有限样本情况下性能较差，估计值波动较大且精确性差，任何可能的偏倚都会被过度放大。满足上述三个条件的变量，就可以作为工具变量来估计暴露对结局的因果效应。实际情况中有时可能难以甚至无法找到满足上述条件的变量，并且，对于如何评价找到的变量是否满足上述条件，尚缺乏特别适宜的统计方法。

工具变量法可对已知和未知的变量均予以平衡，因 HIS 数据仓库中有许多缺失项目，所以这种方法较适合 HIS 数据仓库的分析。但是应用工具变量法的难度在于是否能够找到合适的工具变量，如不能找到则不能应用本方法。

（李博　李泽宇）

· 第五章 ·

循证针灸临床评价研究

本章的主要内容包括针灸临床评价研究概述、设计要素与研究实例。通过本章的学习，希望可以引发对针灸临床研究的深入理解及改进方法的探索。

第一节　针灸临床评价研究概述

针灸疗法是指针灸作用于经络腧穴以防治疾病的方法和技术，具有适应证广、疗效明显、应用方便、经济安全等优点。针灸作为中医药学的重要组成部分，是中医药走向世界的先导。世界卫生组织发布了《传统医学战略 2014—2023》，指出目前在整个传统医学、补充替代医学（complementary and alternative medicine，CAM）领域中，被大家接受最多的是针灸疗法。世界针灸学会联合会开展的调查结果显示，被调查的 202 个国家中，已有183 个国家和地区应用针灸，36 个国家和地区设立了有关针灸的法律法规，18 个国家和地区将其纳入国家保险体系。

一、针灸干预的特点

1. 多样性　针灸疗法的器具和操作技术具有多样性。在针灸治疗器具方面，除传统的毫针、艾灸外，还有皮肤针、芒针、三棱针、巨针、皮内针和药物灸等。在针灸部位方面，除体针外，还有头针、面针、耳针、鼻针、唇针、手针、足针、腕踝针等。在针灸技术方面，有干针、蜂针、激光针灸、电针、热敏灸、穴位埋线、穴位注射、穴位磁疗等。

2. 复杂性　针灸疗法是一种复杂干预，其临床疗效受多种因素的影响，包括特异性因素和非特异性因素。其中特异性因素包含穴位、针具、手法、得气、刺激强度和时间等，非特异性因素包括患者的认可度、医生的暗示、治疗环境和社会文化环境影响等。体表针灸刺激最终产生的疗效，可能是多维效应及多重因素共同参与的结果。

3. 综合性　针灸疗法产生的疗效是多种干预综合作用的结果。在临床实践中，通常会采用针刺、艾灸等多种针灸技术治疗疾病，同时还会联合饮食、生活方式干预以及标准化西医治疗。在综合干预的作用下，临床研究的结果会由于不同干预同时应用而产生以下相互作用：疗效增加（协同作用）、疗效降低（拮抗作用）、毒副作用增加、毒副作用降低。

二、针灸临床评价研究现状

（一）针灸临床研究数量多且增长迅速

循证医学方法学的兴起和临床医学模式的变化，促进了针灸临床疗效和安全性评价的研究。截至 2019 年 10 月，中文数据库 CNKI 中已有 3 万余项针灸临床研究，英文数据库 PubMed 中有 3000 余项。同时随机对照试验作为国际公认的临床干预措施疗效评价的金标准，已被广泛用于评价临床干预措施的疗效及安全性。自 1999 年以来，针灸临床研究的发表一直呈现逐年显著上升的趋势，尤其是随机对照试验。近年来在 JAMA、Annals of Internal Medicine 等国际权威期刊上发表了大量高质量的针灸随机对照试验，为针灸疗效评价提供了高质量的循证证据，并在一定程度上提高了国际对于针灸治疗某些重大疾病的认可。

（二）针灸临床研究涉及疾病广泛，疗效存在争议

针灸临床研究涉及疾病广泛，涉及 ICD-10 疾病分类中的 18 个疾病系统，其中以肌肉骨骼系统和结缔组织疾病居多。有研究对 PubMed 近 20 年发表的针灸研究进行总结，发现针灸疗法在治疗痛证方面有显著效果，约占总数的三分之一。其他涉及的疾病包括癌症、关节炎、脑血管疾病、妊娠、炎症、瘫痪或麻痹，情绪障碍和睡眠障碍等。虽然部分随机对照试验证实针灸疗法可有效防治多种疾病，但目前仅有 10 余种疾病具有国际公认的、高质量的临床研究证据。有关针灸是否能够有效治疗疾病一直存在争议，不同的研究往往得出相反的结论。2005 年 Witt 在 Lancet 上发表的随机对照试验显示，与假针刺组和等候治疗组相比，针刺可有效缓解膝关节炎疼痛并提高关节活动功能。而 2006 年 Scharf 在 Annals of Internal Medicine 上发表的试验发现在 26 周时，针刺与假针刺相比对改善麦克马斯特大学骨关节炎指数（WOMAC）无统计学差异。2006 年 Hypertension 发表一项针刺治疗高血压的随机对照试验，发现治疗结束时个体化针刺组与标准化针刺组和假针刺组相比诊室血压均没有显著变化，12 个月随访时，血压亦未发生明显变化。随后 2007 年 Circulation 发表的相似随机对照试验，发现治疗结束时组间 24 小时动态血压的变化显著不同：针刺降压穴组较非降压穴组收缩压降低 6.4mmHg，舒张压降低 3.7mmHg。这些临床研究结果的差异可能与研究对象、对照组或结局指标的选择有关，仍然需要进一步研究。

（三）针灸临床研究存在诸多方法学问题

目前有关针灸临床疗效的证实取得了越来越多的进展，然而针灸随机对照试验在方法学方面仍然存在诸多问题：现有研究方法学质量普遍偏低，包括"随机化"的误用和缺少随机隐藏；盲法使用率低或使用不充分；没有报告结果数据的完整性；没有区分主要/次要结局指标，缺少安全性指标；没有足够的样本量且缺乏样本量估算；结局指标及疗效评价标准选择不恰当；缺乏依从性和意向性分析（intention-to-treat，ITT）等。这些低质量的研究导致循证评价研究者往往无法对针灸疗效下肯定结论，有研究者对 Cochrane 中针灸临床研究的系统综述进行总结，发现仅有 22.62% 的研究显示针灸有效，2.38% 的研究显示针灸无效，75% 的研究显示针灸疗效不确定。疗效的不确定主要源于纳入研究的质量参差不齐，仍需要进一步通过高质量的随机对照试验进行验证，因此严谨的试验设计是提升针灸临床研究水平的关键。

第二节　针灸临床评价研究的设计要素

本节是本章学习的重点。本节的主要内容包括针灸临床研究中一些主要设计要素的特点与设计时需要特殊考虑的问题，包括研究对象、干预措施、对照措施、结局、研究类型的选择等方面。

一、研究对象的选择

研究对象一般是患有某种疾病的患者，也可以是无相关疾病的健康人，需要根据研究目的来确定，主要包括：①从该研究中可能获益最大且受害最小的人群，也是最易检出疗效的人群；②研究者特别关心的人群，如儿童，老人；③治疗效果不明确或可疑的人群。同时需要遵循以下原则：选择针灸对其有效的对象；选择针灸对其无害的对象；选择能将试验坚持到底的对象；选择依从性好的人群；所有研究对象对研究知情认可，即了解研究目的、研究过程、可能的收益和危害等，研究对象必须签订患者知情同意书。

对于针灸临床研究，可以考虑针灸的优势病种，同时疗效证据尚不充分或指南弱推荐的疾病。2002 年世界卫生组织发布的《针灸临床研究报告的回顾与分析》详细介绍了 4 类共 107 种针灸适用疾病。其中，已通过临床对照试验，证明针灸有效的疾病、症状共 28 种；已初步证明针灸有效，但仍需进一步研究的疾病与症状有 63 种。其他传统疗法难以奏效且个别针灸临床对照试验报告有效的疾病与症状有 9 个；在提供特殊现代医学知识和足够监测设备的条件下，可以让针灸医生尝试的疾病与症状有 7 个。

明确研究疾病的诊断标准是确保样本同质性的关键，诊断标准应该是能够正确诊断一个疾病或证候的现行公认的标准，包括西医诊断标准或/和中医辨证标准等。同时要根据研究要求制定出研究对象的纳入标准和排除标准，纳入和排除标准是确定选择最有可能对针灸有效的受试者或在临床实际能够应用针灸治疗的受试者，排除可能混淆研究结果的受试者，并排除可能处于高风险的受试者。纳入标准包括病情的程度、病期、有无并发症，受试者的年龄、性别、病史、既往治疗史等；排除标准中应该列出不宜参加该研究的情况，如心、肺、肝、肾功能不全者。对于针灸研究还应该考虑排除对针灸不适的受试者、既往接受过针灸的受试者。同时在选择研究对象时要明确病例的来源，包括来自哪一地区，哪一级医院，是门诊还是住院患者。

二、干预措施的选择

临床研究方案干预措施的确定由研究目的决定。研究者首先必须针对干预措施的实施细节，做具体详尽的限定和描述，包括干预方案、剂量、实施途径、疗程、合并治疗的规定等。针灸是一种基于施术者技能的操作性干预措施，不同针灸大夫治疗同一个疾病或证候通常会有不同的干预方案。如何确定一个相对公认的干预方案是针灸临床研究所面临的问题。可以考虑通过对名老中医经验进行数据挖掘以及制定专家共识等方法来制定详细的干预方案。针灸临床试验的干预剂量通常根据既往临床经验或前期研究结果来确定。安全性也是确定干预剂量需考虑的重要因素。疗程应根据疾病的发展变化规律和针灸的作用特点来确定。合并治疗包括基础治疗和联合治疗。合并治疗应预先规定，否则会严重干扰有效性和安全性的评价。

针灸师针灸技能差异：以针刺为例，针灸师的受教育背景和临床工作时限的差别会导致他们针刺技能上的差异。由于专业技能存在的差异，对于标准化处方（选穴、针法标准化）的针刺方案，必须在开始纳入患者前对所有参加试验的针灸师进行足够强度的针灸操作规范化培训，对于规定的穴位及针法进行详细的说明及演示，必要时利用针刺手法量化工具帮助实现针法的规范。培训的结果要求所有参加试验的针灸师在选穴及针法操作上能够实现同质性，而且无论是否还有针灸师对取穴和针法存在争议，都必须在给入组患者施针时按照统一标准进行操作。对于允许加减选穴的随机对照试验，必须明确备选腧穴的取穴方法和针法。

针灸操作的精确安排：以针刺为例，通常一项针刺随机对照试验会对腧穴、留针时间等做出明确规定，如留针 30min 或得气后即刻出针。有一些研究还明确规定行针时间，如每 5min 行针 1 次。但是这样的要求还是不能算作十分清晰。比如留针的时间起点是从得气后开始算还是从进针后开始算？行针的时机是每刺入一个腧穴即行针还是等所有的腧穴都刺入后再统一行针？刺入腧穴的顺序是否要统一？从确保试验严谨性的角度，以上问题都应该有明确的规定。

三、对照组的设置

对照组的设置需要根据研究目的确定。不是所有的临床研究都需要设置对照组，如观察性研究，非随机分组的研究，在自然状态下对研究对象的特征进行观察、记录，并对结果进行描述和对比分析。但在疗效评价的比较性试验研究中，需设计对照组来比较研究因素对研究对象造成什么样的影响。

按照处理措施分类，常用对照主要分为标准对照、空白对照和安慰对照。

1. 标准对照 采用目前临床公认有效的干预方法。因为施加给对照组的干预措施效果稳定，能保证对照组接受合适的治疗，所以较少引起伦理问题，也是治疗性研究中经常使用的对照方法。然而在针灸临床研究中，由于多数有效治疗与针灸的治疗方式有所不同，因此不能盲患者。但是可以通过两个组同时联合使用不同的安慰措施解决不能设盲的问题，即双盲双模拟。

2. 空白对照 对照组在研究期间不予任何治疗称为空白对照。在空白对照中，对照组在研究阶段没有接受有效治疗，可能会造成不良后果，应用时需特别谨慎。空白对照仅用于病情较轻、稳定，即使不给予治疗也不会导致病情恶化的疾病，否则将产生伦理问题。由于对照组的治疗方式与试验组有所不同，也无法设盲。这种对照方法的优点是可以追踪疾病的自然发展历史和评估疾病的自愈情况。出于伦理及可行性方面的考虑，空白对照演变为等待治疗，即在研究阶段，不给予对照组针灸治疗，研究结束后再给予对照组与试验组相同的针灸治疗。

3. 安慰对照 对照组采用与干预措施形式上相似但不具有真正治疗效果的干预措施称为安慰对照，有利于盲法的实施，可以消除主观因素对试验结果影响。对于针灸临床研究的安慰对照，一般称为安慰针灸或称为"假针灸"。虽然双盲安慰剂对照的随机对照试验是评价干预措施特异性疗效的最优方案，但是安慰针灸的制作和实施一直都饱受争议。安慰对照本质上不具有真正治疗作用，因此仅适用于病情较轻、稳定的疾病。

以针刺研究为例，常用的安慰对照一般分为2类：刺入性与非刺入性。刺入性安慰针刺是将针灸针刺入皮肤内（非常浅）或皮肤下（非腧穴或与疾病治疗不相关腧穴）而不进行手法操作。非刺入性安慰针刺是将针灸针用一定的方法（如粘贴）固定于皮肤表面腧穴位置处而并不入皮肤，或行针时退缩回针具的手柄内。但是，非刺入性安慰针刺几乎不可能对有针灸经历的受试者做到盲法。刺入性安慰针刺的设计存在明显的传统针灸理论的弱点。对于一项研究而言，安慰针刺入非腧穴或"不相关"腧穴就一定会不产生针刺效应是整个研究的前提假设，但是这个假设往往是缺乏依据而又难以证明的。

安慰电针的设置相对明确。常用的方法有模拟电流法，即毫针刺入（或放置于）腧穴或规定部位后，针柄连接电极，电针仪指示灯亮，但没有电流通过针体。如果毫针刺法在电针组和安慰电针组都相同，仅仅是电流是否存在的差别，则比较的是通电与否的差异；如果两组在毫针刺法上也存在差异，那么两组所比较的就是整体层面的差异。

在等效性试验中，针灸治疗可与标准西医治疗等常规治疗方法对比。当研究针灸的确切疗效时，在伦理学允许的情况下，可选用安慰针灸作为对照，以获取针灸治疗效力的基线测量资料，基于此再通过后续比较来评估该阳性干预措施是否优于或不劣于其他治疗措施。安慰剂对照的选择应该谨慎，选择的标准取决于整个研究的设计是实用性随机对照试验还是解释性随机对照试验。前者的目的是提供更加贴近临床实际情况的综合性治疗效果，需要与当前的最佳常规治疗相比较，便于临床医生的决策。后者的目的是评价除安慰剂效应以外与干预措施相关的特异性疗效，需要设立安慰剂对照。如果安慰剂的选用和设置不合理，整个研究将受到质疑。

四、结局指标的选择

临床结局评价对于干预措施与疗效之间的因果关联推断具有十分重要的作用。临床结局指标主要包括有效性评价指标和安全性评价指标。有效性指标是反映干预措施作用于受试对象所表现出的有效性的主要观测与评价工具，主要包括疗效观测指标及其判定标准。病证结合模式下的针灸的有效性评价，主要包括疾病有效性评价和中医证候的评价。可以选择公认的临床终点指标、替代指标、患者报告的结局指标，也可以根据试验目的选择其他适宜的指标。针对中医证候疗效的评价，临床试验中尽量采用经科学研究、信度和效度检验的中医症状量表。同时对于针灸临床研究还可以考虑对盲法、针灸的期望等进行评价。

临床终点指标是临床试验结局指标的最佳选择。一般是对患者影响最大、患者最为关心的或与患者的切身利益最为相关的事件，对临床决策最具参考价值，包括患者生存或死亡、残疾或疾病的复发等。可以用率来表示，例如生存率、病死率、治愈率、致残率、复发率等，这些指标通常需要进行长期随访来测量。

临床终点指标不可行的情况下，可以采用替代指标来评估干预措施的有效性。替代指标的改善会相应地影响疾病的终点指标，如常用的生物学指标，血糖、血压、血脂、血清胆固醇含量等。采用替代指标要有足够的证据支持其与临床终点指标的关系，并可预测疾病结局。

患者报告的结局指标是临床评价的重要内容，主要包括患者健康状况（如功能状态的评估）、症状以及与健康相关的生活质量的报告；与患者健康相关的行为评估；患者的满意度、参与度；对健康服务的体验。患者报告的结局指标的量表分为普适性和特异性，选择量表时，不仅需要考虑量表信度、效度，还要对量表有全面了解，针对研究目的和研究对象选择适合的量表。

安全性指标观测与评价要根据研究药物或疗法的目标适应证、纳入的受试人群特点、疗程、干预途径、已知毒性靶器官、中医理论和既往临床应用经验等全面设计，并有足够的暴露时间及病例数以评价其安全性。临床上主要通过观察、记录或及时报告不良反应、不良事件（包括严重不良事件）和副作用，来对治疗的安全性进行评估。根据临床试验目的，安全性指标也可以成为主要效应指标。

五、研究类型的选择

1. 随机对照试验　随机对照试验是在人群中进行的前瞻性的、用于评估医学干预措施效果的临床研究方法。

解释性随机对照试验（eRCT）：其设计在于能够控制所有可能存在的混杂因素的影响，从而精确测评与安慰剂或阳性对照相比其干预措施的特定疗效。这种方法的优点在于可用于研究某种具体干预措施与效力之间的因果关系；缺点则是可能不适用于评估受特定环境因素影响的复杂个体化治疗的疗效。解释性随机对照试验也常被用于检测在理想条件下，某种单一疗法对经过精选的同类人群的疗效。这种情况通常不能在"现实世界"的临床实践中推广。

实用性随机对照试验（PRCT）：与 eRCT 相比，PRCT 对各种因素的控制相对宽松，并且不试图排除治疗的背景效应。这种设计强调在现实世界中对异质性较高的人群采用以患者为中心的结局指标来检测某种疗法的实际效果。它的内部设计严谨度较低，因此无法建立某种特定疗法与效力的因果关系，但是 PRCT 比 eRCT 具有更高的外部真实性和外推性。

2. 队列研究　队列研究最早用于研究与疾病发生相关的病因或危险因素。20 世纪 80 年代，人们开始将队列研究用于医疗防治措施的评价，暴露指具有预防保健或治疗作用的医疗措施，研究目的也从最初疾病发生、发展、死亡等转为治疗结局的评价。注册研究和数据库研究是近几年在中医药疗效研究中新兴的队列研究。

3. 病例对照研究　病例对照研究属于临床流行病学的观察性研究方法，属于因果关联推论的一种分析性研究，经典的病例对照研究主要用于病因推论。

目前，也有学者将该方法从病因与危险因素研究逐步扩大到疗效评价。此时，研究对象的临床结局（如治愈和未治愈，好转和无好转）成为分组的依据（而不是患病情况），既往的暴露因素为接受的治疗措施（而不是既往暴露的危险因素），通过比较两组不同结局患者的既往治疗措施的不同，推论既往的治疗（暴露）和结局（病例）之间是否相关。

4. 病例系列研究　病例系列研究是对单个病例报告的集中描述与分析，多包含 10 个以上病例的数据汇总分析，包括临床表现（症状、体征和实验室检查结果）、治疗、治疗后的反应及结局的治疗前后统计学对比分析，是作者对多年积累的病例的一种总结。其目的在于通过探讨一组研究群体的详细临床资料或病史记录，进行观察、分析干预措施与结果之间的关联关系。

5. 卫生经济学评价 卫生经济学研究是应用一定的经济分析与评价方法，将相关卫生规划或卫生活动的投入和产出相联系进行比较评价的研究。卫生经济学评价结果将可减少或避免可能造成的损失或浪费，使有限的卫生资源得到合理的配置与有效的利用。卫生经济评价的基本任务是确认、衡量、比较与评价候选方案的成本和获益。

6. 定性研究 定性研究是在自然情境下采用多种资料互动对其行为和意义建构获得解释性理解的一种活动。从通俗意义上讲，定性研究能够回答一些定量研究和统计数据所不能回答的，诸如"为什么""怎么办"的问题。

在针灸临床研究中，要注意结合针灸的特点和需要回答的临床研究问题，适用于西药的随机对照试验模式不能完全简单地照搬到中医药临床研究中。建立科学假说、确定研究目的是制定研究方案的前提。针对针灸综合干预（复杂干预）的评价可采用分阶段的研究方法，详见表5-1。

表 5-1 研究问题及其相应的研究方法

研究问题	优选的研究方法
针灸治疗某种疾病或症状的效力	安慰剂对照，双盲，随机临床试验
针灸在真实世界中的效果	实用性随机对照试验
不良反应是否由针灸导致	观察性研究-纵向调查、病例对照研究
患者接受针灸干预的经历	定性研究
针灸疗法对哪些症状效果良好	受试者注册、观察性研究、横断面调查
针灸治疗疾病的经济效益如何	卫生经济学评价

第三节 针灸临床评价研究实例

一、研究实例1

针刺作为一种治疗乳腺癌妇女潮热的综合方法：一项前瞻性多中心随机对照试验［J. Clin. Oncol. 2016, 34(15)］。

（一）背景和目的

乳腺癌患者比其他女性患潮热和更年期综合征的概率更高。与健康的绝经后女性相比，乳腺癌女性的潮热更为严重且持续时间更长。辅助治疗通常会加剧潮热和出汗，干扰活动和睡眠，最终导致生活质量下降。因为激素替代疗法对这些妇女是禁忌的，所以她们对更年期症状的治疗选择有限。因此，需要安全、有效和可行的干预措施。针刺是最常用的辅助疗法之一，尽管一些临床试验表明针刺对健康女性和乳腺癌女性的血管舒缩症状都有一定作用，但这些结果并不是结论性的。因此本研究的目的是评估采用针刺加增强自我护理与单纯增强自我护理相结合的方法治疗乳腺癌女性潮热的有效性。

（二）方法

1. 研究设计 一项多中心，二臂，实用性随机对照试验。

2. 随机 在开始研究之前，使用 Microsoft Excel 函数由统计学家集中生成患者随机分配列表，并通过是否接受激素疗法（促性腺激素释放激素激动剂）对患者进行分层。通过基于 Web 的服务以 1∶1 的分配比例将患者分配进针刺加增强自我护理组或单纯增强自我护理组，该服务仅在招募患者后才进行分配。

3. 研究对象 2010 年 3 月至 2013 年 10 月，在意大利北部的 5 家专科癌症医院和 1 家初级医疗保健中心进行了招募。所有参与中心的机构伦理委员会均批准了研究方案。共 190 名患有中度潮热的乳腺癌女性被随机分为 2 组，分配比例为 1∶1。

纳入标准：符合乳腺癌的诊断标准；年龄 18～65 岁；打算在整个研究中继续进行激素治疗（接受这种治疗的患者）；自发性或诱发性闭经至少 6 个月，在入选前一周运用格林更年期量表（GCS）平均出现 6 次或以上潮热和 / 或每日平均得分≥15 分；血管舒缩综合征至少 6 周；东部肿瘤合作组体力状态评分为 1 或更高；愿意参加并遵循体育锻炼、放松技术，或参加自助或互助小组会议，并被随机分配到其中一个研究组；签署知情同意书。

排除标准：正在进行化学疗法或放射疗法；更年期综合征的伴随治疗，例如全身性植物雌激素，替勃龙或类似物，维拉利普利或特定的顺势疗法药物；去年接受过针刺疗法治疗更年期综合征；前一个月使用激素替代疗法和 / 或抗抑郁药，无意终止治疗；没有语言或教育障碍。

4. 干预 增强自我护理组：目前没有乳腺癌史女性更年期综合征治疗指南，为了规范常规护理建议，通过向所有患者提供有关更年期综合征管理的详细信息手册来增强自我护理。该手册是由研究小组达成共识后制定的，其中包括有关潮热和癌症的详细信息以及饮食、体育锻炼和最终的心理支持方面的建议。在随机分配之前，向所有患者解释了手册的内容，然后分发了手册。从随机分配开始，要求患者遵循自我护理建议至少 12 周。

针刺组：在随机分配的 2 周内，除自我护理建议外，针刺组每周接受 10 次中医针刺治疗，持续 12 周。治疗方案可识别出 6 种中医更年期综合征证型。在每次针刺治疗开始时，通过舌诊和脉诊进行中医评估，以确定主要的证型，除三个常见的穴位（三阴交，曲池，关元）外，还要选择适当的穴位。患者根据诊断出的中医证型接受 20min 的针刺治疗；根据中医诊断提供艾灸。在某些情况下，穿刺补充穴位，但每次疗程使用的穴位不超过 11 个。将无菌的一次性 0.30mm × 0.40mm 环球针（中国苏州环球针灸医疗器械）在除髋关节深度为 1 ～ 2cm 的大多数区域内向两侧插入 0.5 ～ 1cm 的深度。手动操作以引起得气感。插入针头后不会发生任何轻弹或旋转。患淋巴水肿的参与者未在患处接受治疗。针刺过程中不建议使用其他辅助疗法。针灸师与患者之间的交谈要保持在最低限度，以限制非特异性治疗效果。在五家专科癌症医院中的三所（两个招募中心都指向同一地点）和初级卫生保健中心提供治疗。根据治疗方案对四名针灸医师进行培训，这些针灸医师的学历达到 4 年学位水平，并且至少有 20 年的临床经验。

5. 结局指标　主要结局指标：第 12 周评估的每日平均潮热分数（HFS），方法是将评估前一周内发生的每日潮热的平均次数乘以日均严重程度（1，轻度；2，中度；3，严重）。患者日记中记录了潮热的次数和严重程度，分别在随机分配（基线）之前 1 周，治疗结束后的预定访视前 1 周（第 12 周；主要时间点）以及 3 个月和 6 个月的随访。

次要结局指标：治疗结束时（第 12 周）以及治疗后第 3 个月和第 6 个月的随访期间，通过 GCS 和更年期生活质量（MenQoL）量表测量的更年期症状和生活质量。此外，在筛选访问中记录人口统计学信息、临床特征以及有关当前自我保健活动（例如体育锻炼和心理支持）的信息。在随机分配之前进行的基线访谈中，询问参与者是否期望（到治疗结束时）他们的症状完全消失、显著改善，有一些好转或没有改善。在治疗结束时，询问患者对接受的治疗是否满意（非常不满意、不满意、满意或非常满意），以及如果可能的话他们会选择哪种治疗。在预定的访问中还评估了对增强自我保健建议（即体育锻炼、心理支持和减肥）的坚持性，记录了可能与针刺治疗有关的不良事件。所有结果和临床数据均由未参与针刺治疗的研究人员在患者报告表上收集。研究协调员负责在中央数据库中记录数据。

（三）结果

在参与者中，有 105 名被随机分配为增强自我保健组，有 85 名被分配为针刺加增强自我保健组。在治疗结束时（$P < 0.001$）以及在治疗后 3 个月和 6 个月的随访中（$P=0.0028$ 和 0.001），针刺加增强自我护理组潮热得分显著低于增强自我护理。针刺还与更年期症状减少和血管舒缩，身体和社会心理方面更高的生活质量有关（$P < 0.05$）。

（四）结论

针刺结合自我保健是一种有效的综合干预措施，可用于控制潮热并改善乳腺癌女性的生活质量。

二、研究实例2

针刺治疗膝关节骨性关节炎：一项随机试验［Lancet，2005，Jul 9-15;366(9480)］。

（一）背景和目的

骨关节炎最常影响膝关节。用于治疗该疾病症状的抗炎药与各种副作用有关。此外，对于这些药物不能产生足够反应的患者，通常建议进行替代手术。越来越多地慢性疼痛患者使用针刺来缓解疼痛。有证据表明，针刺可以有效治疗膝盖骨关节炎的疼痛和功能障碍。一项包括 7 项共 393 例患者的随机对照试验的系统评价显示针刺比假针刺对减轻疼痛更有效，而对关节功能，结果尚无定论。但是，这些都是基于小样本的研究，随访期不超过 3 个月。本研究的目的是研究在膝关节骨关节炎引起的疼痛和功能障碍的患者中，针刺与最小针刺（非穴浅刺）和不针刺相比的疗效。

（二）方法

1. 研究设计　一项多中心，三臂，随机对照试验。

2. 随机　通过集中电话随机化程序（Samp Size 2.0 生成随机列表），以 2：1：1 的比例按中心分层将患者分为针刺组、最小针刺组和等待治疗组。最小针刺是假干预。由于最小针刺可能不是生理惰性的安慰剂，因此还设置了另外的无针刺等待治疗组。针刺组和最小针刺组的患者不知道他们的治疗分配。每位患者的总随访研究期为 52 周。这项研究是根据临床试验的通用指南进行的（赫尔辛基宣言，ICH-GCP，包括外部审核证明）。该研究方案已由相应的伦理审查委员会批准。

3. 研究对象　纳入标准：符合美国风湿病学会的标准诊断为骨关节炎；年龄 50–75 岁；膝关节放射学改变 Kellgren-Lawrence 分级 2 级或以上；基线评估前 7d VAS ≥ 40 mm；书面知情同意。

排除标准：炎性、恶性或自身免疫性疾病引起的膝关节疼痛；或其他导致膝盖疼痛的原因，例如严重的外翻或内翻位置不良；患者进行过膝关节手术；过去一年对患膝进行关节镜检查；过去 4 个月进行了软骨保护或关节内注射；过去 4 周进行了全身性皮质激素治疗或开始了新的骨关节炎治疗；过去 4 周内，进行局部消炎治疗；过去 12 个月内接受过针刺治疗或物理疗法或其他骨关节炎膝盖疼痛疗法（非甾体类抗炎药除外）。其他排除标准包括申请退休金或残障津贴；严重的急性或慢性器质性疾病或精神疾病；妊娠或母乳喂养以及使用除阿司匹林以外的治疗凝血功能异常或抑制凝血的药物。

大多数参与者是通过当地报纸的报道招募的；一些患者自发联系了试验中心。所有研究参与者均提供了书面知情同意书，并根据德国法律对医疗产品进行了保险。

4. 干预　研究干预措施是与针灸专家和学会共同制定的，并由经过培训（至少140小时）和有针灸经验的医生提供。针刺和最小针刺组均包括12次治疗，每次治疗30min，持续8周以上（通常前4周每周两次，然后在接下来的4周每周一次）。对于针刺和最小针刺组中的双侧骨关节炎患者，双膝均被针刺至少十个建议穴位中的八个（总共至少扎16个穴位），而对于单侧骨关节炎患者，医生可以选择单侧或双侧针刺，必须至少针刺8个穴位。等待治疗组中的患者在8周内未接受针刺治疗，在试验结束后接受针刺治疗。

针刺组：针刺治疗是半标准化的：所有患者均接受针灸师根据中医原则选择的局部和远端的穴位。其他穴位包括体穴，耳穴和激痛点。通过选择以下至少六个局部穴位对患者进行治疗：梁丘、犊鼻、足三里、阴陵泉、血海、委中、阴谷、膝阳关、阳陵泉、曲泉、鹤顶、膝眼。另外，医师至少选择两个远端穴：公孙、商丘、阴交、颊车、脾俞、承山、飞扬、昆仑、申脉、太溪。

必须使用一次性无菌针灸针，但医生能够选择针灸针的长度和直径。要求尽可能达到得气，并且每次治疗至少要手动刺激针灸针。

最小针刺组：最小针刺治疗需要在预定的非穴位浅刺（长度为20–40mm）。这些非穴位点不在膝盖区域内，并且从十个穴位点中至少八个是由医生决定的。医师被要求在最小针刺组中避免手动刺激针灸针和得气。在研究人员会议上，所有针灸师都接受了有关最小针刺应用的培训，包括录像带和小册子。

等待治疗组：随机分组后的八周内，等待名单治疗组的患者未接受针刺治疗；从第9周开始，他们接受了上述12次针刺治疗。

所有干预组，如有必要，允许患者使用口服非甾体类抗炎药治疗骨关节炎膝关节疼痛。禁止使用其他止痛药，例如通过中枢神经系统起作用的药物或皮质类固醇。在本研究中，患者被告知有关针刺和最小针刺的方法如下："在这项研究中，将比较不同类型的针刺。一种类似于中国使用的针刺治疗。另一类不遵循这些原则，但也与临床研究中的阳性结果有关。"

5. 结局　所有患者在基线、8周、26周和52周后均完成标准问卷。第一份问卷由研究医师分发给患者，并在治疗开始前完成（基线）。患者用密封的信封将完整的问卷送至研究办公室。随访问卷由研究办公室送至所有患者。

主要结局指标：安大略省西部和麦克马斯特大学骨关节炎指数。对于双侧骨关节炎的患者，整个研究中评估的膝关节基线被定义为最疼痛的那一侧。

次要结局指标：患者问卷包括德国疼痛研究协会调查的修订版，该修订版使用了德国版的疼痛残疾指数。评估疼痛情绪方面的量表（SES），抑郁量表（ADS），以及德语版本的SF-36（MOS36项简短的生活质量问卷），评估与健康相关的生活质量。还包括有关社会人口统计学特征，疼痛强度的数字等级量表，有关失去的工作日以及整体评估的几个问题。患者在日记中记录疼痛和服药的天数。在第三次针刺治疗后，由患者通过期望量表评估干预的盲法和期望。在研究结束时，询问患者是否认为他们接受的是遵循中医原理的针刺方法还是其他类型的针刺方法。医师记录每次治疗的病历，针刺治疗，严重不良事件和副作用。患者还在第 8 周结束时报告了副作用。

（三）结果

从 2002 年 3 月 6 日到 2003 年 1 月 17 日，共招募 294 例患者。随机分组后有 8 名患者失访，但最终分析中包括了这些患者。针刺组在第 8 周的平均基线调整后 WOMAC 指数为 26.9（1.4），最小针刺组为 35.8（1.9），等待治疗组为 49.6（2.0），治疗差异：针刺与最小针刺 -8.8（-13.5，-4.2），$P=0.000\ 2$；针刺与等待治疗 -22.7（-27.5，-17.9），$P < 0.000\ 1$）。52 周后，针刺组和最小针刺组之间的差异不再显著（$P=0.08$）。

（四）结论

经过 8 周的治疗，与最小针刺组或等待治疗组相比，针刺组膝骨关节炎患者的疼痛和关节功能明显改善，但是这种获益会随着时间的推移而降低。

（王丽琼　费宇彤）

· 第六章 ·

中西医结合疗法的评价研究

中西医结合是指通过现代医学知识与科学技术手段，集成和发展中医药，实现中医和西医互通有无，取长补短，共同诊治疾病的医学模式。中西医结合疗法则是在中西医结合理论指导下，采用规范的研究设计进行的治疗，是扎根于我国的新型治疗方法，其概念定于 20 世纪 60 年代。

第一节　中西医结合疗法的形式与特色

中西医结合疗法的特点是在现代医学知识和技术等共性规律的基础上阐释中医个体化治疗效果。其模式通常为综合干预（复杂干预）模式。

一、中西医结合疗法的形式

中西医结合疗法有机融合中医与西医两种医学模式，在充分发挥中医审证求因和辨证论治特色的同时，关注西医病因和病理生理学内容，有效实现中医和西医各自治法的扬长避短和优势互补。中西医结合疗法的形式分为四种：病证结合形式；专药专治形式；互换互用形式；理论融合形式。

（一）病证结合形式

病证结合概念包含"病"和"证"两个部分，其中病对应现代西医学中的疾病，证则对应中医的证候。病证结合形式主要由"以病统证"和"以证统病"两种思维模式指导。以病统证是以西医某一疾病为出发点，同时对其中医证候的分布和演变规律进行探究，并与西医病理生理过程和疾病预后转归联系起来，综合多方因素来确定中西医结合治疗方案。以证统病是以中医证候为出发点，辨证论治为主要诊疗手段，关注不同西医疾病中的相同中医证候，观察中医证候与疾病的关联性，并指导中西医结合诊疗方案的制定。根据既往研究，病证结合形式主要包括三种类型：

1. 先证后病　例如对于晚期肿瘤、慢性萎缩性胃炎等体质虚弱、患病日久的患者，虽然西医疾病诊断明确，但是无法耐受西药治疗或者西药治疗疗效欠佳、副作用明显，此时应该选用病证结合形式中的先证后病类型，采用以证统病的思维模式，从患者的中医证候入手进行辨证论治，并关注合并疾病的相同中医证候，以实现改善体力、恢复精神、畅达情志、协同共治的目的，为后续西医治疗或中西医结合治疗奠定基础。

2. 先病后证　对于诊断明确的西医疾病采用相应西药治疗效果不显著，从而调整治疗方案，重点关注中医证候，采用以病统证的思维模式，在中医证候的基础上合并使用中医药治疗。例如已经使用以肿瘤放化疗和免疫抑制剂的肿瘤患者，针对疗程内中医证候变化情况，结合中医药辨证论治，改善全身状况，提高机体耐受性，在一定程度上还能缩短西药的疗程，减轻毒副作用，提高总体疗效。

3. 病证同用　对于某种疾病，采用中医和西医治疗均有疗效，但是均不能独立实现疾病的完全治愈，此时在疾病的某一阶段或某一疗程宜同时采用西医辨病治疗和中医辨证治疗，并采用以病统证的思维模式为指导，达到中西医结合治疗的协同增效作用，实现疾病的完全治愈。

（二）专药专治形式

专药专治形式是指对于某种疾病，采用固定的中药或者西药有着极佳疗效，并且中西药两者结合具有协同增效、改善疾病预后的作用，符合中西医结合疗法的形式。在专药专治形式下，以革兰阴性杆菌引发的感染为例，可同时选用针对性强的抗生素和具有明确抗内毒素功效的中药制剂（如板蓝根），菌毒并治，以达到疾病治愈目的。中医辨证论治虽然具有中医治疗特色，但是其依赖于医师个人经验、思辨能力和感官功能，具有一定主观性，所以应结合临床实际情况进行分析与归纳。

（三）互换互用形式

互换互用形式是中医理论与西医治疗或西医理论与中医治疗的融合互换，产生的新治疗形式，但本质上仍属于中西医结合疗法的形式。

1. 西药中用　是指在中医理论指导下制定或调整西医治疗方案或中西医结合治疗方案。例如以中医理论指导高血压治疗的药物选择，中医阴虚阳亢或邪热内盛证候的患者适宜α受体阻滞剂和交感神经抑制剂，而阳虚寒凝或寒邪内生证候的患者适宜钙通道阻滞剂或α受体阻滞剂。西药中用形式在保留西药精准性的基础上，融合中医理论优势，达到提高治疗效果、减轻毒副作用的目的。

2. 中药西用　是指在现代医学理论指导下，结合药理学研究的最新进展，优化创新中药剂型或给药方式，达到提高临床疗效的目的。例如疟疾的治疗，虽然东汉名医葛洪在其著作《肘后备急方》中记载青蒿可治"久疟"，但是传统水煎方式没有充分发挥青蒿治疟功效。中国中医科学院屠呦呦研究员创新思路，采用乙醚浸提法提取青蒿素，是中药西用的代表性案例，也体现了中西医结合疗法的形式。

（四）理论融合形式

该形式下中西医结合通过现代科学技术理论和方法将中医和西医穿插融合形成思想体系，进而指导药物的研发和疾病治疗。理论融合形式下中医和西医的理论没有划分主次，没有互换互用。例如复方丹参滴丸就是在现代科学技术和中医传统理论指导下，将中医"胸痹"和西医冠心病相关研究成果有机结合而研制出的中药滴丸制剂，经过美国食品药品监督管理局Ⅱ期临床试验验证，已经在国际上得到广泛认可，适用于心血管系统、消化系统、中枢神经系统等诸多领域。

二、中西医结合疗法的特色

中医疗法诞生于经验医学时代，是自然哲学医学模式，重视整体性和心理因素，治疗方案呈现个体化特点；西医疗法诞生于实验医学时代，是生物医学模式，注重局部性和解剖、病理生理等微观内容，治疗方案呈现群体化特点。中西医结合疗法将中医和西医两种不同医学模式和理论体系有机结合，能够从宏观整体入手，发挥各自治疗优势，综合调节患者、家庭、社会、自然环境等多方因素，有效提升疗效、降低费用、减轻副作用，对于改善预后和促进患者康复具有重要意义。根据既往相关研究回顾，中西医结合疗法具有整体性、双重性和关联性三种特色。

（一）整体性

中西医结合疗法必须从疾病整体入手，综合全面地分析疾病诊疗，避免偏重其一，从而发挥中西医的优势互补作用：在疾病诊断中突出西医现代科学技术优势，在疾病治疗中发挥中医辨证论治个性化特色。必须从患者整体入手，将患者身体看作各部分相互作用又受多因素影响的统一整体，并在治疗过程中明确疾病发展趋势和疗效预后，采用中西医结合方法多系统治疗，达到"未病先防"和"既病防变"的目的。

（二）双重性

中西医结合疗法包含高技术性和非技术性的双重特点。其中西医诊断和治疗多以现代科学技术为支撑，以化学合成制剂药品为手段，以清除病灶为目的，但是费用高昂，副作用较多。中医治疗以非技术手段为代表，例如基于中医医师临床经验的辨证论治，但是对于手术或者危急重症则无法应用。因此中西医结合治疗应根据具体情况综合使用。

（三）关联性

中西医结合疗法的关联性是指该疗法与患者自身和外周环境都有密切关联，因此对疾病的治疗不是单层面的，而是多层次、相互关联的。中西医结合治疗发挥疗效需要关注患者心理、行为、文化和价值观等问题，通过改善患者精神和心理状态、思想和价值观念，从而为提高疗效奠定基础；以及关注患者和其所处的社会环境、经济环境和自然环境，多方面考虑患者病因，并及时以环境为依据调整中西医结合治疗方案。

第二节　中西医结合疗法评价研究的设计要素

中西医结合疗法评价研究的设计主要目的是排除已知或未知研究因素的干扰，以求获得可靠准确的临床结论，进而指导临床诊疗方案的制定，也是顺利进行评价研究的重要环节。中西医结合疗法评价研究的设计要素包括研究对象、样本量、处理因素的选择、对照组、结局指标以及随访等。但是需要强调的是，优秀的中西医结合临床研究设计是经过选题、立题的多方论证和评估以及结合临床实际情况设定研究方案，要重点突出中西医结合疗法的优势和特点。

一、研究对象的选择

（一）研究对象招募

研究对象招募是由试验的研究内容和目的所决定，具体方式包括医生招募、公开招募、专家电视招募、邮件招募、社区义诊招募等。中西医结合疗法研究对象的招募主要采用医生招募或公开招募，患者通常来源于门诊或住院部。但是无论采用何种招募方式，都要保证患者的依从性良好、样本量合适、病情相对稳定以及对中西医结合疗法有一定程度的了解。

（二）诊断标准

规范的中西医结合诊断标准能够保证样本的同质性，包括中医诊断和西医诊断，其中中医诊断又包括中医病名和证候两部分，属于病证结合的证候诊断标准体系。中医病名诊断目前没有标准体系，通常采用下列方法：①对于历代沿用、约定俗成、认识清楚的中医病名可以保留使用；②对于认识不清或错误且客观存在的中医病名可以舍去并改用西医病名；③对于没有适用的中医病名可创新或改用西医病名等。中医证候诊断标准同样没有成熟的标准体系，并且受到医生主观经验及就诊环境的影响，通常采用下列方法：①多个中医证候标准对照评价；②专家德尔菲（Delphi）调查法；③利用大数据挖掘技术构建中医诊断模型等。

（三）纳入与排除标准

制定严格的纳入与排除标准能够规定研究对象的入选条件进而保证代表性和同质性。纳入标准是指能够入组的基本条件，而排除标准是在符合纳入标准基础上的其他不满足试验要求的特殊情况。制定规范的纳入与排除标准能够减少不良因素对研究对象的伤害。

1. 纳入标准 根据中西医结合疗法评价研究的背景、目的、项目实施的临床实际情况，纳入标准应该综合关注下列内容：①符合伦理学要求，对年龄、性别、婚姻和妊娠等因素有明确定义；②符合研究目的、应答良好的研究对象，并对其职业、个人史、家族史等内容进行定义；③对中医疾病的症状、证候、舌脉象等内容进行规定，但要注意简明扼要，保证研究结果的外推性；④对西医疾病的诊断分型、严重程度分期等进行限定；⑤注意限定关键混杂因素，使样本均一性相对较好。

2. 排除标准 排除标准是对研究对象范围加以控制，限制某些病例入组，能够增加研究的安全性和可行性，并且在一定程度上增加研究对象的同质性，应该关注下列内容：①存在合并症或共存疾病；②缺乏主要研究因素数据的研究对象或接受了其他治疗并会影响效应指标的研究对象；③全身状态差、特殊生理状态（如妊娠、高龄、婴幼儿）等风险较大而容易发生不良事件的研究对象；④患有肿瘤等严重疾病，导致在临床试验终点到达前即死亡或退出的研究对象；⑤临床依从性较差，对中西医结合疗法持怀疑态度，或无法坚持随访的研究对象。

二、样本量估算

样本量估算是在保证科研结论具有可靠性的条件下，确定最少的观察例数。样本量不能过大或过小，过大则浪费人力、财力和物力，过小则抽样误差较大，检验效能偏低。中西医结合疗法评价研究估算样本量时，可采用多个效应指标参数和多种估算方法相结合，保证统计学检验效能。中西医结合疗法评价研究多为优效性检验类型，即验证中西医结合治疗是否优于西医常规对照治疗，其样本量的估算公式需要结合具体研究设计类型而定。参数的选择要有依据，如果选择不准确，例如有效率估计过高，则样本量就会偏小，进而中西医结合疗法有效率就可能降低。优效性试验样本量估算之前，研究者需要考虑试验干预与对照干预效应差异的大小、试验精度的要求和试验对象的依从性三个方面内容。

（一）干预效应差异的大小

差异大小的设定需要研究者根据中西医结合治疗药物的前期临床研究基础和临床目的决定，例如试验组生存率比对照组提高 10% 就可认为有临床意义。

（二）试验精确度

精确度问题需要明确两个概念，即统计学上的Ⅰ类错误和Ⅱ类错误，前者又称为假阳性错误（α），后者又称为假阴性错误（β），试验精确度则是不犯Ⅱ类错误的概率（$1-\beta$）。α 值和 β 值的设定比较灵活，根据对试验结果精确性的不同要求来确定：精确度要求高时，α 值可设定为 1%，β 值可设定为 5%；精确度要求不高时，α 值可设定 10%，β 值可设定为 20%；精确度要求适中时，α 值和 β 值可在上述范围内变动。

（三）试验对象依从性

反映研究对象依从性需要关注患者退出或失访的比例。中西医结合疗法评价研究一般选择慢性稳定性疾病，因为研究对象的随访时间较长，所以退出或失访的可能性较大。根据国际要求，试验病例退出或失访比例应当控制在小于病例总数的 20%。

经过上述三个方面考虑，可按照优效性试验样本量计算公式计算：$n=(U_\alpha+U_\beta)^2 2P(1-P)/(P_1-P_0)^2$，其中 $P=(P_1+P_0)/2 \times 100\%$，$n$ 为每一治疗组所需的样本量，U_α 和 U_β 分别为 α 和 β 对应的 U 值，P_1 和 P_0 分别代表预期的疗效和原有的疗效。

三、处理因素的选择

中西医结合评价研究处理因素的选择包括治疗方式、时间、剂量、疗程、合并用药等要素，其形式是中医药疗法与西医疗法的联合应用。

（一）西医疗法

中西医结合疗法评价研究的设计通常采用加载试验（add-on study）模式，即在所有受试者接受标准西医疗法的基础上，试验组加用中医药，对照组加用模拟中医药的安慰剂。西医疗法需要国际公认、疗效认可、评价和结局指标明确，同时能够客观反映加载的中医药疗效。西医疗法应有严格的药品或器材说明和临床证据推荐等级以保证其规范化应用。

（二）中医药疗法

中医药疗法包括药物治疗和非药物治疗两种，中医药药物治疗需要明确药物的成分、产地、剂型、剂量、给药时间、途径、疗程等；中医药非药物治疗（如针灸、推拿、贴敷、拔罐等）需要明确治疗部位、数目、操作方式、治疗时间、疗程等。特别说明中西医结合疗法评价研究的设计中可能包含中药安慰剂等内容，其安慰剂需要保证和治疗中药形色味等完全一致。

中西医结合疗法研究本身是中医和西医两种医学模式的融合，西医群体化研究中严格固定的方法学设计与中医辨证论治复杂、动态多变的实践特征难以契合，存在下列诸多矛盾：①干预实施中如果涉及由于辨证论治或体质病情变化导致的处方加减调整，则相比对于标准研究方案中固定疗法模式，可能增加研究偏倚；②如果出现不良反应，无法准确评判是由哪种治疗导致；③如果无法明确中医和西医治疗方法的差异性，则可能因"天花板"效应导致无法准确证实中西医结合的疗效。

四、对照组的设置

对照组的设置是流行病学的核心思想，也是临床科研的一项基本要求，因此适用于中西医结合临床研究设计中。对照组的设置能够减少临床研究中非特异性因素的干扰和影响，使试验结果真实可靠。常用对照组包括空白、安慰剂、标准治疗或常规治疗等。对照组的设置并非必须，而是与研究目的相关。对于中西医结合疗法的评价研究，需要设置对照组来评价中西医结合治疗对研究对象产生的影响。中西医结合研究对照组的设置按照下列方法进行：①如果对比中西医结合和西药常规治疗，通常采用与治疗组相同的常规西药治疗或者采用西药联合安慰剂治疗；②如果对比两种中西医结合治疗时，对照组采用西药联合其他中药治疗；③对照组中的西药应选择有公认临床疗效、证据充足的药物，不能选择已经被淘汰、竞争力不强或证据级别不高的药物。

五、结局指标的选择

临床研究中需要设置结局指标来评价干预和结局之间的相关性，反应干预措施的真实疗效和特点。中西医结合指标的设定需要兼顾中医和西医特点，涵盖反映西医疗效提升和中医证候变化的指标。中西医结合疗法评价研究的结局指标设定形式有下列多种方法：①根据重要性可以分为主要结局指标和次要结局指标；②根据类型可分为有效性指标和安全性指标；③根据报告者角度关系可分为医生报告结局（clinician-reported outcome）、生理报告结局（physiological-reported outcome）、照顾者报告结局（caregiver-reported outcome）和患者报告结局（patient-reported outcome）。中西医结合疗法评价研究的结局指标可以添加经济学评价，突出联合疗法能够缩短疗程、降低副作用、减轻患者经济负担的优势。

（一）根据结局指标重要性分类

1. 主要结局指标　主要结局指标是指在临床方案中明确制定，并且最能代表临床意义、最能说明研究问题的指标，具有容易测量、客观性强、临床上已经经过充分验证的特点。

2. 次要结局指标　次要结局指标是为了回答次要研究问题设立的指标，如疾病或证候改善、生物学、安全性等指标，能为研究的进一步深入提供线索。

（二）根据结局指标有效性分类

1. 有效性指标　有效性指标是指尽量采用临床公认的终点指标，其中中医证候变化指标，应当采用已经过前期论证以及信度和效度检验的证候评分量表进行评价。

2. 安全性指标　安全性指标与药物药理、给药途径、疗程、研究对象自身特点、暴露时间以及样本量相关。如果中西医结合疗法中采用了中药注射剂，其安全性评价还要观察是否发生过敏反应。

（三）根据结局指标报告者分类

医生报告、生理报告、照顾者报告和患者报告能够从不同维度考察中西医结合疗法作用于人体后的反应（有效性、安全性、满意度），但是当前临床仍然以医生报告结局为主。

1. 医生报告结局　医生报告结局是医生关于患者健康状态和治疗效果的报告，是从医生的角度观察干预措施作用于人体的反应，包含有效性、安全性、满意度三大领域，内容丰富且广泛应用于临床实践。通常以生理报告结局等客观指标为基础，结合医生的经验判断和专业解释，更注重患者的形态结构和身体功能之间的联系，但是缺少反映中医特色的结局指标。

2. 生理报告结局　生理报告结局可以作为临床上许多疾病的诊断和疗效评价的"金标准"，其内容较为固定和规范，但是只根据患者局部表现反映治疗效果，不能从整体层面对患者进行评价。需要注意，仅凭单维度的生理报告结局不足以用来制定临床决策：①某些实验室理化检查和器械测量仍需要医生主观判断结果的临床意义和价值，所以在信度方面也存在相对局限性；②对于中医药治疗结局，例如评价证候和病机的变化时，同样不能通过生理报告结局来评价。

3. 照顾者报告结局　照顾者报告结局主要通过第三方观察和判断来评价研究对象的治疗效果。这里的第三方是指除临床医生和患者以外的其他人，包括护工、家属、社会工作者等。可以通过量表的形式实现对照顾者报告结局指标的多维度评价。

4. 患者报告结局　患者报告结局直接来源于患者的主观评估，包括对其临床症状、生理功能、健康相关生活质量等方面的感知以及对于治疗和医患关系的满意度。信息获得形式有访谈、自评问卷或有关患者日常生活、健康状态和治疗措施等方面的日志等，内容丰富实用，其中中医患者报告结局量表的研制充分体现了中医临床特色。

第三节　中西医结合疗法评价研究实例分析

中西医结合疗法评价研究的设计模式基于所研究疾病的类型和目的。临床科研中，评价中西医结合临床疗效首选随机对照试验；如果中药安慰剂能够设置，可采用基于随机对照试验的加载设计；如果中药安慰剂不能设置，可采用实用性随机对照试验。如果无法实施随机对照试验，可采用队列研究探究中西医结合疗法和临床结局之间的关系；或采用病例对照研究探究既往中西医结合疗法和临床结局之间的相关性；以及采用病例系列研究描述和分析中西医结合的疗效。

一、实用性随机对照试验实例

（一）前言

以 RCT 为代表的临床研究设计模式，严格限定受试人群和干预措施，虽然保证了内部真实性，但是削弱了外部可推广性，同时耗费了人力、物力和财力。中西医结合疗法的评价研究近来较多关注真实世界研究领域，例如在 RCT 的前提下，采用实验性设计对中西医结合干预措施在真实医疗实践环境中的实际疗效进行长期评价，强调外部有效性和可推广性，实用性随机对照试验（PRCT）和基于注册登记研究的随机对照试验（registry-based randomized controlled trials，RRCT）就是较好的代表。

以曼彻斯特大学 Alexander Molassiotis 团队 2012 年发表于 Journal of Clinical Oncology（IF=28.245）的《针灸治疗乳腺癌患者癌症相关的疲劳症状：实用性随机对照试验》（Acupuncture for Cancer-Related Fatigue in Patients With Breast Cancer: A Pragmatic Randomized Controlled Trial）为例。

（二）研究背景和目的

癌症相关性疲劳（cancer related fatigue，CRF）是一个重要的临床问题，高达 40% 的乳腺癌患者在治疗几年后会经历中度到重度的疲劳，严重影响生活质量。目前乳腺癌患者常对以针灸为代表的辅助疗法表现出兴趣，并且系统综述表明针灸在治疗癌性相关性疲劳方面具有前途，但是缺少进一步的临床证据支持。这项研究的目的是在已完成辅助化疗的乳腺癌患者中评估针灸治疗 CRF 的有效性。

（三）研究设计

本研究采用实用性随机对照试验设计，在常规护理治疗基础上，试验组患者采用针灸治疗，对照组患者采用加强的常规护理治疗。运用计算机程序进行患者的分组，针灸组和对照组的比例为3∶1。

（四）研究对象

1. 患者招募 研究对象来自英国的2家专业癌症医院、4家癌症中心和1家全国自愿乳腺癌组织的3个治疗中心，通过一项单一条目的十分制量表来筛选并确定有显著CRF症状的患者，然后评估其参与研究的可能性。其中0分为完全不疲劳，10分为极度疲劳，得分为5分即为本研究的目标患者。共有302名患者被纳入研究并随机分配，其中227名接受针灸治疗，75名接受常规治疗。针灸组平均年龄52岁，对照组平均年龄53岁。

2. 纳入标准

（1）诊断为Ⅰ期、Ⅱ期或Ⅲa期乳腺癌；

（2）已完成至少1个月至多5年化疗的持续或长期CRF患者；

（3）在研究期间没有计划接受放化疗；

（4）在0到10分的筛查量表上得到至少5分；

（5）愿意参与研究并被随机分配到一个研究小组；

（6）既往有局部复发的患者可考虑，但有远处转移的患者不考虑。

3. 排除标准

（1）针灸针刺恐惧症；

（2）血小板计数低（＜50 000/µl）；

（3）合并有出血或甲状腺功能障碍；

（4）妊娠；

（5）血红蛋白低于10g/dl；

（6）血细胞比容小于30%；

（7）用促红细胞生成素或输血积极治疗的贫血；

（8）使用皮质类固醇类激素；

（9）预期寿命不足6个月；

（10）同侧手臂腋窝淋巴结和肢体淋巴水肿的患者。

（五）干预和对照措施

所有试验患者均接受常规护理。

1. 试验组 试验组医师接受过针灸学位教育，在专业机构注册，至少有2年的临床经验，每周对患者三对穴位（足三里 ST36、三阴交 SP6、合谷 LI4）进行一次 20min 的针灸治疗，持续 6 周。如果穴位无法进行针灸，则由医师自行选择替代穴位点维持同等剂量的治疗。针灸针的选择遵循统一标准，根据患者的年龄、敏感性和健康状况选择针刺方法，垂直进针，深度为 0.5 ～ 1 英寸（1 英寸 =2.54cm）。针灸治疗中不推荐使用其他辅助疗法。

2. 对照组　对照组接受加强的常规护理。患者由 Macmillan/CancerBackup 公司开发的 CRF 信息手册指导，其中包括关于疲劳和癌症的详细信息。

（六）结局指标

主要结局指标是疲劳，通过多维疲劳量表（multidimensional fatigue inventory，MFI）进行测量，在第 6 周治疗结束后进行患者自我报告；次要结局指标包括焦虑、抑郁、生活质量以及针刺疗效预期。运用院内焦虑与抑郁量表（hospital anxiety and depression scale，HADS）、癌症治疗相关一般生活质量功能性评价量表（functional assessment of cancer therapy-breast，FACT-B）进行测量。上述量表和问卷要求患者在家完成，然后用预付的信封寄回给研究人员。基线资料信息包含从患者记录和患者自身获得 14 个社会人口学和治疗特征。不良事件通过患者报告和医师记录来监测。

（七）样本量的计算

样本量的计算基于该团队的既往研究基础，计划纳入 320 例患者，按照 3 ∶ 1 的比例随机分配得到实验组 240 例，对照组 80 例。由于该研究需要在第二阶段后续进行针对治疗组患者的自我针灸维持治疗，保证 80% 检验效能的基础上需要 192 名实验组患者。该研究纳入 302 名患者时停止，原因是已能保证第二阶段 192 名治疗组患者数量。本研究预计会有 20% 的失访率。

（八）统计分析

采用描述性统计方法对数据进行总结，t 检验用于分析基线到第六周疲劳评分的变化，以基线和第六周评分作为协变量、试验臂作为分组因素进行协方差分析（ANCOVA），最后观察值法（LOCF）作为主要指标缺失值的敏感性分析方法，治疗意向性分析用于分析随机化分组试验结果，数据中的正态性假设通过残差图和残差分位数图进行评估。

（九）研究结果

在 302 例随机分配的患者中，共有 246 例患者在第 6 周时完成试验并提供完整数据。研究人员根据这些数据发现，在接受和未接受针灸治疗的患者中，一般性疲劳评价分差为 -3.11（95%CI: 3.97 ～ -2.25，P < 0.001）。在按 MFI 测算的其他疲劳方面，针灸治疗组患者也均有所改善，包括体力疲劳和精神疲劳（针灸疗效分别为 -2.36 与 -1.94，两者

$P < 0.001$），焦虑与抑郁（针灸疗效分别为 -1.83 与 -2.13，两者 $P < 0.001$），以及生活质量（身体健康效果为 3.30，功能性健康效果为 3.57，两者 $P < 0.001$；心理健康效果为 1.93，$P=0.001$；以及社会功能健康效果为 1.05，$P < 0.05$）。

（十）研究结论

针灸是治疗癌症相关性疲劳的有效手段，能够有效提高患者的生活质量。

二、队列研究实例

（一）前言

中西医结合疗法评价的队列研究属于治疗性队列研究，把受试对象根据是否接受中西医结合治疗或西医治疗分为不同队列，观察并比较有效率或结局事件发生率的差异。队列研究根据结局所处的时间点可分为前瞻性队列、回顾性队列和双向性队列研究。

前瞻性队列研究是队列研究的基本形式，也是中西医结合队列研究首选形式。基金和人员投入较大，能够充分比较中西医结合疗法和西医疗法间疗效差异，明确干预措施和结局之间的关系，偏倚程度较小，可信度较高。回顾性队列研究节省人力和物力，适用于观察不良反应和疗效的因果推断，但偏倚程度较大。双向性队列研究融合前瞻性队列研究和回顾性队列研究，兼顾两者的优点又弥补了两者的不足。

中西医结合队列研究没有严格制定的治疗方案，研究者仅能将中医治疗方案细化到"中医治则"，将西医治疗方案细化到"病因和对症治疗"。队列分组可以根据中医药累积使用频率和剂量水平进行设置。中西医结合疗法队列和西医疗法队列间除了要关注研究对象可比性，还需关注医院诊疗水平和住院率的差异，合理选择临床分中心。队列研究的结局指标应当选用明确可测的终点结局（如疾病进展、患者死亡等）而避免采用多随访时点上动态变化的指标（如血压、血脂等），减少统计分析的复杂性。队列迁移和失访需要合理控制，及时采用合适的统计方法以及随访方式。近年来队列研究领域也开始强调真实世界研究，如利用电子信息系统进行注册研究和数据库研究，以回顾性方式比较干预措施的治疗效果。系统中大数据和多样性的特点对中医诊疗规律的探索和挖掘具有重要意义，值得运用于中西医结合疗法的评价研究。

以来自中国台湾大叶大学的 Pei-Chun Chen 研究团队 2017 年发表于卒中领域权威杂志 Stroke（IF=6.239）上的前瞻性队列研究《针灸治疗与卒中后抑郁的关系》（Acupuncture Therapy and Incidence of Depression After Stroke）为例。

（二）研究背景和研究目的

脑卒中后抑郁（poststroke depression，PSD）是脑卒中常见的情绪并发症，与脑卒中

（stroke）后生活质量及预后有关。关于药物治疗预防 PSD 有效性的证据尚不明确，但是针灸作为治疗脑卒中的一种替代和辅助医疗手段越来越受到欢迎。虽然临床试验的荟萃分析报告了针刺对 PSD 的疗效，但这些研究侧重于缓解卒中后患者的抑郁。因此该研究的目的是基于一个全台湾代表性的数据库，调查在出院后 3 个月内使用针灸是否与降低抑郁风险相关。

（三）研究设计

前瞻性队列研究。

（四）研究对象

选择覆盖了中国台湾 99.6% 的人口的台湾全民健康保险计划计算机数据系统（其中包含由 100 万名自 2000 年从福利机构的注册表中随机选择的受试者组成的队列纵向数据）。

选取在 18 岁后首次诊断脑卒中并入院者为研究对象，脑卒中的诊断标准根据国际疾病分类第九版（the International Classification of Diseases，Ninth Revision，Clinical Modification [ICD-9-CM]，编码 430 到 434，436，以及 437）制定。研究要求受试者在出院 3 个月后进行随访，因为有证据表明，患者在脑卒中后 3 个月内接受康复治疗的功能恢复水平最高。该研究得到了中国台湾长庚纪念医院的机构伦理审查委员会的批准（CIRPD1D0032）。

（五）研究分组

出院后 3 个月内在门诊接受过针灸治疗的患者被划分为针灸组（暴露组）；其他所有患者被划分为非针灸组（非暴露组）。

（六）结局指标

对抑郁是否发生的随访开始于患者出院 3 个月后，抑郁的诊断标准同样根据国际疾病分类第九版（ICD-9-CM，编码 296，309，或 311）。该前瞻性队列研究的结局指标包括：于 2013 年年底前发生的抑郁、退出台湾居民健康保险、死亡。

（七）统计分析

使用标准化差异比较针灸使用者和非针灸使用者的基线特征。采用 Cox 比例风险回归模型，控制潜在的混杂变量，估计抑郁症风险 95% 置信区间（95%CI）的风险比（risk ratio，RR）。该研究进行倾向评分匹配，平衡针灸使用者和非使用者之间的混淆，然后使用 Cox 比例风险回归模型对匹配对象进行分层，估计 95% 置信区间的风险比。该研究所有模型均满足比例风险假设。

（八）研究结果

在 16 046 名符合纳入标准的受试者中，有 1 714 名受试者（10.7%）使用了针灸治疗。出院后 3 个月平均针刺次数 13.1 次（中位数为 9 次）。针灸组平均年龄为 62.6 岁，而非针灸组的平均年龄为 66.4 岁。与非针灸组相比，针灸组患者更有可能伴有高脂血症、既往住院治疗史，以及不宜住院治疗脑卒中的临床特征，并且在住院和出院后使用了抗抑郁药。随访期间，针刺组 100 例患者和非针刺组 699 例患者出现抑郁。在多变量调整模型中，使用针灸与抑郁的风险无关（RR 为 1.04；95%CI 为 0.84 至 1.29）。在倾向得分匹配模型（RR 为 1.06；95%CI 为 0.79 至 1.42）得出相同结论，并且后续按脑卒中类型、年龄和性别分层的分析中依旧发现针灸治疗与抑郁风险之间没有相关性。

（九）研究结论

在因脑卒中住院的患者中，出院后 3 个月内的针灸治疗与随后的抑郁发生率无关。

三、中西医结合疗法评价研究展望

中华人民共和国国家发展和改革委员会在《中医药发展战略规划纲要（2016—2030年）》强调了中西医结合研究和中医科研评价体系的内容，重点指出：①要强化中西医临床协作，开展重大疑难疾病中西医联合攻关，形成独具特色的中西医结合诊疗方案，提高重大疑难疾病、急危重症的临床疗效；②要开展中医临床疗效评价与转化应用研究，建立符合中医药特点的疗效评价体系。因此促进中西医结合疗法评价研究的发展具有重要现实意义。

（一）重视群体与个体相结合的中西医结合疗效评价

整体观念和辨证论治是中医临床研究的核心，在中西医结合疗法的评价研究中也占有重要地位。中医整体观念多为定性内容，缺乏规范化研究，而辨证论治为个体化研究，重视患者特征，缺少评价方法。所以中西医结合研究应在重视群体化研究方法的基础上，关注个体的干预及疗效在治疗全程中的变化，完善研究设计和评价，实现优势互补。

（二）重视构建中西医结合疗法核心结局指标集

中西医结合疗法的评价研究中结局指标存在差异性，影响了研究结果的应用价值，也不利于研究结果的横向比较和数据合并后的证据获得。建立必须报告的、统一的、公认的、标准化的核心结局指标集（core outcome set，COS）对中西医结合疗法的评价研究价值和实用性的提升有重要作用。

（三）重视医患共建的中西医结合疗法评价模式

患者价值取向逐渐在医学研究中被重视，叙事医学在临床研究中不断被应用，因此建立叙事医学理念下中西医结合医患共建临床试验方案，将是对现有中西医结合临床研究评价方案的完善，会促进临床决策更加人性化。

（四）重视中西医结合模式的国际推广

中西医结合疗法想要被更多人熟知和推广，除了优化完善自身评价体系和内容外，还要寻求发表高质量、规范化的中西医结合临床文章，注重中西医结合研究人员的培训与国际交流，将中西医结合研究的临床优势不断推广。

（商洪才）

·第七章·

循证中医药社会科学研究方法

医学特别是中医药具有较强的自然科学属性和社会科学属性，同时循证中医药的重要要素之一就是研究证据。因此，社会科学的研究方法对于循证中医药的发展具有重要的研究和实践价值。本章主要从常见的定量研究、愈来愈重要的定性研究、逐渐发展起来的混合研究方法以及为临床实践提供高质量证据的系统评价研究方法来呈现循证中医药中的社会科学研究方法。

第一节　社会科学常用研究方法

社会科学研究不仅仅要通过定量研究和定性研究来认识世界和人类，同时更重要的是想通过科学地认识世界来改造世界。因此，定性研究和定量研究在科学研究和实践中均扮演重要的角色。同时，当前医学界面临着如何快速而有效地应对信息爆炸所带来的挑战，因此有必要进一步加强证据的合成和转化能力。

一、概述

（一）基本概念

社会科学研究方法是指从事社会科学研究活动所运用的方法，社会研究的目的是形成和产生有关社会世界的系统知识，增加人类对自身以及所生存世界的理解。研究方法作为形成和产生有关社会世界知识的一种活动过程，使社会研究比起常识、传统、权威、个人经验以及其他一些知识来源来说，具有更高的系统性、组织性及科学性。

（二）常用范式

对同一事物，通常会有多种解释方式，潜在于这些不同解释或理论背后的就是范式。范式指用来组织研究者观察和推理的基础模型或参考框架。社会科学领域几种常见的范式包括实证主义、结构功能主义、社会达尔文主义、批判种族理论、符号互动主义、常人方法论、冲突范式、女性主义范式等。范式没有对错之分，作为观察的方法只有应用是否恰当之分。每一种范式都为关注人类社会生活提供了一种不同的方式，每一种范式都有独特的社会事实假定。因此，每一种范式都能有新的理解，带来不同类型理论，并且指导不同类型研究。

（三）主要方法

谈及社会研究时，常常用到试验法、调查研究、定性实地研究、非介入研究、评估研究等。本节介绍的社会研究方法则从循证中医护理研究需要的研究类型进行分类，包括定量研究、定性研究、混合研究和系统评价。

二、主要研究方法、技术与应用实例

（一）定量研究

定量的意思就是以数字化符号为基础去测量。定量研究主要搜集用数量表示的资料或信息，并对数据进行量化处理、检验和分析，从而获得有意义结论的研究过程。

定量研究的分类　研究有多种分类方法，主要包括按照是否应用随机方法分类和按照研究性质分类。按照随机方法来说，随机研究以及大部分的非随机研究都属于定量研究；按照研究性质来说，试验性研究以及部分观察性研究属于定量研究；此外，调查研究也被认为是医学研究的重要方法之一。中医护理领域的可用的定量研究方法，包括随机对照临床试验、半随机对照试验（quasi-randomised controlled trail，Q-RCT）、队列研究、病例对照研究和调查研究（量性研究具体研究方法介绍详见第三章和第十三章）。

（二）定性研究

定性研究属于社会科学范畴。由于医学介于自然科学和社会科学之间，兼有两者的属性，例如社会医学、医学社会学就属于两者交叉的研究领域，需要定性研究方法解决医学的社会属性问题。定性研究起源于 20 世纪 20 ~ 30 年代。最初，人类学家和社会学家将其用于研究在自然环境下人类的行为和表象。20 世纪 80 年代初在心理学和护理学领域率先引入了定性研究的方法，近 20 年来开始运用于医疗卫生领域的研究。

1. 定性研究的含义　关于定性研究的定义，目前还没有一个统一的观点。国外学术界一般认为定性研究是指："在自然环境中，使用实地体验、开放性访谈、参与性与非参与性观察、文献分析、个案调查等方法对社会现象进行深入细致和长期的研究；分析方式以归纳为主，在当时当地收集第一手资料，从当事人的视角理解其行为的意义及其对事物的看法，然后在这一基础上建立假设和理论，通过证伪法和相关检验等方法对研究结果进行检验；研究者本人是主要的研究工具，其个人背景以及和被研究者之间的关系对研究过程和结果的影响必须加以考虑；研究过程是研究结果中一个必不可少的部分，必须详细记

101

载和报道。"定性研究包括四个基本要素：纳入研究的对象必须合理、有目的地加以选择，应当与研究问题相关；资料收集的方法必须针对研究的目的和场所；资料收集的过程应当是综合的，能够反映覆盖面和代表性，能够对观察到的事件加以适当的描述；资料分析的手段恰当，分析结果与多种来源的信息进行整合，确保研究对象的观点得到合理的解释。

2. 定性研究的分类　定性研究主要方法有：实地研究法、焦点组访谈法、观察法、个案研究。

（1）实地研究法：实地研究是社会科学研究中常见的方法之一，以直接、生动和深入的特点在社会学、心理学、文化人类学等学科领域中有广泛的应用。是处于方法论和具体的方法技术之间的一种基本研究方式，规定了资料的类型，既包括收集资料的途径和方法，又包括分析资料的手段和技术。实地研究法收集的资料通常是质性资料，采取的收集资料的方法是参与观察、无结构式访谈等，本质上由访问者确立对话的方向，再针对受访者提出的若干特殊议题加以追问。定性研究访谈分为以下三类：结构式访谈，即通过使用结构式问卷完成访谈，这需要在开始访谈之前培训访问者用标准的方式提问题；半结构式访谈，即根据研究内容制定一个松散的框架，这一框架由一些开放式问题组成；深入式访谈，该方法较少有框架，可能仅仅针对一两个主题做深入细致的访谈。

（2）焦点组访谈法：基于结构化的或者半结构化的、非结构化的访谈，它允许研究者/访谈人系统地提问并同时对几个人提问。焦点小组的参与者并不是通过严格的概率抽样挑选出来的，这意味着参与者并不具有统计上的代表性。不过，研究目的是要探索而不是描述或者解释。焦点组访谈法是针对某一特定问题选取具有代表性的 8～12 个参与者进行渐进的、引导式的访谈。访谈通常持续 2～3 小时，由调解人或引导者主持会议。主持人的身份并不是作为一般访谈者，而是在与研究问题相关的小组中激励参与者互相交流。焦点组访谈法能够提供详细的信息，并且从多个参与者中获得比单个访谈更丰富的信息。焦点组访谈法中访谈和观察是互相结合的，针对相同数量的人群，焦点组访谈法可能比进行个体访谈更便宜，并能缩短访谈的时间，通常对参加访谈者更具有吸引力，因为通过访谈，能够为其提供学习的机会。

（3）观察法：是指研究者根据一定的研究目的、研究提纲或观察表，用自己的感官和辅助工具去直接观察被研究对象，从而获得资料的一种方法，分为参与式观察与非参与式观察。推荐使用参与式观察法，参与式观察法是一种没有固定结构类型的观察方法。研究者成为其正在观察的自然环境中的一部分，观察对象的行动、他们的相互影响以及其周围的事件与情境，研究者的身份在此过程中是不被察觉的。当代人文科学领域中的建构主义者将参与观察分为四个阶段：一是描述性观察阶段，二是焦点观察阶段，三是选择性观察阶段，四是反思性阶段。科学的观察具有目的性和计划性、系统性和可重复性。在科学实验和调查研究中，观察法具有以下几个方面的作用：扩大人们的感性认识、启发人们的思维、获得新的发现。

（4）个案研究：个案研究是以一个典型事例或人物为具体研究对象，进行全面系统的调查研究，以了解发生和发展的规律，从而为解决更一般的问题提供经验。个案研究的基本逻辑是：研究者在确定了研究的问题或现象后，不带任何假设地进入到现象发生的场景中，参与研究对象的生活，去观察现象发生的过程，或者通过深入访谈收集各种质性资料，并以此进行分析和归纳，揭示现象发生的原因，逐步归纳出理论命题。

（三）混合研究

混合研究方法是指研究者在一项研究或调查项目中，兼用定性和定量的研究方法，来收集、分析数据，整合研究发现，并得出推论，是结合量化研究与定性研究要素进行的研究，已经逐步发展为一种独立的方法论。混合研究方法兴起于对范式不兼容的反思与批判，并随后选择了实用主义作为其范式，这奠定了混合方法研究的合法性基础。

1. 混合研究的意义　第一，通过利用定量和定性不同的研究方法和研究设计验证同一现象，使定量与定性研究相互弥补，消除彼此的缺点，实现优势互补和多元交叉，结果之间可以相互验证与解释。第二，混合方法研究以一种方法结果为辅，与另一种主要方法的结果相比较，从而寻求详尽解释、改进、澄清。第三，不同的研究方法会产生不同结果，这些结果之间出现的矛盾往往促使研究问题的重构，促使新理论产生。第四，比起单一的定性或定量研究，混合方法研究可以为研究问题提供更多的证据，研究者可以使用所有可行的数据收集工具，而不限于定量或者定性研究特定的数据收集方式。

2. 混合研究设计类型

（1）并行设计：并行设计是最为典型的混合方法研究设计，其要求研究者同时针对研究现象分别搜集并分析质性资料与量化资料，通过不同但是互补的资料来更好地回答研究问题。该设计中，量化研究与质性研究居同等地位，"整合"往往发生在：①资料分析阶段，通过资料的转译将资料转化为同一类型，而后进行综合分析；②资料解释阶段，通过对比量化资料与质性资料的分析结果，呈现结论的趋同、相关或者对立，并进一步解释其原因。"整合"可以达成互证，也可能发现结论的冲突，引发对研究问题与设计的重构。

（2）量化–质性顺序设计：该设计中，研究者在第一阶段运用量化研究针对某一现象进行资料的搜集与分析，在第二阶段通过质性资料的搜集与分析对前一阶段的结论做出解释。该设计的"整合"主要发生在：①资料分析–资料搜集阶段。研究者在第一阶段的资料分析结论与第二阶段的数据搜集建立"连接"，从量化研究呈现的有关"显著/不显著、异常、平均水平"等结论中生成质性研究阶段的研究问题；②资料解释阶段。定性研究阶段的结论可能会给出有关量化研究结论的解释，也可能因为无法解释，让研究者对两阶段的研究进行反思。

（3）质性–量化顺序设计：设计分为定性研究与定量研究两个阶段，定量研究对定性研究阶段形成的个案型结论进行群体型分析。之所以采用这一设计，主要是由于不具备研究工具（问卷、量表等）以及研究变量、理论框架等不明确，所以先用定性研究对某一现象进行探索。该设计的"整合"主要发生在：①资料分析－数据搜集阶段。质性研究的结论可以为量化研究阶段的资料搜集提供变量参考（关键话语与实践、类属）、工具开发支持（访谈－文本分析－概念框架－研究工具），所以该设计经常被称为工具开发设计；②资料解释阶段。定量研究的结论可以提供群体层面的证据，这一证据可能会论证定性研究扎根得出的理论，提高其可推广性，也可能与之冲突，需要研究者反思重构。

（四）系统评价

1. 系统评价含义 系统评价最早源于研究合成，是指针对具体问题，采用科学的规范的方法全面收集、严格筛选、客观评价和科学分析纳入研究，得出综合可靠结论的研究方法。在这里我们主要介绍定性系统评价和定量系统评价（Meta 分析）。

2. 定量系统评价（Meta 分析） Meta 分析广义上指的是一种科学的研究方法，指全面收集所有相关研究并逐个进行严格评价和分析，再用定量合成的方法对资料进行统计学处理得出综合结论的整个过程；狭义上仅仅是一种单纯的定量合成的统计学方法。定量系统评价的研究问题主要是根据干预措施的利与弊、诊断方法的准确性等来设定；构建问题（常采用 PICO 模式）及制定纳入与排除标准；结果分析与讨论以 Meta 分析形式展示结果，讨论中应分析讨论实施偏倚等多种混杂因素对系统评价结果的影响，详见第十二章。

3. 定性系统评价 定性系统评价（定性证据合成）是针对研究问题，进行系统检索后纳入定性研究并对其客观评价、分析得出结论的研究类型。定性系统评价的研究问题根据个人的需求、观点、态度、经验等来设定；定性系统评价问题的构建宜采用 SPIDER 模型；结果分析与讨论以描述性的语言展示结果，由于定性研究实施过程的多样性，不需要讨论发表偏倚对结果的影响。

4. 混合方法研究系统评价 混合方法研究系统评价（mixed methods systematic reviews，MMSR）是指针对某一具体研究问题进行全面的系统检索后纳入定量、定性和混合型研究，并对其进行严格的质量评价、分析和整合后，得出可靠结论，是一种全面且最大限度了解某一主题文献从而为卫生政策制定和临床实践相关问题提供有效信息，涉及两种及以上研究方法的系统评价方法。混合方法研究系统评价可通过对不同类型研究证据的整合和分析，来弥补单一研究方法系统评价提供的信息不足，从而最大限度地挖掘证据，为政策和临床实践提供决策依据。

对于混合方法研究系统评价而言，采用的情景主要为以下 4 个方面：①当单一研究方法的系统评价没有完整地回答研究问题，有待进一步解释；②定性研究系统评价和定量研究系统评价结果矛盾；③为了利用第二种研究方法系统评价来深化研究；④为了推广探索性研究的发现，如通过定性研究系统评价来了解哪些问题、变量等内容需要研究，然后采用定量研究系统评价来推广、检验前期探索结果。

第二节　循证中医药与叙事医学

循证医学和叙事医学均是医学发展到现阶段为了进一步将医学的科学性和医学的人文性有效结合的实践范式，对于循证中医药来说需要结合两者的特长。叙事医学治疗的哲学观点和路径在一些社会治疗学等学科也得到推崇。因此，当前中医药领域学者有必要了解循证中医药和叙事医学的关系和可结合点。本节将简单介绍叙事医学的起源、发展以及和循证中医药结合的探索。

一、叙事医学的概念与范畴

叙事能力是一种认识、感知、解释、回应疾病的故事及他人困境的能力。叙事医学是在临床、研究、教育中运用人类的叙事来医治的医学方法，是由具有叙事能力的人实践的医学。叙事医学是一个跨学科的临床框架，是健康领域的社会科学研究方法。

（一）起源与发展历程

叙事医学的诞生源于解决医疗卫生中分歧的迫切需求。患病的人是以一个整体进入到疾病与治疗的世界，疾病同时施加于个人的身体、心灵、生活、家庭、价值观、人生观、世界观，乃至深刻变革人生轨迹。对患者而言疾病是一个需要自我消化的生活事件，他迫切需要对病因的合理解释；需要接受患病的生命境遇，面对疼痛、活动受限、生活不能自理；需要在接受现实后积极自我调整，积蓄力量克服疾病或与疾病为友；更需要医护人员全程的深度理解与专业陪伴。而在医生看来疾病是种需要医疗干预的生物学现象，生物医学的诊疗方式适用于消除病因，实际上更多是缓解疾病，无力实现医疗服务的本质陪伴并助力患者平安渡过疾病境遇。基于此，关注患者心灵疾苦的叙事医学及其实践应运而生。

叙事医学的发起人丽塔·卡蓉是美国哥伦比亚大学内科学教授，内科医生，文学博士。2000年卡蓉首次使用叙事医学一词来定义具有叙事能力的医者实践的医学。2001年她在《内科学年鉴》提出叙事医学的概念，归纳医学叙事写作的主要形式为医学小说、科普文章、医者自传、行医札记，以及医学教育中的写作训练。随后在《美国医学会杂志》撰文提出利于共情、反思、职业、信任的叙事医学模式，提倡通过精细阅读与反思写作的方式维护医患关系、同事关系，帮助医者审视自我，加深医者与公众的联系。2004年，卡蓉在《新英格兰杂志》探究叙事与医学的关系，提出构建叙事能力需要进行特定的教育培训，以掌握文本技能、创造性技能以及共情能力。2006 年，《叙事医学：尊重疾病的故事》一书中卡蓉详尽介绍了叙事医学的理论框架、疾病叙事的作用，提出叙事医学三要素即关注、再现、归属，以及构建叙事能力、实践叙事医学的方法，即细读和书写平行病历。2016 年，卡蓉出版教科书《叙事医学的原则与实践》，分享 10 余年来教授叙事医学、叙事伦理学，以及叙事医学实践形式细读、创造性与反思性写作的方法与获益。

近年来，叙事医学研究的集中地区由美国和加拿大拓展至意大利、澳大利亚，法国和中国等，出现了各地区的代表学者及其各自的代表性研究领域，研究热点包括理论争鸣，与其他学科如循证医学、医学教育和全科医学之间的关系，以及在医学教育教学和真实临床情境中的实证研究等。

（二）临床实践形式

叙事的临床实践主要有三种模式：①医务工作者通过细读技巧训练，掌握从文本角度跨越医患分歧、聆听、理解、吸收并回应写作者 / 讲述者的能力；②具有叙事能力的医务人员通过书写平行病历，关注与再现疾病叙事；③疾病叙事作为一种姑息治疗方式缓解医患心灵苦痛，即叙事治疗。

细读是最基本的叙事能力。细读训练通过密集的文本阅读，帮助医者掌握识别叙事文本的框架、形式、时间、情节和意愿的能力，从而跨越医患鸿沟，倾听与再现所听到的故事，获取能弥补生物学数据的个体化信息，用于获得更好的临床效果。具备细读技巧的医者不但能够为患者承担见证，而且能透析患者讲述，发现患者无法理解的意义，做出基于医学知识的专业解释。细读是培养叙事能力的第一步，主要以小型研讨会的形式对医生、护士、照顾者和社会工作者开展培训项目。

平行病历是指医者在记录常规病历之外，使用日常语言记录患者的疾患旅程和自己作为见证者的体验。平行病历无须拘泥于形式，可以是医者花两分钟时间记下的一小段文字，描述当下的主观感受；或是具有一定格式的日记、诗歌、散文、小说、视觉艺术、剧本等文学作品形式。这一文本可在医务工作者之间交流或提供给患者本人阅读反馈。创造性与反思性是平行病历写作的两大特色，通过认真倾听、创造性复述，深入理解患者的叙事，倾听患者回应，医者将其自身在特定情境中所思所感浸润吸收成个人生命体验、职业精神与医者仁心的厚重沉淀。书写平行病历使医学人文有了实实在在的临床程序。结合中医特色，现已有学者提出中医平行病历书写规范的建议。

疾病叙事是一种治疗方式，通过帮助患者正视源自疾病的苦痛，实现对生物医学技术手段无法可依、无计可施的苦痛体验的自我治愈过程。疾病叙事的一般形式为患者自我叙事写作 / 访谈、医护人员精读、编辑、回应故事，将文本保留在病历中，通过给予陪伴、肯定与鼓励，帮助患者获得安慰和超脱。

（三）叙事医学的实证研究举例

一项探索性实证研究在教学医院里对三组共计 104 名临床医生开展了为期一年，每月一次，每次 30min 左右的叙事医学工作坊。第三方观察者评价与会者参与程度高。问卷调查显示临床医生对叙事医学工作坊的接受度高，同时，他们认为参加工作坊提升了沟通能力。

叙事医学工作坊的课程内容包括：①引导员主持下，针对某个文学作品的集体讨论；②参与者就自己的体会和讨论中的收获即兴写一段文字；③参与者组成两人小组互相阅读彼此的作品并展开谈论与反思；④引导员邀请参与者代表公开展示自己于写作与细读中得到的体会感想，引发全体讨论与反思。

（四）叙事医学与护理学

有研究指出，护理人员较医生更具备理解他人困境的能力，护患的关系往往要比医患关系要缓和得多。随着叙事医学与护理学的学科交叉日益增多，"叙事护理"，即在临床护理实践中使用"讲故事，听故事"进行疗护的方法正在形成一个独特的研究领域。

二、叙事医学与循证医学

（一）循证医学对个体价值观的考量

循证医学是审慎、准确而明智地应用当前所能获得的最佳研究证据，制订出针对个体患者治疗措施的科学。起源于生物统计学、逻辑学与临床流行病学，循证医学常被诟病过分倚重客观研究证据，被认为是"实证主义""数字崇拜"。这点可在循证医学证据等级金字塔中找到验证，经验性证据等级很低。事实上，循证医学的早期实践者发现了数字化群体证据的局限性，于 20 世纪末做出纠正，提出应引入患者价值观与意愿，并根据医生经验对证据进行个体化。例如，2006 年出版的《循证医学实践和教学》第三版教材中，明确提出实践循证医学需要结合医生个人的临床经验，系统检索得到的外部最佳证据，以及患者自身的价值观和所处医疗环境。

尽管如此，由于证据个体化过程中利用医生经验与患者价值取向尚无广泛认可而透明的规范程序，循证实践仍有"数据至上"之嫌。医学领域的循证临床指南中也极少纳入专家共识等经验性或源自对医患进行质性研究的证据。构建中医证据分级体系在这方面作出了大胆有益的尝试。刘建平等 2007 年发布的证据分级系统将"未经系统研究验证的专家观点和临床经验"定为 V 级证据（最低级），将"长期在临床上广泛运用的病例报告和史料记载的疗法"定为Ⅳ级证据。这一工作极大地促进了循证实践中对中医特色证据的应用与临床转化。

（二）共性与个性

叙事与循证医学在回归医疗的服务本质——"以患者为中心"在这一方面高度一致。两者都提倡关注患者的独特性与价值观，最大限度地邀请患者参与，前者是作为叙事者或阅读者，后者是作为证据的接收者及决策的参与者；两者也在最大限度地邀请医者参与，前者是作为倾听者和写作者，后者是作为证据的提供者及决策的引导者。

在临床实践层面，叙事医学与循证医学终极目标一致但落脚点不同。前者通过开启人文心灵沟通改善医者行医施治与患者接受治疗的体验，后者着眼于引入多元证据改善临床决策。然而无论是叙事还是循证都是为着医学向"更好（效果）"而非"更快（效率）"演进。现有医疗情境中，叙事、循证临床实践是要额外消耗成本的，如撰写平行病历，在诊断与决策中应用叙事伦理。医政层面多重视、临床路径要建立、实施科学促实施，才能为叙事、循证医学从科研走进临床铺好路，实现"效果"与"效率"双赢。

（三）叙事循证医学模式

一些学者认为叙事医学与循证医学是对立的，坚持证据优势与共情优势间具有不可通约性。哥伦比亚大学成立了叙事循证医学工作组致力于在临床实践中实现两者的整合。2008 年工作组于《柳叶刀》发表《医学的艺术：叙事循证医学》一文，认为循证与叙事医学应合作解答医学实践中的已知与未知、普遍与独特、身体与自我。叙事循证医学整合模式可用于化解转化医学的实现瓶颈，在叙事医学实践框架内实现循证医学的创新实践与教育模式，而在这一过程中，社会科学的定性研究被推荐用于获得与分享多元见解。

三、中医学的叙事属性

叙事医学的概念于 2006 年首次在中文期刊文章中出现，2011 年之后相关中文文献发表数量稳步增长。中国叙事医学研究的独特之处在于与中医的结合，无论在理论体系还是在实践层面，中医学与叙事医学存在着千丝万缕的关联。

卡蓉认为，医学有五种叙事特征：时间性、独特性、因果 / 偶然性、主体间性和伦理性，而叙事能力正是医务工作者用于认识生命与疾病发展的时间性，把握与尊重每个人的特质，追溯前因后果与认可生命与疾病的偶然性，及理解讲述与倾听故事的主体间性与伦理需求的关键技能。

（一）中医学理论体系的叙事特征

1. 辨证论治与时间性和独特性　医学叙事有助于在空间中定位事件，穿越时间长河找寻历史关联，从而构建起用于认识生命、理解疾病的特殊情境，时间与时机对医学实践意义非凡。独特性体现于叙事技巧帮助医者标记患者的个性特征，在认识普遍（群体）的同时尊重特殊（个体），进而指导诊疗实践，如为罹患同种疾病的患者制订不同治疗方案。这一叙事特征在中医实践中也得到体现。辨证论治，病证结合的中医实践原则体现了对疾病某一阶段的时相性特征与疾病全过程的同等关注。时间上，一种疾病起病发展转归过程中体现出不同的证候；空间上，证候反映出同一疾病的不同本质。中医实践善于在疾病的共性规律中发掘出专属某一患者的独特证候，以及探究其背后的独特成因。因时因地因人地辨证施治、同病异治是重视个体患者独特性的最佳诠释。中医提倡未病先防，既病防变，切忌贻误病机。"扁鹊见蔡桓公"中医患四见四误，正是讳疾忌医导致贻误治疗的典型案例。

2. 整体观念与探究因果性与偶然性　中医学的理论体系深受中国古代哲学思想的影响与浸润。整体观念下，人、社会与自然被看作一个有机整体以分析其生理、病理状态，结合内部、外部各种因素进行预防、诊断、治疗、养生等医学实践活动，因时因地因人制宜。其中，"晓人事"是《黄帝内经》中对医者的执业要求，提出需整体审察包括家庭、社会环境、生活际遇、心理精神状态等资料，探究其对疾病的作用，识别偶然性，推断前因后果和演变发展。

3. 医案、按语书写与主体间性　主体间性是指两个主体在同一世界中，自我在与他人的相遇中复活。医学叙事文本的阅读或讲述让作者与读者处于这种主体间性的状态。医案是中医临证经验之纪实，是按时间顺序记载并解析个案诊疗经过的叙议结合的传统文本，其核心内容是医者对辨证论治、理法方药的思索与领悟。医案的按语是医者自己或其他医者对医案的评论，通过反省式地思考医案所述诊疗实践以期"别其是非，去粗取精"。中医医案及按语中包含医者主观临证体验、患者情志变化以及家庭社会环境等的记叙，是与现代标准病历截然不同而与平行病历相似的医学叙事文本。尽管两者叙事重点与对象不同，医案与按语的书写与阅读使同为医者的作者与读者处于主体间性的彼此聆听状态。

4. 医德与伦理性　叙事的伦理性是一种道德义务，针对被主体间性所约束的，聆听者／阅读者进入讲述者／写作者用语言表达的认知与感想的道德行为。高度关注的倾听并不在传统的医疗照护职责之内，承担倾听与叙事分析的动力正是利他主义，这与中国传统医德相一致。

（二）中医实践的叙事特征

1. 中医诊断的叙事特征　中医诊断讲究望闻问切四诊合参，其中问诊与言语叙事密切相关。《存存斋医话稿续集》讲道"问，尤为辨证之要"，强调问诊对辨证论治的重要作用。中医问诊不仅注重主诉与疾病史，对生活经历、精神情志等个人生活史也同样关注。李中梓在"不失人情论"一文中强调医治中不可不察患者"好恶""交际""调适""性情"

以及社会境遇之隐情，因势利导，辨人施治，而全面掌握以上情理的唯一渠道正是进入患者的世界，与其相遇相知，同感共情。

2. 情志问题的治疗与护理　郁证是情志不舒导致的病证。《景岳全书·郁证》指出"以情病者非情不解"。清代《侍疾要语》极言情志护理的重要意义，"患者性情每与平日迥异，为人子者本以养志为先，而当病之时，尤须加意体察，务求转怒为欢，反悲为喜"。中医的"以情解情"和情志护理与叙事治疗有异曲同工之妙。医护人员在与患者的对话中，开展了一种全新而开放形式的治愈与自我治愈实践。在这一实践中，医患双方在共同叙事、互相理解、试图解释，持续反馈的一系列医事活动中实现"以情解情，移情易性"，达成医者的自我关注与反思以及对患者的治疗与护理。

（拜争刚　牟玮）

·第八章·

循证思维下中医古籍文献研究

循证医学，又称实证医学，意为"遵循证据的医学"，其核心思想是医疗决策（即患者的处理，治疗指南和医疗政策的制定等）应在现有的最佳的临床研究结果的基础上做出，注重以高质量的随机对照试验和系统评价为代表的群体性研究证据。中医学是中华民族几千年来与疾病斗争的过程中积累的宝贵财富，其丰富的理论知识与有效的医疗实践中蕴含着深厚的科学内涵，是中华民族优秀文化的重要组成部分。而过去中医在做临床决策时，更多的是依靠我国几千年流传下来的医学经验为支撑，缺乏科研证据支持。

中医古籍作为中医知识的载体，经过了千百年传承的考验，现存者多是被反复实践验证的，这种经过验证的古籍的证据级别可能高于部分专家共识或短期小群体试验，具有较高的医学参考价值。在20世纪80年代，中国中医科学院屠呦呦研究员在提取青蒿素抗疟药物的筛选实验中，受到了东晋葛洪《肘后备急方》中"青蒿一握，以水二升渍，绞取汁，尽服之"制备方法的启发，成功改良了青蒿素提取工艺，并在此基础上获得了我国首个诺贝尔生理学或医学奖。这一事例证实了古籍中所记载知识的有效性与珍贵性。由此可见，中医古籍中记载的大量的诊疗方法虽不同于现在医学中的随机对照试验和系统评价，但是其在中医循证决策过程中同样具有重要的证据学意义。

本章主要介绍中医古籍文献的循证临床护理参考价值，以及如何在循证医学指导下进行中医古籍文献研究。

第一节　中医古籍文献与循证护理

现代医学的发展依托于现代科学技术的发展，是一种阶梯式的快速更新换代的过程。正如系统评价的及时更新是循证医学所强调的，中医学的发展则依赖于理论与实践的相互检验，是一种循环往复、不断继承和发展的螺旋式上升的过程，在这一过程中形成了浩如烟海的中医古籍文献。联合国教科文组织于1992年发起了世界记忆工程。2011年5月，《本草纲目》《黄帝内经》两册中医古籍成功入选《世界记忆名录》，体现了传统医药古籍在世界文化和科技发展史上的重要价值。中医古籍经过千百年的传承，现存者多是在继承了成书年代的医学知识的基础上，经过大量的临床实践，搜集、整理临床证据，凝练学术思想，将成书年代中医学发展的最新成果记录载册。因此，中医古籍既记载了经过前贤验证的、可靠有效的诊疗理论和方法，又反映了作者对某一中医领域的创新和发展，因此具有重要的循证价值。其次，中医古籍中的调护方法均来自真实的临床病例，反映了患者接受诊治的实际情况，这与许多现代研究者提倡的真实世界研究思维不谋而合。因此可见，中医古籍中的调护方法是被反复实践和验证的，是一种特殊意义上的"循证医学"的结果，其不同于单纯的专家经验。

高质量的循证护理指南作为指导临床决策和提供卫生保健的诊断、管理和治疗原则的文件，在形成和制定过程中，如果融入中医古籍文献的挖掘成果，势必会丰富指南的内容，尤其是引入一些非常有效的中医护理干预措施，将会提升指南的实用性、有效性。因此，大家有必要认识到中医古籍在循证临床护理中的价值。

一、什么是中医古籍

"古"是相对于"今"而来的，未采用现代印刷技术印制的书籍，皆可称之为古籍。在《中国古籍编撰史》中提出图书必须具备以下六个构件：知识信息、著作方式、文字、物质载体、文字制作技术、装订形式。

关于中医古籍的时间界定问题尚有争议，一般认为 1911 年辛亥革命以前的有关中医药内容的书籍均可称为中医古籍。中医药学的理论基础、理论体系及各种学术思想，都是通过中医古籍才得以保存并流传下来的。由于历史久远，中医古籍数量巨大，据史载书目总计约有万余种，因历代战乱，亡佚严重，根据《全国中医图书联合目录》记载，1911 年之前的古籍约有 12 124 种，不包括近年海外复制古籍，亦不包括我国地级市馆藏的中医古籍。其中《黄帝内经》《伤寒杂病论》《难经》和《神农本草经》四本书是具有典范性和代表性的中医古籍，对后世中医学的发展有着极其深远的影响，被后人称为中医"四大经典"。

二、中医古籍中蕴含的护理思想与技术方法

中医治病都是集医、药、护为一身，在历史上没有形成中医专门的护理学科，但是我国传统医药学中一直都包含有丰富的护理内容，护理学的理论和技术散见于历代各种中医古籍中。

《黄帝内经》是我国现存最早，比较全面系统阐述中医学理论体系的古典医学巨著，包括《素问》和《灵枢》两部分。该书系统阐述了人体生理、病理以及疾病的诊断、治疗和预防等内容，为中医学理论和临床体系的形成及发展奠定了坚实的基础。在护理学方面，该书论述了病证护理、饮食护理、生活起居护理、情志护理、养生康复护理、服药护

理以及针灸、推拿、导引、热熨、洗药等护理技术，奠定了我国中医护理学的基础。如在生活起居护理方面，《素问·上古天真论》指出："法于阴阳，和于数术，饮食有节，起居有常，不妄作劳"，指出要遵循自然界的阴阳变化规律，按时起卧，劳逸适度。这不仅是养生防病之道，也是日常生活自我调护之理。《黄帝内经》之"顺四时而适寒暑"理论，指出了四时养生起居的规律，也是人与天地相应的整体观。对五脏病证的护理，《黄帝内经》指出："病在脾……禁温食饱食、湿地濡衣"，"病在肺……禁寒饮食、寒衣"等。在饮食护理方面，如在五脏病变饮食的禁忌中指出"肝病禁辛、心病禁咸、脾病禁酸、肾病禁甘、肺病禁苦"。《黄帝内经》对情志护理也予以了高度重视，认为这关系到疾病的发生、发展及预后，强调不良情志刺激可导致人体气血失调，脏腑功能紊乱，而诱发或加重病情，如"怒则气上""喜则气缓""悲则气消""恐则气下""惊则气乱""思则气结"等。此外，《黄帝内经》记载的中医特殊护理疗法，包括针灸、导引、推拿、热熨等，至今临床护理中仍在继续使用。

东汉末年著名医学家张仲景的《伤寒杂病论》，是我国最有影响力的一部临床医学巨著。它总结了东汉以前众多医家的临床经验，不仅奠定了中医辨证论治的理论体系，还论述了对疾病辨证施护的理论和措施。在护理技术方面，如用"蜜煎导方"及"猪胆汁灌肠法"，充分反映了东汉时期的中医护理发展水平。在方药护理方面，《伤寒杂病论》对煎药方法，服药注意事项，观察服药后反应及饮食宜忌均有详细记载，如《伤寒论》桂枝汤方后注明在煎煮时应"以水七升，微火煮，取三升去渣，适寒温，服一升"，而服药后又应"啜热稀粥一升余，以助药力"，还应"温覆令一时许，遍身漐漐微似有汗者益佳"，主张服桂枝汤后要"禁生冷、黏滑、肉面、五辛、酒酪、臭恶等物"。《伤寒杂病论》在饮食护理上也有专篇论述。如针对禽兽鱼虫及果实菜谷，指出了相应的五脏病食忌、四时食忌、冷热食忌等。在饮食卫生上，明确告诫读者"秽饭、馁肉、臭鱼，食之皆伤人"。

此后各时期都有诸多著名的医家撰写了大量的中医著作，比如隋朝名医巢元方所著的《诸病源候论》、唐代孙思邈的《备急千金要方》等，还有养生调理专著，如金元时期的《饮膳正要》，都蕴含了丰富的护理思想和技术方法，有待挖掘整理。

三、利用循证方法进行中医古籍文献研究的意义

循证医学的问世，改变了传统的医疗实践模式，已经成为现代医学决策遵循的重要标准。特别是近10年来大样本的随机对照临床试验及整合多个RCT的系统评价方法，对一些重大疾病的治疗和世界临床实践产生了划时代的影响。现将循证方法在中医古籍文献研究中的意义概述如下：

（一）指导中医古籍的再评价

循证医学重视科学地获取并应用证据，许多中医经典古籍如《黄帝内经》等均是经过几千年的应用发展，有深厚的理论基础，并经过大量、长期临床实践检验而形成的指导中医临床实践的重要参考书，是现代研究证据所无法替代的。但中医经典古籍提供的信息没有经过系统评价，若直接使用古籍证据，难免与循证医学强调的"科学地应用证据"理念背道而驰。因此，目前学术界对中医古籍文献进行质量评价研究的探索不断深入，已成为当前的研究热点。建立科学的、适合中医古籍证据特点的质量评价标准将是中医古籍传承、中医药自我完善和持续发展的必经之路。

（二）指导中医古籍证据在中医标准（指南）制定过程中的应用

临床实践和科学研究表明，中医古籍是中医类标准（指南）制定过程不可或缺的证据来源之一，即制定中医相关的标准和指南时，不能仅依据现代循证医学的方法、仅考虑现代科研文献证据，还需要考虑中医古籍文献。但是，中医古籍证据散佚情况严重，各家说法也各不相同，这就为中医古籍的应用带来了较大的阻碍。循证医学强调将个体研究证据进行系统评价之后，根据其数量、质量、一致性、实用性、临床推广性等对群体证据进行分级，再结合患者偏好和卫生经济学评价等方面对证据的推荐强度进行说明，以更好地为使用者提供指导。这种思路给中医古籍证据整理方面的问题提供了有效的解决方案，不少研究者基于循证医学模式，开发了适合中医古籍证据的分级方法，从指导对中医古籍证据进行整合与分级，此外还开发了考虑中医古籍的证据推荐系统，指导大家在制定中医相关指南和标准时，如何在考虑中医古籍的基础上形成推荐意见。

（三）帮助阐明中医古籍的理论内涵

中医古籍是众多先贤穷其一生的经验总结，对后人研究中医护理有重要意义。但由于古代纸张、竹帛等文字的载体较为昂贵且难以保存，中医古籍散佚情况非常严重。并且其从文言文到白话文的转化存在争议，例如身体一个部位有多种不同的叫法，一个证候有多种中医护理干预措施，一种干预措施的用药、药量、剂型等各不相同，这为我们理解中医古籍的内涵、古为今用带来了极大的困难。但可以通过循证方法学将中医经典古籍转化为现代医学可使用的科学证据，阐明中医古籍的内涵，将其转化为简单易懂的白话文，探索每种证候的适宜技术、制定中医护理技术的标准等。通过这样的转化，将更有助于中医文化和技术的传播与发展。

四、现有中医古籍数据库

随着国家对中医古籍的重视以及科学技术的发达，中医古籍电子数据库也逐渐完善，这为中医古籍文献的检索提供了有利的条件和保障。现有的中医古籍数据库有："九五"国家重点出版规划项目《中华医典》，是中文使用区收书最多的中医古籍光盘库，目前已收录中医药古籍近千种，约 4 亿字。各大中医药类院校基本都建立了各自的中医药古籍数据库，数据主要来源于各自的图书馆馆藏。例如：

1. 中国中医科学院图书馆数据库　该数据库可以通过中医药古籍阅览系统实现电子阅览。其主要功能如下：①中医药古籍在线编辑：可以实现对数字化的中医药古籍图像进行在线图文标注和文本化加工；②多途径检索：数据库的搜索平台具有简单查询、组合查询和全文搜索功能。简单查询可对书名、作者、馆藏地、内容提要等字段进行检索，组合查询可对书名、作者、馆藏地、内容提要等检索项进行组合检索，可以提高检索精度，全文检索功能包括多种匹配检索及后控词检索，如具图文检索、模糊检索、精确检索、生僻字及后控检索等多途径的检索功能，大大提高了检索的精准度；③用户的在线图文阅览：通过阅览系统可以对数据库中的中医药古籍的基本信息、原文图像、横竖文本进行在线阅览；④阅览管理：数据库和阅览系统的管理功能能够对系统、古籍和用户进行有效地管理和数据统计，保障电子古籍的科学利用和数据的安全性。

2. 北京中医药大学图书馆古籍及民国线装书数据库　该数据库内容涵盖北京中医药大学图书馆藏中医类、易学类、道家类、明清古籍及民国线装书 128 种，图版影像 19.5 万张。该平台类目清晰、检索便捷，提供四部分类检索，以及书名、著者、版本、原书目录等高级检索。检索输入模式支持繁、简体，并加入朝代—干支、公元纪年转换、历史人物、历史地名、汉典查字等辅助工具，便于研究者使用。上线了原版彩色扫描的高清晰图片，全面展示了古籍版式原貌，可实现部分图版下载，对论著写作引用原文有一定参考价值。

3. 南京中医药大学图书馆　该数据库是以馆藏特色古籍为基础建设的全文型数据库。目前入库古籍达 200 余册，数据库采用图文关联，既能保持数据库原貌，又具有现代文本的检索功能。目前数据库正在不断丰富之中。

4. 浙江中医药大学善本古籍多媒体数据库　浙江中医药大学图书馆开发的古籍全文数据库，可以实现对馆藏的 61 种中医药孤、善本古籍进行在线阅览，内容包括针灸、中药、临床各科、养生等方面。同时，该馆建设的"中医药古籍数据库"收录了浙江医家古籍目录数据、全文数据、医案数据、医家传记数据、浙医流派数据、浙医古籍导读等 3 万余条。

另外，还有一些商业性质的中医古籍数据库，比如龙语瀚堂典籍数据库中有专门的中医药文献库；《文渊阁四库全书电子版》中设立了中医药专版；爱如生系列数据库也推出了医书集成产品；金图国际中医药古籍资料库、国学宝典等数据库中都含有大量的中医药书籍。

第二节　循证视角下基于中医古籍的中医护理标准制定方法

中医古籍是循证中医护理的"证据"来源之一，为了让中医古籍更好地发挥其价值，应该将其纳入医学卫生领域的标准制定过程中，包括临床实践指南、临床路径、护理方案、技术规范等等。因为医学领域的标准既可以作为中医药特色与优势的载体，还可以作为科技创新及成果转化的有力抓手，在保障医疗质量、提高医疗水平、合理运用医疗资源等方面发挥重要作用。如何将中医古籍纳入标准制定过程中呢？下文将介绍如何在循证医学指导下发挥中医古籍在标准制定中的作用。

一、确定问题

首先，应基于现有的标准或指南，以临床护理问题为切入点，通过专家咨询及专业机构的意见和建议，选择关键的临床护理问题，并尽可能将其转化为可回答的研究问题。对提出的问题优选后针对涉及中医护理的问题，系统检索中医古籍证据，并且制定相应的古籍文献载录的纳排标准。

二、系统检索中医古籍，资料提取形成中医护理中医古籍证据集

确定问题之后，应该根据研究问题，制定科学检索策略，在《中华医典》《中国基本古籍数据库》等权威中医古籍电子数据库中检索与研究主题相关的所有中医古籍载录。随后将检索到的所有古籍载录根据纳排标准进行筛选。然后将最终纳入的古籍文献载录进行整理、资料提取，以便更好地开展后续研究。

由于古籍中语言比较晦涩，不方便后续的文献分析，因此，检索获取的中医古籍，需要按照"出处""理论基础（作用机制）""功效（适应证）""操作标准""评价标准"等条目对中医护理相关古籍载录进行归纳整理，形成中医古籍证据库。以表8-1"脐疗"中医古籍资料集（节选）为例。

表 8-1　"脐疗"相关中医古籍文献证据集（节选）

序号	类别	古籍名称	章节	原文	古籍中疾病名称	ICD-11疾病分类	操作方式	评价标准
1	综合医书类	古今医统大全	卷之十四>伤寒药方>六法方钞	【利法】五苓散、天水散。余法用田螺、麝香敷脐。凡患小便赤涩，阴阳不分者，利之而愈。	小便赤色	泌尿生殖系统疾病	田螺、麝香敷脐	
2	综合医书类	古今医统大全	卷之十五>中寒门>药方>易简方	一方：用活雄鸡一只，以刀破腹，乘热合脐上效。	中寒	中寒	用活雄鸡一只，以刀破腹，乘热合脐上效	
3	综合医书类	古今医统大全	卷之十五>中寒门>药方>熨法	用食盐一斤炒干，大热用布二层盛裹熨脐，冷即易热者，上阳回即已。	中寒	中寒	用食盐一斤炒干，大热用布二层盛裹熨脐	
4	综合医书类	古今医统大全	卷之十六>暑证门>药方>易简诸方	一方：治旅途中暑者。移至阴处，急就道上掬热土于脐上作窝，令人尿其中，冷，用生姜大蒜细嚼，热汤送下。	中暑	损伤、中毒和外因的某些其他后果	移至阴处，急就道上掬热土于脐上作窝，令人尿其中	
5	综合医书类	古今医统大全	卷之三十一>水肿门>药方>灸法	神阙一穴，当脐中，灸三壮，主水肿鼓胀，肠鸣如流水之声极效。	水肿	症状、体征和临床与实验室异常所见，不可归类在他出者	灸三壮	肠鸣如流水之声极效

三、中医古籍证据评价与分级，形成中医护理证据总结表

（一）中医古籍证据评价与分级系统

目前，循证医学倡导参考 GRADE 分级系统对证据体进行评价与分级，但是中医强调针对个体进行辨证施治，这决定了中医古籍的记载中多为个案，缺乏对照与重复，记述的疗效缺乏研究的验证。这些特点使中医古籍的证据在现有的证据分级系统中多被归属于低质量研究。因此，如何针对其特点对中医古籍证据进行分级是中医领域标准或指南制定需要考虑的重要问题。一些专家和学者也针对此问题进行了初步的探索。

刘建平 2007 年结合中医药临床实践特点和临床研究现状，针对中医证据及证据体构

成，首次提出：长期在临床上广泛运用的病例报告和史料记载的疗法、未经系统研究验证的专家观点和临床经验，以及没有长期在临床上广泛运用的病例报告和史料记载的疗法都可以作为中医的证据构成，此建议已被《中医循证临床实践指南·中医内科》采用。

何庆勇等2010年基于专家咨询、中医诊疗指南、标准和规范的系统回顾及国内外既往的研究结果，制定了符合中医特色的临床证据分级与评分体系（表8-2），在该系统中，中医四大经典被评为了最高级别证据。

表8-2　中医临床证据分级与评分体系

证据级别		证据	评分
I 类	I a	目前仍在使用的四大经典医籍	每项10分
		目前仍在使用的国家标准及行业制定的标准	每项9分
	I b	多个随机对照试验（RCT）的系统评价	每项9分
		经过系统整理的名老中医经验（以国家中医药管理局确认的名老中医为准）	每项9分
II 类	II a	单个的正确设计的RCT试验的结果	每项7分
	II b	目前仍在使用的国家统编教材	每项6分
		设计良好的半随机对照试验	每项6分
III 类		目前仍在使用的其他古代经典医籍	每项5分
IV 类		无对照的病例观察	每项2分
		医案医话	每项2分

2012年任玉兰团队提出了"古籍载录证据的质量评价表及分级标准"，该标准主要考虑医籍质量、医家资质、记载形式（医案、论述）、证据应用强度、内容完备程度等因素，对古籍载录证据进行分级与评价后，形成"中医护理中医古籍证据总结表"。见表8-3。

表8-3　古籍载录证据质量评价表

序号	评价项目	评价指标	评分标准
1	来源可靠性	医籍为珍籍	1
2	来源可靠性	医籍为经典著作	2
3	应用强度	记载为历代沿用	2
4	专家资质	医家为针灸名医	1
5	内容性质	记载为医案	2
6	内容性质	记载为论述	1
7	记载内容完备，对病因、病机、治疗方案、疗效记录完备		1

备注：质量分级标准：高质量文献：得分≥5分者，且须符合前3条中的1条以上，其中符合第2条者为经典著作文献，符合第3条者为历代沿用的古代证据。中质量文献：得分=4分者，且须符合前4条中2条以上（含2条）。低质量文献：得分≤4分者。

　　衷敬柏 2016 年在对当前循证诊疗指南及中医诊疗指南有关证据评价方法进行系统分析的基础上，结合中医理论与临床特色，确定了理论传承证据的分级，见表 8-4。

表 8-4　理论传承证据分类、分级与评价

类别	诊断措施	干预措施
Ⅰa	《黄帝内经》《伤寒杂病论》《黄帝八十一难经》等东汉及东汉之前的著述支持	《黄帝内经》《伤寒杂病论》《黄帝八十一难经》等东汉及东汉之前的著述支持
Ⅰb	晋到清代医家相关的论述，具有较好的传承	晋到清代医家相关的论述，具有较好的传承
Ⅱ	晋到清代医家相关的论述，传承存在不一致	晋到清代医家相关的论述，传承存在不一致
Ⅲa	近现代（民国-当代）名中医的著述中明确阐述	近现代（民国-当代）名中医的著述中明确阐述
Ⅲb	近现代（民国-当代）名中医医案能体现	近现代（民国-当代）名中医医案能体现
Ⅳa	教材、行业规范性文件	教材、行业规范性文件、专著
Ⅳb	专著	一定数量的单个病例报道

　　2018 年，曹克刚等提出对于中医古籍证据的分级，应考虑证据类型、证据背景和证据评价三个方面。其中证据评价包括患者自评、医家评价及他评。患者自评即疗效，医家自评即评按，他评即其他相关人群对此的评价。证据类型分为归纳型和演绎型两种。归纳型是从个别到一般，是对大量的病例资料总结基础上提炼得到的；演绎型是一次孤立的临床过程得到的结论。证据强度体现在同一证据在不同文献中重复出现的次数、辗转流程的节点、证据描写的细致程度及证据被应用的范围。由于归纳型证据是由大量病例资料得出，反复验证上多于演绎型证据，所以在证据强度上，归纳型证据强度高于演绎型证据。最后，在中医古籍证据的分级中，不仅应考虑证据本身的证据强度，还应考虑证据来源古籍学术地位。其原因在于，不同医家所著古籍、不同时代所著古籍，其内容可信度是不同的，但前提是需要明确古籍的分级方法。

　　2019 年张磊等借鉴循证医学对证据分类的思想，首先考虑将古籍证据按内容性质分为知识类证据与案例类证据。知识类证据，指经典、医经、方书及临床各科中不涉及具体临床应用的主要阐述理论观点的古籍证据，或简单概括为除医案、医话以外的古籍证据；案例类证据，指医案、医话等临床病例记载或经验体会类的古籍证据。为此，对不同类别证据分别建立评价指标，构建中医古籍防治证据评价分级量表以及评价流程图，见表 8-5 和图 8-1。

　　该评价体系指出证据内容的完整性是影响古籍证据质量的重要因素，包括病因、病机、诊疗方案、疗效等，以及证据的应用强度均可作为古籍证据本身内容的评价指标。除证据本身内容的影响外，证据所来源古籍的质量也是古籍证据质量重要的影响因素，古籍

名称、古籍作者、古籍源流、古籍被引量、古籍引他量及古籍版本数等均可以作为证据所来源古籍质量的评价指标。

表8-5　中医古籍防治证据评价分级量表

分类	条目		分值	权重
一、证据所来源古籍的评价指标	1. 被引量		根据检索的条目所在范围赋予分值。>5000：5分；>160：3分；>30：1分	3.5
	2. 版本量		根据查到的版本数所在范围赋予分值。>20：5分；>10：3分；>2：1分	3
	3. 古籍知名度		①官修文献及经典类著作：计5分；②某学派或学科的代表著作：计4分；③中医学教材中介绍的著作（上述除外）：计3分，④某一学派或学科的其他著作（上述除外）：计2分。⑤一般中医学著作：计1分	3.5
二、证据内容的评价指标	（一）知识类证据	1. 对疾病防治相关内容叙述是否全面？	全面计5分，基本全面计3分；不全面计1分	2.5
		2. 其他知识类古籍对该证据的研究情况？	根据检索的条数所在范围赋予分值。>1 300：5分；>500：3分；>10：1分	2.5
		3. 案例类古籍对该证据的应用情况？	根据检索的条数所在范围赋予分值。>250：5分；>50：3分；>2：1分	2.5
		4. 现代文献对该证据的研究情况？	根据检索的条数所在范围赋予分值。>30 000：5分；>6 000：3分；>750：1分	2.5
	（二）案例类证据	1. 诊疗信息是否全面？	全面计5分；基本全面计3分；不全面计1分	2
		2. 是否对疗效进行报告？	5分：有效；3分：病情几乎无变化；0分：无效，病情加重或未报告	2
		3. 是否对疾病的诊次进行报告？	是：计5分；否：计0分	2
		4. 按语或说明诊疗依据及思路？	5分：详细地叙述；3分：粗略地叙述；0分：对治疗或研究无借鉴或指导价值或未有按语的说明	2
		5. 现代文献对其研究情况？	根据检索的条数所在范围赋予分值。>30 000：5分；>6 000：3分；>750：1分	2

证据质量分级标准：

35分及以上为高等级证据；

20分及以上为中等级证据；

20分以下为低等级证据。

注：对于同一治疗措施的方剂，如其作为知识类证据的同时也作为案例类证据。则该方剂在原有知识类证据分级结果的基础上升高一级，在案例类证据中则不再对其进行评价；对于同一案例类证据，先全部纳入，最终取证据级别最高者。

备注：关于各指标的详细说明可参考文献：张磊. 中医古籍防治证据评价分级量表的研制及应用[D]. 中国中医科学院，2019.

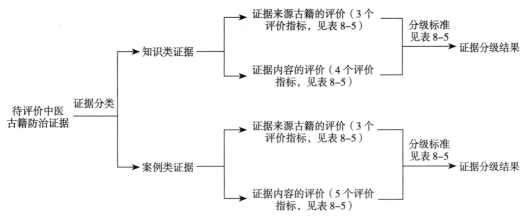

图 8-1　古籍防治证据评价分级量表评价流程图

（二）形成中医护理中医古籍证据总结表

从目前的证据分级系统中可以看出，国内学者已经逐渐意识到在现代医学、循证医学的冲击下，传承千百年的古籍文献不能丢弃，甚至可以作为高等级证据，但是需要"科学"地使用。此思路确实可以解决目前中医临床证据不足问题，但也存在一定的问题，如现有的证据分级体系均由专家学者个人提出，尚未形成标准或规范，因此，还需要根据研究问题和具体情况酌情使用。

本章以脐疗技术评价标准研究为例（因脐疗属于一种中医护理技术干预措施，综合考虑，笔者认为可以借鉴任玉兰团队提出的"古籍载录证据的质量评价表及分级标准"对古籍载录证据进行质量评价），形成"中医护理技术中医古籍证据总结表"（表 8-6）。

表 8-6　"脐疗"相关中医古籍总结表（节选）

质量评价						结果总结
研究疾病	来源可靠性	应用强度	专家资质	内容性质	记载内容完备，对病因、病机、治疗方案、疗效记录完备	质量
腹泻	医籍为经典著作	记载为历代沿用	医家为针灸名医	记载为医案	是	8分

四、结合现代科研文献，应用证据推荐等级系统，形成中医护理标准

为了更好地指导临床实践，基于证据的指南日益受到专家和学者的重视，每年新指南的发布数量都呈快速递增的趋势。笔者从目前国内外所发布的权威指南（有证据等级和推荐意见）中发现，无论是国内还是国外指南，均从未考虑中医古籍这一重要的证据组成部分，甚至很少有中医的干预方法。而中医领域发布的具有中医内容的指南也很少对现代科研文献证据进行系统评价。著名的循证中医药鼻祖刘建平教授指出，指南不应该分中医和西医，笔者表示很赞同，一本好的指南一定是总结了对患者的最佳干预方法，既要考虑中医又要考虑西医，既要考虑中医古籍证据，也要考虑现代科研文献证据。由于对于现代科研文献的系统收集、评价、分级具有较成熟的方法学指导，因此本章不再赘述，可参考本书第十二章中医护理系统综述撰写方法。

推荐意见是指南的核心，在系统评价所有证据后，应基于证据形成相应的推荐意见。关于如何基于现代科研文献形成推荐意见的方法学已经非常成熟，目前最普遍的方法就是 GRADE，即在形成推荐意见时考虑证据级别和健康获益情况，筛选出最有价值的证据（考虑临床结局和患者意愿的证据），并与临床情境相结合，才能形成最终的推荐意见，在推荐意见中不仅应体现证据的级别，还应详细说明推荐意见的利弊、局限性、适宜人群等，使之更加符合临床实际操作。中医古籍在指导中医临床实践过程中有着举足轻重的作用，而目前国际上制定指南时使用的证据分级、推荐意见分级方法并不完全适用于中医药领域，使得中医药临床指南/共识在推荐意见的形成上缺乏充分证据支持，存在诸如表述模糊、缺少强度分级、报告不规范等问题，严重阻碍了中医药临床研究证据向临床实践的转化。

（一）中医药临床实践指南推荐意见等级系统

基于以上现状，2012 年，任玉兰等提出基于 EBM 针灸临床研究证据评价体系构建古籍载录证据、专家经验证据、随机对照试验、非随机对照试验、病例序列研究及个案报告的质量评价表，每个质量评价表均有详细的评价项目、指标和分值，通过累加，分值较高的为高质量证据，最后基于以上评分的证据建立证据分级及推荐强度标准，见表 8-7。

表 8-7 证据分级及推荐强度标准

证据级别/推荐级别	描述
Ⅰa	符合两者之一：①高质量古籍载录证据+高质量随机对照试验研究；②高质量专家经验证据+高质量随机对照试验研究

续表

证据级别/ 推荐级别	描述
Ⅰb	符合四者之一：①高质量古籍载录证据+高质量非随机临床对照试验研究；②高质量专家经验证据+高质量非随机临床对照试验研究；③古代文献记载证据+高质量随机对照试验研究；④专家经验证据+高质量随机对照试验研究
Ⅰc	符合三者之一：①高质量古籍载录证据；②高质量专家经验证据；③高质量随机对照试验研究
Ⅱ	符合三者之一：①古代文献载录证据+高质量非随机临床对照试验研究；②名老专家经验证据+高质量非随机临床对照试验研究；③随机对照试验研究
Ⅲ	符合两者之一：①高质量非随机临床对照试验研究；②随机对照试验+高质量病例序列研究
Ⅳ	符合两者之一：①高质量病例序列研究；②高质量个案报道

2016年，衷敬柏形成了理论传承证据分类、分级与评价，然后综合形成了理论传承证据用于诊断与干预措施推荐分级系统，见表8-8。

表8-8　理论传承证据用于诊断与干预措施推荐分级

推荐级别	推荐依据
A	全部四类或1类证据加2-4类证据的两类或2-4中的三类，具有一致结论，今后研究不可能形成否定性证据
B	2-4类证据中两类，具有比较一致结论，今后研究形成否定性证据可能性小
C	2-4类证据中的一类
D	无证据支持，或观点分歧

2018年曹克刚等人参考现代循证指南的推荐意见形成方法，提出在中医古籍证据分级的基础上，考虑证据级别和健康获益情况，筛选出最有价值的证据（考虑临床结局和患者意愿的证据），并与国情相结合，才能形成最终的推荐意见，在推荐意见中不仅体现了证据的级别，还应详细说明推荐意见的利弊、局限性、适宜人群等，使之更加符合临床实际操作。

从现有的中医古籍相关证据推荐系统中，我们发现很多学者将中医古籍证据与现代科研证据直接割裂。实际上，不能只基于中医古籍证据或者现代科研证据形成推荐意见，否则会严重影响结果的可靠性、科学性和实用性。虽然任玉兰团队提出的中医古籍证据推荐系统有考虑现代科研证据，但是其所依据的现代科研证据分级系统仅考虑了现代科研证据的类型与质量，而忽略了GRADE证据系统中强调的间接性、不一致性与精确度、发表偏倚等核心要素。因此，2020年，商洪才教授团队通过对33部《中医循证临床实践指南》

及 32 部指南制定手册进行文献研究及专家咨询，形成了一套更加科学、系统且符合中医药特色的《中医药临床指南 / 共识中推荐意见强度分级标准》，包括推荐意见形成方法报告原则、影响推荐意见的因素、推荐意见强度分级及表述、推荐意见内容报告 4 个部分（表 8-9 ～表 8-12）。本标准与 GRADE 系统相比，在影响推荐意见的因素中强调了具有中医药特色的"古代文献证据"，将其放在与其他临床研究同等的位置，这样避免了在制定中医药指南时仅检索随机对照试验的弊端。此外，它还将中医药指南 / 共识中的推荐意见分为"强推荐""弱推荐""不推荐""不确定"四级，相较于 GRADE 的"强推荐""弱推荐""强不推荐""弱不推荐"更具有临床操作指导意义。其中的"不确定"提示因目前的证据信息有限，无法权衡利弊关系，可供临床医生根据临床情况使用。另外，此处虽无法做出推荐，但可以给将来的研究提供借鉴与指导。

表 8-9　推荐意见形成方法报告原则

序号	内容
1	中医药临床指南和专家共识中应报告参与推荐意见形成共识过程专家的基本信息，如姓名、单位、专业、相关利益声明等
2	中医药临床指南和专家共识中应报告形成推荐意见的共识方法及原因
3	中医药临床指南和专家共识中应报告达成共识的标准
4	中医药临床指南和专家共识中应报告达成共识的具体过程

表 8-10　中医药临床指南和专家共识制定过程中影响推荐意见的因素

因素	具体内容	判断方法
临床研究证据	来自随机对照试验、非随机对照试验、病例系列、个案报道、专家经验等临床研究的证据	参照中医药临床证据分级标准
古代文献证据	1911 年以前的文献和古代专家经验	参照中医古籍证据级别标准
临床获益与风险	干预措施可能给患者带来疗效程度如何干预措施可能给患者带来副作用、不良反应等安全性程度如何	如患者症状改善情况、药物的不良反应等
卫生经济学	干预措施的花费及消耗资源等情况如何	如成本效果分析等
临床可行性	干预措施对于卫生保健服务提供者是否可以获得或执行	通过横断面调查，选择代表性卫生保健服务提供者进行调查、半结构化访谈
临床可接受性	干预措施对于卫生保健服务提供者是否可以接受	通过横断面调查，选择代表性卫生保健服务提供者进行调查、半结构化访谈
患者意愿	患者对于健康及生活的观点，以及信念、期望、价值观和目标的优先排序，也指个人衡量某种治疗方案对比另一种方案的潜在获益、危害、成本和优先性的过程	系统评价文献或选择具有代表性的患者进行横断面调查、半结构化访谈

上
篇

表 8-11　中医药临床指南和专家共识中推荐意见强度分级及含义

推荐级别	具体内容	表述
强推荐[a]	综合考虑影响因素后，大多数专家[b]认为该干预措施利远远大于弊，强推荐使用	强推荐使用
弱推荐	综合考虑影响因素后，大多数专家[b]认为该干预措施利略大于弊，弱推荐使用	弱推荐使用
不推荐	综合考虑影响因素后，大多数专家[b]认为该干预措施弊大于利，不推荐使用	不推荐使用
不确定	根据目前已有的信息，无法确定该措施的利弊情况，因而无法做出推荐	对利弊情况存在不确定性，实施者应根据临床情况判断使用

备注：a. 若某种干预措施利远远大于弊，但是不同目标人群患者意愿差别较大的情况，此时应单独针对不同目标人群产生推荐意见；b. 指南制定专家组规定的达成共识所需的一定比例的专家。

表 8-12　中医药临床指南及专家共识中不同干预措施的推荐意见核心报告内容

干预措施	内容1	内容2	内容3	内容4	内容5	内容6	内容7	内容8
方剂	方名	来源	药物组成	剂量	用法	加减法	疗程	注意事项
中成药	药名	来源[a]	药物组成[b]	用法用量[c]	疗程[d]	注意事项		
针刺（包括体针、头针、梅花针、电针等）	针刺类型	主穴	配穴	辨证/对症取穴	操作[e]	疗程[b]	注意事项	
灸法	灸法类型	主穴	配穴	操作[d]	疗程[d]	加减法	注意事项	
拔罐	拔罐类型	取穴	操作[e]	疗程[d]	加减法	注意事项		
推拿	主穴	配穴	手法	疗程[b]	加减法	注意事项		
外治法（包括灌肠、熏洗、贴敷等）	药物组成	用法用量[c]	疗程[d]	注意事项				

备注：a. 该药物涉及的方剂来源；b. 国家保密配方除外；c. 包括干预措施的具体给药途径、使用方法及剂量；d. 包括用药、针刺、艾灸等干预措施的治疗时间、频次等；e. 包括针刺、拔罐、艾灸等干预措施的具体操作方法，如进针、行针方法等。

（二）基于中医古籍、现代科研文献，应用证据推荐等级系统，形成中医护理标准

该部分基于前期的中医古籍、现代科研文献分析结果，采用合适的证据推荐等级系统，通过专家论证会（专家包括有循证医学基础的中医临床专家以及患者等）形成推荐意见的形式形成中医护理标准。本文将以脐疗技术标准为例，应用商洪才教授提出的《中医药临床指南/共识中推荐意见强度分级标准》，形成中医脐疗技术操作疾病谱（适应证）、

操作标准以及效果评价标准。

1. 应用证据推荐系统，形成循证等级脐疗技术疾病谱（适应证） 循证等级脐疗技术适应证疾病谱的形成是基于前期中医古籍证据总结，以及现代科研文献证据，综合考虑表8-10列出的相关因素，通过专家论证会，根据表8-11中医药临床指南和专家共识中推荐意见强度分级系统，将脐疗技术操作分为A、B、C、D级循证等级疾病谱，A级疾病谱（强推荐）：综合考虑影响因素后，大多数专家认为该干预措施利远远大于弊，强推荐使用。B级疾病谱（弱推荐）：综合考虑影响因素后，大多数专家认为该干预措施利略大于弊，弱推荐使用；C级疾病谱（不推荐）：综合考虑影响因素后，大多数专家认为该干预措施弊大于利，不推荐使用；D级疾病谱（不确定）：根据目前已有的信息，无法确定该措施的利弊情况，因而无法做出推荐。

2. 应用证据推荐系统，形成脐疗技术操作标准 操作流程的标准化主要在于关键操作步骤上的标准化，比如用药类型、治疗时间、时长、选穴的标准化、药物温度等等。操作标准的形成是基于前期中医古籍证据总结，以及现代科研文献证据，综合考虑表8-10列出的相关因素，通过专家论证会，根据表8-11中医药临床指南和专家共识中推荐意见强度分级系统，将强推荐结果作为操作标准。倘若关于某操作关键步骤没有强推荐，则可采用弱推荐结果作为标准，但是严禁采用不推荐结果。

3. 形成脐疗技术效果评价标准 效果评价标准即关于脐疗技术操作使用后应选取哪些指标如何进行效果评价，该部分仍应基于古籍和现代文献结果，但与前两者不一样的是，适应证及操作标准可以在对现代科研文献系统评价的基础上形成不同等级的证据，效果评价标准的制定是通过直接梳理古现代文献中所使用的评价指标的频次、方式等等计量学指标，最后将这些结果呈现出来，通过专家论证会的方式，以专家达成共识的结果作为最终的效果评价标准。

在中医药的形成和发展过程中，对于"假说"的检验、理论的产生、方法的形成，主要通过长期的临床实践积累经验，然后上升到理论，再反复地实践修正才最终形成。因此，临床实践与经验，在整个中医药学理论体系和治疗方法的构建和发展中具有不可估量的价值。这一点与现代医学新技术、新药物应用于临床的过程有着显著的差异。今天，从临床的观察和经验积累所获取的提示仍然是中医药临床研究假说产生的重要来源。中医古籍作为经验、理论与实践传播的主要载体，如果照搬西医循证医学方法，在制定相关标准或者指南过程中仅考虑现代科研论文，将可能使许多有价值的中医药防治方法错失被使用及被进一步研究的机会。从目前中医药临床指南/共识中推荐意见分级标准相关研究中可以看出，我国研究者已经逐渐意识到了中医古籍的重要性，并且已经开发了相对成熟的符合中医特色的证据转化工具，这对下一步循证思维指导下的中医古籍研究工作的开展有着巨大的推动作用。

（晏利姣　马雪玲）

·第九章·

中医药临床实践指南研制方法

临床实践指南指的是基于系统评价的证据和平衡了不同干预措施的利弊，在此基础上形成的能够为患者提供最佳医疗保健服务的推荐意见。临床实践指南的制定及其合理的实施对国家卫生保健机构、专业学会、卫生保健提供者、政策制定者、患者以及公众具有重要意义。

本章参考了国际上不同指南制定机构的指南制定流程及方法，同时结合中医药研究的特点，对中医药循证临床实践指南不同阶段的研制方法进行了介绍，为中医药指南制定者们在指南制定时提供借鉴和参考。

第一节　临床实践指南的制定流程

中医药循证临床实践指南制订技术流程主要包括成立项目组、确定临床问题、进行证据检索和综合、对证据质量进行评价与分级、形成推荐意见以及发布、推广与传播几个步骤，具体流程图（flow diagram）见图 9-1。

一、筹建指南项目组

国际各指南制定组织根据自身机构性质，对指南项目组的组成要求各不相同，但总体职能分为监督、制定和评议 3 个方面。中医药指南项目组可以包括 3 个小组，即专家指导组、制定组和外部评审组。项目组应包括具有丰富指南制定经验的中医 / 中西医结合临床医师、护理专家和方法学专家等多学科成员。

（一）专家指导组

专家指导组主要工作为：①确定指南主题和范围；②选择制定组成员，管理相关利益声明，协调利益关系；③审核批准指南计划书；④监督指南制定流程，提供相关技术支持；⑤审核批准决策表、修正指南全文；⑥监督评审过程，审核评审意见并修正指南正文；⑦监督指南的出版和传播；⑧监督评估指南的更新需求。

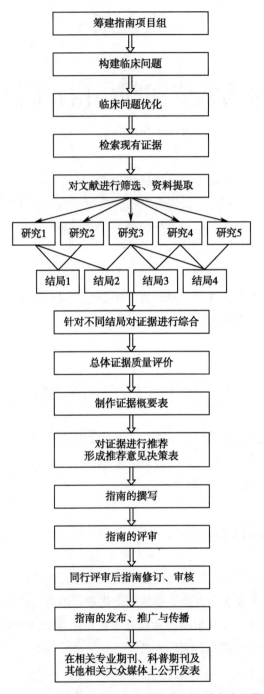

图 9-1 中医药循证临床实践指南制定技术流程图

（二）制定组

制定组主要工作为：①调查并确定临床问题，列出结局指标清单并排序；②撰写指南计划书；③进行证据检索、综合及评价，并形成决策表；④撰写指南正文并提交指导组审核；⑤组织指南评审，汇总评审意见；⑥记录指南制定过程，整合相关材料；⑦协调制定过程相关事项。

（三）外部评审组

外部评审组的主要工作为：①参与指南临床问题的优选；②参与指南正文的评审，确保指南的清晰性和透明性，评价指南可能产生的影响，给出反馈和修改完善意见。

二、构建及优化临床问题

确定临床问题是指南制定的第一步，直接关系到指南覆盖的范围及最终的推荐意见，因而确保这一步的正确性至关重要。临床问题的收集可以有多种方法，如对临床医师进行调研，或由专家指导组共识确定。

（一）临床问题的范围

在确定临床问题时要注意不要出现选题范围过宽或过窄的情况，如果问题范围太宽泛，有可能导致指南制定过程失控，消耗过多的资源和时间，导致纳入患者或研究的异质性增大，使研究结果难以解释。而如果问题范围过窄，会因纳入的研究过少，增加出现假阳性和假阴性的机会，使结果不可靠，推广价值也受到限制。

（二）PICO原则

目前大多数的中医药临床实践指南是治疗性指南，在治疗性指南中，可以根据 PICO 原则清晰地构建指南所关注的问题。构建临床问题时最具挑战性的决策是如何把握患者和干预措施界定的广度。在涉及的人群和干预措施的所有变化范围内，重要结果的效应尺度应合理。否则，指南可能会对至少部分患者和干预措施亚组得出误导的估计。

（三）结局指标重要性排序

指南中推荐意见的目的在于使指南用户在最重要的结局指标上获益。因此，确定最重要的结局指标对于制定一部有价值的指南至关重要。制定组应起草一份相关结局指标的清单，包括有利的和不利的结局，并同时让专家指导组确定是否还有被遗漏的结局指标。一旦形成可行的结局指标清单，可由制定组对这些结局指标进行分级并有效排序。要求组员在 1 ～ 9 分的范围内对结局指标进行打分，7 ～ 9 分表示该结局指标对决策起至关重要的作用，4 ～ 6 分表示该结局指标重要，1 ～ 3 分表示该结局指标不重要。每项结局所得到的平均分值不仅表明了所有结局的范围，而且还可以决定该结局的相对重要性。

（四）临床问题的优先化

制定组须采纳专家指导组和外部评审组的意见，对问题进行优先化排序，并确定哪些问题需要纳入指南。建议考虑以下因素对临床问题进行优先化排序：①现有指南尚未涵盖该问题或指南间的结论存在差异；②该问题在临床实践中存在争议或临床实践与研究证据之间存在较大差异性；③该问题的解决有利于提高资源利用率，减少无效的医疗行为；④该问题的解决能使最广大人群受益；⑤该问题的解决可以提高临床用药或操作安全性。首先可根据具体工作时间及人力物力资源情况，确定最终纳入临床问题的数量，再邀请专家指导组及外部评审组使用李克特量表对每个临床问题进行打分，求取平均值，按指南涵盖范围合理分布各范围内纳入临床问题的数量。

三、证据的检索

由制定组负责，根据确定好的 PICO 问题，系统梳理已有研究成果，制定详细的检索策略及纳入 / 排除标准。全面系统检索中国知网、万方数据库、维普网、中国生物医学文献数据库（Chinese Biological Medical Literature，CBM）、PubMed、Cochrane library 等文献数据源。

在检索顺序上，首先应该全面收集现有相关主题的指南。如果有相关的指南，则需要对现有指南进行评估，考虑拟制定的指南所关注的临床问题与现有指南所关注的临床问题是否匹配，并评估指南的质量。其次，检索相关的系统评价，比较系统评价和指南的PICO 问题，以评价其相关性。若有最近两年内制定的高质量系统评价，则可直接应用。如果系统评价的发表年份到现在的时间间隔在两年以上，则需要考虑系统评价发表后是否有新的相关原始研究发表，如果有新的原始研究发表，且这些原始研究的结果会改变原系统评价的结果，则必须对原系统评价进行更新。最后，如果没有系统评价，则制定组就需要直接检索原始研究。

应该根据临床问题的种类确定纳入研究的类型。以干预措施疗效的指南为例，首先应该纳入的是 RCT。是否需要纳入观察性研究，需要看 RCT 是否可以提供关键结局的数据。如果某个关键结局不能从 RCT 中获得，比如某药物的长期终点结局，则需要补充纳入观察性研究，如队列研究。如果 RCT 已经可以提供所有关键结局的数据，则不需要纳入观察性研究。

四、文献筛选和资料提取

文献的筛选应分为三步进行：①初筛：根据检索出的文章的题目、摘要等筛除明显不符合要求的文献；②阅读全文：对可能合格的文献，应获取全文，逐一阅读和分析，以确定是否合格；③与原作者联系：如果文章中的信息不全面或不能确定，或者有疑问和分歧，应与文章作者联系，获取相关信息，再决定取舍。为了避免偏倚，应该由至少两名研究人员对文献进行筛选，并明确记录检索及筛选的过程及结果，如有意见不一致的地方，应明确说明判断意见不一致时的处理方法。制定组应记录文献检索、筛选过程并制作文献筛选流程图，可参考 PRISMA 的流程图。

文献筛选结束后，需要从原始研究的全文或研究者提供的资料中收集所需的相关数据，即进行资料提取。一般需要设计专门的资料提取表来帮助完成资料提取工作，资料提取过程应该尽可能全面、准确，避免偏倚、错误和重复劳动。资料提取过程也应该由至少两名研究人员独立进行，并对如何处理意见不一致的情况进行说明。

五、针对不同结局对证据进行综合

当各研究间研究对象相似、采用相同的干预、结局测量指标和测量方法时，可以采用 Meta 分析合并数据。而当各研究间存在较大差异，不能进行资料的定量综合即 Meta 分析时，则需要进行单个研究结果的定性描述。

计数资料的效应值表达可以采用相对危险度（relative risk，*RR*）或比值比表示，计量资料的效应值表达采用均数差（mean difference，*MD*）或标准化的均数差（standardized mean difference，*SMD*）表示，并标明 95% 可信区间。

在进行 Meta 分析时，需要进行异质性检验。如果存在异质性，但其异质性在合理的解释范围且可用统计学方法予以处理时，可以用随机效应模型（random effects model）对不同研究间结果进行汇总。此外，需要对异质性产生原因进行探讨，常用的方法是亚组分析和敏感性分析。如果可以对异质性做出解释，如人群、干预措施、结局指标、研究方法等，则制定组需提供不同患者人群、干预措施和结局指标的不同效应量估计，而专家指导组则可能对不同患者人群和干预措施提出不同的推荐意见。

六、证据质量评价

制定组负责对证据进行质量评价和分级。目前，国际和国内有多个证据分级标准可以参考，制定组可以根据本课题组的技术力量和研究领域的特点选择适合的证据分级标准。可以选用 GRADE 证据分级标准和刘建平教授提出的"基于证据体的中医药临床证据分级标准"。

使用 GRADE 证据标准时需要注意，GRADE 分级是对于证据体的分级。首先根据不同结局对所纳研究证据进行质量评价，然后，需要对证据总体进行评级，掌握的原则是根据关键结局的最低质量进行证据质量的确定。

证据评价结果要形成证据概要表（evidence profile，EP），可以使用 GRADEpro Guideline Development Tool（GDT）来制作证据概要表和结果总结表（summary of finding table，SoF）。GRADEpro GDT 是 GRADE 工作组开发的线上应用工具，可对循证医学证据质量评价与推荐意见的形成过程进行记录与总结，最终形成证据概要表、结果总结表、从证据到决策的框架表。GRADEpro GDT 的网址为：https://gradepro.org/。

七、推荐意见的形成

由制定组就临床问题，基于前期的证据检索、系统评价结果以及证据分级的评估，综合考虑利弊平衡、患者的偏好和价值观、资源投入等因素，初步形成推荐意见，并通过 ≤3 次的专家共识，最终达成一致的推荐意见。如果超过 3 轮，仍然没有达成共识意见，则视为未达成共识，不写入推荐意见中。推荐使用目前临床医学实践中常用的正式共识方法，包括德尔菲法、名义群组法（nominal group technique，NGT）、共识形成会议法（consensus development conference，CDC）和改良德尔菲法等。

制定组可根据具体情况选择适合的共识方法，但是不管选择哪种方法，均应在指南中进行记录和描述（例如，如何确定和达成共识，是否进行投票等），并保留相关文件如意见反馈表。

撰写推荐意见时，对于汤剂，需详细描述治法及方药信息，如方剂名称、出处、方剂组成以及随证加减、疗程等。对于中成药，需写明中成药名称、用法用量、疗程等。对于非药物疗法，需写明操作手法和适应证等。

八、指南的撰写

2016 年，国际上发布了国际实践指南报告标准（reporting items for practice guidelines in healthcare，RIGHT），即 RIGHT 清单。制定组应按照该清单对指南进行撰写及报告。该清单包含了 22 个条目，其中包括：基本信息（条目 1～4），背景（条目 5～9），证据（条目 10～12），推荐意见（条目 13～15），评审和质量保证（条目 16～19），资金资助、利益冲突和声明管理（条目 20～22）。同时 RIGHT 工作组也制定了更为详细且包含实例的解释性文件，可在内科学年鉴网站（www.annals.org）上获取。

九、指南的评审

指南评审是指南制定的重要环节，是指南质量控制的关键，主要包括广泛的意见征集及同行专家评审两种形式。广泛的意见征集有利于多方面、多渠道获取指南相关方的意见，从而保证指南的适用性，有利于制定组向更广泛的人群介绍指南的初步结论及相关推荐意见，有利于指南的推广。而指南同行专家评审目的是通过同行专家的评审，从专业角度对指南进行再次的审查及确认。指南同行专家评审由外部评审组执行。

十、指南的推广与传播

常见指南传播途径包括权威组织机构发布、期刊等纸媒出版以及指南在线出版等。指南的推广和传播应注重指南获取的公开性和个性化。公开性指指南制定方有责任宣传、传播指南，考虑指南免费发行的范围。个性化指针对目标人群使用不同的传播途径及不同指南版本，如对专业人员可传播专业的完整版指南，对患者可传播简单易懂的患者版指南。

第二节　中医药临床实践指南中临床问题的确定

确定临床问题是指南制定的第一步，也是非常重要的一步。临床问题是指南的枢纽，是进行系统综述的核心，问题的数量直接决定了指南覆盖的范围和推荐意见的数量、也决定了临床证据搜寻的范围和广度，因而确保这一步的正确性至关重要。本节主要对指南中临床问题的提出、构建及优化的流程进行介绍。

一、临床问题的来源

指南中的临床问题应该围绕临床决策的需要，临床问题可以来源于临床的各个方面，如病因危险因素、疾病预后、筛查诊断、预防、治疗、康复、护理、疾病分布，以及临床经济学问题等。目前，大部分的中医药临床实践指南关注的主要是疗效评价的问题。

指南制定中最初临床问题的确定有多种方法，国外的指南制作组织一般是由指南指导委员会通过专家共识确定，而国内很多指南制定者则采用对临床医师进行调研的方法，收集整理纳入指南的原始临床问题。两种方法各有利弊，由指南指导委员会确定临床问题，好处是执行起来比较简单，容易达成共识，但是缺点是会对指南使用者的需求考虑不周。对临床医师调研来收集临床问题，优点是最大限度地考虑了指南将来使用人群的需求，缺点是执行起来比较困难，意见分歧可能会比较大。指南制定者可根据实际情况，选择相应的临床问题收集方法。

国外有些指南制作机构确定临床问题时还要求有患者代表参加，如 WHO、NICE 及 SIGN 均提出在指南制定过程中，患者参与指南范围及临床问题的形成，可有助于确保指南待解决的问题与患者相关，美国医学科学院（Institute of Medicine，IOM）在"制定可信任指南的步骤（standards for developing trustworthy clinical practice guidelines）"中表示至少在临床问题制定和对指南草案审查时，患者 / 消费者组织代表应该参与进来，但国际指南协作网也认为，虽然患者的看法可能很有价值，但若患者缺乏循证医学的培训或科学素养不足，也可能会阻碍循证的过程。Martin P Eccles 等人提出患者 / 消费者参与指南制定的两种策略：①以适当的标准挑选患者代表加入指南制定组，如 NICE。②不加入指南制定组，以利益相关者的身份参与指南的审查或者相关会议去分享个人观点。笔者认为，各指南工作组可根据实际情况，决定是否让患者参与以及在什么阶段参与。

二、临床问题的广义分类

从循证临床实践的角度，临床问题可以分为两种，即背景问题（background question）和前景问题（foreground question）。

（一）背景问题

背景问题是关于疾病的一般知识的问题，涉及人类健康和疾病的生物、心理及社会因素等方方面面的基础知识，实际上是广义性的临床问题，包括疾病的定义、疾病的流行病学情况、干预措施可能的起效机制等，例如，"糖尿病的中医病机是什么""发热的原因是什么"，等等。这类问题往往可以从综述、教科书或专科书中获取答案，不需要制作指南来回答。

（二）前景问题

前景问题是关于处理、治疗患者的专门知识的问题，用以指导临床决策或实践。这类问题一般非常具体，需要在充分理解背景知识基础上，才能提出前景问题。前景问题是指南最重要的问题，它们被用来形成推荐意见，同时需要对这些问题进行系统综述并对证据进行质量评价。指南中的前景问题应以有助于文献系统检索的方式加以构建，PICOS 原则就是一种有效的构建前景问题的方式。

三、PICOS原则

确立临床问题应围绕研究问题的五个要素进行构建，也就是 PICOS 原则。

（一）研究对象（P）

目标人群是谁？疾病的诊断标准是什么？研究对象最重要的特征是什么？是否需要考虑某些相关的人口学特征（如针对儿童的指南和针对成人的指南）？对人群特征的限制一定要有合理的生物学、社会学根据，否则，应尽量避免对研究对象的年龄、性别、种族、地域等特征加以限制。

由于中医药自身研究的特点，中医药临床问题相对西医临床问题可能更为复杂，例如就月经病来说，对于研究对象（P），需要包括人（就诊患者：少女、青年女性、中年女性、更年期女性）、病（西医疾病、中医月经病、是否合并其他病）、证（证候、单一证候、复合证候）、症（单一症状、复合症状）、时（就诊的时间、经前、经后、经期）。这需要指南制定小组在前期反复沟通讨论后确定。

（二）干预措施（I）

指南中考虑的干预方案是什么？干预措施是否存在变异（比如：剂量、给药方式、给药次数和给药疗程的不同），这些变异是否会对结局有不同的影响？如，不同剂量的药物产生的疗效会有所不同。另外，还需要明确怎样处理所关注干预措施和其他干预措施相结合的试验（比如中西医结合治疗与西医治疗比较的试验）。

对于中医药研究，如果干预措施为中药，需要界定药味组方及其产地、收获季节、药用部位、加工处理方式、质量控制方法等，中药复方（chinese herbal medicine formulas）要对其中的成分进行界定。若干预措施为非药物疗法，如针刺，需要对穴位、手法、针灸师资质等加以界定。

（三）对照措施（C）

对照组的选择是解释两组治疗效果差别或等效性的关键。合理的对照包括阳性对照（肯定有效且效果已知的治疗措施，如某阳性药物对照）和阴性对照（肯定无效的治疗措施，如安慰剂对照和无治疗对照）。以下比较的结果将无法解释：治疗 A 与效果不明的治疗 B 比较，治疗 A 加辅助治疗与无治疗或效果已知的治疗 B 比较，治疗 A 与效果已知的治疗 B 加辅助治疗比较。

（四）结局指标（O）

指南中应明确指出纳入哪些结局指标，应该尽量纳入对患者、临床医师、管理者和决策者有意义的结局指标，避免纳入琐碎的或对决策者没有意义的结局指标，否则会潜在地误导读者。结局指标不宜过多，不仅要包括有效性结局，还要包括安全性结局，分别评价干预措施的获益和风险。循证医学强调终点结局，如生存率、致残率、生存质量等。其他相关的结局指标，如间接指标（实验室检查），这些指标虽然没有临床终点结局指标重要，但对于解释疗效或决定干预的完整性上会有帮助。此外，还需要考虑结局的测量方式和时间。

对于中医药指南来说，在确定结局指标时，除了要考虑指标的临床重要性，还要体现中医药治疗的特色优势。有些疾病中医在防治上，整体上并不具有优势，但在某些环节上具有一定的优势，这应该在结局指标上体现出来。比如，减轻和防治西药的毒副反应，或提高西药的疗效。

最后，结局指标的确定应该在进行文献检索之前，一定要避免根据原始研究使用的结局指标来事后确定指南中使用的指标。

（五）研究类型（S）

应当针对不同临床问题和研究目的，选择能回答研究问题的方法学质量高的研究设计类型。由于大多数中医药指南关注的临床问题仍然是干预措施的疗效，而随机对照临床试验是回答此类问题的主要研究设计类型，因此，大多数中医药临床实践指南纳入的是随机对照试验。但是如果研究目的是评价某一诊断方法的准确性，最适合纳入的应该是诊断性试验和横断面研究。而如果研究关注的是病因或危险因素，病例对照研究或队列研究则是比较适合的研究设计类型。

以中成药治疗感冒的循证临床实践指南为例，形成的临床问题如表9-1。

表9-1　以感冒为例的 PICOS 问题的形成

项目	说明
人群	推荐接受干预措施的目标人群是谁？
普通感冒成人患者（包括不同中医证型）	
干预	潜在的干预措施有哪些？
国家食品药品监督管理总局批准上市的中成药	
对照	其他可选的干预措施有哪些？
不治疗、安慰剂、对症治疗	
结局	推荐措施拟解决的临床问题是什么？
1）临床症状（发热、咳嗽、流涕等）缓解及缓解时间 2）不良反应	
研究类型	
随机对照试验	

四、临床结局重要性排序

指南中推荐意见的目的在于使指南用户在最重要的结局指标上获益。因此，确定最重要的结局指标对于制定一部有价值的指南至关重要。指南制定小组应起草一份相关结局指标的清单，包括有利和不利的结局，并同时让指南指导委员会和外部评审小组确定是否还有被遗漏的临床相关结局。一旦形成可行的结局指标清单，可由各小组组员对这些结局指标进行分级并有效排序。要求各组员在 1～9 分的范围内对结局指标进行打分，7～9 分表示该结局指标对临床决策起至关重要的作用，4～6 分表示该结局指标重要，1～3 分表示该结局指标不重要。形成的临床指南问题汇总表如表 9-2 所示。

表 9-2　"某措施治疗某病"临床实践指南临床问题汇总表

序号	患者/人群	干预措施/暴露因素	对照措施	结局		
				关键结局 7-9分	重要结局 4-6分	不重要结局 1-3分
1						
2						
3						
4						
5						
…						

五、临床问题优化和最终确定

最初形成的临床问题可能有很多，而一个指南中不可能纳入太多的临床问题。一般来说，指南制定小组须采纳指南指导委员会和外部评审小组的意见，对临床问题清单进行优先性排序，确定哪些问题需要纳入指南。

最终临床问题的确定一般要通过专家共识的方法来达成。目前常用的正式共识方法有德尔菲法、名义群组法、共识形成会议法、和改良德尔菲法等。指南制定小组可根据具体情况选择适合的共识方法，但是无论选择哪种方法，均应在指南中进行记录和描述（例如，如何确定和达成共识，是否进行投票等），并保留相关文件如意见反馈表等。

第三节　中医药临床实践指南制定中的文献检索

文献检索是临床实践指南（以下称指南）制定过程中的重要环节，是指南推荐证据的来源。文献检索即根据指南拟解决的问题制定文献检索策略，然后收集全世界范围内的相关研究资料的过程，检索策略越合理，就越能节约指南制定过程中消耗的人力、物力和财力。WHO、NICE、SIGN 等指南手册均强调，指南应该就所关注领域的问题制定高效的检索策略并选择合适的数据库，进行全面、系统的检索，以保证指南中每一条推荐意见的形成均是基于当前的最佳证据。国际指南评价工具 AGREE（The Appraisal of Guidelines for Research & Evaluation Instrument）Ⅱ 对指南报告的质量进行评价时，要求指南的制定应给出获取证据时详细的检索策略，包括所使用的检索词、文献来源以及文献的时间跨度。文献来源包括电子数据库，检索策略应尽量全面并在实施时能规避潜在的偏倚，描述时也应尽量细致从而使其具有可重复性。卫生保健实践指南的报告条目（RIGHT 清单）也再次强调：如果指南制定者使用已经发表的现有系统综述，应描述如何检索和纳入这些系统综述并提供检索策略、证据的筛选标准以及对系统综述方法学质量的判断等。

一、指南制定中文献检索的步骤

一部指南的制定需要耗费大量的人力、物力和财力，因此，当确定指南主题后，要先进行文献的预检索，以确定现有的相关资源（包括与指南主题相关的现有指南、现有系统综述、医学技术评估报告与经济学评价等），并对已有的指南进行评价分析。根据检索及评价结果来确定是否制定新指南，或对现有指南进行改编。

首先应明确两个概念，即指南的主题和临床问题。主题是一个指南要解决的总体目标，是对所要解决的临床问题的整体概括。临床问题是临床实践中亟待解决的关键问题，与指南的总体目的相比更加具体。这些临床问题通常是由临床专家提出，然后通过不同背景的指南开发小组成员讨论后确定。但并不绝对，有时指南的主题与临床问题也可以相同。

指南制定中的文献检索可参考以下步骤进行：相关指南的检索、相关系统综述的检索、原始研究的检索。

（一）相关指南的检索

在制定指南之前，首先应该全面收集现有相关主题的国内外指南。如果已有发表的指南，则需要对现有指南进行评估，考虑拟制定的指南所关注的临床问题与现有指南所关注的临床问题是否匹配，并且对指南的质量进行评估。这主要是为了避免重复工作，造成资源浪费。

检索资源的选择除了常规数据库及指南数据库之外，还应对专业学会/协会的网站、相关期刊进行手工检索，同时咨询行业内知名指南制定专家，全面收集现有相关主题的指南。

1. 相关指南数据库检索资源

（1）NICE：英国国家健康与临床优化研究所是为英国卫生服务体系开发技术指南并提供决策建议的国家级研究机构。网址为：https://www.nice.org.uk/guidance。

（2）SIGN：苏格兰校际间指南网，建于1993年，重点关注癌症、心血管疾病和心理卫生等领域。网站的栏目有：指南（按主题排列的指南、按索取号排列的指南）、指南选题提示或范围、当前指南项目组正在进行的工作、指南开发的方法学等。此外该网站还链接有指南制作的支持材料、简介、用户申明及版权细节等内容。网站提供指南全文。网址为：http://www.sign.ac.uk/guidelines/index.html。

（3）CPG Infobase：加拿大医学会临床实践指南文库，于1995年由加拿大国家、州或地区医学卫生组织、专业协会、政府机构和专家小组共同主办并认可，指南由加拿大各地和各机构团体提供，网站上还链接有加拿大医学会制作的《临床实践指南手册》。网站中一半以上的指南有全文。网址为：https://joulecma.ca/cpg/homepage。

（4）GIN：由多国的指南专家组成的小组在2002年11月成立的一个非营利性组织，旨在促进系统化指南的发展和实施。网址为：http://www.g-i-n.net/library/international-guidelines-library。

（5）NCGC：英国国家临床指南中心（National clinical guideline centre），现名为NGC（national guideline centre）。2009年由皇家医学院主办，是世界上最大的临床指南开发组织。网址为：https://www.rcplondon.ac.uk/projects/ngc-guidelines。

（6）ACPG：澳大利亚临床实践指南门户网站（Australian clinical practice guidelines），为澳大利亚的临床实践提供临床实践指南，根据标准改编自美国NGC以适应澳大利亚的医疗环境。网址为：https://www.clinicalguidelines.gov.au/。

（7）医脉通：医脉通于2006年8月8日上线，由北京医脉互通科技有限公司开发并运营，专门面向临床医生和医学生，致力于"做医生的临床决策好帮手"。发展至今，网站已经聚集了100多万用户，积累了大量的医学信息资源。旗下软件产品"临床指南"提供临床科室的国内外临床指南及其解读、翻译，实现一站检索，方便快捷。网页版地址为：http://guide.medlive.cn/；APP版获取地址为：http://guideapp.medlive.cn/index.php。

2. 学会机构及卫生行政部门网站资源

（1）World Health Organization（WHO）：世界卫生组织。网址为：http://www.who.int/en/。

（2）NHMRC：澳大利亚健康与医学研究委员会（National health and medical research council），是一家负责澳大利亚医学研究的资助机构，职能是发展和维持澳大利亚健康标准，并负责实施1992年澳大利亚国家健康与医学研究委员会法案。网址为：https://www.

nhmrc.gov.au/?。

（3）NZGG：新西兰指南研究组（New Zealand Guidelines Group），由新西兰临床实践指南研究组于 1996 年在新西兰卫生委员会领导下建立，主要目的是制定和实施循证临床实践指南，还链接了一系列与指南的开发和评价有关的网站，如：证据源、Cochrane 合作组织、严格评价根据、循证的方法和根据、指南的指南、临床指南等网站。网址为：http://www.health.govt.nz/about-ministry/ministry-health-websites/new-zealand-guidelines-group。

（4）芬兰循证指南网：由芬兰医学协会 Duodecim 建立，收集易于使用的临床实践指南为初级和门诊护理提供临床最佳证据。网址为：https://www.duodecim.fi/english/products/ebmg/。

（二）系统综述的检索

指南的推荐意见需基于系统综述的证据。如果有当前相关的高质量系统综述，可以直接利用，这可以节省指南制定者大量的时间，而更新系统综述也比制定新的系统综述花费更少且更节约时间。

查找系统综述时，首先应从相关指南的参考文献开始，再进行数据库的检索。有关系统综述的相关检索资源如下：

（1）Cochrane 图书馆：是临床疗效研究证据的基本来源，也是目前临床疗效研究证据的最好来源。它的制作者是国际 Cochrane 协作网。网址为：www.cochranelibrary.com。

（2）The Joanna Briggs Institute Evidence-based Practice EBP 数据库：Joanna Briggs Institute EBP 数据库由 JBI 发布。该研究所被广泛认为是全球领先的循证信息提供商之一，也是帮助医疗专业人员实施有效循证实践计划并提供最佳患者护理的工具。JBI 及其合作实体设在南澳大利亚阿德莱德大学，通过确定可行、适当、有意义和有效的医疗实践，促进和支持证据的综合、转移和利用，以协助改善全球的医疗保健结果。该研究所的 EBP 数据库包括一系列综合资源，包括 7 种出版物类型的 3000 多条记录。它们包括文献综述、推荐实践和程序、信息指南表、系统综述和方案、用户信息表和技术报告。网址为：https://joannabriggs.org/。

（3）EBMR（evidence-based medicine reviews）：EBMR 是由 OVID 科技公司制作与更新的付费数据库，以 Ovid 在线和光盘形式发表，是目前指导临床实践和研究的最好证据来源之一。网址为：https://ovidsp.ovid.com/。

（4）临床证据数据库：由英国医学杂志出版，是一个对临床实践有指导意义的数据库。网址为：https://bestpractice.bmj.com/info/cn/。

（5）ACP Journal Club：美国内科医师学会主办的双月刊。网址为：http://www.acpjc.org。

（6）Evidence-Based Medicine：由 BMJ 和美国内科医生学院（American college of physicians，ACP）联合主办。网址为：https://ebm.bmj.com/。

（7）Bandolier：是英国 Oxford HS R & D Directorate 于 1994 年创办的月刊。网址为：http://www.bandolier.org.uk/journal.html。

（8）Epistemonikos 数据库：是收录系统综述、系统综述的再评价及其所纳原始研究的数据库。网址为：https://www.epistemonikos.org/。它所收录的所有研究包括病因学、诊断、治疗、预后和不良反应，文献来源于 PubMed、LILACS、WHO Database、Cochrane database of systematic reviews（CDSR）、Database of Abstracts of Reviews of Effectiveness（DARE）、Campbell Library、Health Technology Assessment Database 等 18 个数据库，但由于它当前的数据库检索功能还不完善，而且只检索一个数据库有可能带来漏检。因此，建议运用高效的检索策略补充检索综合数据库如 CNKI、PubMed、EMbase 等，以全面查找、获取相关系统综述。

（三）原始研究的检索

如果没有现有的指南或系统综述，则指南制定者就需要直接检索原始研究。应该根据临床问题的种类确定纳入研究的类型。以干预措施疗效的指南为例，首先应该纳入的是随机对照试验。是否需要纳入观察性研究，需要看 RCT 是否可以提供关键结局的数据。如果某个关键结局不能从 RCT 中获得，比如某药物的长期终点结局，则需要补充纳入观察性研究，如队列研究。如果 RCT 已经可以提供所有关键结局的数据，则不需要纳入观察性研究。目前常用的检索原始研究的中外数据库如下：

（1）MEDLINE：MEDLINE 是美国国立医学图书馆（National library of medicine，NLM）出版的综合性生物医学信息书目数据库，是当今世界最大和最权威的生物医学文献数据库之一。PubMed 是我国医学工作者检索 MEDLINE 最常用的途径，网址为：http://www.ncbi.nlm.nih.gov/pubmed/。

（2）EMBASE：EMBASE 是荷兰 EIsevier Science 编辑出版的大型生物医学及药学文献书目数据库。EMBASE 以其对药物研究文献的收录而著名，对于欧洲和亚洲文献的收录也比 MEDLINE 多。检索 EMBASE 的常用途径有：EMBASE.com 和 OvidSP 检索平台。网址为：https://www.embase.com/#search。

（3）CENTRAL：Cochrane 临床对照试验中心数据库（Cochrane central register of controlled trials，CENTRAL），是 Cochrane 图书馆的一个子数据库，收录了可能纳入 Cochrane 系统综述的临床对照试验文献数据资源。网址为：http://onlinelibrary.wiley.com/cochranelibrary/search?searchRow.searchOptions.searchProducts=clinicalTrialsDoi。

（4）SinoMed：由中国医学科学院医学信息研究所 / 图书馆开发研制。其涵盖资源丰富，能全面、快速反映国内外生物医学领域研究的新进展，功能强大，是集检索、免费获取、个性化定制服务、全文传递服务于一体的生物医学中外文整合文献服务系统，包括中国生物医学文献数据库（CBM）、中国医学科普文献数据库、北京协和医学院博硕学位论文库、西文生物医学文献数据库、英文会议文摘数据库、日文生物医学文献数据库、俄文生物医学文献数据库等。网址为：http://www.sinomed.ac.cn/。

（5）CNKI：中国知网，是中国知识基础设施（China national knowledge infrastructure，CNKI）系列数据库产品，由中国学术期刊（光盘版）电子杂志社、同方知网（北京）技术有限公司主办，是基于《中国知识资源总库》的全球最大的中文知识门户网站，具有知识的整合、集散、出版和传播功能。网址为：http://www.cnki.net/。

（6）VIP：中文科技期刊数据库，源于重庆维普资讯有限公司1989年创建的《中文科技期刊篇名数据库》，其全文和题录文摘版一一对应，收录了中国境内历年出版的中文期刊12 000余种，全文3 000余万篇，引文4 000余万条，分三个版本和8个专辑定期出版发行。网址为：http://www.cqvip.com/。

（7）万方数据库：是由万方数据公司开发的，涵盖期刊、会议纪要、论文、学术成果、学术会议论文的大型网络数据库。网址为：http://www.wanfangdata.com.cn/。

二、文献的检索与管理

指南中文献检索原则是全面、客观和可以重复。通常采用计算机检索和手工检索相结合，几个数据库联合应用的形式，视情况还可以增加手工检索，并要注意"灰色文献"的检索。

（一）检索词

检索词主要包括以下几部分内容：①与疾病相关的检索词，包括规范的西医病名、西医临床惯用名、中医病名、中医临床惯用名等；②干预措施相关的检索词，包括药品名、商品名、化学名、别名等；③研究类型相关的检索词，包括系统评价、Meta分析、RCT等。是否需要针对对照措施和结局指标进一步进行检索，需要看指南的具体要求。上述每一部分同义词之间用布尔逻辑运算符or连接，最后这三部分之间用布尔逻辑运算符and连接。

一般情况下，为了保证查全率，一般不对检索起始时间进行限定，除非存在某些特殊情况，如某种疾病或某种疗法在某个时间点之前不存在（比如SARS在2002年才出现），这时，可以对检索起始时间限定。

此外，由于在医学研究中存在大量同义词，如疾病或疗法的不同名称、缩写、简称等，在检索中尽量纳入这些同义词，也是保证查全率的一个重要方法。

以"中医药治疗感冒"为例，"感冒"相关的中文词有感冒、伤风、冒风、冒寒、伤寒、风寒、风热、上感和上呼吸道感染，"中医药"相关的中文词有中药、中医、方药、草药、中西医、中成药、传统医学、结合医学、替代疗法和补充替代医学。"感冒"相关的英文词有"common cold""common colds""colds, common""cold, common""coryza, acute""acute coryza""catarrh"和"catarrhs"。"中医药"相关的英文词有"medicine, Chinese traditional""traditional Chinese medicine""Chinese medicine""traditional、Zhong Yi Xue""Chinese traditional medicine"和"traditional medicine, Chinese"。

（二）主题词检索与关键词/自由词检索

文献检索时，常用的方法有主题词检索与关键词检索。主题词又称叙词，是在标引和检索中用以表达文献主题的人工语言，具有概念化和规范化的特征。主题词的选取需要依据主题词表。医学主题词表（medical subject headings，MeSH）是美国国立医学图书馆编制的权威性主题词表。它是一部规范化的可扩充的动态性叙词表。主题词表是对主题词进行规范化处理的依据，也是文献处理者和检索者共同参照的依据。

主题词与关键词最大的区别就是主题词经过了规范化处理。主题词是规范化的检索语言，它对文献中出现的同义词、近义词、多义词以及同一概念的不同书写形式等进行严格的控制和规范，使每个主题词都含义明确，以便准确检索，防止误检、漏检。如：慢阻肺、COPD、慢性阻塞性肺病、慢性阻塞性肺疾病等表达同一概念，它的规范书写形式为"慢性阻塞性肺疾病"。而关键词和自由词是属于自然语言的范畴，未经规范化处理，也不受主题词表的控制。如：对于"慢性阻塞性肺疾病"这一概念可有慢阻肺、COPD、慢性阻塞性肺病、慢性阻塞性肺疾病等不同形式来表达。

因此，为了达到较高的查准率和查全率，如果检索工具提供了主题词这一检索途径的话就应该选择主题词来进行检索，关键词和自由词检索可以作为主题词检索的补充。比如上面的例子，感冒的主题词是 common cold，与感冒相关的自由词有"common colds""colds, common""cold, common""coryza, acute""acute coryza""catarrh"和"catarrhs"。

以"中成药治疗感冒"为例构建检索策略则如下所示：

英文检索以 PubMed 为例：

#1 (common cold [mh]) or (common colds) or (colds, common) or (cold, common) or (coryza, acute) or (acute coryza) or (catarrh) or (catarrhs)

#2 (medicine, Chinese traditional [mh]) or (traditional Chinese medicine) or (Chinese medicine, traditional) or (Zhong Yi Xue) or (Chinese traditional medicine) or (traditional medicine, Chinese)

#3 randomized controlled trial [pt]

#4 controlled clinical trial [pt]

#5 randomized [tiab]

#6 placebo [tiab]

#7 drug therapy [sh]

#8 randomly [tiab]

#9 trial [tiab]

#10 groups [tiab]

#11 #3 or #4 or #5 or #6 or #7 or #8 or #9 or #10

#12 animals [mh] not humans [mh]

#13 #11 not #12

#14 #1 and #2 and #13

（三）文献管理软件

按照上述检索策略在数据库中检索到文献后，需要对文献进行排重和筛查，以找出符合纳排标准的文献。由于制定指南所涉及的文献量一般较大，推荐使用文献管理软件来对检索到的文献进行管理。文献管理软件（reference management software）是学者或者作者用于记录、组织、调阅引用文献的计算机程序，基本功能包括对文献的收集、整理、组织以及对文献引用的插入和参考书目的生成。

常用的文献管理软件包括 NoteExpress、EndNote、RefWorks 等，其中主要推荐使用国内开发的 NoteExpress（简称 NE）。将数据库中的文献以 NE 的格式导出之后，可以经过 NE 过滤器导入 NE 软件中，需注意的是，SinoMed、PubMed、Cochrane library 等无法以 NE 的格式导出，故在导入 NE 的时候，需选择与数据库对应的过滤器。文献导入后，可经由软件的"查重"功能，筛查出重复文献进行排除。再通过"检索"功能快速筛查出某些不相关的动物实验。然后在软件中直接查看文献标题、摘要及关键词，对文献标签标记以满足需求，方便统一管理。还可在软件中进行文献全文下载，点击附件中的链接进行全文查阅。经管理的文献均保存在软件的数据库中可供反复调阅。

总之，对于指南来说，文献检索的全面性是非常重要的，但文献检索又是非常灵活的，研究目的和数据库不同，检索策略也会不同，需要指南制定者在实践中反复练习，找到最适合的检索方法。

第四节　基于证据体的中医药临床证据分级标准

循证医学作为基于证据的临床医学，早在提出之初就明确指出，循证医学需要慎重、准确和明智地应用当前所能获得的最好的研究证据，同时结合临床医生的个人专业技能和临床经验、考虑患者的价值和愿望，将三者完美地结合制定出患者的治疗措施。其中，来自临床的人体研究是最重要的"证据"来源。国际范围内，循证医学在二十几年的发展历程中制定了多种证据分级体系，并不断得到完善。证据分级的目的在于对不同来源的证据进行质量分级，使临床医生尽可能利用高质量证据来做决策。其中比较完善、认可度较高的分级体系是 GRADE 证据分级体系。但是，这些目前常用的证据分级方法均是建立在现代西医学体系之上，虽然有其先进性和广泛的认可度，但是完全照搬用于中医学领域仍然存在一定的局限性。鉴于中医学整体观和辨证论治的特殊性，需要使用适合于中医的临床证据分级系统。2007 年，刘建平借鉴循证医学理念和方法，充分结合中医药学科特点和自身理论体系的特殊性，探索性地提出了符合中医理论与实践特色的、基于证据体的中医药证据分级建议，并在中医临床指南的制定当中得到了广泛的应用。2019 年，课题组又系统梳理了目前国际上较为通用的证据分级标准，如英国循证医学中心、美国卫生保健政策研究所、世界卫生组织、GRADE 证据分级、国际感染论坛提出的 Delphi 法证据分级标准等，综合考虑中医药辨证论治和整体观的特点，提出了符合中医特色的中医药证据分级标准的建议，如表 9-3 所示。

表 9-3　中医药临床研究证据的分级标准

证据等级	有效性	安全性
Ⅰ级	随机对照试验及其系统综述、N-of-1试验系统综述	随机对照试验及其系统综述、队列研究及其系统综述
Ⅱ级	非随机临床对照试验、队列研究、N-of-1试验	上市后药物流行病学研究、Ⅳ期临床试验、主动监测（注册登记、数据库研究）
Ⅲ级	病例对照研究、前瞻性病例系列	病例对照研究
Ⅳ级	规范化的专家共识、回顾性病例系列、历史性对照研究	病例系列 / 病例报告
Ⅴ级	非规范化专家共识、病例报告、经验总结	临床前安全性评价，包括致畸、致癌、半数致死量、致敏和致毒评价

备注：
①N-of-1试验指单病例随机对照试验。
②规范化的专家共识，指通过正式共识方法（如德尔菲法，名义群组法，专家共识会议法，以及改良德尔菲法等），总结专家意见制定的，为临床决策提供依据的文件。
③非规范化的专家共识，指早期应用非正式共识方法如集体讨论、会议等，所总结的专家经验性文件。

一、降级标准

研究设计类型反映了证据的论证强度，但其证据的质量还受到其方法学质量的影响。基于此，本分级标准借鉴了国际上公认的证据质量评价标准，如 AMSTAR 量表、Cochrane 偏倚风险评估工具（ROB 量表）、改良的 JADAD 量表、MINORS 量表、NOS 量表等，部分参考了Cochrane手册以及CONSORT报告规范条目，并综合考虑了中医药临床研究的特点，详细描述了影响证据质量的因素，并按照不同的研究设计类型，分别给出了升降级的参考标准，如表9-4～表9-9所示。

表9-4　系统综述质量评价标准

条目	评价指标
1	有明确的临床问题，并正确按照PICO进行结构化（2分）
2	纳入标准恰当（1分）
3	纳入研究的选择和数据提取具有可重复性（1分）
4	检索全面、提供了明确的检索策略（1分）
5	描述纳入研究的特征（1分）
6	评价和报道了纳入研究的方法学质量（1分）
7	数据综合方法正确（2分）
8	无相关利益冲突（1分）

表9-5　RCT方法学质量评价标准

条目	评价项目	评价指标
1	随机序列的产生	计算机产生的随机数字或类似方法（2分） 未描述随机分配的方法（0分） 采用交替分配的方法如单双号（0分）
2	随机化隐藏	中心或药房控制分配方案或用序列编号一致的容器、现场计算机控制、密封不透光的信封或其他使临床医生和受试者无法预知分配序列的方法（1分） 未描述随机隐藏的方法（0分） 交替分配、病例号、星期日数、开放式随机号码表、系列编码信封以及任何不能防止分组的可预测性的措施（0分） 未使用（0分）
3	盲法	采用了完全一致的安慰剂片或类似方法，且文中描述表明不会被破盲（2分） 未施行盲法，但对结果不会产生偏倚（2分） 只提及盲法，但未描述具体方法（1分） 未采用双盲或盲的方法不恰当，如片剂和注射剂比较（0分）
4	不完整结局报告	无研究对象失访（1分） 虽然有研究对象失访，但与总样本对比，失访人数小且失访理由与治疗无关，失访情况对结果不会造成影响（1分） 未报告失访情况或失访情况会对结果造成偏倚（0分）
5	选择性报告结局	研究方案可及，未改变研究方案中的结局指标（1分） 研究方案不可及，但是报告了该疾病公认的重要结局（1分） 研究方案不可及，未报告该疾病公认的重要结局（0分） 文章的结果部分与方法学部分的结局指标不符（0分）
6	样本含量	提供了样本含量估算公式，样本含量计算正确，保证足够的把握度（1分） 未提及如何计算样本含量（0分）

表9-6　N-of-1试验方法学质量评价标准

条目	评价项目	评价指标
1	随机序列的产生	计算机产生的随机数字或类似方法（2分） 未描述随机分配的方法（0分） 采用交替分配的方法如单双号（0分）
2	随机化隐藏	中心或药房控制分配方案或用序列编号一致的容器、现场计算机控制、密封不透光的信封或其他使临床医生和受试者无法预知分配序列的方法（1分） 未描述随机隐藏的方法（0分） 交替分配、病例号、星期日数、开放式随机号码表、系列编码信封以及任何不能防止分组的可预测性的措施（0分） 未使用（0分）
3	盲法	采用了完全一致的安慰剂片或类似方法，且文中描述表明不会被破盲（2分） 未施行盲法，但对结果不会产生偏倚（2分） 只提及盲法，但未描述具体方法（1分） 未采用双盲或盲的方法不恰当，如片剂和注射剂比较（0分）
4	选择性报告结局	研究方案可及，未改变研究方案中的结局指标（1分） 研究方案不可及，但是报告了该疾病公认的重要结局（1分） 研究方案不可及，未报告该疾病公认的重要结局（0分） 文章的结果部分与方法学部分的结局指标不符（0分）
5	试验周期	试验周期3个及以上（1分） 试验周期3个以下（0分）
6	试验设计适合度	干预措施与疾病适合该设计类型（如试验药物进入体内能迅速起效，停药后可快速被清除；慢性疾病，在一段时期内症状稳定；少见病等）（1分） 干预措施或疾病不适合该设计类型（0分）
7	洗脱期	洗脱期充足，前面干预对后面干预（残留效应）的影响较小（1分） 洗脱期不足，前面干预对后面干预（残留效应）的影响较大（0分） 无洗脱期（0分）

表9-7　非随机对照试验质量评价标准

条目	评价指标
1	所定义的问题应该是精确的且与可获得文献有关（1分）
2	所有具有潜在可能性的患者（满足纳入标准）都在研究期间被纳入了（无排除或给出了排除的理由）（1分）
3	终点指标能恰当地反映研究目的（1分）
4	对客观终点指标的评价采用评价者单盲法，对主观终点指标的评价采用评价者双盲法。否则，应给出未行盲法评价的理由（1分）
5	随访时间足够长，以使得能对终点指标进行评估（1分）
6	失访率低于5%（1分）
7	提供了样本含量估算公式，样本含量计算正确，保证足够的把握度（1分）
8	对照组应是能从已发表研究中获取的最佳干预措施（1分）

条目	评价指标
9	对照组与试验组应该是同期进行的（非历史对照）（1分）
10	对照组与试验组起点的基线标准应该具有相似性，没有可能导致使结果解释产生偏倚的混杂因素（1分）

表9-8　队列研究质量评价标准

条目	评价项目	评价指标
1	样本含量	提供了样本含量估算公式，样本含量计算正确，保证足够的把握度（1分） 未提及如何计算样本含量（0分）
2	暴露组的选择	暴露组可以代表目标人群中的暴露组特征（1分） 未描述暴露组来源（0分） 暴露组与目标人群存在差异，会对结果产生偏倚（0分）
3	非暴露组的选择	非暴露组可以代表目标人群中的非暴露组特征（1分） 未描述非暴露组来源（0分） 非暴露组与目标人群存在差异，会对结果产生偏倚（0分）
4	研究开始时结局是否已经发生	否（1分） 是（0分）
5	组间可比性	研究控制了可能的混杂因素，并使用一些手段使两组基线可比（1分） 研究未报告可能存在哪些混杂因素及采取的手段（0分） 两组基线指标不可比（0分）
6	随访时间	随访时间足够长（1分） 随访时间不充分，可能观测不到某些结局的发生（0分）
7	失访情况	无研究对象失访（1分） 虽然有研究对象失访，但与总样本对比，失访人数小且失访理由与治疗无关，失访情况对结果不会造成影响（1分） 未报告失访情况或失访情况会对结果造成偏倚（0分）
8	结局评价方法	盲法评价结局（1分） 客观结局，不容易受评价者主观影响（1分） 档案记录（0分） 主观结局，且容易受到评价者或被评价者主观影响（0分） 未报告评价方法（0分）

表9-9　病例对照研究质量评价标准

条目	评价项目	评价指标
1	样本含量	提供了样本含量估算公式，样本含量计算正确，保证足够的把握度（1分） 未提及如何计算样本含量（0分）
2	病例的确定	有明确的诊断标准（1分） 诊断标准不明确或缺失（0分）

条目	评价项目	评价指标
3	病例组的选择	病例组可以代表目标人群中的暴露组特征（1分） 未描述病例组来源（0分） 病例组与目标人群存在差异，会对结果产生偏倚（0分）
4	对照组的选择	对照组可以代表目标人群中的非暴露组特征（1分） 未描述对照组来源（0分） 对照组与目标人群存在差异，会对结果产生偏倚（0分）
5	组间可比性	研究控制了可能的混杂因素，并使用一些手段使两组基线可比（1分） 研究未报告可能存在哪些混杂因素及采取的手段（0分） 两组基线指标不可比（0分）
6	暴露因素的测量	可靠的记录（如手术记录），不会受回忆偏倚影响（1分） 在盲法的情况下，采用结构化调查获得（1分） 在非盲的情况下进行的调查（0分） 书面的自我报告或病例记录（0分） 无描述（0分）
7	暴露的确定方法	病例和对照采用相同的方法确定（1分） 病例和对照未采用相同的方法确定（0分）
8	无应答率	两组的无应答相同（1分） 无描述（0分） 两组的无应答率不同且没有说明原因（0分）

二、升级标准

此外，GRADE 工作组要求升级标准适用于没有减分项的观察性研究以及非随机对照研究，对于本标准来说，升级标准适用于总分 8～10 分的非随机对照试验，及总分 7～8 分的队列研究或病例对照研究。在满足以下条件下可以升一级：①效应值大，RR/OR 值 > 2 或 < 0.5；②可能的混杂因素会降低疗效；③存在明确的剂量效应关系。目前病例系列、病例报告、历史性对照研究、专家共识及经验总结没有升级标准，其质量评价标准可参照相应质量评价标准。

三、基于核心结局的中医药研究"证据体"的形成

目前，中医药研究在结局指标的设置上存在诸多问题，如结局和结局指标概念模糊，主要与次要结局不明确，存在潜在的选择性结局报告偏倚和发表偏倚，存在缺失数据报告不全等。即便中医师在临床实践中关注患病的人，但中医临床试验的结局测量或结局指标很难反映对患者主诉的关注，而且中医临床试验选择的测量工具大多未报告，或者缺少公

认度或效能的证据，结局及其部分结局指标存在交叉的情况，或者缺少对终点结局和不良事件的报告等。

中医药临床研究的"证据体"应该针对临床研究的核心结局。所谓核心结局，即是得到业界公认的临床结局、结局指标的最小集合，即在某种健康状态下，推荐所有临床试验应该测量和报告的结局。建议中医药临床核心结局应包括以下四种：①病死率；②致残率；③严重不良事件；④由经过信度及效度检验的量表或工具测量的临床重要结局如患者报告的结局或生活质量测评。

考虑到临床中医师的可操作性和可接受性，把针对这些核心结局的证据分为三个级别：高级证据，指由两个及以上的 Level 1/2 级证据构成的证据体；中级证据，指除高级 / 低级证据之外的其他情况；以及低级证据，指由两个及以上的 Level 4/5 级证据构成的证据体。

总之，制定统一且适宜的中医证据分级标准有利于更好地应用中医药临床研究证据。目前的标准仍有其不足之处，期待能有更多专家学者提供自己的思路，开拓创新，也希望决策者提高认识、付诸实践。

第五节　中医药临床实践指南的评价

2011 年，美国医学科学院指出，临床实践指南是基于系统评价的证据和平衡了不同干预措施的利弊，在此基础上形成的能够为患者提供最佳保健服务的推荐意见。临床实践指南是医药领域的核心技术标准，体现了现阶段的医学诊疗水平，不仅有助于规范医疗行为，提高医疗服务的质量，节约医疗成本，还是医疗工作者提供决策的依据，从而能使患者获得最好的治疗。

目前国际上指南数量众多，且仍在不断增加。全球唯一的国际指南协作网截至 2018 年 10 月，已经收录了 6 500 多部来自全球各地不同组织制定的多个语种的指南。截至 2018 年 10 月份，美国国立指南文库的指南数量已接近 2 000 部。1995 ～ 2015 年 MEDLINE 数据库年均收录指南的数量已翻倍。近年来，国内指南的数量同样增长迅速。1995 ～ 2015 年，我国医学期刊已发表超过 500 部指南，内容涵盖了临床预防、诊疗和预后等各方面。

只有可靠的指南才能充分有效地发挥临床指导的作用。无论是指南质量的提高，还是临床技术水平发展引起的不适用，都需要科学有效的评价方法对指南进行合理评价，使其能够为指南提供修订或更新的建议。评价可作为一种促进指南质量提高的手段，通过严格的评价标准，指南制定人员能认识到指南的不足，有针对性地改进指南，全面提高指南的科学性及可信度，从而能更好地进行推广应用。

一、国内外指南评价工具的优势与局限性

IOM 在 1992 年开发的指南评价工具是循证医学界公认的第一个指南质量评价工具。该工具评价了指南的 8 种属性，4 个与指南的实质内容有关（信度、效度、临床适用性、临床灵活性），4 个与指南制定流程和呈现形式有关（指南开发过程的透明度、多学科联合开发、定期审查和指南开发的主要文件）。然而，该工具由于条目冗长，操作烦琐，需要多领域专家共同参与，始终没有投入使用。

从 1995 年开始，世界各个国家都陆续出台指南评价工具，有不少工具是以 IOM 指南评价工具为基础开发的改良工具。1999 ~ 2003 年是指南评价工具开发的高峰期，期间有 13 个评价工具问世。有一篇综述对这 13 种指南评价工具进行了对比分析，发现单独使用任何一种指南评价工具都不能全面的对指南进行评价，指南评价的内容集中在指南的范围与目的、制定的科学严谨性、语言清晰性三个方面，而未提及指南制定人员、指南的临床适用性、应用性、利益冲突等方面。其中，只有 Shaneyfelt 的指南质量评估问卷 GQAQ 1999 与 Cluzeau 的临床指南评估工具 AICG 1999 通过了有效性检验。AICG 1999 信度较高但条目数过多，使用上比较困难，因此未得到推广。

2003 年，来自加拿大、英国等 13 个国家的研究人员成立的临床指南研究与评价国际工作组，制定并发布了指南研究与评价工具 AGREE，由 6 大领域、共 23 个条目组成。为了进一步提高 AGREE 的科学性与可行性，2009 年，AGREE Next Steps 协会对 AGREE 工具进行了修订，发布了 AGREE Ⅱ 和新版用户手册，其内容更加具体和明确。直至今日，AGREE Ⅱ 已经成为国际公认的评价指南的"金标准"，也是指南质量评价的通用工具。此外，考虑到指南制定的严谨方法学并不足以确保指南推荐意见应用于临床时的可信性或可实施性。因此，在研究证据的基础上，2019 年，又研发了 AGREE-REX，中文翻译为"指南研究与评估系统—最佳推荐意见的质量评价工具。AGREE-REX 旨在提升指南推荐意见的质量，确保其在临床上的可信性，可靠性和可实施性。AGREE-REX 是对 AGREE Ⅱ 的补充。

AGREE Ⅱ 工具的局限性主要有以下几个方面：第一，对评价者有极高的要求，不仅需要临床的专业知识，还要求掌握循证医学知识，对指南制定过程中证据检索、证据评价、分级等方法学的知识有深刻的理解；第二，没有衡量不同领域和条目所占的权重；第三，评价工具采用 7 分等级表，但未描述每一个分值具体的评分标准，且评价过程耗时长；第四，存在一些并不适用于中国国情的条目。

2017 年，由于我国将建立国家指南数据库，需要制定指南入库的门槛，复旦大学循证医学中心受委托成立指南评价标准制定小组，多次组织召开专家咨询暨讨论会，汇总外审专家意见和建议，在 AGREE Ⅱ 的框架上研究制定了符合中国临床实际情况的 2017 版 AGREE-China。AGREE-China 包括 5 个领域（科学性 / 严谨性、有效性 / 安全性、经济性、

可用性 / 可行性、利益冲突），共 15 个条目、1 条整体评价"指南的整体印象：强推荐、弱推荐、不推荐"。AGREE-China 的优势在于考虑到不同条目的权重问题，删去了不符合国情的条目，指南范围和目的、参与人员、严谨性几个方面进行了合并，并补充了经济性领域，删去了应用性的一些条目，且清楚描述了每一分值的含义，与 AGREE Ⅱ 相比操作性有了很大的提升。但 AGREE-China 评价量表仍然是 AGREE Ⅱ 评价工具基础上的改良，与 AGREE Ⅱ 相差不大。领域 1 科学性 / 严谨性并没有不同于 AGREE Ⅱ 的条目，且评价时点描述模糊，未考虑到临床适用性评价部分，同样也需要对评价者有高要求，且不适用于中医药领域。

针对指南适用性评价工具，国际指南适用性评价公认的是 GLIA（the guideline implementability appraisal）2011，适用性的定义为使指南建议的实施相对容易，旨在帮助提早发现影响临床实践指南应用的内部因素并及时修改完善，提高指南质量。GLIA 的应用可以补充质量评价量表，以识别指南缺陷。但 GLIA 适用性评价工具的局限性主要体现在几个方面：①条目中包括了临床适用性和部分应用性的条目；②存在不符合国内情况的条目；③是 / 否的评价方式无法对临床适用性的"好"与"坏"进行定性判断。

国内有研究对中医临床实践指南的适用性和临床应用情况开展了评价工作。2013 年，国家中管局设计了《中医临床实践指南适用性调查问卷》与《中医临床实践指南应用性病例调查表》，分别调查指南的技术水平、协调配套性、结构和内容等适用性，以及指南临床应用符合度、临床应用效果评价、综合评价等应用评价。局限性在于适用性调查问卷中既包含了质量评价又包括了应用性和适用性评价的内容，且耗时长；评价操作性差；要求评价前临床医生需要经过专业人员的培训，过程烦琐。该项评价的研究还处于初步阶段，问卷还处于初步应用阶段，部分条目的选择以及评价方式方法仍需进一步完善。

二、建立中医药指南评价体系的思考

中医药临床实践指南作为中医药领域的核心标准，指南评价是指南开发过程中的重要一环。而目前我国的指南研究主要集中于指南的制定方面，而忽略了指南的评价和推广应用。只有可靠的指南才能充分有效地发挥临床指导的作用，建立一个完善的指南评价标准体系，尤其是符合中医技术特色的评价标准体系，已成为中医药发展亟须解决的重要任务，并可以为中医药指南的实施推广、进一步的修订完善提供依据。

如上所述，目前指南评价的金标准 AGREE Ⅱ 评价工具主要侧重于指南的质量本身，AGREE-REX 主要在提升指南推荐意见的质量，确保其在临床上的可信性，可靠性。目前对指南的临床适用性及传播推广后的应用情况涉及较少，但临床适用性评价同样是指南体现核心价值的方面，以及临床应用性情况也是促进指南能针对性的实现临床指导价值的体现。指南的评价绝不应仅仅包括质量评价，还应该包括适用性及应用性评价。这三方面无论是在评价的时点、评价的内容、评价的目的、评价的人员，还有评价的方式均应有所不同。一个完善的指南评价标准体系应该包括指南的方法学质量评价、临床适用性评价、临床应用性调查三部分，完整的指南评价体系中，这三部分都是不可或缺的。

对于评价时点，指南的评价应该分为发布前评价和实施后评价两个阶段，而发布前评价又可分为质量评价和适用性评价。质量评价的内容是指南的制定过程中的方法学质量，目的是判断指南得出的结论是否科学可靠，评价人员应为专业的方法学家。而临床适用性评价的内容是指南与临床的贴合程度，即指南是否具有良好的可读性和临床适用性，目的是促进临床的应用，评价人员应为临床医生。发布前评价的内容是指南制订者可以掌控的，评价方式可以采用评价清单的方式进行。

在指南推广实施之后，应该进行临床应用性评价。应用性评价的内容是指南在临床的实际应用情况，目的是调查中医药临床实践指南临床应用的情况与指南可能存在的问题，帮助指南进行更新工作，包括影响指南实施的外部因素，如医院的设施、医生的技术水平等制定指南小组无法掌控的情况。评价的人员应该是临床指南的实际使用人员。考虑到应用性评价的目的是调查具体存在的问题，而不是测量指南的某方面特性，因此需要调查人员给出真实的反馈与具体的建议。因此，形式自由的调查问卷更符合研究目的，更好地体现临床工作者关于使用指南的想法，评价方式最好以调查问卷的形式由第三方进行评价。

总而言之，中医药临床实践指南对中医药临床的指导作用毋庸置疑。采用科学有效的评价方法对中医药临床实践指南进行合理评价，有助于进一步提升我国中医药临床实践指南的质量，使之更好地应用于临床，提高中医临床疗效，保障医疗服务质量。建立一个完善的、符合中医特色的、综合的指南评价标准体系，已成为中医药发展必须解决的重要任务。

（陈薇）

·第十章·

中医药临床应用专家共识的报告规范

中医药标准化文件的出台促进了中医药行业标准的制定，其中就包括了临床实践指南（后文中简称"指南"）和临床专家共识（后文中简称"共识"）。对于共识，目前国际上没有统一的称谓及定义，不同机构对其解释各有不同。综合这些机构关于共识的描述提出，共识是一类通过正式共识方法，总结专家意见制定的，为临床决策提供依据的文件。

目前，中医药研究由于其自身的特点及研究现状，在制作指南时往往面临"证据不足"或"质量极低"的实际情况，使得指南的制作面临困境，并且受研究周期影响，这种缺少高质量临床证据的情况短时间内无法得到解决。当中医药临床试验无法为指南制定提供充分的循证医学证据的时候，先制定共识显然比制定指南更符合实际，也更易于操作。共识可以充分吸收众多专家的临床实践经验，弥补缺少临床实验证据或证据级别不高的不足，还可充分体现中医以人为本的理念，传承中医专家临床诊疗经验，并且充分利用经典古籍中的文献资料，将指南中无法体现的辨证论治融入共识之中。同时，共识的制定和临床应用，为进一步规范中医药临床实践提供技术指导，也有利于临床研究的开展，为指南的制定和修订提供证据。而一个逻辑清晰、详细准确的共识报告规范清单将为我国共识制定者提供好的报告工具，对于促进共识的制作质量以及共识结果的推广应用是非常重要的。

本文在大量文献研究的基础上，归纳分析国际权威的共识报告要点，结合中医药领域共识的制定流程和技术要素，并通过了中医药临床专家及方法学家的论证，初步制定出适用于中医药领域的临床专家共识报告规范条目清单。该报告规范的每一个条目都经过了严格的思考与探讨。

一、条目清单

中医药临床专家共识报告规范条目清单共30条，包括以下八个方面：基本信息（1-5）、背景（6-10）、方法（11-14）、共识建议（15-17）、讨论（18-20）、评审与反馈修订（21-23）、资金资助与利益冲突（24-25）、附件（26-30）。如表10-1所示。

表 10-1　中医药临床专家共识报告规范条目清单

领域/主题	编号	条目
		基本信息
标题/副标题	1a	能通过题目判断为共识，即题目中应该出现类似"专家共识"的字眼
	1b	描述共识的发表年份日期
简要汇总	2	对形成的共识建议条目进行列表简要汇总说明
术语与缩略语	3	涉及术语则给出解释，涉及缩略语，应该将其列出并给出对应的全称
联系方式	4	描述参与制定共识的医疗机构和制药公司及主要负责人的联系方式，以供其他人联系和反馈
描述可及性	5	描述共识的可及性，即在哪里可获取到共识文件、相应附件及其他相关文件
		背景
背景信息	6	描述疾病/药品的基本信息或某治疗方法的基本信息，包括定义、病因、流行病学、危害、诊断和治疗
原因及必要性	7a	描述此领域缺乏现代研究证据的现状
	7b	描述制定共识的主要原因及必要性
目的及意义	8	描述共识的目标和具体要达到的目的及意义
共识的使用者和应用环境	9a	描述共识的主要使用者（如中医师、西医师、中西医结合医师，或患者）
	9b	描述针对的具体环境（比如三甲医院、社区医院等）
制定项目组人员及要求	10	描述参与共识制定的项目组全部人员的领域、专业和各自工作职责
		方法
临床问题调研方法	11	描述临床调研方法、过程及调研结果
明确临床问题	12	列出临床问题清单，以PICOS（人群、干预、对照、结局和研究类型）格式呈现
文献检索及筛选	13	描述检索的数据库名称，检索策略，检索的研究类型（如系统评价/RCT/其他观察性研究），报告文献筛选流程图及纳入排除标准
分析及评价	14a	整理纳入文献特征表，进行定量或定性分析，形成证据综合报告（具体内容在附件里呈现）
	14b	描述是否对研究证据进行了质量评价，评价方法以及评价结果
		共识建议
共识建议	15a	精准明确描述不同共识建议条目对应的人群、干预措施和结局
	15b	描述共识建议及是否有支持该条目的证据
对共识建议进行解释说明	16	描述对共识建议条目进行投票时，是否考虑不良反应及危害、经济性、患者可接受性等其他因素，以及为何考虑此因素
描述达成共识的方法	17	描述采用的共识方法、规则及过程，包括进行几轮投票（每轮投票单在附件呈现）

续表

领域/主题	编号	条目
		讨论
临床适应性	18	描述当前临床实践与研究证据之间是否存在差异，可能的原因，和/或提供对未来研究的建议
局限性	19	描述共识制定过程中的所有局限性及其对建议的有效性可能产生的影响
未来建议	20	描述共识研究未来的方向
		评审与反馈修订
征求意见	21	描述征求意见过程及撰写征求意见稿
同行评议	22	描述具体同行评审过程，哪些评审专家以及评审意见的考虑和处理过程
反馈与修订	23	描述是否有反馈与修订，质量保证程序，如果有，则描述其过程
		资金资助与利益冲突
资金来源以及作用	24	描述制定各个阶段资金来源情况，资助者在制定共识不同阶段中的作用
利益冲突的声明和管理	25a	描述共识制定相关的利益冲突的类型（如经济利益冲突和非经济利益冲突）
	25b	描述对利益冲突的评价和管理方法
		附件
流程图	26	形成共识的总的技术路线流程图
临床调研资料	27	如药品说明书、药品说明书分析结果、临床调研两轮问卷、问卷分析结果等
证据综合报告	28	纳入文献特征表，证据综合报告、证据概要表
共识会议纪要	29	描述每次共识会议的时间、地点、参会人员、会议进行中的具体步骤（包括陈述共识条目，投票结果计算）、专家签到表、投票单等
其他存档资料	30	其他存档资料包括参与人员信息表（应列出参与制定的所有个人其职称、职务、工作单位等信息）及其他相关信息资料

二、条目详解

（一）基本信息

基本信息共包括 5 个条目：标题 / 副标题、发表年份日期；简要汇总；术语与缩略语；联系方式；描述可及性。

1. 标题 / 副标题、发表年份日期 能通过题目判断为共识，即题目中应该出现类似"专家共识"的字眼。例如：针灸治疗偏头痛的临床专家共识。写明共识的发表年份日期即可，如 2018 年 10 月 3 日。目的是有利于帮助读者精确的检索到所需要的专家共识。

2. 简要汇总 将形成的共识建议条目使用列表的形式呈现，以便共识使用者可在共识报告的开头快速获取整个共识报告的精华，提高了利用效率。如表 10-2 所示。

表 10-2　共识建议条目（简要版）

序号	专家共识条目
1	对于成人流感（风热犯卫）患者，建议使用***治疗，以降低发热持续时间
2	对于成人流感（热毒袭肺）患者，建议使用***或***联合***治疗，以改善鼻塞、咽痛症状
3	对于成人流感（热毒袭肺）患者，不建议使用***或***联合***治疗

3. 术语与缩略语　汇总在共识中所有涉及的术语与缩略语，给出相应的解释和对应的全称，以方便读者快速阅读和理解共识的内容。

4. 联系方式　要求写明制定共识的所有参与单位的名称和负责人联系方式，包括医疗机构及主要负责人，以供其他人联系和反馈。如 *** 第一附属医院负责人 ***。

5. 描述可及性　描述共识的获取途径，即在哪里可获取到共识及所有附件及其他相关文件。由于网络和手机的使用逐渐替代纸质版，共识的来源要求保证稳定，建议尽量采取线上获取的方式。

（二）背景

背景共包括 5 个条目：背景信息；原因及必要性；目的及意义；共识的使用者和应用环境；制定项目组人员及要求。

1. 背景信息　描述疾病 / 药品的基本信息或某治疗方法的基本信息。疾病的描述包括定义、病因、流行病学、危害、诊断和治疗等几个方面；药品则包括药品来源、药物组成、用法用量、功能主治，注意事项等。

2. 原因及必要性　描述此领域缺乏现代研究证据的现状。包括此领域的医学研究现状，是否经过检索发现存在研究证据严重不足的情况，并分析造成证据缺乏的可能原因。

关于制定共识的主要原因及必要性，应描述为何要及时制定该共识，是否临床上亟须解决该问题，却由于缺乏证据而搁置。如"经过检索中文数据库（CNKI/ 万方 / 维普 / SinoMed）无充足研究证据表明 ***，而该疾病的发病率逐年剧增，对人们健康产生极大的危害……"。

3. 目的及意义　描述制定此共识的目标和具体要达到的目的及意义，表述要求有针对性和具体化，不能太过宽泛，如"改善全民健康"。例如："*** 治疗 *** 临床应用专家共识的目的是缓解 *** 患者 *** 等主要症状，改善 ***"。

4. 共识的使用者和应用环境　描述共识的主要使用者（如中医师、西医师、中西医结合医师，或患者），描述针对的具体环境（比如三甲医院或社区医院等）。要求报告是谁在哪些环境或场合中使用该共识，考虑到共识的适用性与临床调研环节中人员的设置。

例如"本共识适用于三甲医院消化科中西医结合医生在使用中成药治疗急性便秘时使用……"。

5. 制定项目组人员及要求 描述参与共识制定的项目组全部人员的领域、专业和各自工作职责，可列表说明以保证制定的共识的科学性与可信度。

（三）方法

方法共包括4个条目：临床调研方法；确定临床问题；文献检索及筛选；分析及评价。

1. 临床调研方法 描述调研的方法（如问卷调研或专家讨论）。调研的目的是形成临床问题的初步清单，并形成最终的临床问题。调研方法及调查报告可在附件中呈现。

2. 确定临床问题 使用表格列出临床问题清单，以PICO（人群、干预、对照、结局）格式呈现，如表10-3所示。

表10-3 临床问题清单

序号	临床问题
1	***是否可以加快成人流感（风热犯卫）的治愈时间?
2	与抗病毒药相比，***对成人流感（风热犯卫）减少发热持续时间方面是否具有更好的治疗效果?

3. 文献检索及筛选 描述检索的数据库名称（如CNKI、PubMed等），要求全面地系统地检索。列出检索策略，检索的研究类型（如系统评价、随机对照试验、非随机对照试验、病例报告/系列、其他观察性研究等），报告文献筛选流程图及纳入排除标准。注意文献筛选流程图中每一步的筛选与排除数目的准确翔实。

4. 分析及评价 描述整理纳入文献特征表，进行定量或定性分析，形成证据综合报告（具体内容在附件里呈现）。描述是否对研究证据进行了质量评价，评价方法以及评价结果；纳入的文献是否进行定性/定量分析；如何进行Meta分析。

（四）共识建议

共识建议共包括3个条目：共识建议；共识建议的解释说明；达成共识的方法。

1. 共识建议 精准明确描述不同共识建议条目对应的人群、干预措施和结局。描述共识建议及是否有支持该条目的证据。

如"1.对于成人流感（风热犯卫）患者，建议使用***治疗，以降低发热持续时间。"："针对第1个临床问题，有1个总计***名患者的随机对照试验报告，***与***比较，对于成人流感（风热犯卫）患者，使用***治疗，可降低发热持续时间（$MD***$，$95\%CI***$）；有1个总计***名患者的非随机对照试验报告，***与***比较，对于成人流感（风热犯卫）患者，使用 *** 治疗，可降低发热持续时间（*MD****，95%*CI****）；……。"或者"针对第 1 个临床问题，未检索到相关研究证据，该建议仅来源于专家经验"。

2. 共识建议的解释说明　描述对共识建议条目进行投票时，是否考虑不良反应及危害、经济性、患者可接受性等其他因素。若有，将这些因素列出，写明为何考虑此因素。如"本条目在进行投票时，除了疗效，主要考虑的因素有不良反应和经济因素，有研究表明针灸治疗偏头痛不良反应及危害小（可列举文献相关不良反应报告），且针灸价格便宜（可列举相关成本效益分析结果），操作简便、无痛苦，患者可接受性强"。

3. 达成共识的方法　描述采用的共识方法、规则及过程，包括进行几轮投票（每轮投票单在附件呈现）。共识方法有德尔菲法、共识会议法、名义群体法、改良德尔菲法四种，应详细描述采用哪种方法达成共识，具体达成共识的流程，期间共进行了几轮投票。

如"采取名义群体法达成共识，票数超过 ***%，则达成共识；*** 情况视为未达成共识，共识建议进入下一轮投票，投票不超过 3 轮。流程：会前准备参考资料包括 ***；联系专家，召集专家开会，专家与会率 ***%；向与会专家提供参考资料，会议主持人介绍所需共识的条目，专家各自独立填写《共识建议投票单》；专家就共识条目发表意见，同时会议组统计票数；未达成共识的条目经过完善进行下一轮投票，3 轮之后，列出达成共识的条目，未达成共识的条目需标注'未达成共识'"。

（五）讨论

讨论包括 3 个条目：临床与证据的差异性、局限性、未来建议。

1. 临床与证据的差异性　描述是否存在临床广泛认可，而文献研究的证据却显示无明显疗效或与其他治疗方式对比无差异，最终共识的结果与临床研究证据不相符。若存在此种情况，应分析可能的原因，和 / 或提供对未来研究应如何设计从而体现临床效果的建议。

2. 局限性　描述共识制定过程中的所有局限性（比如共识专家小组不是多学科团队或不够权威）及其对建议的有效性可能产生的影响。考虑局限性是将此次制定共识中本身存在的问题进行全面的考虑。

3. 未来建议　描述在此领域中还有哪些存在争议或缺乏证据的临床问题需制定共识来解决，如此次未达成共识的条目是否将来有再次进行共识的必要；未能进入共识的临床问题是否有共识的必要；如何发掘其他可能存在的临床问题。也可根据此次共识结果，为此领域未来研究可发展的方向提供建议。

（六）评审与反馈修订

评审与反馈修订共包括 3 个条目：征求意见、同行评议、反馈与修订。

1. 征求意见　描述征求意见稿撰写人及征求意见过程。过程包括向专家组所有成员及部分第一轮调研专家提供征求意见表，最后汇总所有意见，形成意见汇总处理表，及共识的同行评议稿。

2. 同行评议　描述同行评议稿撰写人及同行评审过程。理应考虑共识实际应用需要，选择专家组外的知名专家，向其提供共识的同行评议稿，进行同行评议，最后就评议结果形成同行评议报告以及共识的送审稿（报告可在附件中呈现）。

3. 反馈与修订　描述是否有反馈与修订，质量保证程序，如果有，则描述其过程。

（七）资金资助与利益冲突

资金资助与利益冲突共包括 2 个条目：资金来源以及作用、利益冲突的声明和管理。为避免对共识报告的质疑，增加共识的真实性与权威，此部分不可轻视与删减。

1. 资金来源以及作用　描述在制定共识的各个阶段中资金经费的来源和去向。资助者在制定共识不同阶段中的作用，如药厂提供资金，是否参与达成共识投票的环节。

2. 利益冲突的声明和管理　参与制定共识的人员应填写利益冲突声明，若出现利益冲突，应描述出现的利益冲突的类型（如经济利益冲突和非经济利益冲突），对利益冲突的评价和管理方法，如何处理潜在的利益冲突。

（八）附件

包括制定共识过程中所有的文件：形成共识总的技术路线图，药品说明书，药品说明书分析结果，临床调研两轮问卷，问卷分析结果，纳入文献特征表，证据综合报告，证据概要表，每次共识会议的时间、地点、参会人员，会议进行中的具体步骤（包括陈述共识条目、投票结果计算），专家签到表，投票单等。其他存档资料包括参与人员信息表（应列出参与制定的所有个人其职称、职务、工作单位等信息）及其他相关信息资料。

需要说明的是，虽然中医药临床专家共识报告规范条目清单汲取了国际指南报告规范以及权威共识文件报告的宝贵经验，对共识制定中需要报告的主要内容进行了介绍，并重点描述了临床问题产生与共识意见达成过程的报告要求等，但它还处于初级阶段，仍需在临床推广实施后获取用户的反馈意见，进而提高共识报告质量的同时，对清单条目进行修改或补充完善，从而达到相辅相成，共同进步的目的。

（陈薇）

·第十一章·

中医药临床研究报告规范

当今已有越来越多的学术杂志要求投稿人在投稿前，按照相应研究类型的报告规范来报告自己的研究，才能够最终在杂志上顺利发表。高质量的临床研究需要规范全面的报告，并将研究信息进行合理报告与充分传播。无论从发表还是读者接受研究信息的角度，都应该注意临床研究的报告规范。临床研究报告作为科技论文，无论具体哪种研究类型，通常具有一般的撰写结构规则：标题、摘要、关键词、引言（背景）、方法、结果、讨论、结论。

第一节　临床研究报告撰写一般规则

在开始介绍不同临床研究具体的报告规范之前，先对上述一般结构和通用原则进行简单说明。

1. 标题　论文标题字数有限，通常限定在 20 个中文字或 30 个字符之内，短小却是论文的重要"名片"，应该能够对论文所报告的研究进行高度概括。虽然标题不一定是完整的句子，但需要具备一定的结构，读起来连贯易懂，使得读者能够在阅读标题后快速理解研究所报告的信息。标题在形式上可以新颖灵活，比如陈述句式或者疑问句、设问句等，共同的原则是能够体现该研究的关键要点，通常需要注意明确体现研究对象、处理方式和研究类型。在科技论文的文献检索中，人们经常会基于标题进行文献检索，因此，涵盖研究要素对于研究报告被高效准确地识别具有重要意义。

2. 摘要　通常以较短篇幅报告研究最重要的信息，常见的篇幅限制是 300～500 字或英文单词。科技论文的摘要按照编写形式通常分为传统摘要和结构化摘要，后者更为常见。结构化摘要需要具备的结构包括引言或目的（introduction 或 objective）、方法（method）、结果（result）与结论（conclusion），与全文结构相比，摘要中通常没有讨论，但应具备其他内容。一篇完整的论文可能有 3 000～5 000 字，而当时间有限时，读者需要首先阅读摘要以了解研究的大致内容，因此，撰写摘要应当注意体现研究的最重要信息，而不应体现细枝末节。在一些学术会议上，也有摘要展示环节，让研究人员有机会通过精练的摘要，高效率地交流和报告自己的研究内容与成果。摘要也是文献检索时的常用检索对象。

3. 关键词 每篇论文通常有 3-6 个关键词，意义也在于通过几个词高度概括研究内容和属性。关键词是研究报告作者基于自己的理解选定的能够最好描述本研究的词语，可以从研究类型、研究对象、处理方式、最主要的研究内容等多方面考虑选取关键词。比如一项"叙事医学模式对肾癌根治术患者康复效果影响的随机对照试验研究"的研究报告，关键词可以是"肾肿瘤；叙事医学；肾癌根治术；人文关怀；随机对照试验"。关键词是文献检索时十分常用的检索字段。

4. 引言 根据杂志体例要求的不同，有的杂志中这部分可能被称为"背景"。但所撰写的内容与引言大致相似，需要介绍研究相关疾病的基本定义、机制、病因、疾病负担；本研究和疾病的关系；已有相关研究目前的研究进展；目前尚未解决的问题；本研究的研究目的。需要很有条理地一步步向读者呈现和解释目前已知和未知的信息，最后引出本研究拟解决的问题以及本研究的目的。

5. 方法 详细报告研究采用的方法相关的信息，常见的包括研究对象、处理方式或干预措施、对照措施、评价的结局指标等细节。此部分根据不同研究类型会有不同要求，本章将分别介绍。

6. 结果 根据方法所报告的研究内容，报告相应结果。通常进行定性定量资料的报告，也经常应用图表更直观地进行结果报告。注意结果部分只是客观呈现数据，不应加入作者的主观评价和观点。

7. 讨论 基于研究结果，分别进行阐述、解释和探讨。作者的主观评论、与已知既往研究的异同、可能的原因、研究的局限性、对进一步研究的启示、建议等，都应该在讨论部分撰写。

8. 结论 综合研究结果和思考，用简短的语言对整个研究发现概括一个结论，通常字数较少，仅用简明客观的文字对研究最重要的发现和结论进行高度概括性的描述。

以上是学术论文常见的一般结构，本章介绍现有常见的临床研究类型报告规范，并侧重中医药相关临床研究的报告规范。

第二节 系统评价与Meta分析的报告规范

系统评价与 Meta 分析目前应用最多最广的报告规范是 PRISMA 声明（preferred reporting items for systematic reviews and Meta-analyses，PRISMA），其前身是 1999 年由加拿大渥太华大学专家小组发布的 Meta 分析报告规范 QUOROM（quality reporting of Meta-analyses）。此更新的主要考虑在于 Meta 分析不应仅关注 RCT，还应关注系统评价整体报告，2005 年 PRISMA 在加拿大发布。

PRISMA 声明含有一个 27 个条目的清单（表 11-1）及一个信息获取筛选的流程图（图 11-1），用于系统评价与 Meta 分析规范报告建议，也可以作为对已发表的系统评价、Meta 分析严格评价的参考，但其并非质量评价工具。清单和流程图本章都援引自已经翻译发表的中文版本。

表 11-1　系统评价与 Meta 分析报告条目 PRISMA 条目清单

项目	编号	条目清单	所在页码
标题			
标题	1	明确本研究报告是针对系统评价、Meta分析，还是两者兼有	
摘要			
结构式摘要	2	提供结构式摘要包括背景、目的、资料来源、研究的纳入标准、研究对象和干预措施、研究评价和综合的方法、结果、局限性、结论和主要发现、系统评价的注册号	
前言			
理论基础	3	介绍当前已知的研究理论基础	
目的	4	以研究对象、干预措施、对照措施、结局指标和研究类型五个方面（PICOS）为导向提出所需要解决的结构化研究问题	
方法			
方案和注册	5	如果已有研究方案，则说明方案内容并给出可获得该方案的途径（如网址），并且提供现有的已注册的研究信息，包括注册编号	
纳入标准	6	将指定的研究特征（如PICOS，随访的期限）和报告的特征（如检索年限，语种，发表情况）作为研究的纳入标准，并给出合理的说明	
信息来源	7	针对每次检索及最终检索的结果描述所有文献信息的来源（如资料库文献，与研究作者联系获取相应的文献）	
检索	8	至少说明一个资料库的检索方法，包含所有的检索策略的使用，使得检索结果可以重现	
研究选择	9	说明纳入研究被选择的过程（包括初筛，合格性鉴定及纳入系统评价等步骤，如相关还可包括纳入Meta分析的过程）	
资料提取	10	描述资料提取的方法（例如预提取表格、独立提取、重复提取）以及任何向报告作者获取或确认资料的过程	
资料条目	11	列出并说明所有资料相关的条目（如PICOS，资金来源），以及作出的任何推断和简化形式	
单个研究存在的偏倚	12	描述用于评价单个研究偏倚的方法（包括该方法是否用于研究或结局水平），以及在资料综合中该信息如何被利用	
概括效应指标	13	说明主要的综合结局指标（如危险度比值risk ratio，均值差difference in means）	

续表

项目	编号	条目清单	所在页码
结果综合	14	描述结果综合的方法，如果进行了Meta分析，则说明异质性检验的方法	
研究偏倚	15	详细地评估可能影响数据综合结果的可能存在的偏倚（如发表偏倚，研究中的选择性报告偏倚）	
其他分析	16	对于研究中其他的分析方法进行描述（如敏感性分析或亚组分析，Meta回归分析），并说明哪些分析是预先制定的	
结果			
研究选择	17	报告初筛的文献数、评价符合纳入的文献数，以及最终纳入研究的文献数，同时给出每一步排除文献的原因，最好提供流程图	
研究特征	18	说明每一个被提取资料的文献特征（如样本含量，PICOS，随访时间），并提供引文出处	
研究内部偏倚风险	19	说明每个研究中可能存在偏倚的相关数据，如果条件允许，还需要说明结局测量水平的评估（见条目12）	
单个研究的结果	20	针对所有结局指标（有效或有害性），说明每个研究的：（a）各干预组结果的简单合并，以及（b）综合效应值及其可信区间，最好以森林图形式报告	
结果的综合	21	说明每个Meta分析的结果，包括可信区间和异质性检验的结果	
研究间偏倚	22	说明对研究间可能存在偏倚的评价结果（见条目15）	
其他分析	23	如果有，给出其他分析的结果（如敏感性分析或亚组分析，Meta回归分析，见条目16）	
讨论			
证据总结	24	总结研究的主要发现，包括每一个主要结局的证据强度；分析它们与主要利益集团的关联性（如医疗保健的提供者、使用者及政策决策者）	
局限性	25	探讨单个研究和结局水平的局限性（如偏倚的风险），以及系统评价的局限性（如检索不全面，报告偏倚等）	
结论	26	给出对结果的概要性的解析，并提出对未来研究的提示	
资金支持			
资金	27	描述本系统评价的资金来源和其他支持（如提供资料）；以及系统评价的资助者	

PRISMA 声明官方网站是 http://www.prisma-statement.org/。可以查阅到目前已发展出的所有扩展版（extension）以及各种语言的翻译版本。

目前已有的 PRISMA 扩展版共有 9 个，现介绍如下：

1. PRISMA 摘要（PRISMA for abstract） 发布于 2013 年，共有 12 个报告条目，对系统评价与 Meta 分析的摘要报告的结构给予了建议。

2. PRISMA 医疗平等系统评价（PRISMA-equity） 发布于 2012 年，针对医疗平等

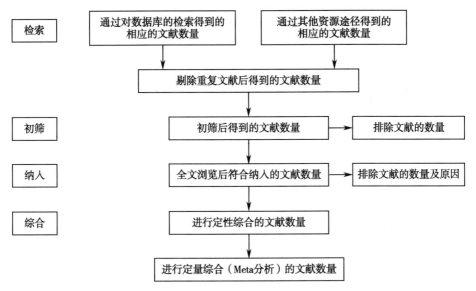

图 11-1 系统评价与 Meta 分析信息获取与筛选流程图

证据综合的系统评价报告。与 PRISMA 主清单一样，共 27 个条目，在主清单基础上针对此类研究特点进行额外说明和添加。

3. PRISMA 伤害（PRISMA for harms） 任何一项系统评价，只要报告了伤害相关的结局，无论其是作为唯一类型的结局指标还是同时报告疗效类结局指标，都需要在 4 个条目中遵循伤害结局报告规范，包括：条目 1- 题目：须提及系统评价中伤害相关数据或有关结局。条目 14- 结果综合：如果涉及，须具体说明零事件（zero event）的处理方式。条目 18- 研究特征：定义研究中涉及的每种伤害以及在研究的什么时段确认的方式（如患者报告、主动查询）。条目 21- 结果综合：如进行了任何因果关联评估，须进行描述。

4. PRISMA 单个患者数据（PRISMA individual patient data） 发布于 2015 年，对单个患者数据（individual patient data，IPD）系统评价与 Meta 分析的规范报告提供建议，包括 27 个报告条目与一个数据获取与筛选流程图。

5. PRISMA 网状 Meta 分析（PRISMA for network Meta-analyses） 发布于 2015 年，27 个条目，对网状 Meta 分析与系统评价的规范报告提供建议，同时也对网状 Meta 分析实践中与教育性信息相关的考量进行了强调。

6. PRISMA 方案（PRISMA-P） 发布于 2015 年，对系统评价方案的撰写进行规范性建议。清单共 17 条目，分别对管理性信息、引言、方法这三个部分进行了规范。

7. PRISMA 诊断试验（PRISMA for diagnostic test accuracy） 发布于 2018 年，共 27 条目，对诊断试验系统评价进行专门的规范性报告建议。

8. PRISMA 范围综述（PRISMA for scoping reviews） 发布于 2018 年，清单包括 20 个核心条目与 2 个可选条目。

9. PRISMA 针刺（PRISMA for acupuncture，PRISMA-A） 针刺临床研究与评价在国际上备受重视，相关的一次研究众多，对系统评价的需求也很大。该扩展版发布于 2019 年，针对针刺为干预措施的系统评价，在主清单基础上添加 5 个新的子条目以及 6 个修订条目。新添子条目包括：方法部分和个性标准中条目 6：6a.1 须对目标疾病与症状的西医定义和诊断标准进行描述；6a.2 如果相关，须描述传统医学（如中医）相关的诊断标准；6b 须描述纳入原始研究的针刺类型，如传统针刺、电针、火针等；6c 如果相关，须报告评价疗效的指标，可以是传统医学（如证候积分）也可以是西医（如疼痛程度）；结果部分研究特征中条目 18a 须描述纳入研究中针刺后"得气"的详细信息。

修订的 6 个条目是：题目部分条目 1 如果相关，须在题目中对针刺类型进行体现，如手针或电针；引言部分研究理由条目 3 如果相关，须对研究相关的具体针刺类型目前已知的信息进行阐述，并描述不同类型针刺之间效果是否存在不同；方法部分信息来源条目 7 如果对针刺或传统医学进行了信息检索，则须报告相关的数据库或辅助检索手段；检索条目 8 如果系统评价同时在西医与传统医学数据库中进行了检索，则须对至少一个西医数据库与一个传统医学数据库的检索策略进行完整报告；方法部分数据相关条目 11 须对针刺干预与对照（如假针刺）的细节基于 TIDieR（template for intervention description and replication，干预描述与重复模板）进行描述；结果部分研究特征条目 18 须对每个原始研究中针刺干预的具体细节基于 TIDieR 进行概括。

10. 开发中的 PRISMA 扩展版 目前另有两个 PRISMA 扩展版正在由 PRISMA 小组进行开发，分别是儿科系统评价的规范报告扩展声明（PRISMA-C）以及儿科系统评价方案的规范报告扩展声明（PRISMA-PC）。

第三节 非药物疗法随机对照试验报告规范

随机对照临床试验的报告规范为 CONSORT 声明，与 PRISMA 相似，具有官方网站（http://www.consort-statement.org）以及非常丰富的针对不同类型和特点临床试验规范报告建议的扩展版本和各语言翻译版本，主声明同样由清单与流程图为主体。CONSROT 的开发比 PRISMA 更早，最早的版本发布于 1996 年，于 2001 年和 2010 年分别进行了更新，目前采用的是 2010 年更新的版本，以共有 25 条目的清单（表 11-2）与一个受试者流程图（图 11-2）为主体。其扩展版本涵盖了药物疗法与非药物疗法。清单与流程图都援引于已翻译发表的中文版本。

表 11-2　CONSORT 声明 25 条目清单

论文章节/题目	条目号	对照检查的条目	报告页码
文题和摘要				
	1a	文题能识别是随机临床试验	
	1b	结构式摘要，包括试验设计、方法、结果、结论几个部分（具体的指导建议参见 "CONSORT for abstracts"）	
引言				
背景和目的	2a	科学背景和对试验理由的解释	
	2b	具体目的或假设	
方法				
试验设计	3a	描述试验设计（诸如平行设计、析因设计）包括受试者分配入各组的比例	
	3b	试验开始后对试验方法所作的重要改变（如合格受试者的挑选标准）并说明原因	
受试者	4a	受试者合格标准	
	4b	资料收集的场所和地点	
干预措施	5	详细描述各组干预措施的细节以使他人能够重复，包括它们实际上是在何时、如何实施的	
结局指标	6a	完整而确切地说明预先设定的主要和次要结局指标，包括它们是在何时、如何测评的	
	6b	试验开始后对结局指标是否有任何更改，并说明原因	
样本量	7a	如何确定样本量	
	7b	必要时，解释中期分析和试验中止原则	
随机方法				
序列的产生	8a	产生随机分配序列的方法	
	8b	随机方法的类型，任何限定的细节（如怎么分区组和各区组样本多少）	
分配隐藏机制	9	用于执行随机分配序列的机制（例如按序编码的封藏法），描述干预措施分配之前为隐藏序列号所采取的步骤	
实施	10	谁产生随机分配序列，谁招募受试者，谁给受试者分配干预措施	
盲法	11a	如果实施了盲法，分配干预措施之后对谁设盲（例如受试者、医护提供者、结局评估者）以及盲法是如何实施的	
	11b	如有必要，描述干预措施的相似之处	
统计学方法	12a	用于比较各组主要和次要结局指标的统计学方法	
	12b	附加分析的方法，诸如亚组分析和校正分析	
结果				
受试者流程（极力推荐使用流程图）	13a	随机分配到各组的受试者例数，接受已分配治疗的例数，以及纳入主要结局分析的例数	
招募受试者	14a	招募期和随访时间的长短，并说明具体日期	
	14b	为什么试验中断或停止	

续表

论文章节/题目	条目号	对照检查的条目	报告页码
基线资料	15	用一张表格列出每一组受试者的基线数据包括人口学资料和临床特征	
纳入分析的例数	16	各组纳入每一种分析的受试者数目（分母）以及是否按最初的分组分析	
结局和估计值	17a	各组每一项主要和次要结局指标的结果，效应估计值及其精确性（如95%可信区间）	
	17b	对于二分类结局，建议同时提供相对效应值和绝对效应值	
辅助分析	18	所做的其他分析的结果，包括亚组分析和校正分析，指出哪些是预先设定的分析，哪些是新尝试的分析	
危害	19	各组出现的所有严重危害或意外效应（具体的指导建议参见"CONSORT for Harms"）	
讨论			
局限性	20	试验的局限性，报告潜在偏倚和不精确的原因，以及出现多种分析结果的原因（如果有这种情况的话）	
可推广性	21	试验结果被推广的可能性（外部可靠性、实用性）	
解释	22	与结果相对应的解释，权衡试验结果的利弊，并考虑其他相关证据	
其他信息			
试验注册	23	临床试验注册号和注册结构名称	
试验方案	24	如果有的话，在哪里可以获取完整的试验方案	
资助	25	资助和其他支持（如提供药品）的来源，提供资助者所起的作用	

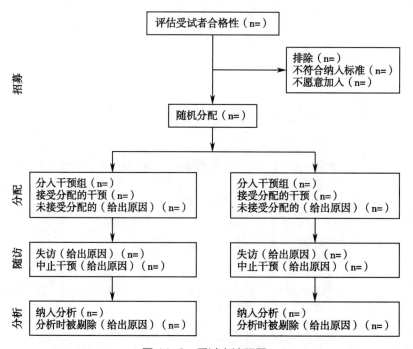

图 11-2 受试者流程图

现有的CONSORT声明包括一个主声明和16个扩展版本，其中16个扩展版本分别依照研究设计类型、干预措施类型及数据类型进行了分类。根据研究类型分类，CONSORT扩展版本包括：整群随机对照试验（cluster trials）、非劣效与等效性试验（non-inferiority and equivalence trials）、实用性随机对照试验、单病例随机对照试验、预试验与可行性试验（pilot and feasibility trials）、个体内临床试验（within person trials）及多组平行随机对照试验（multi-arm parallel-group randomized trials）。根据数据类型分类，包括的扩展版本有：患者报告结局（CONSORT-PRO）、伤害相关数据（harms）、摘要数据（abstracts）、公平性数据（equity）及随机交叉试验数据（randomised crossover trial reporting）。根据干预措施类型分类，扩展版目前有四个版本，分别是：草药干预措施（herbal medicinal interventions）、非药物疗法干预措施（non-pharmacologic treatment interventions）、针刺类干预（acupuncture interventions）及中药复方。本节着重对中医护理临床研究高度相关的扩展版本进行介绍。

一、非药物疗法随机对照试验报告规范

CONSORT声明中有专门针对非药物疗法干预措施RCT的扩展报告规范，其中侧重对手术、康复治疗、理疗等干预手段的特点，从施盲、干预措施、医疗从业人员技能影响等方面对非药物疗法干预的RCT报告进行规范，该扩展声明于2008年首次发表，又于2017年更新，对该类报告的摘要报告进行规范。

在中医领域内，针刺类临床试验繁多且发展迅速，对其规范地报告十分必要。2001年7月，英国EXETER大学共16位有经验的针灸师和科研人员共同起草了关于针刺临床试验干预措施报告的规范，后由国际4家经常刊登针刺临床试验的期刊编辑进行修订，于2001年正式发布该规范：Standards for Reporting Interventions in Controlled Trials Acupuncture（STRICTA）。2010年，STRICTA小组与CONSORT小组联合发布了STRICTA的更新版本，并成为CONSORT声明的扩展版本之一。修订后的清单包括6个条目，其中分解成了17个亚条目，对干预措施报告提供了深入扩展规范建议（表11-3）。STRICTA报告规范也有自己的网站（https://www.stricta.info/），能够下载中日韩俄等语言的翻译版本。

表 11-3 针刺临床试验干预措施报告标准（STRICTA）修订版条目

（替代 CONSORT2010 条目 5 用于报告针刺临床试验）

条目	细节
1. 针刺治疗的合理性	la）针刺治疗的类型（如中医针刺、日本汉方医学针刺、韩医针刺、西医针刺、五行针、耳针等） lb）所提供的针刺治疗的理由、依据的历史背景、文献来源和/或形成共识的方法，在适当的地方引用文献 lc）说明对何种治疗作了变动
2. 针刺的细节	2a）每一受试对象每个治疗单元用针的数目（如可能，用均数和范围表示） 2b）使用的穴位名称（单侧/双侧）（如无标准名称则说明位置） 2c）进针的深度，采用指定的计量单位或特定的组织层面描述 2d）引发的机体反应（如得气或肌肉抽动反应） 2e）针刺刺激方式（如手针刺激或电针刺激） 2f）留针时间 2g）针具类型（直径、长度和生产厂家或材质）
3. 治疗方案	3a）治疗单元数 3b）治疗单元的频数和持续时间
4. 其他干预措施	4a）对针刺组施加的其他干预措施的细节（如艾灸、拔罐、中药、锻炼、生活方式建议） 4b）治疗场所和相关信息，包括对治疗师的操作指导，以及给患者的信息和解释
5. 治疗师的背景	5）对参与研究的针灸师的描述（资质或从业部门，从事针刺实践的年数，其他相关经历）
6. 对照或对照干预	6a）在研究问题的阐述中援引资料说明选择对照或对照措施的合理性 6b）精确地描述对照或对照措施。如果采用假针刺或其他任何一种类似针刺的对照措施，则提供条目1到条目3所要求的详细信息

二、研究方案报告规范

临床试验在正式实施之前需要对研究方案进行注册，而方案如何规范的撰写也有专门的报告建议，发布于 2013 年：SPIRIT 声明（SPIRIT 2013 Statement: Defining Standard Protocol Items for Clinical Trials），并于同年发布了该声明的说明与详述，对每个条目的规范报告进行了解释，并提供了报告范例。

SPIRIT 声明含有 33 个条目，侧重描述的是临床试验方案应该准备什么。与临床试验全文报告的要求不同，方案撰写规范着重于试验管理、引言、方法、伦理与传播以及附录文件（表 11-4），该工具相关潜在受益群体包括研究者、赞助者、伦理委员会、机构评审、基金机构、法规机构、教育者、患者、受试者、政策制定者以及试验注册机构。SPIRIT 小组极力推荐清单使用者结合 SPIRIT 说明与详述一同阅读，该工具已于同年被翻译为中文。

表 11-4 SPIRIT 2013 条目清单：临床试验方案及相关文件发表报告建议

条目	编号	描述
		试验管理信息
题目	1	题目应描述该研究的设计、人群、干预措施，如果适用，也要列出题目的缩写
试验注册	2a	试验的标识符和注册名称。如果尚未注册，写明将注册的机构名称
	2b	WHO 临床试验注册数据所包括的所有数据集（存在附表，可查阅 www.annals.org）
试验方案的版本	3	日期和版本的标识符
基金	4	基金的财政、物资和其他支持的来源和种类
角色和责任	5a	方案贡献者的姓名、工作单位和角色
	5b	试验赞助者的名称和联系方式
	5c	如有试验资助方或赞助方，其在研究设计、收集、管理、分析及诠释资料、报告撰写、出版等环节的角色，以及谁拥有最终决策权
	5d	试验协调中心、指导委员会、终点判定委员会、数据管理团队和其他监督试验的个人或团队的组成、作用及各自的职责（如果适用，参见 21a 关于资料监控委员会的内容）
		引言
背景和理念	6a	描述研究问题，说明进行试验的理由，包括对相关研究（已发表的与未发表的）中每个干预措施的有效性及不良反应的总结
	6b	对照组选择的解释
目的	7	特定的目的或者假设
试验设计	8	试验设计的描述，包括试验种类（如平行组、交叉、析因以及单一组），分配比例及研究框架（如优劣性、等效性、非劣势性、探索性）
		方法、受试者、干预措施、结局指标
研究场所	9	研究场所的描述（如小区诊所、学术性医院）、资料收集的国家名单、如何获得研究地点的信息数据
合格标准	10	受试者的纳入、排除标准。如适用，实施干预的研究中心及个人的合格标准（如外科医生、心理治疗师）
干预措施	11a	每组的干预措施，有足够的细节可以重复，包括怎样及何时给予该干预措施
	11b	中止或者修改已分配给受试者干预措施的标准（如由于危害或受试者要求或病情的改善/恶化等而改变药物的剂量）
	11c	提高干预方案依从性的策略，及其他监督依从性的措施（如药物片剂的归还，实验室的检查等）
结局指标	12	主要、次要和其他结局指标，包括特定的测量变量（如收缩压），量化分析（如从基线开始的改变；最终值；至终点事件发生的时间等），整合数据的方式（如中位数、比例）及每个结局指标的时间点。强烈推荐解释所选有效或危害结局指标与临床的相关性

条目	编号	描述
受试者时间表	13	招募、干预措施（包括预备期和洗脱期）、评估和访问受试者的时间表。强烈建议使用示意图
样本量	14	预计达到研究目标而需要的受试者数量以及计算方法，包括任何临床和统计假设
招募	15	为达到足够目标样本量而采取的招募受试者策略
干预措施的分配方法（针对对照试验）		
分配序列产生	16a	产生分配序列的方法（如计算机产生随机数字）及分层法中任何需考虑的因素。为了减少随机序列的可预测性，任何预设的限定细则（如区组法）应以附件的形式提供，而试验招募者或干预措施分配者均不应获得这些数据
分配隐藏机制	16b	用于执行分配序列的机制（如中央电话；按顺序编码，密封不透光的信封），描述干预措施分配之前的任何为隐藏序号所采取的步骤
分配实施	16c	谁产生分配序列，谁招募受试者，谁给受试者分配干预措施
盲法	17a	分配干预措施后对谁设盲[如受试者、医疗服务提供者（如医生护士）、结局评估者、数据分析者]以及如何实施盲法
	17b	如果实施了盲法，在怎样的情况下可以揭盲，以及在试验过程中揭示受试者已分配的干预措施的程序
数据收集、管理和分析方法		
数据收集方法	18a	评估和收集结局指标、基线和其他试验数据的方案，包括任何提高数据质量的相关措施（如重复测量法、数据评估者的培训），以及研究工具（如问卷、化验室检测）可靠性和准确性的描述。如数据收集表没有在研究方案中列出，应指明可以找到其内容的信息数据
	18b	提高受试者依从性及促进随访顺利完成的方案，包括退出或更改治疗方案的受试者需收集的结局数据
数据管理	19	录入、编码、保密及储存的方案，包括任何用来提高数据质量的相关措施（如双重录入、资料值的范围检查）。如数据管理的具体程序没有在研究方案中列出，应指明可以找到其内容的信息数据
统计方法	20a	分析主要和次要结局指标的统计方法。如统计分析方案的具体程序没有在研究方案中列出，应指明可以找到其内容的信息数据
	20b	任何附加分析的方法（如亚组分析和校正分析）
	20c	统计分析未依从研究方案的人群定义（如按照随机化分析）和其他统计方法用来处理丢失数据（如多重插补）
监控方法		
资料监控	21a	数据监控委员会的组成；简介其角色和汇报架构；表述其是否独立于赞助者和存在利益冲突；如具体的章程没有在研究方案中列出，应指明可以找到其内容的信息数据。反之，如不设数据监控委员会亦需解释其原因
	21b	描述中期分析和/或停止分析的指引，包括谁（可以）将取得这些中期分析的结果及中止试验的最终决定权
危害	22	有关干预措施或试验实施过程中出现任何不良事件和其他非预期反应的收集、评估、报告和处理方案

条目	编号	描述
审核	23	审核试验实施的频率和措施，以及这种审核是否会独立于研究者和赞助者
伦理与传播		
研究伦理的批准	24	寻求研究伦理委员会/机构审查委员会（REC/IRBs）批准的计划
研究方案的修改	25	向相关人员（如研究者、REC/IRBs、试验受试者、试验注册机构、期刊、协调者）沟通重要研究方案修改（如纳入标准，结局指标，数据分析等）的计划
知情同意	26a	谁将从潜在的受试者或监护人处获得知情同意以及如何取得（参见第32项）
	26b	如需收集和使用受试者的数据和生物标本作其他附属研究，应加入额外同意条文
保密	27	为了保密，在试验前、进行中及完成后如何收集、分享和保留潜在和已纳入的受试者的个人资料
利益申报	28	整个试验的主要负责人和各个研究点的主要负责人存在的财政和其他利益冲突
数据采集	29	谁可以取得试验最终数据库的说明；以及限制研究者取得试验最终资料的合同协议的披露
附属及试验后的护理	30	附属及试验后的护理（如相关），以及对于参与试验而引起危害而赔偿的相应条款
传播政策	31a	试验者及赞助者将试验结果向受试者、医疗专业人员、公众和其他相关团体传递的计划（如通过发表、在结果数据库中报道或者其他数据分享的安排），包括任何发表限制
	31b	合格的著作权指引及（使用任何专业作者的描述）是否涉及专业撰写人员
	31c	确保公众取得整个研究方案（如适用）及受试者层面的数据集和统计编码的计划
附录		
知情同意材料	32	提供给受试者和监护人的同意书模板和其他相关文件
生物学标本	33	如临床试验或未来的附属试验需采集生物学标本进行基因或分子测试，其收集、实验室分析和储存的方案

第四节　非随机对照试验报告规范

同样作为前瞻性干预性分组临床研究，非随机对照试验与随机对照试验最主要的区别在于对受试者的分组不是基于随机的方式。

2003年美国疾病预防控制中心（CDC）HIV/AIDS综合防治研究（PRS）小组召开了下属期刊编辑会议，发布了非随机对照设计报告规范（transparent reporting of evaluations with nonrandomized designs，TREND），侧重规范行为与公共卫生干预非随机研究的报告。

TREND 声明共有 22 个条目，与 CONSORT 清单相符，其中对非随机设计的行为和公共卫生干预研究涉及内容有详细要求。

需要注意的是，TREND 声明仅适用于干预评价研究，而非所有非随机对照试验。

目前该声明不像其他报告规范处于活跃更新状态，也未被 Equator 网站收录，应用时可以参考。

第五节　观察性研究报告规范

常见的观察性研究主要包括队列研究和病例对照研究，横断面研究作为描述性研究，也属于观察性研究范畴。

上述研究的设计模式有别于干预性研究，其报告中很重要的是对偏倚控制的充分体现。目前对观察性研究报告的规范是 STROBE（statement strengthening the reporting of observational studies in epidemiology）声明，2004 年 STROBE 项目成立，流行病学家、方法学家、医学统计学家以及杂志编辑共同组成了专家组，并最终发布了该声明。其官网网址为 https://www.strobe-statement.org/index.php?id=strobe-home。

STROBE 声明清单共 22 个条目，其中对队列研究、病例对照研究及横断面研究都进行了规范报告的建议。其中，有 18 个条目对三种研究设计均适用，另外 4 个条目根据不同的研究设计存在差别，分别是题目和摘要、研究对象的报告、统计学方法以及结局资料报告方面（表 11-5）。

表 11-5　队列研究、病例对照研究和横断面研究的 STROBE 报告建议

条目	队列研究	病例对照研究	横断面研究
题目和摘要	1a 在题目或摘要中有"队列研究"	1a 在题目或摘要中有"病例对照研究"	1a 在题目或摘要中有"横断面研究"
	1b 摘要应当是全文的一个内容丰富、结构化的摘要，包括了清单里的重要项目		
前言			
背景/原理	2 对所报告的研究背景和原理进行解释		
目标	3 阐明研究目标，包括任何预先确定的假设		
方法			
研究设计	4 陈述研究设计中的重要内容，如果文章是来自正在进行研究的系列文章之一，应陈述原始研究的目的		
研究现场	5 描述研究现场、数据收集的具体场所和时间范围		

续表

条目	队列研究	病例对照研究	横断面研究
研究对象	6a 描述纳入和排除标准，研究对象的来源和选择方法，描述随访的时间范围和方法 6b 对匹配研究，应描述匹配标准和每个病例匹配的对照数	6a 分别给出病例和对照的纳入和排除标准，来源和选择方法，给出精确的病例诊断标准和对照选择的原理 6b 对匹配研究，应描述匹配标准和每个病例匹配的对照数	描述纳入和排除标准，研究对象的来源和选择方法
研究变量	7 对所有感兴趣的研究变量列出明确定义，并区分结局、暴露、潜在预测因子、潜在的混杂因子或效应修正因子		
测量	8 对每个研究变量，描述详细的测量方法，还应描述各组之间测量方法的可比性		
偏倚	9 对可能的潜在偏倚进行描述		
样本大小	10 描述决定样本大小的原理，包括统计学计算和实际考虑		
统计学方法	11a 描述统计方法，包括控制混杂的方法 11b 描述对失访和缺失值的处理 11c 如果可能，应描述亚组分析和敏感性分析的方法	11b 描述匹配和缺失值的处理	11b 描述设计效应和缺失值的处理
计量变量	12a 解释计量变量如何分析，如怎样选择分组 12b 如果可能，给出连续分析和分组分析的结果		
资助	13 给出当前研究的资助来源和资助者（如果可能，给出原始研究的资助情况）		
结果			
研究对象	14*a 报告研究的各个阶段研究对象的数量，合格的数量（如可能）、被检验是否合格的数量、证实合格的数量、纳入研究的数量、完成随访的数量和分析的数量 14b 描述各个阶段未能参与者的原因 14c 推荐使用流程图 14d 报告研究对象征集的时间范围		
		14e 匹配研究应给出每个病例对应对照数量的分布	
描述性资料	15*a 描述研究对象的特征（如人口学、临床和社会特征）以及关于暴露和潜在混杂因子的信息 15b 指出每个研究变量数据的完整程度 15c 总结平均的和总的随访数量以及随访天数		
结局资料	16* 报告发生结局事件的数量或综合指标	报告各个暴露类别的数量	报告结局事件的数量或综合指标
主要结果	17a 陈述未调整的和按照混杂因子调整的关联强度、精确度（如95%CI）。阐明按照哪些混杂因素进行调整以及选择这些因素，未选择其他因素的原因 17b 对计量变量分组进行的比较要报告每组观察值的范围或中位数 17c 对有意义的危险因素，可以把相对危险度转化成绝对危险度 17d 报告按照实际目标人群的混杂因子和效应修正因子的分布进行标化的结果		

续表

条目	队列研究	病例对照研究	横断面研究
其他分析	18 报告进行的其他分析，如亚组分析和敏感性分析		
	讨论		
重要结果	19 概括与研究假设有关的重要结果		
局限性	20a 结合潜在偏倚和不精确的来源，讨论研究的局限性，以及分析、暴露和结局存在多样性时出现的问题；讨论所有可能偏倚的方向和大小 20b 关于研究局限性的讨论不应取代定量的敏感性分析		
可推广性	21 讨论研究结果的可推广性（外推有效性）		
解释	22 结合当前证据和研究局限，谨慎给出一个总体的结果解释，并注意其他可替代的解释		

*在病例对照研究中分别给出病例和对照的信息，如果可能，在队列研究和横断面研究里给出暴露组和未暴露组的信息。

第六节　病例系列与病例报告报告规范

病例系列与病例报告属于描述性研究范畴，与横断面研究不同，病例系列与病例报告仅对多个相似或单个患者的临床事件进行描述，对研究内的数据不涉及任何分组比较分析与处理。

在护理学研究中，个案分析是常见的研究形式，对中医来说，病例报告也是非常重要的临床证据呈现形式。因此充分了解此类研究的报告规范有助于高质量论文的发表。

目前病例系列虽存在一些研究对报告规范进行探讨，但尚没有 Equator 认证的报告规范，可以参考病例报告的报告规范。

病例报告目前公认的报告规范是 CARE 清单（case report checklist），清单官方网站链接为 http://www.care-statement.org/。CARE 清单于 2013 年发布，共包含 13 个条目，从标题、关键词、摘要、简介（引言）、患者信息、临床发现、时间表、诊断评估、治疗干预、随访和结果、讨论、患者观点以及知情同意等方面，对病例报告的规范报告进行了详细建议。

CARE 清单突出的特点是对患者与所患疾病相关的诊疗历史、时间进展、干预手段、预后情况等进行详细报告，最大限度呈现病例相关的信息，为临床实践提供充分的参考依据（表 11-6）。

表 11-6　病例报告 CARE 报告清单

主题	项目编号	清单项目描述
标题	1	词语"病例报告"应与本报告中最受关注的内容同时列于文题中
关键词	2	2～5个关键词——包括关键词"病例报告"
摘要	3a	引言：本病例报告为已有的医学文献增添了什么新的内容？
	3b	病例的主要症状与临床发现
	3c	病例的主要诊断、治疗及结局
	3d	结论：从本病例中主要获取了什么临床提示？
引言	4	当前的医疗标准以及本病例的贡献——列出参考文献（1～2段文字）
患者信息	5a	对病例的人口统计学信息以及其他患者和当事人的信息予以隐私保护
	5b	主诉——促使患者本次就诊的主要症状
	5c	患者的医疗、家族、心理相关历史及遗传学信息（亦见时间表）
	5d	相关既往史，包括既往的干预措施和结局
临床发现	6	对相关体检信息及其他重要临床发现进行描述
时间表	7	将本病例的患者信息以时间表方式呈现
诊断评估	8a	诊断方法，如调查、实验室检查、影像学检查等
	8b	诊断方面的困难，如可及性、经济原因及文化障碍
	8c	诊断理由及相关考虑
	8d	提供预后特征（如适用，例如肿瘤中的肿瘤分期）
干预	9a	干预类型，例如推荐的生活方式、治疗、药物疗法、手术等
	9b	干预管理，例如剂量、强度、持续时间
	9c	记录干预的变化，以及相应的解释说明
随访和结局	10a	临床医师的评估（如合适的话，增加患者或当事人对结局的评价）
	10b	重要的随访诊断评估结果
	10c	对干预依从性和耐受性进行评估（以及评估方法）
	10d	不良反应及不良事件
讨论	11a	对作者在处理本病例时的优势和局限性进行讨论
	11b	针对相关医学文献的探讨
	11c	结论及其理论依据（包括可能原因的评价）
	11d	基于该病案的主要临床提示
患者观点	12	患者或当事人对此次医疗过程的评价（如适用）
知情同意书	13	绝大多数期刊要求提供病例报告中的患者的知情同意书

第七节 定性研究报告规范

定性研究与前几节介绍的各类定量研究不同，回答的是数字之外的研究问题，在护理学领域中，适用于关注态度、认知、期望、心理、精神等人文属性方面的研究问题，应用广泛。

目前 Equator 联盟认证的定性研究报告规范有两个，一个是适用于所有类型定性研究的综合性建议 SRQR（standards for reporting qualitative research a synthesis of recommendations），另一个是适用于定性研究中访谈法（个体深度访谈与焦点组访谈）的报告规范。

SRQR 于 2013 年进行开发，并于 2014 年正式发布。该建议清单共 21 个条目，与定量研究一样遵循结构化的论文格式，包括标题与摘要、引言、方法、结果与其他（表 11-7）。

表 11-7 定性研究报告规范（SRQR 清单）

主题	条目
题目和摘要	
S1标题	简要说明研究的性质和主题，建议将研究定义为质性研究，或指出策略（例如人种学，扎根理论）或资料收集的方法（例如访谈，焦点小组）
S2摘要	使用目标出版物的摘要格式概括研究的关键要素，通常包括背景、目的、方法、结果和结论
引言	
S3问题界定	研究问题/现象的描述、意义；对相关理论和实证研究的综述；问题陈述
S4目的或研究问题	研究目的、具体目标或问题
方法	
S5质性方法的策略和研究范式	质性方法的策略（如民族志，扎根理论，案例研究，现象学，叙事研究）和理论指导（如果适用）；建议明确研究范式（如后实证主义，建构主义/解释主义）；理由*
S6研究人员的特征和反思	可能影响研究的研究者特征，包括个人特质、资质/经验、与参与者的关系、假设和/或预设；研究者特征与研究问题、策略、方法、结果和/或通用性之间的潜在或实际的相互作用
S7情境	背景/场所和突出的情境因素；理由*
S8抽样策略	如何选择及为何选择该研究对象（如参与者、文件、事件）；确定停止抽样的标准（如样本饱和）；理由*
S9伦理问题	相应的伦理审查委员会批准的文件、参与者知情同意书文件，或对文件缺少的解释；其他保密和数据安全问题
S10资料收集的方法	收集数据的类型；数据收集过程的细节，包括数据收集和分析的起止时间、迭代过程、对资料来源/方法的三角相互验证、根据不断变化的研究结果修改步骤（如果适用）；理由*

续表

主题	条目
S11资料收集的工具、技术	描述数据收集的工具（如访谈提纲，问卷）和设备（如录音机）；在研究过程中是否/如何改变工具
S12研究单元	纳入研究的参与者、文件或事件的数量和相关特征；参与程度（可在结果中报告）
S13数据处理	分析前和分析过程中处理数据的方法，包括转录、数据录入、数据管理和安全、数据完整性验证、数据编码、引述的匿名/去识别化
S14数据分析	研究者参与数据分析、确定并发展推论和主题等的过程；通常考察一个具体的范式或方法；理由*
S15提高可信度的技术	提高数据分析的可靠性和信度的技术（如成员检查，审查追踪，三角相互验证）；理由*
结果/发现	
S16综合与解释	主要发现（如解释，推论和主题）；可能包括理论或模型的发展，或与前期研究/理论的整合
S17联系实证资料	证明分析结果的证据（例如引用，现场笔记，文本摘录，照片）
S18整合前期研究、影响、可推广性、对该领域的贡献	主要结果的简要概述；解释结果和结论如何联系、支持、详细说明或挑战前期学术的结论；讨论适用范围/可推广性；明确对某一学科或领域独特的学术贡献
S19局限性	结果的可信度和局限性
其他	
S20利益冲突	对研究实施和结论潜在或觉察到的影响；如何管理
S21资金来源和其他支持	资金来源和其他支持；资助者在数据收集、解释和报告中的作用

*需要陈述选择相关理论、方法或技术的理由，并探讨作此选择带来的假设和局限，以及它们对结论和研究透明性造成的影响。如果合理，多于一个条目的理由可以一起进行探讨。

专门针对访谈（interview）与焦点组的报告规范为 COREQ 标准（consolidated criteria for reporting qualitative research），标准的制定基于证据检索，2006 年截止。本标准于2007 年发布，最终形成 32 条目的报告建议清单（表 11-8）。

表 11-8 定性研究统一报告标准（COREQ）：32 项清单

编号	项目	提示性问题/描述
第一部分：研究团队和过程反应		
研究者个人特征		
1	访谈者/组织者	哪位（些）文章作者实施的访谈或焦点组访谈？
2	学位/学历	研究者的学位是什么？例如：理学博士（PhD）或医学博士（MD）
3	职业	在研究进行时，研究者的职业是什么

编号	项目	提示性问题/描述
4	性别	研究者是男性还是女性
5	经验和培训	研究者的经验和培训情况如何
研究者与参与者的关系		
6	关系建立	与参与者的关系是在开始研究前就建立了吗
7	参与者对访谈者的了解	参与者了解访谈者的哪些信息? 如个人目标及研究依据和理由
8	访谈者特征	文中报告了访谈者/组织者的哪些特征? 如偏倚、研究结果猜测、进行研究的原因和兴趣
第二部分：研究设计理论框架		
9	方法学观念和理论	文章报告了哪些在研究中被应用的方法学观念、理论和方法? 如扎根理论、话语分析、人种学和内容分析
选择参与者		
10	抽样	如何选择参与者? 如目的性抽样、便利性抽样、连续性抽样、滚雪球抽样
11	与参与者沟通的方法	如何与参与者沟通? 如面对面、电话、信件或电子邮件
12	样本量	研究中有多少参与者
13	拒绝参加研究或中途脱落	多少人拒绝参加研究或中途脱落? 原因何在
场所		
14	资料收集场所	在哪里收集的资料? 如家里、诊所或工作场所
15	在场的非参与者	除了参与者与访谈者外，是否还有其他人在场
16	样本描述	样本的主要特征都是什么? 如人口学信息和日期
收集资料		
17	访谈提纲	访谈中所用到的问题、提示和提纲等是否由文章作者提供? 是否经过预访谈检验
18	重复访谈	是否进行过重复访谈? 如果进行过，有多少次
19	音/像录制	研究是否通过录音或录像收集资料
20	场记	在个体访谈/焦点组访谈过程中和/或结束后是否作了场记
21	时长	个体访谈或焦点组访谈的时长是多少
22	信息饱和	是否讨论了信息饱和问题
23	转录文字返还	访谈转录成文字后是否返还给参与者征询意见和/或纠正错误

编号	项目	提示性问题/描述
第三部分：分析和结果		

分析资料

编号	项目	提示性问题/描述
24	资料编码的数量	共用了多少个代码对资料进行编码
25	描述编码树	作者是否描述了编码树
26	主题来源	主题是预设的，还是源自获得的资料
27	软件	如果用了软件来管理资料，软件的名称和必要信息是什么
28	参与者检查	参与者是否提供了对研究结果的反馈

报告

编号	项目	提示性问题/描述
29	报告引文	是否用了参与者引文来说明主题或结果？每条引文是否都有身份标记？如参与者编号
30	资料和结果的一致性	根据报告的资料能否得出研究的结果
31	重要主题的清晰报告	研究结果中是否清晰报告了重要主题
32	次要主题的清晰报告	是否有对特殊案例的描述和对次要主题的讨论

（李迅　费宇彤）

·第十二章·

中医护理系统综述撰写方法

本章的主要内容为结合实例介绍系统综述的撰写方法，包括 Meta 分析方法、原始研究质量评价方法、发表偏倚判断方法、证据等级 GRADE 评价方法、GRADE 证据概要表的解读等。

第一节　系统综述概述

本节主要介绍系统综述的定义，与传统综述和 Meta 分析的区别，以及系统综述与循证护理实践之间的关系，为后面章节的学习起到理论铺垫的作用。

一、系统综述的定义

与传统综述不同，系统综述属于研究而非单纯的文献综述。系统综述针对一个明确的临床问题，定义相关临床研究的范围后，全面系统地搜索当前可及的临床证据，一方面提取所纳入临床研究的数据和资料，对同质的研究进行统计数据上的合并，另一方面对每一项纳入系统综述的临床研究方法学质量，运用规范统一的标准进行评价，对现有临床研究的数据与可信度进行客观地综合、呈现和评价，得出综合的研究结论，为临床决策提供依据，属于二次研究的范畴。系统综述可以使用 Meta 分析的方法来汇总和分析多项研究的数据，但当条件不具备的时候，也可以不使用 Meta 分析，而是单篇研究结果单独呈现。

简单来说，系统综述是通过文献检索等方式，系统地获取当前能够获取的临床研究，基于已经完成的临床研究，进行综合和评价的过程。完成一项系统综述，需要一套严谨规范的研究方法，所以说系统综述本身属于一项研究，而不仅仅是简单的综述。

在临床实践及科研中，任何领域都可能提出临床相关的问题，如病因与危险因素，疾病的预防、治疗、康复，疾病的诊断、危害等。同时，临床研究的数据仅是一方面，要判断每项研究的结论是否可靠，还应该应用批判性思维的原则，对每项研究的方法学质量进行严格评价。此外，对于政策制定者、临床医生以及患者等人群而言，全面阅读和分析每项临床研究并不现实，系统综述能够收集和评价所有当前临床证据，客观呈现信息，为临床决策提供依据，这也节省了读者的大量时间和精力。

二、系统综述与护理实践的关系

护理领域的系统综述越来越受到重视，呈现快速发展的趋势。国际高影响力的学术组织 JBI，是专注于护理学领域系统综述的学术组织。

护理实践通常丰富多样，环节众多，基于不同的医疗环境和照护者，具有很强的操作性，也很重视个体化的护理方式决策。循证护理决策基于可靠的临床证据，结合护理实施人员的经验技能以及患者的价值观与选择，而非单纯基于科室传统和医护人员经验，能够最大限度地促进以患者为中心的结局与预后，提高护理实践的效果和质量。循证护理实践最典型的证据来源是护理的临床实践指南，而指南中最重要的证据来源是与相应临床问题相关的系统综述。系统综述全面梳理现有的临床一次证据，进行定量及定性的数据综合，并对原始研究进行质量评价，提供证据质量与可靠性的客观评价。

循证实践通常能够用五个以"A"开头的英文单词来概括，称为"五个 A"环节，分别是：ask- 提出一个临床相关的问题；acquire- 获取最佳证据；appraise- 对所获证据进行评价；apply- 得出结论并将证据运用于实践；assess- 证据应用后的再评价。循证护理实践亦遵循上述五个环节：首先基于具体的临床实践，可能产生与护理决策相关的临床疑问，这个疑问如果尚不存在确定的答案，则作为一个前景问题，需要转化成一个结构化可回答的研究问题；当研究问题明确后，则通过证据的检索，系统全面获取现有最佳相关证据；当确定了所获取的证据后，需要对证据的质量进行严格评价，即根据不同的研究类型，应用不同的评价工具，对证据的方法学质量进行评价；基于现有证据的评价，得出定量与定性的评价结论，并针对临床问题应用这个结论；最后对证据应用的结果进行后效评价，如果发现新的问题则进行下一轮循证实践。以上五个步骤中的前三步：提出临床问题、获取证据及进行证据的严格评价，通常是系统综述的主要功能，基于此三步得出的成果，后两步循证实践才得以实施。

以下对系统综述的各步骤与方法进行介绍。

第二节　系统综述的步骤与方法

本节主要介绍系统综述的步骤与方法。步骤主要包括提出结构化问题、制定研究方案、检索、纳入排除标准的确定、资料提取、原始研究质量评价、Meta 分析方法、发表偏倚的评价、GRADE 证据等级评价方法，以及研究结果的解读。

一、提出和构建结构化护理临床问题

循证实践环节从提出和构建结构化护理临床问题开始。结构化问题的构建对下一步进行证据的检索和获取十分重要。在制作 Cochrane 系统评价时，常见的题目模式有三种：① intervention（某干预措施）for（治疗）health problem（某疾病 / 症状），这时需要明确的是问题要素中的 I 和 P；② intervention A（干预措施 A）versus（对照）intervention B（干预措施 B）for（治疗）health problem（某疾病 / 症状），此时问题要素中的 P、I、C 都是明确的；③ intervention（某干预措施）for（治疗）health problem（某疾病 / 病症）in participant group/location（在某类人群 / 某地），这种题目模式虽然仅包含 P 和 I 两个要素，但是对于 P 有进一步的设定。模式中之所以没有 S 这个要素，是因为 Cochrane 系统评价已经默认了研究类型是系统综述。除了这三种模式，研究者也可以根据研究目的自行设定研究题目。

比如需要评价针刺对比卧床休息对腰痛的治疗效果，则可以构建 PICO 的临床问题为：P：腰痛患者；I：针刺；C：卧床休息；O：疼痛、生活质量、旷工时间、安全性。如果要进行全面检索，则还可以进一步界定需检索的原始研究类型，比如 S：随机对照临床试验。

二、系统综述的方案制定

系统综述作为具有规范结构的研究，与临床试验相似，遵循前瞻性研究的模式，先有研究方案的设计，后进行完整研究的实施。为保证研究的透明性，方案确定后应考虑在国际认可的平台上先行注册，方案确认并注册后，则按照方案实施系统综述研究，而不随意更改既定研究计划。

2019 年 3 月同济大学学报刊登了曾宪涛教授团队撰写的《系统评价与 Meta 分析的注册平台简介》一文，文中介绍了现有的可进行系统评价与 Meta 分析注册的机构，包括 Cochrane 协作网、PROSPERO 国际化注册平台、JBI 循证卫生保健中心、Campbell 协作网（Campbell Collaboration）和环境证据协作网（Collaboration for Environmental Evidence，CEE）。该文提到 Campbell 协作网主要关注教育、犯罪司法、社会福利等社会领域，JBI 主要关注于质性研究及护理领域，CEE 主要关注环境政策与管理领域，而 Cochrane 协作网和 PROSPERO 国际化注册平台是当前医学领域应用较为广泛的机构。

PROSPERO 是英国国家健康研究所属下的评价和传播中心（Centre for Reviews and Dissemination，CRD）合作创建的，与 Cochrane 系统评价相比 PROSPERO 的注册标准相对较低、研究注册前后的步骤相对简单、注册研究的范围更为广泛、研究完成时间更为灵活、研究方法学上的要求相对较低（未经过同行评议），因此，具有更为广泛的适用性。

我们检索了截至 2019 年 8 月 31 日在 PROSPERO 上注册的与中医护理相关的系统评价方案，检索词包括 TCM nursing、acupressure、cupping therapy、auricular、moxibustion 等中医护理范畴内的干预名称，初步检索得到 888 条注册方案。其中与中药和针刺有关的方案较多，说明绝大多数检索结果可能不属于护理范畴。本章实例即筛选自该检索结果。

系统综述的方案包含研究问题、研究目的、纳入研究的标准、检索策略及具体的选择、评价、分析数据的方法，还包括团队构成、预期完成时间、利益相关冲突、资助来源等其他问题的考虑。方案可以注册（如 PROSPERO 网站），也可以发表（如 Systematic Reviews，BMJ Open 等期刊均可发表系统综述方案）。

除 Cochrane 系统评价方案，其他方案注册平台的流程相似，包括申请注册、获得注册账号、填写系统评价方案注册信息、审核合格、完成注册 5 个步骤。在填写注册信息这一步，需要填写的条目有 40 条，包括方案基本信息（题目、联系人、联系方式、机构单位、合作者、基金资助情况及利益冲突）、时间进度安排（预期开始日期、预期完成日期、注册时进度）、方案具体信息（研究问题、检索策略、检索来源、研究背景、受试对象、干预措施/暴露、对照措施、纳入研究设计类型、主次要结局指标、资料提取方法、偏倚风险评估（risk of bias，RoB）、资料分析方法、其他分析方法等）以及其他注册信息（语种、国家、参考文献、传播计划等）。因此，在方案注册时研究者应该已经明确了系统评价研究的整体设计和方法，方案确定以后不能随意修改，切忌按照文献检索的结果修改或重新制定研究的纳入标准和分析方法。在发表研究结果时，也应该标注方案注册的号码或发表的情况。

虽然系统评价方案注册还未像临床试验方案注册一样规范化，但是很多期刊已经要求投稿作者提供方案注册的信息，PRISMA 报告规范中也已经建议系统评价研究报告方案注册的情况。系统评价方案的注册，势必会成为规范系统评价研究的必要策略，也能够为系统评价研究质量的提升和把控奠定基础。如果是英文撰写研究方案，须注意方案中所用的时态应采用将来时。

三、护理检索资源与系统文献检索

确定研究问题并将问题结构化后，则进行证据的获取，即文献检索。文献检索是系统综述方法中必须报告的环节，具有固定的方法，广义上可以称为检索策略。检索策略需要考虑几个内容，包括检索资源、检索起止时间、检索词、检索式及文献管理方法（如软件的使用）。在当今信息时代，最主要的检索资源来自在线的数据库，但检索资源不仅限于在线资源，还包括各种方式的手工检索。进行系统综述的文献检索，原则是全面检索当前所有可获取的相关证据，因此，需要尽量全面考虑与研究问题相关的潜在资源。此外，进行全面系统的文献检索时，还应该考虑学术相关范围和语种，例如，由中国研究者实施并以中文发表的中医研究可能众多，则对中医相关研究进行检索时，应该考虑同时检索英文和中文文献。以下对进行系统综述常用的临床相关的数据库进行介绍。

（一）英文数据库

临床领域最常用的三大英文数据库包括 MEDLINE、Embase 和 Cochrane 图书馆。此三个数据库的介绍详见本书第九章。

除此之外，护理领域的数据库还包括 CINAHL（cumulative index to nursing and allied health literature）护理学数据库、英国护理文献索引（British nursing index，BNI）等。JBI 是国际循证护理学术组织，如果成为该组织的成员，则能够对其中发表的护理领域系统综述进行检索。

（二）中文数据库

常用的中文数据库包括：中国知网、万方、维普、中国生物医学文献服务系统。其中前三个数据库为全文数据库，SinoMed 为文摘数据库。数据库的详细介绍见第九章。

进行系统综述，首先应该对研究结构化问题 PICOS 相关的原始研究进行全面系统检索，同时应该全面了解相关学术领域现有的研究与已知的信息。因此，检索时一方面应该考虑检索原始研究，另一方面应该对既往相关的系统综述进行检索，核对既往系统评价纳入的原始研究，作为原始研究检索的补充。

（三）检索策略的制定

检索策略的制定是系统综述方法的重要组成部分。狭义的检索策略指的是检索式本身，而广义的检索策略则包括检索资源、检索时间、检索词、检索式、文献管理方式等。

检索资源指检索发生的场所和系统综述的文献来源，通常包括在线的电子数据库，但同时还应该包括其他手工检索资源，比如某些专业学术杂志的手工检索、阅读和核对相关临床研究及系统综述参考文献列表以补充相关文献、联系研究原作者获取所需数据、咨询行业专家补充可能漏检的重要研究信息等。检索时间包括文献检索的时间跨度以及进行文献检索的具体时间。明确报告这两个信息是研究透明性的体现，同时也有助于系统综述进行定期的更新。检索词和检索式是检索策略的核心部分。系统综述的检索用词通常考虑 PICOS 中 P、I、S 三部分，也就是疾病、干预措施、研究类型相关的词语。尽量考虑全面的相关检索词，如近义词、上位词和下位词，用 or（或者）的布尔逻辑关系连接；每个方面之间用 and（并且）连接。

系统综述的检索式应按照规范格式报告，以脐疗治疗小儿腹泻的系统综述为例，进行全面文献检索，则可以基于 P：小儿腹泻、I：脐疗、S：随机对照临床试验（RCT）（如果进行干预措施的疗效评价，则优先考虑证据等级最高的随机对照临床试验）三方面构建检索式，在中文数据库进行检索。小儿腹泻（P）相关的近义词可以考虑：小儿泄泻、儿童腹泻等；脐疗（I）相关的近义词可以考虑：脐敷、脐部敷贴、脐部疗法等，上位词可以包括中医、非药物疗法，下位词可以考虑神阙、肚脐等。如果系统综述拟纳入干预措施疗效评价证据等级最高的随机对照临床试验，则 S（study design，研究类型）方面应该体现 RCT 的检索词，如随机、对照、盲法、疗效评价、分组等词。以上三个方面检索用词，内部以 or 连接，取并集，三方面之间以 and 连接，取交集，则在 CNKI 中检索式可以表达为如下格式：

#1 SU= 小儿 or 少儿 or 儿童 or 幼儿 or 婴儿 or 儿科

#2 SU= 腹泻 or 泄泻 or 泻下

#3 SU=#1 and #2

#4 SU= 中医 and 非药物

#5 SU= 脐疗 or 脐敷 or 脐部敷贴 or 脐部疗法 or 神阙 or 肚脐

#6 #4 or #5

#7 SU= 随机 or 对照 or 盲法 or 疗效评价 or 分组

#8 TI= 动物 or 鼠 or 兔

#9 #3 and #6 and #7 not #8

其中 SU 代表主题，FT 代表全文，TI 代表标题。

另外本书第九章展示了英文数据库检索式实例，也可参考。

目前在线资源十分丰富，检索所得文献量通常很庞大，为了检索全面避免漏检，系统综述的检索应该在多个数据库中进行，之后将所得文献进行排除重复、初筛和细筛。这个工作单纯靠手工核查很难完成，通常借助文献管理软件进行。常用的文献管理软件有 EndNote、NoteExpress 等。

以上这些信息应在系统综述方案形成时进行设计和确定，在方案撰写中进行阐述，在系统综述报告中进行如实详细地报告。

四、纳入排除标准的设定及文献筛选

系统综述基于既定的临床问题，对相关研究进行全面检索、评价与综合。对于相关研究有严格明确的设定，这就是纳入排除标准。

纳入排除标准应在系统综述方案中预先设定，与结构化的研究问题紧密关联，通常从 PICOS 五个方面进行限定，即对研究相关的疾病（人群）、干预措施、对照措施、结局指标、研究类型这五方面进行设定，同时满足五方面条件的文献才予以纳入。比如想要进行脐疗治疗小儿腹泻的系统综述，则可能设定 P 为小儿腹泻，I 为脐疗，C 为不治疗、安慰剂或西药治疗，O 为腹泻次数、大便性状、安全性，S 为随机对照临床试验，而只有当检索筛选到上述五方面同时满足纳入标准的文献，才应该纳入该系统综述。应该注意的是，纳入标准与排除标准不应该是反义词，比如纳入标准如果界定了纳入随机对照临床试验，则不需要在排除标准中界定排除非随机对照临床试验（controlled clinical trial，CCT）。排除标准应该在纳入标准的基础上，排除那些虽然符合了纳入标准，但依然不适合纳入系统综述的文献，比如虽然符合了 PICOS，但无法获取全文，数据不充分者。

系统综述的文献筛选主要分为两个阶段，分别是初筛和细筛。初筛发生在文献检索之后：基于文献检索策略进行各数据库的检索，库间排除重复后确定所有待筛查的题录，阅读题名和摘要进行初筛，排除明显不相关的研究后，留下可能应纳入的研究题录。基于这些题录下载全文，通过阅读全文，基于纳入排除标准，进行细筛，最终确定需要纳入的原始研究。初筛和细筛都需要由两名研究者分别独立进行，核对结果无误后方能确认，以免由于主观因素导致不当的判断。

五、系统综述的资料提取

1. 资料提取的作用 资料提取是指将原始研究中对系统综述有意义的信息进行准确定位和记录，以便系统综述下一步的分析和评价，减少信息的丢失和谬误，也是研究透明度的体现。资料提取的载体是结构化的资料提取表，通过这个过程，仅提取对系统综述有用的信息，降低错误的风险。

2. 资料提取表的设计 通俗来讲，资料提取表就是用以从原始文献中提取有用信息的表格，原则上应该便于录入、核查、保存和分析。通常资料提取会采用电子版的表格，如 Windows 的 Access 数据库、Word 文档、Excel 表格、Epidata 等软件。每条资料以研究为单位提取记录，对原始研究的固定内容进行结构化的提取。提取内容应在系统综述方案制定时明确。

资料提取表通常分为研究基本信息、研究纳入判断过程信息、研究设计要素、研究结果数据等几部分，有时也会同时整合研究质量评价部分的信息。研究基本信息用以识别每个原始研究，并对原始研究的题录以及发表信息等进行呈现。有时研究者可能需要联系纳入研究的原作者以核对和确认系统综述所需信息，因此，提取表中还应该体现原作者的联系方式，如电子邮箱、工作单位等。此外，资料提取表中还需要记录进行资料提取人员信息、提取时间、资料提取表编号等，以便保存和核对。纳入判断过程体现的是研究人员对某项研究纳入或者排除决策的考虑过程和依据。

3. 资料提取的注意事项 资料提取应由两名研究者分别独立进行，之后核对无误后确认，这样能够最大限度避免主观因素带来的错误，确保资料提取的准确性。可采用 Kappa 值等对研究者间一致性进行评估，一致性也是资料提取表可靠性的体现。

此外，资料提取表并非千篇一律，应根据研究内容进行有针对性的设计，是研究方案的一部分。在进行正式提取前，应先培训资料提取人员，由参与资料提取的研究者进行预提取，如果发现问题及时改进提取表。

六、原始研究的质量评价

系统综述一个重要内容是对所纳入的原始研究进行方法学质量的严格评价，以判断原始研究的可靠性。针对不同的原始研究，应使用不同的质量评价工具。如随机对照临床试验（RCT）常用的评价工具有 Cochrane 的偏倚风险评估量表和英国牛津大学循证医学中心开发的 CASP 清单（critical appraisal skills programme）；观察性研究的评价工具包括纽卡斯尔渥太华量表（the Newcastle-Ottawa scale，NOS）、CASP 清单等。以下以随机对照临床试验的 RoB 量表为例，介绍系统综述纳入研究的质量评价。

RoB 量表是对 RCT 进行严格评价的工具，其本质是对研究的偏倚风险进行评价。评价等级分为高偏倚风险、不明确偏倚风险和低偏倚风险三种水平。偏倚又被称为系统误差，指在研究推理过程的各个阶段，由于其他因素的影响，设计的失误、资料获取的失真、分析方法不正确或推断不符合逻辑等所引起，使得所获得结果系统地偏离真实值，从而得出了错误的结果或结论。这种系统的偏离是有方向的，其风险的高低取决于研究质量。偏倚风险评价实际上就是评价原始研究质量的过程。

常规 RoB 的评价共有六个条目，分别是随机序列生成（random sequence generation）、分配方案隐藏（allocation concealment）、施盲（对受试者与医生施盲、对结局评价人员施盲、不完整结局数据（incomplete outcome data）、选择性报告以及其他偏倚（other risk of bias）。2018 年 Cochrane 也发布了 RoB 2.0 工具，包含 5 个领域，评价过程比较复杂，可以对各种随机对照临床试验，包括平行、整群、交叉试验进行偏倚风险评估，详细情况可以访问 Cochrane 网站 https://sites.google.com/site/riskofbiastool/welcome/rob-2-0-tool。考虑目前这个新工具还不太成熟，且研究者常用的依然是较精简的 RoB 量表，现分别对其中六个条目进行介绍：

1. 随机序列生成 评价选择偏倚。如果给出具体的随机序列生成方法，如随机数字表、计算机软件生成随机数字，则评判为低风险；如果能够明确判断未使用正确的随机方法，如奇偶交替分组、按照患者意愿分组，则评判为高风险；如果研究报告中未提及，不足以做判断，则评判为风险不明确。

2. 随机分组方案隐藏 评价选择偏倚。如果报告了正确的随机隐藏方法，如不透光密封信封、中心随机，则评判为低风险；如果能够明确判断未使用正确随机隐藏方法，如将分配方案张贴与公布、信封透光等，则评判为高风险；如果无法进行判断，则评判为风险不明确。

3. 对受试者与临床医生施盲 评价实施偏倚。在结局水平上，如果对医生患者施盲得当或者虽然未施盲，但结局客观，不施盲对结果判断影响不大，则评判为低风险；如果施盲对结果判断造成影响却施盲不当／不成功／未施盲，则评判为高风险；如果信息不足无法做出明确判断，则评判为风险不明确。

4. 对结局评价人员施盲　评价检出偏倚。在结局水平上，如果对结局评价人员施盲得当或者虽然未施盲，但结局客观，不施盲对结果判断影响不大，则评判为低风险；如果施盲对结果判断造成影响却施盲不当／不成功／未施盲，则评判为高风险；如果信息不足无法做出明确判断，则评判为风险不明确。

5. 不完整结局数据　评价失访偏倚。在结局水平上，如果出现下列情况：①没有出现受试者的退出、脱落、失访而没有不完整结局数据的情况；②组间缺失数据的原因、数量均衡，且与研究结论似乎无关；③缺失数据数量不大，则评判为低风险；如果①组间缺失数据原因、数量不均衡，或与研究结论似乎有关；②缺失数据数量较大，则评判为高风险；如果信息不足无法做出明确判断，则评判为风险不明确。

6. 选择性报告　评价报告偏倚。如果研究方案可及，研究报告中测量的结局指标与方案中计划的一致，或研究方案不可及，但研究中重要和相关的结局指标都进行了测量和报告，则评判为低风险；如果所研究疾病相关的重要指标研究未报告，或者研究报告的结局指标与方案相比有无故的添加或减少，则评判为高风险；如果信息不足无法做出明确判断，则评判为风险不明确。

7. 其他偏倚　除上述六项偏倚外存在的其他偏倚，研究者可以对纳入研究进行评价和记录。

偏倚风险评估与偏倚风险图可以借助 Cochrane 开发的 RevMan 软件生成。

七、系统综述中的数据合并

（一）系统综述的资料分析

系统综述的核心内容是对原始研究进行分析，以呈现和报告现有证据中相关效应值的情况。广义来说包括定性分析和定量分析。定性分析主要包括基于某个临床结局、干预与对照的对比，对原始研究结果和质量的描述性分析，而定量分析则指对原始研究的数据进行统计分析，系统综述中最常见的数据分析即 Meta 分析，这种统计方法用于对原始研究数据进行合并。

（二）Meta分析中的效应量

Meta 分析是基于原始研究的数据进行的，原始研究使用的是临床研究效应指标，数据类型包括定量资料和定性资料。

定量资料可以是连续变量，比如血糖、血压、身高、体重等。Meta 分析所需数据包括试验中每组患者治疗前后变化数据的均数差、加权均数差，或 *SMD* 等，以及每组患者的人数。如果研究间某结局所用的评价指标相同，则可以直接进行均数差的计算，对于结局指标相同但是衡量标准有差异的多个研究来说，效应量的合并需要进行标准化，并通过 *SMD* 呈现。例如对生活质量这个结局，不同的研究采用的不同的量表进行测量，则使用 RevMan 软件时应该选择相应的功能，计算 *SMD*。

另一种数据类型称为定性资料或分类资料，如男 / 女、是 / 否这样的二分类变量，以及轻 / 中 / 重、痊愈 / 好转 / 无效这样的多分类变量，在统计中通常以率的形式来呈现资料。进行定性资料的 Meta 分析需要将资料全部转化成二分类变量的形式：组内总样本数以及发生结局事件的样本数。如果用 RevMan 软件进行计算，其中提供的效应量有风险比，也可称为相对危险度，以及比值比。对于前瞻性研究，如随机对照临床试验、前瞻性队列研究，因其能够计算发病率，*RR* 值易于解释，常使用 *RR* 值；对于回顾性研究如回顾性队列研究、病例对照研究而言，使用 *OR* 值更恰当。从 *RR* 值和 *OR* 值的计算公式可以看出，当事件发生率比较低时，*RR* 值和 *OR* 值的差别不大，而当事件发生率高时，*RR* 值明显小于 *OR* 值。在对效应量进行解释时，应以充分理解不同效应量含义为前提。

（三）原始研究的合并及异质性的处理

Meta 分析只是系统综述数据合并的统计方法，却不能决定哪些研究数据应该进行合并，系统综述中研究者应该首先对此进行判断。其中的重要原则是，应该对 P、I、C、O、S 五方面足够同质的研究进行效应量的合并，也就是说，需要有两个或者两个以上原始研究在研究人群（或疾病）、干预措施、对照措施、结局指标、研究类型这五个方面相同或相似，临床上具有合并的意义时，才进行 Meta 分析。

当原始研究不够同质时，则研究间存在异质性。系统综述中常见的异质性包括三大类，分别是临床异质性、方法学异质性和统计学异质性。其中任何一种异质性显著，则都不适合进行数据的合并。在进行数据综合前，应先进行临床异质性的分析。如果从临床角度，研究间具有太明显的异质性，比如两个研究的干预措施是两种完全不同的药物，则即使 Meta 分析后算出的统计学异质性不显著，也应该放弃 Meta 分析，而仅进行描述性分析。当临床异质性不明显时，考虑进行 Meta 分析。

应用 RevMan 软件进行 Meta 分析时，需要选择效应模型。对于异质性较明显的研究，应选用随机效应模型，例如，如果考虑两项研究的干预措施虽然剂型和方式不同，但是活性成分和机制相似，将研究进行合并，则需要考虑由于剂型不同，即在 PICOS 的 I 这一项存在临床异质性，而采用随机效应模型。只有当研究间的 PICOS 全都一致，从临床角度没有异质性，且患者、对照、结局指标、研究类型等其他方面也都同质，进行 Meta 分析时，才可以采用固定效应模型（fixed effect model）。

从方法学的角度，如果研究类型不同，比如随机对照试验与观察性研究，则不应该进行合并。另外，同类研究中，如果研究质量差别很大，也可能作为方法学异质性进行考虑。

统计学异质性可以通过 Meta 分析得出的指标判断。通过观察统计数据，包括效应大小、效应方向、样本量等得出，也可以通过统计检验计算和衡量。在进行了 Meta 分析之后，需要观察统计学异质性。RevMan 软件会给出两种异质性相关数据，其一是看卡方值（chi-squared，χ^2）和 P 值，当 P 值小于 0.1 时，说明存在异质性。第二种方法为通过卡方检验的换算得出 I^2。I^2 主要反映效应值的大小、方向，以及研究间的样本量。然而如果研究间临床和方法学上存在差异，则即使统计检验未发现显著的异质性，依然不可忽视。关于统计学的异质性，一般认为 I^2 小于 30% 提示异质性不显著，大于 30%（有学者倾向 50%）则提示有比较明显的异质性，如果 Meta 分析的结果得到这样程度的异质性，则应该考虑采用随机效应模型。当 I^2 大于 75%，则显示异质性非常显著，这个时候哪怕进行了 Meta 分析，结果的临床意义也不可靠。Cochrane 协作网一般建议这种情况下，放弃进行 Meta 分析。

进行 Meta 分析后，应读取卡方检验的 P 值与 I^2 判断异质性，并进行异质性分析，比如在系统综述研究报告的讨论部分探讨异质性的来源和可能的解决办法。注意异质性总是来自统计、方法学和临床三方面，分析时都应该涉及。

Meta 分析中还有一种常见的异质性处理方式是亚组分析，即在进行 Meta 分析时，将具有相似但不同属性的研究分在不同亚组当中进行分析。

当 Meta 分析中的一些研究具有某些特性，比如纳入分析研究中有几项方法学质量偏低，某个研究的样本量大等，可以通过敏感性分析判断这些特性是否影响到了研究结论，即在 Meta 分析中加入再去除几项研究，观察得出 Meta 分析的结论是否一致。敏感性分析的具体做法与亚组分析的做法是一样的，不同的是划分亚组的理念差异。亚组分析是为确认患者、干预、对照或者结局的不同特征对预后的影响，而敏感性分析的目的是确认方法学的要素，比如随机隐藏是否做了，缺失数据多少等对于有显著意义的阳性结果的稳健性（即变化一些方法学条件时，结果的方向在多大的范围内能够保持一致）。

（四）森林图的解读

以针刺缓解癌痛为例，评价针刺对照不干预，对生活质量评分的影响，对一个纳入了 10 项原始研究的 Meta 分析森林图进行解读。假设所有研究都使用了相同的生活质量评价工具，评分越高提示生活质量越高，则针刺组生活质量评分的均值若高于不干预组，提示针刺组疗效更优。以下森林图是一个没有亚组分析的 Meta 分析（图 12-1），结局指标是生活质量评分，由于原始研究使用的评分工具相同，则采用均数差来进行效应评价。图中共 10 项原始研究，分别显示了针刺组（acupuncture）和不干预组（no treatment）患者生活质量的均值、标准差和样本数，计算出每项研究的均差和 95% 置信区间。右侧显示的

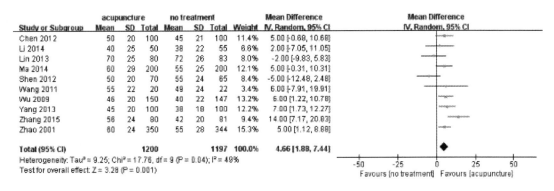

图 12-1　针刺对照不干预对癌痛患者生活质量影响的 Meta 分析

就是 Meta 分析的森林图，每条横线代表每个研究生活质量评分的 95% 置信区间，横线的两端即置信区间的上下限，中间的方形是点效应值，方形越大代表权重越大。如果横线穿过了中间的竖线（无效线），则表示两组差异没有统计学显著意义，如果落在无效线的一侧，则提示差异有统计学意义。最后的菱形是 Meta 分析合并的效应量，菱形两端为 95% 置信区间的上下限，中间最高处为点估计值。目前合并效应的点估计值落在无效线的右侧，代表针刺组评分高于对照组，因此，Meta 分析合并效应值提示针刺对提高癌痛患者的生活质量效果优于对照组。图下方是异质性相关数据，Chi^2 是卡方值，对应 P 值如果小于 0.1，提示有显著异质性，也可以直接观察 I^2，当大于 50% 时认为具有显著的异质性。本 Meta 分析具有显著异质性，因此，采用了随机效应模型。关于使用 RR 值的森林图解读请参考本章第四节实例部分的图 12-4。

（五）发表偏倚倒漏斗图的解读

如果 Meta 分析中的研究数量较多，如超过 10 项，则可以应用如倒漏斗图等呈现发表偏倚。我们还以前文针刺影响癌痛患者生活质量的评价为例，由于原始研究达到 10 项，则可以基于倒漏斗图（图 12-2）评价发表偏倚。图中共有 10 个散点所在横坐标也就是 Meta 分析中每个原始研究的效应值，纵坐标表示样本量的大小。这些效应值的均值是虚线所在位置，10 个散点目前以虚线为轴的分布看不出明显的不对称，因此，基于倒漏斗图，未发现明显的发表偏倚。

八、系统综述中的证据分级

系统综述梳理了原始研究数据或者合并了原始研究数据后，得到的是关于某个临床结局效应量定量的结果，但这个信息中并未包含应该多大程度上信任或基于考虑应用这个结果的部分。当然系统综述已经对每个原始研究进行了质量评价，但大部分的评价是基于研

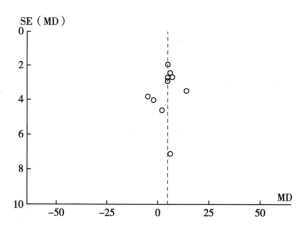

图 12-2　针刺对照不干预对癌痛患者生活质量影响的倒漏斗图

究水平的，无法直接反映每个结局相关联的具体指标的可信程度。而临床决策问题分解为 PICO，最终应用证据进行决策考虑的是结局水平的临床问题，因此，系统综述还需要对证据分级的步骤来衔接数据综合、证据评价与证据的应用。

现有证据分级中最公认的工具是证据推荐评估、开发与评价分级标准 GRADE（grading of recommendations assessment，development and evaluation），将研究对效应评估的把握度评价为四个等级，分别是高、中、低、极低（high，modest，low，very low）。

目前越来越多的系统综述中也嵌套了 GRADE 对证据的分级，以证据概要表与结果总结表的形式，对系统综述某个效应指标结果的证据进行分级。基于 GRADE，能够对系统综述某个效应评估 Meta 分析的结果进行证据等级的评价，如果 Meta 分析结果基于的是随机对照临床试验，则默认证据的等级为高级，如果出现局限性、不一致性、间接性、不精确性和发表偏倚，则对初始分级进行降级处理，而如果 Meta 分析基于的原始研究是观察性研究，则默认的初始等级是低级证据，如果出现效应量大、剂量反应关系、合理的残余混杂或偏倚将降低所展示的效应，或当结果表明无效意味着是假效应时，则初始等级可以进行升级。通过一系列判断，进行升降级处理后，所得的是最终的证据分级。证据概要表具体体现了升降级的过程，而结果总结表侧重呈现最终的证据分级及效应量情况。EP 表中具体呈现了每个结局每一步证据升降级的过程以及效应值，SoF 表则概括性更高，呈现每个结局证据升降级之后的证据分级以及合并效应值。

EP 和 SoF 都可以在在线的 GRADEPro 中生成，并可以和 RevMan 软件中的数据进行数据交换。GRADEPro 的在线网站是 https://gradepro.org/，需要注册账号进行登录，也可以直接使用已有的 Cochrane 账号登录。登录 GRADEPro 后，可以将 RevMan 软件中的数据进行导入，再进行编辑。如果正在进行 Cochrane 系统综述，则可以直接从 Cochrane 的在线数据系统 Archie 中直接导入研究数据，如果仅基于 RevMan 软件进行非 Cochrane 的系统综述，则可以从个人空间中导入 RevMan 数据，同时可以选择英语或者中文的呈现方式。此处依然以针刺对癌痛患者生活质量影响的问题为例，呈现一个 SoF 表（图 12-3）。

表头显示了研究问题，并罗列了人群、研究环境、干预和对照，表格中每一行为一个结局指标，之后的纵列中分别呈现每组效应量、Meta 合并的效应量、Meta 分析合并的受试者数量与研究数量，最后一列是证据升降级之后的证据分级。如果证据进行过升级或者降级，则形成角标，在表格的最下方列出升级降级的原因。

这个分级系统在临床实践指南中广泛应用，进一步对分级后的证据进行不同等级不同方向的推荐。

结果总结:

针刺对照不干预用于癌痛患者

患者或人群: cancer pain
环境: in-patient
干预: acupuncture
对照: no treatment

结局	预期绝对效应量* (95% CI)		相对效果 (95% CI)	№：参与者 (studies)	Certainty of the evidence (GRADE)
	__的风险 no treatment	__的风险 acupuncture			
治疗后一周的严重疼痛人数	136 每 1,000	**74 每 1,000** (41 到 132)	**相对危险度 0.54** (0.30 到 0.97)	438 (3 随机对照试验（RCT）)	⊕⊕○○ HIGH
止痛药服用人数	61 每 1,000	**35 每 1,000** (27 到 45)	**相对危险度 0.57** (0.44 到 0.75)	4435 (11 随机对照试验（RCT）)	⊕○○○ VERY LOW [a,b,c]
生活质量		MD **4.66 更高** (1.88 更高 到 7.44 更高)	-	2397 (10 随机对照试验（RCT）)	⊕○○○ VERY LOW [a,b,c]

*__干预组风险__（及其95%可信区间）以对照组假设风险以及**干预的相对效果**（及其95%可信区间）为基础。

CI: Confidence interval; **RR**: Risk ratio; **MD**: Mean difference

GRADE Working Group grades of evidence
High certainty: We are very confident that the true effect lies close to that of the estimate of the effect
Moderate certainty: We are moderately confident in the effect estimate: The true effect is likely to be close to the estimate of the effect, but there is a possibility that it is substantially different
Low certainty: Our confidence in the effect estimate is limited: The true effect may be substantially different from the estimate of the effect
Very low certainty: We have very little confidence in the effect estimate: The true effect is likely to be substantially different from the estimate of effect

图 12-3　针刺对照不干预对癌痛患者生活质量影响研究的结果总结表

第三节　系统综述的报告

一、系统综述报告的结构

系统综述作为一项前瞻性研究，研究报告需要以结构化的方式撰写。报告通常包括研究背景、研究方法、研究结果、讨论和结论，结构化的摘要和正文都应该包括以上几个方面。

以干预性研究的系统综述为例，研究背景需要介绍疾病的基本信息和研究目标人群的发病率、疾病造成的负担、目前常规的治疗方式、所研究干预措施特点、研究基础、既往已有研究的发现和已知信息、存在问题等，最后提出研究问题和研究目的。方法部分应当介绍研究的检索策略、纳入排除标准、资料提取方法、研究质量评价、数据分析等信息。结果部分应当按照方法设计的条目，如实报告研究发现，包括研究过程的描述、文献数、文献质量评价、数据分析、异质性分析等。讨论是基于研究结果进行的进一步思考，除了研究者根据结果进行的思考，还需要比较既往相似相关研究的发现和本次系统综述有何异同，本研究是否有不同的发现。最后用简要的语言进行结论，总结本研究的发现，同时为临床决策和今后研究提出建议。

二、系统综述结果的呈现

系统综述需要通过结果数据、图表的呈现，报告研究结果，其呈现也有固定方法，以下进行介绍：

首先需要报告文献检索、筛选的全过程，同时需要用研究流程图进行报告。流程图见本书第十一章第一节。

在呈现研究和统计数据前，应该报告研究的基本特征，包括每项纳入研究的研究类型；纳入的患者数和患者情况；干预措施的名称、给药途径、剂量、疗程；对照措施；结局指标名称等。一般可以通过一个研究特征表呈现，重点依然是能够代表研究特征的PICOS。

如果纳入的研究能够进行 Meta 分析，则一般通过文字与图表相结合报告分析结果。Meta 分析的报告需要体现每项单独研究的相关结局指标效应值和显著性，Meta 分析的综合效应值、显著性、亚组分析的情况（如果有），敏感性分析的情况（如果有），异质性情况，发表偏倚等。Meta 分析的情况一般可以通过软件生成的森林图来呈现，但如果研究数量不多，图不能说明更多典型的信息，则并不强制。同时可以通过证据概要表在结局层面结合证据强度给出证据的推荐。

对纳入研究的质量需要进行专门报告，包括评价指标和评价结果。在干预性研究的系统综述中，通常应用 Cochrane 的偏倚风险评估方法，则应该针对每个条目，报告研究的情况。RevMan 软件可以生成偏倚风险评估表（risk of bias graph）与偏倚风险概括表（risk of bias summary）。

三、系统综述的报告规范

目前较为公认的系统综述报告规范是 PRISMA 声明，声明包括了 27 个条目的清单和一个流程图，作为系统综述研究报告的规范内容。其具体细节已在本书第十一章中介绍。报告规范全文可以在 http://www.prisma-statement.org/ 网站上全文下载，目前也有汉化版本发表。

第四节　系统综述的偏倚及严格评价

本节主要介绍系统综述本身可能存在的偏倚以及严格评价系统综述质量的方法。通过本节的学习，可以促进对系统综述质量的理解，并学会从方法学角度评价质量。

一、系统综述中的偏倚

偏倚又称系统误差，是所有研究中可能出现的与方法、质量相关的有固定方向的误差。纳入系统综述中的原始研究存在偏倚，系统综述本身作为研究，也存在偏倚。系统综述中常见的偏倚可能产生于研究的不同阶段。

首先，在系统综述纳入排除原始研究时，如果纳入排除标准的制定未遵循研究方案和研究问题，不适合系统综述所研究的问题，不够明确，基于研究特征的限制不合理，或与研究来源相关的限制不合适，则会在纳入排除原始研究的阶段产生偏倚。其次，在研究的检索和筛选阶段，如果检索未考虑索引已发表和未发表研究的数据库，未考虑电子检索以外的检索方法，检索策略和检索式的设计造成漏检或检索目标的偏差，检索的事件、发表形式和语言限制不合适，研究的筛选方式不恰当等，则会造成偏倚。第三阶段是资料提取和质量评价，如果资料提取中存在失误，原始研究中提取的信息不足以客观展现研究特征，未提取所有研究相关的数据，未应用合适工具评价偏倚风险，原始研究的偏倚风险评价中未采取措施尽可能减小误差，则可能造成偏倚。最后在数据合并和结果呈现阶段，如果数据合并未包括所有应该纳入的研究，数据合并的方式不恰当，研究间异质性未经合理处理，结果的稳定性和敏感性分析未进行恰当分析，数据合并中考虑原始研究的偏倚不当等，则可能造成偏倚。

在上述系统综述不同阶段中，原始研究检索阶段，发表偏倚是系统综述中最常见的一类偏倚，根源上主要是由于在报告、投稿、审稿、录用等过程中，具有统计学显著性结果的研究更容易被发表而产生。系统综述通过系统检索，仅纳入能够检索到的文献，其中可能已发表的研究占多数，如果已发表的研究中阳性结果的研究较多，系统综述得出的结论较真实值，则偏于阳性结果。

在系统综述中进行 Meta 分析后，应该对发表偏倚进行判断，如果存在，则需要在结果中客观报告。常见的发表偏倚检验方法是倒漏斗图，要求是在结局指标的水平下，以 Meta 分析为单位，将各研究的结果与样本量结合，绘制倒漏斗图，观察图形的对称性。

定位偏倚指在已发表的研究中，阳性结果的研究更容易发表在英文期刊上，被引用的次数也更多，进行系统综述文献检索时更可能被检索到。

二、系统综述的严格评价

正如不同类型的临床研究有质量评价的工具，系统综述也有用以进行严格评价的工具。2014 年英国布里斯托尔大学（University of Bristol）社会医学部制定了 ROBIS（risk of bias in systematic review）工具，对不同类型的系统综述偏倚风险进行评估。另一个质量评价工具 AMSTAR（assessment of multiple systematic reviews）目前更为常用，在世界范围内受到公认，且有更广泛的应用，其侧重点在于对系统综述质量进行全面的评价。AMSTAR 评价主体为 11 条目的评价清单，英文全文可在开放获取杂志通过网络全文下载，国内也有学者将其翻译为中文并发表。该工具于 2017 年进行了修订和更新，形成 AMSTAR 2，适用于随机和非随机干预研究的系统综述。AMSTAR 2 在原有条目的基础上进行了修改，并增加了四项新内容，删除了第一版"不清楚"和"不适用"的评价，改为"是""部分是"和"否"，并基于关键的评价条目对总的评价结果进行质量等级分级。AMSTAR 2 具体的评价条目共有 16 条，见表 12-1。

表 12-1　AMSTAR 2 评价条目清单

条目	描述及评价标准		评价选项
1 研究问题和纳入标准是否包括了PICO部分？			
	"是"：	备选（推荐）：	□是 □否
	□人群	□随访期限	
	□干预措施		
	□对照组		
	□结局指标		
2 是否声明在系统综述实施前确定了系统综述的研究方法？对于与研究方案不一致处是否进行说明？			
	"部分是"：作者声明其有成文的计划书或指导文件，包括以下内容：	"是"：在"部分是"的基础上，计划书应已注册，同时还应详细说明以下几项：	□是 □部分是 □否
	□研究问题	□如果适合Meta分析/合并，则有相应的方案	
	□检索策略	□且有异质性原因分析的方案	
	□纳入/排除标准	□说明与研究方案不一致的原因	
	□偏移风险评估		
3 系统综述作者在纳入文献时是否说明纳入研究的类型？			
	"是"，应满足以下一项：		□是 □否
	□说明仅纳入RCTs的理由		
	□或说明仅纳入NRSI的理由		
	□或说明纳入RCTs和NRSI的理由		

条目	描述及评价标准		评价选项
4 系统综述作者是否采用了全面的检索策略？			
	"部分是"，应满足以下各项：	"是"，还应包括以下各项：	
	□至少检索2个与研究问题相关的数据库	□检索纳入研究的参考文献或/书目	□是
	□提供关键词和/或检索策略	□检索试验/研究注册库	□部分是
	□说明文献发表的限制情况，如语言限制	□纳入/咨询相关领域合适的专家	□否
		□检索相关灰色文献	
		□在完成系统综述的前24个月内实施检索	
5 是否采用双人重复式文献选择？			
	"是"，满足以下一项即可：		
	□至少应有两名评价员独立筛选文献，并对纳入的文献达成共识		□是
	□或两名评价者选取同一文献样本，且取得良好的一致性（Kappa值≥80%），余下可由一名评价员完成		□否
6 是否采用双人重复式数据提取？			
	"是"，满足以下任意一项：		
	□至少应有两名评价者对纳入研究的数据提取达成共识		□是
	□或两名评价者选取同一文献样本，且取得良好的一致性（Kappa值≥80%），余下可由一名评价员完成		□否
7 系统综述作者是否提供了排除文献清单并说明其原因？			
	"部分是"：	"是"，还需满足以下条件：	
	□提供了全部潜在有关研究的清单。这些研究被全文阅读，但从系统综述中被排除	□说明从系统综述中每篇文献被排除的原因	□是 □部分是 □否
8 系统综述作者是否详细地描述了纳入的研究？			
	"部分是"，需满足以下各项：	"是"，还应包括以下各项：	
	□描述研究人群	□详细描述研究人群	
	□描述干预措施	□详细描述干预措施（包括相关药物的剂量）	□是
	□描述对照措施	□详细描述对照措施（包括相关药物的剂量）	□部分是 □否
	□描述结局指标	□描述研究的场所	
	□描述研究类型	□随访期限	
9 系统综述作者是否采用合适工具评估每个纳入研究的偏倚风险？			
	RCTs：		
	"部分是"，需评估以下偏倚风险：	"是"，还必须评估：	□是
	□未进行分配隐藏，且	□分配序列不是真随机，且	□部分是

续表

条目	描述及评价标准		评价选项
	□评价结局指标时，未对患者和评价者进行施盲（对客观指标则不必要，如全因死亡率）	□从多种测量指标中选择性报告结果，或只报告其中指定的结局指标	□否 □仅纳入NRSI
	NRSI：		
	"部分是"，需评估以下偏倚风险：	"是"，还需评估以下偏倚风险：	□是 □部分是 □否 □仅纳入RCTs
	□混杂偏倚，且	□用于确定暴露和结局指标的方法，且	
	□选择偏倚	□从多种测量指标中选择性报告结果，或只报告其中指定的结局指标	

10 系统综述作者是否报告纳入各个研究的资助来源？

"是"：	
□必须报告各个纳入研究的资助来源情况	□是 □否
备注：评价员查找了相关信息，但纳入研究的原作者未报告资助来源也为合格	

11 作Meta分析时，系统综述作者是否采用了合适的统计方法合并研究结果？

RCTs：	
"是"：	
□作Meta分析时，说明合并数据的理由	□是 □否 □未进行Meta分析
□且采用合适的加权方法合并研究结果；当存在异质性时予以调整	
□且对异质性的原因进行分析	
NRSI：	
"是"：	
□作Meta分析时，说明了合并数据的理由	□是 □否 □未进行Meta分析
□且采用合适的加权方法合并研究结果；当存在异质性时予以调整	
□且将混杂因素调整后再合并NRSI的效应估计，并非合并原始数据；当调整效应估计未被提供时，需说明原始数据合并的理由	
□且当纳入RCTs和NRSI时，需分别报告RCTs合并效应估计和NRSI合并效应估计	

12 作Meta分析时，系统综述作者是否评估了每个纳入研究的偏倚风险对Meta分析结果或其他证据综合结果潜在的影响？

"是"：	
□仅纳入偏倚风险低的RCTs	□是 □否 □未进行Meta分析
□或当合并效应估计是基于不同等级偏倚风险的RCTs和/或NRSI研究时，应分析偏倚风险对总效应估计可能产生的影响	

续表

条目	描述及评价标准	评价选项
13 系统综述作者解释或讨论每个研究结果时是否考虑纳入研究的偏倚风险?		
	"是":	□是 □否
	□仅纳入偏倚风险低的RCTs	
	□或RCTs存在中度或重度偏倚风险或纳入非随机研究时，讨论偏倚风险对研究结果可能产生的影响	
14 系统综述作者是否对研究结果的任何异质性进行合理的解释和讨论?		
	"是":	□是 □否
	□研究结果不存在有统计学意义的异质性	
	□或存在异质性时，分析其来源并讨论其对研究结果的影响	
15 如果系统综述作者进行定量合并，是否对发表偏倚（小样本研究偏倚）进行充分的调查，并讨论其对结果可能的影响?		
	"是":	
	□采用图表检验或统计学检验评估发表偏倚，并讨论发表偏倚存在的可能性及其影响的严重程度	□是 □否 □未进行Meta分析
16 系统综述作者是否报告了所有潜在利益冲突的来源，包括所接受的任何用于制作系统综述的资助?		
	"是":	□是 □否
	□报告不存在任何利益冲突，或描述资助的来源以及如何处理潜在的利益冲突	

其中条目2、4、7、9、11、13、15这7个条目为关键条目，有时针对具体问题，关键条目也可以进行调整。

当需要对整个系统综述进行质量分级，AMSTAR 2提供了高、中、低、极低四个等级，如表12-2总结。

表12-2　AMSTAR 2系统综述质量等级评价

质量等级	含义
高	无或仅1个非关键条目不符合：针对研究问题，系统综述基于可获取研究的结果提供了准确而全面的总结
中	超过1个非关键条目不符合*：基于可获取研究的结果，系统综述可能提供了准确的总结
低	1个关键条目不符合并且伴或不伴非关键条目不符合：基于可获取研究的结果，系统综述可能不会提供准确而全面的总结
极低	超过1个关键条目不符合，伴或不伴非关键条目不符合：基于可获取研究的结果，系统综述不可能提供准确而全面的总结

备注："*"表示当多个非关键条目不符合时，会降低对系统综述的信心，可从中等降级至低等质量。

第五节 中医护理领域系统评价的实例分析

2017 年在 *International Journal of Nursing Practice* 上发表了一篇名为 Epidemiology characteristics, reporting characteristics, and methodological quality of systematic reviews and Meta-analyses on traditional Chinese medicine nursing interventions published in Chinese journals（《中医护理干预的流行病学特征、报告特征和方法学质量》）的文章。该研究检索纳入了 2015 年 12 月前以中文撰写并发表于中文期刊的中医护理系统综述，在分析了纳入研究一般特征基础上，还分别采用 PRISMA 报告规范和 AMSTAR 评价工具评价了纳入系统综述的报告质量和方法学质量。研究中对中医护理的定义遵循《中医护理常规技术操作规程》（2006 年版），包括耳贴、拔罐、艾灸、穴位按摩、刮痧、中药浸泡、中药药浴、中药湿敷、中药换药、中药涂抹、中药外敷、中药穴位敷贴、中药熏蒸、中医情感护理、中医运动护理、中医饮食护理等 18 项中医护理技术。纳入研究中中医护理可以单独实施，也可以与西医干预联合实施。研究者检索了中国知网、重庆维普、万方数据平台及中国生物医学文献服务系统，共筛选纳入 73 项系统综述 /Meta 分析研究。

这 73 项系统综述 /Meta 分析研究发表在 48 种中文期刊上，发表数量在 2012 年至 2015 年有所增长。每项研究平均纳入原始随机对照试验 8 个，约 780 个受试对象。98.6% 的纳入研究都对结果进行了 Meta 分析。研究涉及 14 项中医护理技术，其中中医运动护理最为常见（21.9%），其次为艾灸（17.8%）和耳贴（13.7%）。静脉炎（6.8%）和创伤护理（5.5%）是中医护理的主要对象，而最常见的疾病是肌肉骨骼系统疾病（20.6%）、内分泌、营养和代谢疾病（15.1%）以及神经系统疾病（10.9%）。本节通过一项系统综述的实例，帮助理解系统综述的方法、结果的解读以及写作的特点。

一、实例1

胎位不正是围产期的重要临床问题，其中最常见的是臀位，如果产妇生产时未能倒转胎位，则会带来分娩的风险，或需要放弃顺产而采取剖宫产的分娩方式。艾灸是中医临床干预中的一种非药物疗法，古代文献中已有记载艾灸至阴等穴位能够起到倒转胎位的效果，但艾灸转胎位的疗效与安全性还需要基于现代临床证据进行客观评价，因此，需要进行相关的系统综述。

本研究是一个已经发表的真实的系统综述（原文参考文献为 LiX, HuJ, WangX, ZhangH, LiuJ. Moxibustion and other acupuncture point stimulation methods to treat breech presentation: a systematic review of clinical trials[J]. ChineseMedicine. 2009Feb27;4:4.），发表于 2009 年，对所有随机对照临床试验与非随机对照临床试验进行评价与综合。遵循结构化的科研论文格式，同时也符合典型的系统综述的流程与撰写。论文有一个明确的标

题：Moxibustion and other acupuncture point stimulation methods to treat breech presentation: a systematic review of clinical trials，体现了要评价的干预措施：艾灸与其他穴位刺激；疾病：臀位；研究类型：基于临床试验的系统综述。摘要为标准的结构化摘要，报告了研究的主要内容。接着为正文，包括研究背景、方法、结果、讨论、结论。以下即对各部分进行介绍与分析。

（一）研究背景

研究背景主要阐述所研究疾病、干预措施、研究缺口和研究问题。本研究论文首先介绍臀位胎位的定义，这个临床问题带来的疾病负担，其可能的病因。接着阐述针对这个问题现有的解决措施，首先是剖宫产，其主要问题是对产妇产生附加的伤害；其次是剖宫产以外的非手术治疗，主要有膝胸卧位和体外倒转。而这两种方式存在安全风险，且不易实施。接着介绍艾灸至阴穴或其他穴位的中医非药物疗法，其定义和治疗方式，相关的中医理论、临床应用情况及既往的相关研究。然而现有临床研究已有若干，却没有经过系统整理和评价，由此引出本系统综述的目的：系统地评价艾灸及其他穴位刺激转胎位的疗效与安全性。

（二）方法

研究方法部分按照系统综述的流程，介绍研究的经过和方法。本部分需要详细如实报告研究者进行系统综述的方法，保证研究的透明性。如果研究方案进行过注册，还应该提供研究方案注册的信息，如注册平台和序列号。本研究未进行方案注册，因此，没有相应信息。

1. 数据库与检索策略 两名作者在三个中文数据库：中国知网、万方、维普，两个英文数据库：PubMed 和 Cochrane 图书馆进行系统的文献检索，检索时间为数据库建库时间至 2008 年 7 月。检索词包括疾病相关：abnormal foetal position（胎位不正）、breech presentation（臀位），correction/conversion（转胎），correct abnormal foetal presentation（校正胎位 / 纠正胎位）；干预措施相关：moxibustion（艾灸），acupuncture（针灸），pregnancy（妊娠），acupoint stimulation（穴位刺激），Zhiyin（至阴）和 laser（激光）。

2. 纳入标准 纳入的研究包括评价艾灸或其他穴位刺激转胎位的 RCT 和 CCT，对人种、胎位类型及语言类型不做限制。如果原始研究仅对不同类型的穴位刺激进行比较，而没有与常规疗法进行比较，则排除。

3. 研究筛选与资料提取 由三位作者进行文献的筛选，首先阅读题录摘要进行初筛，之后对可能相关的研究下载全文，根据纳入排除标准进行判断。

由两名作者进行资料提取，第三名作者进行核对，如有分歧，通过讨论达成共识。资料提取内容包括人口学资料、研究质量、纳入排除标准、干预措施与研究结果。如遇缺失数据，联系原作者询问，如条件允许，采用 ITT 分析。

4. 质量评价 本研究基于 Cochrane 手册偏倚风险评估（RoB）的原则，并且参考了 RCT 的报告规范 CONSORT 声明中的条目，拟定了质量标准，将研究质量分为 A（优）、B（中等）、C（差）三个等级，由三名作者进行独立判断，如遇分歧通过讨论达成一致。由于该研究进行时间较早，所采用的工具目前已有更新，研究者再进行系统综述时应注意使用最新公认的评价工具。目前针对 RCT，比较公认的工具是 Cochrane 手册的偏倚风险评估工具，而 Cochrane 的 RoB 工具是将每一个条目的评价结果分为高、中、低偏倚风险，不是用上述 ABC 的评价等级。该文作者用 CONSORT 补充考察了原始 RCT 的报告质量，严格来讲，这部分工作并非直接的方法学质量评价。

5. 数据分析 当研究同质性恰当时进行 Meta 分析，二分类变量结局采用 RR 值和 95% 置信区间表示。当 I^2 大于 50% 或 P 值小于 0.1 视为异质性显著，则采用随机效应模型，否则采用固定效应模型。

（三）结果

1. 纳入研究的描述 首先对系统综述纳入并评价的原始研究进行介绍，包括检索过程、研究数量、发表年代及研究类型。其次报告原始研究的样本量、疾病的诊断、干预措施和对照措施。研究共纳入 10 项 RCT（2 090 例患者）和 7 项 CCT（1 409 例患者）。原文通过检索流程图呈现了文献检索与筛选过程。同时通过资料特征表围绕 PICO 的结构报告了纳入研究的研究特征，其中主要信息报告研究的样本量、患者年龄和孕周、干预措施、对照措施和结局指标。

2. 方法学质量 方法学质量针对方法部分描述和应用的评价方法，相应报告方法学质量评价结果，即哪些研究被评为什么方法学质量等级。

3. 干预措施疗效 这是研究结果的主体部分，报告的思路，首先基于某个结局指标展开，每个结局的报告依次基于干预与对照的比较，每对比较下分别报告不同类型原始研究的合并情况。本研究的结局指标比较简单，为单一的结局，胎位倒转率，分别报告了艾灸或针灸至阴穴对照不治疗、艾灸、激光或耳针对照膝胸卧位、艾灸＋其他治疗对照其他治疗、激光至阴穴对照其他治疗在胎位倒转率这个结局的效应比较。Meta 分析显示，艾灸至阴穴对照不治疗的 RCT、CCT，激光至阴穴对照膝胸卧位的 CCT 的合并效应提示艾灸或其他穴位刺激有显著优势。

以下是其中一对对比的 Meta 分析森林图呈现（图 12-4）。Meta 分析中共有 6 项 RCT，结局指标都是胎位的倒转率，其中按照不同的对照分了两个亚组，分别是艾灸至阴穴对照不治疗和艾灸至阴穴对照膝胸卧位。每个亚组都进行了一次 Meta 分析，最后有一个总的 Meta 分析汇总。由于胎位倒转率为二分类变量，每组数据为组内样本量和事件发生数（胎位成功倒转的患者数），采用的效应指标为风险比及 95% 置信区间，由于第二个

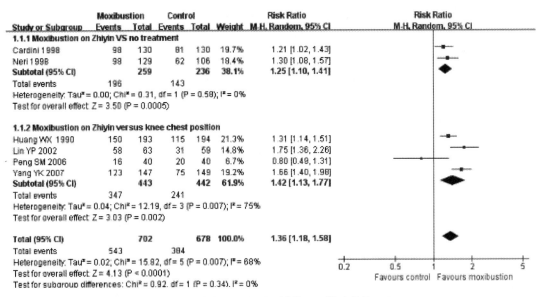

图 12-4　艾灸至阴穴对照其他干预转胎位的 RCT

亚组的异质性显著，采用随机效应模型。两个亚组的合并结果显示，艾灸至阴穴组胎位的成功倒转率高于对照组。

4. 发表偏倚　本研究计划应用倒漏斗图评估发表偏倚，但 Meta 分析合并的研究效应指标最多仅 3 个，因此，暂不合适进行倒漏斗图分析。

此外本系统综述中仅 4 项研究报告了安全性相关事件，因无法进行 Meta 分析合并，分别进行了客观描述，暂无因果关联的不良反应报告。

（四）讨论

讨论部分基于结果部分分别进行探讨、解读和建议。首先，总结当前证据情况：所评价干预措施可能有效，但目前研究尚不充分，无法下疗效和安全性的确切结论。艾灸对比不治疗，现有 Meta 分析合并的数据显示的阳性结果均基于固定效应模型，如果换成随机效应模型，则不再显著，因此，需要谨慎解读。本研究发现与已有的一项纳入 6 个 RCT 和 3 个队列研究的系统综述相似，显示艾灸及其他穴位刺激疗法对倒转胎位似乎有效，但现有证据质量不高。系统综述同时纳入了 RCT 和 CCT，是考虑到目前国内进行的临床研究有一部分是 CCT，能够为 RCT 提供更多的附加证据支持。原始研究未进行双盲，艾灸这样的非药物疗法难以进行双盲。

最后研究者思考了艾灸的疗效，可能与客观情况以及接受治疗者的文化、期望有关；而胎位倒转在不进行任何治疗的情况下，50% 可能自行倒转，故对艾灸转胎位效果的解读应该考虑这些因素。因此，对今后临床研究的建议是，应考虑上述因素，在研究设计中关注研究场所、受试者偏好和期望，并注意采用终点事件结局指标。同时临床试验的报告应该遵守 CONSORT 声明的规范。

（五）结论

论文的最后进行结论：现有研究提示艾灸、针灸及激光疗法可能对胎位不正的倒转有效，但由于现有证据尚不充分，还需多中心大样本临床研究进行确认。

二、实例2

本例为 2018 年发表在《中医杂志》上的一篇系统综述研究报告，具体分析如下。

（一）题目

文章题目为《小儿推拿治疗 12 岁以下儿童迁延性、慢性腹泻随机对照试验的系统综述及 GRADE 评价》，题目中包含了问题要素的 P：12 岁以下患有迁慢性腹泻的儿童；I：小儿推拿；S：随机对照试验的系统综述研究。虽然未明确指出对照和结局指标，但基本的研究问题已经明确。

（二）摘要

文章摘要如下："**目的**　系统评价小儿推拿治疗 12 岁以下儿童迁延性、慢性腹泻的疗效及安全性。**方法**　检索中国知网、万方数据知识平台、维普数据库等 7 个电子数据库及中国、美国临床试验注册系统，查找符合纳入标准的随机对照试验，检索时间为建库至 2017 年 9 月 30 日。采用偏倚风险评估量表评价纳入研究的方法学质量。对异质性较小的研究采用 RevMan5.3 软件进行 Meta 分析，并根据 GRADE 证据分级标准评价证据级别。**结果**　共纳入 13 项随机对照试验，906 例患者，纳入研究均存在高偏倚风险。Meta 分析结果显示，小儿推拿单用［RR=2.70，95%CI（1.57，4.65），$P < 0.05$］或联合西药［RR=1.76，95%CI（1.21，2.55），$P < 0.05$］对照西药均能增加临床治愈率。单个研究结果也显示，小儿推拿联合参苓白术散或食疗临床治愈率优于参苓白术散［RR=2.35，95%CI（1.51，3.65），$P < 0.05$］或食疗［RR=2.70，95%CI（1.09，6.74），P=0.03］单独应用。现有证据不足以对小儿推拿的安全性进行评判。**结论**　小儿推拿单独使用或联合西药治疗 12 岁以下儿童迁延性、慢性腹泻的治愈率优于单纯西药治疗。但纳入文献质量较低，确切结论尚需更高质量的试验证实。"

文章采用了结构化摘要，包括"目的－方法－结果－结论"四个部分。方法部分说明了检索的来源、严格评价的方法及结果综合证据评估的工具，但对于研究的纳入标准、数据综合的方法并未做深入的说明，建议未来的研究在此方面有所完善。结果部分给出了纳入研究的数量、方法学质量评价的结果，并对主要结局给出了 Meta 分析的结果和安全性结局的结果，建议未来的研究也能给出数据合并的具体数值（包括点估计值和区间估计值）。

（三）背景及目的

文章的背景部分如下："小儿腹泻是一种由多病原、多因素引起的以排便次数增多和粪便性状改变为特点的儿科常见病，在我国 5 岁以下小儿约有 2.98 亿人次患腹泻，发病率为平均每年 2.5 次 / 人。连续病程在 2 周以内的腹泻为急性腹泻，病程 2 周至 2 个月为迁延性腹泻，慢性腹泻的病程为 2 个月以上。小儿急性腹泻的治疗既往已有循证医学的证据总结，一般是针对病因予以治疗。迁延性、慢性腹泻病因较复杂，现代医学多给予补液疗法，同时结合饮食疗法、口服给药等进行综合治疗。由于慢性腹泻或迁延性腹泻多为难治性腹泻，且患儿多为营养不良或免疫力低下，药物或其他口服补液疗法长期干预患儿的接受程度比较低、效果也未得到研究证据的支持，因此小儿推拿这种中医非药物疗法成为了医生和相当一部分患儿家长的选择。作为外治法，小儿推拿相对于药物更易被患儿接受，尤其针对服药困难的低龄儿。小儿推拿治疗对于年龄在 12 岁以下不易服药的儿童更为有益，故本研究以年龄 12 岁以下的迁延性、慢性腹泻患儿为研究对象进行系统综述，以期获得小儿推拿治疗迁延性、慢性腹泻疗效与安全性的循证医学证据。"

此处介绍了疾病的流行病学特点及主要症状特征，提及现代医学的治疗方法及存在问题，并给出了研究小儿推拿这种干预措施的理由和意义，最后说明研究的目的。

（四）研究方法

在方法部分开始，应该提供研究方案注册的信息。本文在这一方面有待完善，如有注册信息应交代注册的网址和序列号，如果方案已经发表还应交代发表的期刊和可供查询获取方案的途径。

1. 纳入排除标准　方法部分首先给出研究的纳入排除标准，纳入标准为："①文献类型：随机对照试验；②疾病类型：明确诊断的 12 岁以下儿童的迁慢性腹泻；③干预措施类型：小儿推拿，手法不限；④对照措施：可为空白对照或任意既往有证据支持的标准用药对照，如西药（包括黏膜保护剂、微生物调节剂等）、常规治疗（包括补液纠正水、电解质紊乱及酸碱平衡等）、饮食疗法（如去乳糖饮食疗法，即从患儿的饮食中去除母乳、牛乳及含乳糖的奶制品，代之以无乳糖配方奶粉或淀粉）等。小儿推拿合并其他疗法与同种疗法对照的研究也予以纳入。⑤结局指标：主要结局指标包括治愈率（定义为大便次数、量及性状恢复正常，伴随症状及体征消失，与泄泻相关的西医疾病理化检查正常）、每日大便次数、大便性状恢复情况（采用公认的客观评分标准，如《中药新药临床研究指导原则》中规定标准）。次要结局指标包括全身症状减轻情况（包括恶心、呕吐、饮食情况的客观评分）、大便镜检情况、不良事件发生情况。"排除标准为："无法获取有效分析数据的文献、抄袭或剽窃的文献。"报告时，标准应该清晰明确，比如本文中对于主要结局指标治愈率的定义就有明确的描述。

2. 文献检索策略 本研究的检索策略为：检索国内外 7 个数据库，包括中国知网、万方数据知识服务平台、维普数据库、SpringerLink 期刊全文数据库（生物医学专辑）、Proquest 期刊全文数据库（生命科学相关学科）、PubMed 文献数据库、Cochrane 图书馆；以及两个临床试验注册系统：中国临床试验注册系统、美国临床试验注册系统（clinicaltrials.gov）。检索时限为建库至 2017 年 9 月 30 日。中文以腹泻或"泄泻"或"便溏"合并"推拿"或"推三关"或"补脾经"或"补大肠"或"清大肠"合并"小儿"或"幼儿"或"婴儿"或"儿童"；英文以（massage or tuina）and（diarrhea）and（children or child or infant or baby）等为自由词进行检索，MeSH 主题词为 diarrhea、child、infant、newborn、massage。介绍检索策略时不仅交代检索来源、检索时间，还应给出具体的检索逻辑式或像本文所写给出检索词及逻辑关系。若期刊有网络出版，可以将各个数据库的检索逻辑式作为附件或补充资料一并发表。

3. 文献筛选及资料提取 "两名研究者独立浏览筛选文献并进行资料提取，文献筛选按照纳入标准进行，如果意见不一致，则通过讨论统一意见，或交由第三方评价。资料提取表主要包括：研究的基本信息（研究者姓名、研究题目、发表年份、国家 / 地区、语言、出版状况）；研究特征（样本量、病例来源、年龄、病程、诊断标准、纳入标准及排除标准）；干预和对照措施；研究方法学（随机方案的产生、分配隐藏、盲法、基线可比性、失访）；结局指标的测量数据。"

4. 严格评价 本研究"采用 Cochrane 风险评估工具对纳入文献的方法学质量进行评价，包括随机方案的生成、随机方案的隐匿、是否对结局测量人员及统计分析人员实施盲法、不完整数据报告及处理、是否选择性报告结局和其他偏倚。因为本研究的研究对象是 12 岁以下的小儿，而主要结局指标痊愈率、大便次数、大便性状又都是相对客观的指标，我们认为对于研究对象是否实施盲法对结局的影响不大；且所评价的干预措施为非药物疗法，此类疗法本身无较好地安慰剂，对照盲法的实现本身就比较困难，故而对研究对象实施盲法这一条目被从原始 7 个条目中去掉。每一条目的质量评价结果可以分为低偏倚风险、高偏倚风险和偏倚风险不确定三个等级"。这里说明了评价的具体工具及原则，尤其对特殊的处理方法加以解释。

另外，文中还说明了证据质量分级的方法如下："采用 GRADE 质量评价的方法评价结局中有 Meta 分析的结果的证据质量，生成证据概要表，从方法学质量、研究间结果的一致性、证据的直接性、精确性以及发表偏倚的可能性几个方面对纳入 RCT 的证据级别进行是否降级的判断，并得出证据等级为'高、中、低或极低'的评价。"

5. 资料分析 "采用 RevMan5.3 软件进行数据统计分析，首先对单个研究的结果进行描述，二分类变量采用相对危险度（*RR*）及其 95% 可信区间（*CI*），连续变量采用 *MD*

及其 95%CI 描述组间比较的效应值。对研究间临床异质性和统计学异质性进行判断，临床异质性根据研究间的受试对象、干预措施、对照措施、结局指标应用细节上是否相似来判断，统计学异质性根据 I^2 检验的结果来判断。$I^2 > 75\%$ 则认为研究间异质性十分显著，不满足 Meta 分析的条件；$25\% \leqslant I^2 \leqslant 75\%$ 则认为临床同质性较好，采用随机效应模型；$I^2 < 25\%$ 时采用固定效应模型。如果数据可行，将对'不同的小儿推拿手法''不同的疗程''迁延性腹泻和慢性腹泻'几种不同类型的对照进行亚组分析，并且通过敏感性分析判断结果的稳定性（仅合并高质量的研究与所有研究合并的结果比较）。Meta 分析中纳入研究数量超过 10 项时采用倒漏斗图来判断发表偏倚。"在资料分析这部分报告中，不仅应报告实施 Meta 分析的具体方法，还应给出预期采取的其他分析的方法（包括可能的亚组分析和敏感性分析）。

（五）研究结果

1. 文献检索结果　本文的文献检索结果描述为："共检索到文献 665 篇，根据纳入标准对文献进行筛选，阅读标题及摘要初步剔除 449 篇，阅读全文后剔除 203 篇，最终纳入随机对照试验文献 13 篇。全部纳入研究均为中文发表的文献。"因篇幅原因未能发表研究筛选流程图，故而文字描述的内容完全参考 PRISMA 建议提供的流程图内容报告。

2. 纳入研究基本特征　本文中采用文字和表格两种形式总结了纳入 13 项研究的基本特征，包括样本量、受试对象性别、年龄、疾病类型，干预与对照的具体措施，结局指标等，这里不附加原文。需要提示的是，在报告结果发表时，文章的体例篇幅可能受到期刊发表的要求而进行调整，系统综述的作者应该尽量参考 PRISMA 规范汇报重要的信息。

3. 纳入研究质量评价　在报告严格评价结果时，应尽量给出采用的评价工具每一条目的评价结果及依据。本文中描述的单个研究的偏倚风险评估结果为："5 项研究采用了恰当的随机数字表法产生随机数列，2 项研究采用计算机软件生成随机序列，6 项研究未描述具体的随机方案产生办法。13 项研究均未报告随机方案的隐匿及是否对结局测量人员或统计分析人员使用盲法。13 项研究均未报告有样本脱落的情况。未发现有研究选择性报告结局。所有研究均未报告样本量估算依据，但组间基线可比、受试对象纳入排除标准合理、资金支持未见明显的利益相关冲突，因此，13 项研究的其他偏倚风险均为低风险。综合考虑，13 项纳入研究的方法学质量均不高，总体均存在高偏倚风险。"

4. 疗效分析结果　分析结果建议按照对照类型逐个结局指标来进行描述，同时给出单个研究的结果及同质性较好的研究 Meta 分析的结果。本文将主要结局指标的结果以表格的形式呈现，并辅以文字说明，这里仅附原文一个对照类型的主要结局指标为例。

"2.4.1 小儿推拿对照西药　共 6 个研究采用小儿推拿与西药对照，其中 1 项研究西药组采用氨苄西林、阿米卡星合并常规治疗，余下 5 项研究对照的西药中都含有止泻药物蒙脱石散。各研究间存在一定的临床异质性，本研究按照对照是否采用止泻药物分亚组进行

Meta 分析。

治愈率：小儿推拿的临床治愈率是无止泻成分西药的 5.63 倍（66 例患者），而与含止泻成分西药对照，小儿推拿的临床治愈率仅为对照的 2.33 倍（361 例患者）。总体结果表明，相对于西药小儿推拿能够增加儿童迁慢性腹泻的临床治愈率是其 2.7 倍（427 例患者），详见表 2。"

下表 12-3 为截取的原文表 2 的一部分内容，仅供参考。

表 12-3　参考实例中纳入研究治愈率疗效分析汇总表

研究编号	相对危险度（95%可信区间）	P值
1. 小儿推拿vs西药		
1.1小儿推拿vs无止泻成分西药		
郑兆俭2002	5.63[2.22,14.28]	＜0.001
1.2小儿推拿vs含止泻成分西药		
吴强2016	5.25[2.05,13.47]	
宋丽琪2013	2.67[1.32,5.39]	
张蝶2016	2.00[0.67,5.94]	
徐玲2011	2.50[1.20,5.19]	
王秀花2010	1.46[1.14,1.88]	
亚组分析（I^2=63%）	2.33[1.42,3.82]	＜0.001
Meta分析（I^2=73%）	2.70[1.57,4.65]	＜0.001

在方法部分所提到的所有主次要结局指标的分析结果都应在结果部分体现，预先设计的亚组分析和敏感性分析的结果也应报告。本文在疗效分析结果的最后提及了其他分析的结果如下："因纳入文献的疗程、推拿手法、相同对照类型的腹泻类型差异较大，故未对不同的小儿推拿手法、不同的疗程，及迁延性和慢性腹泻进行亚组分析，仅对不同对照类型进行亚组分析。由于 Meta 分析中纳入的研究数量未超过 10 个，无法采用倒漏斗图来判断发表偏倚。"

5. 证据分级结果　本文在证据分级结果处描述了主要结局指标的证据等级评价结果，同时给出了证据概要表："研究仅对主要结局指标治愈率进行了 Meta 分析，采用 GRADE 评级方法评价小儿推拿对照西药及小儿推拿联合西药对照西药的证据等级。低等级证据支持相对于西药（每 1 000 例中约有 310 例治愈）小儿推拿每治疗 1 000 例 12 岁以下儿童的迁慢性腹泻能增加 527 例痊愈，其中亚组分析显示与含止泻药物（蒙脱石散）的西药相比，小儿推拿每治疗 1 000 例患儿能增加 454 例治愈；同时，极低等级证据显示小儿推拿联合西药每 1 000 例能增加 256 例治愈。证据降级的原因主要是由于原始研究存在一定程度的选择性偏倚及测量偏倚的风险，同时研究间异质性较为明显，使得研究结果的真实性受到影响。"

（六）讨论

参照 PRISMA 的报告规范建议，本文首先给出了研究的主要发现："本文纳入 13 项随机对照试验，包含小儿推拿对照西医综合治疗、小儿推拿合并其他疗法（含西医综合疗法、中药或饮食疗法）对照其他疗法两种对照类型。以临床痊愈率为主要结局指标进行分析，采用西药（包括含止泻功能的蒙脱石散）作为对照组的纳入研究显示，西药的平均治愈率为 31.5%，而单纯采用小儿推拿治疗小儿迁延性、慢性腹泻的治愈率约为西药组的 2.70 倍，小儿推拿联合西药的治愈率是单纯西药治疗的 1.76 倍。同时单项研究的结果也显示小儿推拿辅助中药参苓白术散或饮食疗法的治愈率是单纯中药或饮食疗法的 2.35 或 2.70 倍。但报告安全性结局的研究数量太少，不足以支持对小儿推拿的安全性进行评价。"继而报告了与既往研究的异同点："检索到既往发表的相关主题的系统综述与 Meta 分析 3 篇，论文研究对象均为小儿腹泻患者，但未明确划分腹泻类型；报告的主要结局指标均为总有效率，其中 2 篇文章得出推拿对小儿腹泻的疗效优于蒙脱石散，1 篇文章并未得出与小儿推拿相关的明确结论。本研究明确研究对象为迁慢性腹泻的 12 岁以下儿童，更适宜小儿推拿的应用、且为小儿迁慢性腹泻的临床治疗提供了证据；采用治愈率作为主要结局指标，更容易解释，标准更统一；在此基础上得出了小儿推拿相对于西药或饮食疗法治疗 12 岁以下儿童的迁慢性腹泻可能具有一定的优势。"

同时，讨论部分提出了本研究的局限性："首先，Meta 分析合并的研究存在一定的临床异质性，且各研究推拿实施人员不同，不能排除操作差异因素对结局的影响。其次，尽管检索相对全面，但每个亚组的文献数量较少，使得结果合并较为困难；针对不同年龄段的患儿、不同腹泻类型的患儿无法进一步进行亚组分析，一定程度上造成了结果解读的困难；文献质量普遍偏低。因此，现有结果还不能十分确切地作为循证医学的有力证据，仍需要有更为设计严格的、样本量充足的随机对照试验进一步证实。"当然也提出了对临床的建议："从纳入研究的情况来看，使用频次最高的推拿手法是摩腹、补脾经、捏脊和补大肠，均为小儿推拿针对腹泻最常用的手法，临床治疗时可考虑应用。由于针对的腹泻类型是迁延性、慢性腹泻，病程长，尽管本研究显示小儿腹泻手法在治愈率上优于西药，临床应用时也可根据患儿实际情况联合常规补液或其他西药共同治疗。"以及对未来研究的建议："本研究中对于患儿腹泻病史、所用药物及演变为迁慢性腹泻的原因未进行分析，故未来研究时可以考虑加入对其的探讨。患儿的年龄应尽可能限定范围，并清楚报告腹泻的病因和类型，使得合并分析时的临床异质性减小，增加结果解释的合理性。本研究因为患儿年龄为 12 岁以下，故未评价盲法实施对结局的影响，建议今后的研究可以在实施同时考虑未采用盲法的影响，并在报告结果时讨论这一问题。研究的设计、实施与报告应尽量参考国际统一的标准和规范（如 SPIRIT、CONSORT 等），提高研究的方法学质量。"

当然，PRISMA 是建议系统综述作者优先报告的条目，研究者在报告系统评价结果时应结合研究本身的特点、期刊的发表要求和 PRISMA 的规范综合考虑报告内容。本文的报告也存在有待完善的地方，仅供参考。

（李迅　曹卉娟　费宇彤）

·第十三章·

循证视角下中医护理临床试验设计

本章将从循证视角来陈述中医护理的临床试验设计，内容从量性研究的临床问题类型与试验设计开始，再进入试验设计与因果推论，探讨试验设计的类型，其中最强调随机对照试验。继而介绍试验研究步骤。最后将分享临床试验研究案例。

第一节　量性研究临床问题类型与试验设计

临床医疗的高质量照护模式首先是以实证证据为基础的护理实践，而临床循证护理实践的重点之一就是将最新的最佳证据用于健康照护。因此，在证据金字塔中产生偏倚越少的研究设计，将能提供越可靠的研究结果。也就是说，研究设计的严谨度即偏倚的程度，毕竟研究本身所具备的效度会影响研究证据的可信赖程度。不同类型的研究设计有其所对应的证据等级。

首先，辨别临床问题类型将有助于选用最适合的研究设计。目前，被应用最广的临床问题类型与证据等级表发表自英国牛津循证医学中心（Oxford Centre for Evidence-Based Medicine，CEBM）。就量性临床研究问题而言，可以区分为五大类型：治疗/预防、诊断、危害/病因、预后以及经济与决策分析。当这些量性临床研究问题被视为前景问题，则能够提供决策制定所需要的重要证据基础。然而必须注意的是，量性临床研究问题无法很快地获得答案，而是需要将问题转化为符合条件的形式。所以，第一步就是要呈现出既明确又具体的 PICO 结构性关键问题型式。PICO 是 Sackett 等于 2000 年指出的临床研究问题所需具备的条件。对结构性关键问题的考量，提升了医疗照护专业者考虑临床问题的完备性。

继而，根据研究设计，证据又可以区分为五个等级，即第一等级的随机对照试验的系统评价、随机对照试验，第二等级的队列研究，第三等级的病例对照研究，第四等级的病例系列研究以及第五等级的专家意见。各类型的临床问题所对应的证据等级，详细相关信息请参看 CEBM 网站：http://www.cebm.net/oxford-centre-evidence-based-medicine-levels-evidence-march-2009/。

量性研究临床问题类型与研究设计所获得的文献证据等级是息息相关的。例如，当量性临床研究问题的类型是治疗 / 预防，则原始研究中，随机对照试验的研究设计可以提供最佳的研究证据。量性研究是一个科学过程，具备客观、系统的特性。这种量性研究可以用于描述变量、验证变量之间的关系、探讨变量之间的交互影响以及推论因果关系等。每一个试验或研究可由四项要素组成，包括研究对象、干预措施、研究进行的情境 / 场合以及结果变量。试验的研究设计目的是要检验因果关系的假设，以期提供反事实模式（counterfactual model）的推论证据。常见的研究设计中，会考量试验组与对照组以及前测与后测等。如此以完备的针对没有给予干预措施情况（对照组）会有的变化结果，进行反事实情况的因果推论。因此，对于感兴趣的现象，量性试验性研究就可以通过数据资料而获得相关信息，再进一步架构出知识的本体（body of knowledge）。

第二节　试验设计与因果推论

试验设计中，可以依据干预措施与结果变量的发生时间先后顺序，进而定义出他们之间的因果关系。在此特别提醒，如果在临床试验中，研究者能严谨地完成对研究对象的隐匿性随机分配，则大部分的干扰因素在试验一开始就不会成为可能解释研究结果的原因了。然而，不可否认的是大多数临床试验的范畴还是很局限的，因为试验多是在特定的情境场合中进行，而且无法测量所有可能的结果变量。除此之外，这类研究设计也几乎是采用方便抽样，而致研究样本无法完全地反映出总体。无论如何，研究者进行试验研究后，总是期望能将研究发现推论到更多人或是更多的情境场合，而不是仅局限于研究者自己的单一试验研究中所涉及的人或情境场合。就此，如果试验设计可以使用概率抽样或随机抽样的方法，使得样本被抽取到的概率都是相同的，则研究样本将能具有总体的代表性。当研究样本通过随机抽样获得，再随机分配至不同的组别，则可以增加样本的随机性、减少个体差异所导致的偏倚。关于研究的随机抽样与分配部分，将于第七节的临床试验设计范例中加以说明。

因果关系存在与否，可以用三个条件加以判断，即是"因"（cause）发生的时间在"果"（effect）之前、"因"与"果"之间是有关联性的、除了"因"以外找不到其他对"果"发生的合理解释。这三个条件很类似试验研究的要求，即是：①操纵"因"（干预措施）并观察接下来发生的"果"（结果变量）；②观察"因"的变化与"果"的变化的相互关联性；③在试验过程中运用不同方法来降低其他干扰因素对"果"影响的可能性，也同时运用其他方法来探究某些无法被操纵的变量对"果"影响的合理性。还需要在此一提的是，反事实模式可以更清楚地了解"果"是什么。例如，在一项戒烟的试验研究中，要测量的是吸烟参与者因接受戒烟卫教干预措施，而实际发生的吸烟变化；而反事实模式是要了解，在同样的研究期间内，如果吸烟参与者没有接受相同的戒烟卫教干预措施，那吸烟状态又会是如何变化。至此，所谓的"果"，就是实际发生情况与应该会发生情况之间的差异。

第三节　试验设计类型

根据研究方法，研究设计可以分为试验性研究设计与观察性研究设计两大类。其中，试验性研究又可分为真试验性研究设计、类试验性研究设计及随机对照试验。观察性研究则有队列研究设计、病例对照研究设计、病例系列研究设计、横断面研究设计。若是根据研究的时间考量，研究可以分为横断面研究和纵向研究。若是根据研究的时间执行朝向未来或过去的时间轴，则区分为前瞻性的与回顾性的方式。

本节将着重介绍常被使用于临床的试验性研究设计。试验性研究设计具有科学性、客观性、系统性、控制性的特点，且具有针对因果关系进行检视、澄清、推论等目的。试验性研究必须具备的基本要素是操纵，即研究方案中一定需要有干预措施的设计。随机与控制也是研究设计中的重要考量的基本要素。除此之外，试验性研究需有足够时间且完整的追踪设计。因此，试验性研究可视为严谨度极高的量性研究设计，可以用来提供干预措施效力的证据。

以下分别陈述真试验性研究设计与类试验性研究设计，随机对照试验将于本章的下一节说明。

一、真试验性研究设计

真试验性研究必须同时具备上述介绍过的三个基本要素，操纵、随机与控制。因此，第一，真试验性研究必定有干预措施方案的设计。第二，关于研究对象，可以使用随机抽样或随机分配，而随机抽样与随机分配可以同时被使用。通常，研究只采用随机分配，因为比较容易操作。随机抽样是指如何从已知的总体中随机选取样本进入研究中，并以这些样本来代表该总体。随机抽样有多种不同的选取方式，但共同点是都必须确保研究的目标总体中的每一个人，都有相同的机会可以被选取为研究的样本。常用的随机抽样方法有简单随机抽样、分层随机抽样、系统性随机抽样、群体抽样、多阶层抽样等。关于随机分配，这是利用随机化过程将样本分配至不同的干预措施组别，例如，试验组或对照组，是基于机会将研究对象分配到不同组别的步骤，且每一研究对象被分配到任一个干预措施组别的概率不为零。分配的结果纯属于偶然，若将随机分配定义为研究对象进入各组的机会必须相同，则这是错误的观念。如果临床试验没有采取合适的随机分配，则有可能使该试验高估其干预措施效力达40%之多。然而，这种随机化并不能确保组间的样本特征是相同的，也没有要求组间的样本特征必须是相同的，也因此可能会衍生出其他研究上的问题。一般而言，当组别之间的样本数相同时，则可以增强统计对干预措施效力的检验力。

第三个基本要素是控制，其主要目的是要排除干扰因素的影响。试验性研究的控制方法是通过研究设计方式，确认变量之间的影响。控制至少应该包括对干预措施的控制、对施行研究环境的控制以及对研究对象的控制。就真实环境中研究执行面而言，当对于研究者和研究参与者的设定要求较多时，真试验性研究的困难度也相对较大。此外，当真试验性研究的环境与实际生活中的真实状况差距较大，则外部真实性会相对较低。

二、类试验性研究设计

类试验性研究跟真试验性研究相同的部分是，必须具备操纵的基本要素，即干预措施。但是类试验性研究的控制要素，可能较真试验性研究有所不足，或是（以及）没有随机分配研究对象。在类试验性研究设计中，研究对象归属的组别分配，可以让研究对象自己选择，也可以由研究者决定。因此，关于类试验设计的操控考量，则是研究者应多着墨之处。例如，参与者的非随机分配，干预措施的实施方案设计，与试验组对照的比较组别考量，以及结果变量的量表选择、测量时间点等，都可能由研究者操控。在临床试验中，当研究对象为人时，要执行随机分配患者或控制某些变量是很不易做到的；而伦理的考量在研究设计中，更是不容忽视的。因此，比起真试验性研究设计，类试验性研究设计之下的临床试验发现，对于反事实推论的支持证据，通常是较为薄弱的。

当要强化较薄弱的研究证据，则在设计类试验性研究时，得逐一列出对研究结果发生的各种可能解释原因，再进一步选择测量工具，用来评价结果变量可能解释干预措施的效力。然而，要在事前想到所有可能的解释原因，是难以实现的。除此之外，要排除干预措施以外对结果变量的其他可能解释的原因，也是不容易达标的。若只根据结果变量而来的有限资料下结论，就逻辑而言，这结论的正确性是很难被肯定的。因此，要排除干预措施以外的解释原因，需要设计各种不同的方法。例如，执行多次的前测以获取实施干预措施前的结果趋势，再比较实施干预措施前与实施干预措施后的结果趋势。可以确认的一点是，类试验性研究所进行的情境场合比较符合真实现象。

第四节　随机对照试验

量性试验设计可以提供的最佳研究证据来自随机对照试验。随机对照试验不但同时具备在第三节中指出的操纵、随机与控制等三个基本要素，研究设计时还必须有缜密的随机化过程以及有隐匿性的分组方式。在研究执行期间，随机对照试验还需要维持盲法，而盲法的对象可以是患者、研究者、干预措施实施者、照顾者、资料分析者。因此，随机对照试验可以产生强而有力的高等级实证证据。

Cochrane 团队对随机对照试验的研究质量评价中，就建议使用偏倚风险评估工具（cochrane collaboration tool for assessing risk of bias）判断偏倚的风险。研究质量评价至少需评估五种主要的偏倚，包括选择性偏倚、实施性偏倚、测量性偏倚、折损性偏倚以及报告性偏倚。进一步剖析 Cochrane 偏倚风险评估内容，分别是随机序列的产生、分配隐藏、参与研究者与执行研究者的盲法、结果评估的盲法、不完整的结果资料以及其他偏倚等。Cochrane 团队偏倚风险评估工具的说明，详细相关信息请参看 http://handbook.cochrane.org/chapter_8/table_8_5_a_the_cochrane_collaborations_tool_for_assessing.htm。

偏倚风险评估工具的质量偏倚风险，首先考量的即是随机化过程。因为随机化是可以排除外在干扰变量对研究的影响，并且降低选择偏倚，进而减少对内在效度的威胁，所以研究所获得的干预措施效力，可趋近于无偏倚估计。本章的第三节中曾说明，随机分配是使每一个符合纳入条件的研究对象被分配到任一组的机会都不能为零。当随机分配是适当的，则其各组所产生的效力结果的算数平均数在概率上会很相似。由此说明，各组在研究结果上的差异很有可能是因为不同的干预措施，而不是因为研究开始前就已经存在于各组的差异。通过随机化分配研究对象，对于平衡干预措施组与对照组的样本数多寡以及控制共变量影响极为重要。相较于适当随机化，不适当或不清楚的随机化过程，通常容易出现干预措施效力被高估的情况。除此之外，随机化方法尚需考量许多重要因素，包括样本数量大小、控制重要因子的需求性、样本取得为某一时间点或是在一段时间内逐渐累积等。

常见的随机化方式有：

第一，简单随机，适用于样本数大于 200 的随机对照试验。过去经常使用的方法包括掷铜板、丢骰子，这个过程是公开透明且容易执行的，但其方法的实体结构是受限的，而且操作掷铜板、丢骰子的人容易出现不自觉的固定行为，这会造成分配上的选择性偏倚。因此，研究设计不但分组要随机化，而且这个随机还得是序列性地产生，此将是强化随机对照试验结果的因果推论的重要关键。毕竟没有或是不适当的序列性随机，会发生干预措施分配上的选择性偏倚。例如，分配者可以预期下一位参与研究的个案将进入试验组或是控制组。若采用计算机程序产生的序列性随机分配，则可以更有效地降低系统性误差。然而必须要注意，简单随机分配容易出现各组的样本数不相等，而当执行的是一项整体样本数不大的随机对照试验时，这个现象就更为明显。

第二，区组随机，适用于样本数较小的研究，且可以均衡组别之间的样本数差距。当设计随机时，必须先决定单一区组内的样本数，再决定区组的组数，并计算区组内所有可能的均衡排列组合，以确认区组中的各组别样本数是相同的。

第三，分层随机，适用于随机分配初始即有研究对象的基本特征（共变量）差异的考量。分层随机是以共变量分层，所以研究者必须先决定会影响结果变量的重要共变量，再于每层内部以简单或区组方式随机分配研究对象。如此一来，分层随机使得层内的差异变小而层间的差异变大，同时均衡了各组之间的研究对象基本特征，例如会影响成人血压值的性别生物特征。除此之外，对于可以预测到下个参与者会被分配到哪一组而产生的选择性偏倚的风险就小多了。然而，当分层数目接近样本数目的一半时，共变量会出现失衡现象。

第四，共变量适性随机（covariate adaptive randomization）亦称为调整型随机（adjusted randomization），适用于样本数较小，且干预措施组与控制组之间有重要的因子必须被控制的研究。共变量适性随机可通过分层随机达到组别间的样本数均衡，同时顾及组间的共变量。因此，共变量适性随机是以特定的共变量，且以前一次研究对象的分配状况作为考量。当各组样本数不均衡时，则将新的研究对象分配至特定的组别，借以调整研究对象的分配比例。这种随机方法使得每一组的分配比例会随着时间而改变，在不同时间点上，研究样本数最少的那一组会获得较多的新研究个案。然而，不得不注意，共变量适性随机可能会增加各种变量之间相互混淆的情形。

随机化过程的分配隐藏也是至关重要的。若没有恰当的分配隐藏，会使得招募过程中可以得知参与研究者将会被分配至哪个干预措施的组别，从而增加了选择性偏倚的风险程度。当依循随机分配设计完成了参与研究者的分配，而组别之间的结果变量的前测仍然存在算数平均数上的显著差异时，这并不表示随机化过程是失败的。根据抽样理论，当分配到各组的研究对象人数愈多，则各组在所测量到的前测算数平均值的差异可能愈小。也就是说，大样本数可以降低各组的前测算数平均值差异的机会。除此之外，如果研究对象的同质性很高，也可以使各组前测算数平均值差异的机会降低。无论如何，只要严谨且正确执行随机过程，即使是研究样本数小、参与者异质性高，前测差异的发生都应属偶然。

研究样本流失是随机化设计很容易衍生出的问题。当研究对象流失率超过20%时，则可能会降低试验的统计检验力，并影响研究结果的准确性。尤其当干预措施组与对照组流失率有明显差异时，该研究的内在效度会受到严重的威胁。流失偏倚会影响资料的结构性，而使得研究结果的推论产生质变。研究样本流失的问题亦会导致因果推论的偏倚，就此也限制了研究结果的推论。因此，研究者必须正视随机化及其衍生出的问题，并在研究设计中拟定应对策略，以期提高研究的效度与结果的推论性。

盲法也是随机对照试验的研究设计需要采用的方法之一。首当考量的被盲者是研究对象，其次是干预措施实施者、研究执行者、结果变量评估者，甚至是资料统计分析者、医疗照护人员、研究对象照顾者等。双盲试验设计，通常指的是研究对象与执行研究者不知参与研究者被分配的干预措施组别。如果研究过程中，参与者与研究者等相关人未施盲，则发生执行偏倚的风险程度会增加。

因此，根据上述，在严谨试验设计下的随机对照试验所发现的研究结果，可以产生强而有力的高等级实证证据。至此，也说明了为何量性试验设计中的随机对照试验可以提供最佳的研究证据。

第五节　试验研究步骤

临床试验的研究步骤皆开始于确认一个既清楚又明确的研究问题，而且该研究问题是要可以对准知识本体上的缺口，并提出解决方案加以验证或反证。继而，根据确认的研究问题决定研究目的，再以此研究目的为基础发展出要验证的假设，接着就是依据研究的假设规划研究设计而决定试验进行的方式。试验进行方式包括确认参与者的条件，以及决定资料收集的特定时间点与频率、情境场合。关于随机化过程的设计会涵盖用来产生随机序列编号的方法、随机的方式、执行随机分组的机制，最后再随机分配参与者进入试验组或对照组。对试验参与者、干预措施提供者、结果评估者等施盲，以及如何在临床试验期间持续维持盲法，都是很重要的考量。建构临床试验的干预措施草案也是研究的成败关键，这部分将在下一节中讨论。

最后，依循着研究设计选择具有信度与效度的测量工具，并用以收集数据资料。当然，资料收集的时间点需要适当、合理，且有完整的追踪时程。试验结束后，对所取得的数据资料需进行统计分析，其中包含选择最恰当的统计分析方法，以及考量是否需额外的统计分析方法。干预措施效力的判定可基于假设检验原理，拒绝假设或无法拒绝假设，以验证假设所得到的结果。图13-1呈现试验研究的步骤。

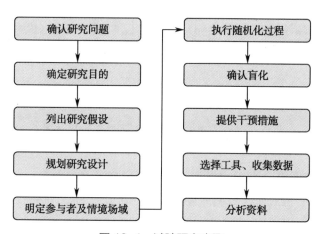

图 13-1　试验研究步骤

临床试验所获得的研究结果，需要进一步解释、撰写成果报告与传播知识，如此才完整建构循证医学的证据，且得以在临床实务上进行知识转化（knowledge translation）。根据标准的试验报告声明（consolidated standards of reporting trials statement，CONSORT statement），其目的虽是提升随机对照试验的报告质量，但也间接地强化了研究设计与执行质量。CONSORT statement强调试验的设计、执行、统计分析以及解读，强调透明化、完整性，以利读者能根据这些被完整揭露的信息来评估该研究的效度。因此，CONSORT statement虽是根据研究证据发展而来的，但不失为是一个指导试验设计、遵循研究步骤的良好工具。2010 年的 CONSORT statement 涵盖核对清单（checklist）以及流程图两个部分（详见第 11 章）。图 13-2 呈现实验研究设计与参与者的流程图。

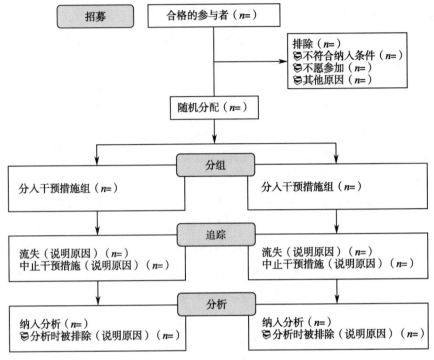

图 13-2　研究设计与参与者的流程图

第六节　临床试验设计范例

在本节中将分享四篇已完成的临床试验设计研究。首先是 Chung、Tsou、Chen、Lin 与 Yeh（2014）的单盲假穴位及假刺激控制试验，研究目的是评值穴位刺激对缓解术后疼痛以及减少吗啡相关副作用的成效。临床问题 PICO 结构中包括真穴位耳穴贴压结合经皮穴位电刺激治疗（IAS）组、假穴位与假刺激组、无干预措施对照组。通常，随机对照试验的设计是试验（干预措施）组与控制组。在此，假穴位与假刺激组的设计是为了评估安慰剂效果，以确认 IAS 的真实成效。这三组设计各纳入相同的个案数，而且须为 spinal stenosis、spondylolisthesis 或是 herniated intervertebral disc，并接受腰椎手术治疗，止痛给药途径为患者自控式止痛（patient-controlled analgesia，PCA）。结果变量包括术后疼痛的缓解、止痛药需求以及吗啡相关副作用的减少。研究共招募到 135 位成年患者，即每一组有 45 位参与者。为避免接受干预措施者在研究过程被沾染，这个单盲试验首先完成了对照组的 45 位参与者资料收集。继而，使用计算机软件为其他两个干预措施组别进行组别的随机分配，45 位参与者至 IAS 组、45 位参与者至假穴位与假刺激组。为了执行分配隐藏，随机化过程还使用已被顺序编号的不透明密封信封。试验情境场合是医学教学医院的骨科病房，研究参与者与医疗照护者不知道干预措施组别分配。

试验中的每位参与者在手术前都接受相同的 PCA 多媒体课程，以期达到结果变量不受 PCA 使用正确性与否的影响。最后有 127 位参与者完成试验，8 位未完成试验，研究样本流失率为 6%。这三组的基本属性与临床状况在假设检验的统计分析结果均显示具有同质性（$P > 0.05$）。试验结束后，广义估计方程式（generalized estimating equations）的分析结果发现，IAS 组在返回病房第 2 个小时、第 4 个小时以及手术后第 24 个小时，疼痛评分中皆明显低于其他的两个组别。同样的，IAS 组在术后 72 小时的止痛药需求以及吗啡副作用，也是明显较其他的两个组别低。该研究结果能提供明确的实证证据来支持真穴位耳穴贴压结合经皮穴位电刺激处置，对于腰椎手术同时有使用 PCA 的成人病患，可以减少手术后疼痛、止痛药的使用以及吗啡相关的副作用，而且不是安慰剂效果。

第二篇是 Chuang、Yeh 与 Chung（2017）的随机对照试验。该研究目的主要是评价站桩气功对非霍奇金淋巴瘤患者，在疲惫、血液细胞反应、睡眠质量与生活质量的改善效力。临床问题 PICO 结构中，研究对象的年龄至少要有 18 岁，必须是被确诊为非霍奇金淋巴瘤的患者，且已经完成第一期化疗。如果招募到的参与者有严重的身体活动限制，则无法参与此试验。提供干预措施的参与者为站桩气功组，而未提供干预措施的参与者为对照组。结果变量包括疲惫减缓、血液细胞反应趋向正常值、睡眠质量改善与生活质量提升。在随机化过程中，由不参与该研究或干预措施的统计学者执行随机与分配隐藏，将参与者分至站桩气功组与对照组，各 50 名。随机序列是由计算机随机分配软件进行，并选用区组随机以均衡两组别之间的样本数。这试验的情境场合为医学中心的肿瘤病房，而每个参与者在此场合中拆开一个不透明的密封信封，然后将其中的随机号码交予研究人员，以确定试验组别。由于站桩气功的本质，参与者不可能在不知情的状况下练习气功，因此，无法对参与者进行盲法。

试验开始时有 105 位患者符合参与试验的条件，但其中有 5 位拒绝参与试验，最后共有 100 位参与者以随机分配方式进入组别。最终，4 位未完成试验，96 位完成试验，气功组与对照组各有 48 位，样本流失率为 4%。虽然此试验采取随机与分配隐藏，但是两组的基本属性中的年龄变量未能满足同质性统计检定（$P < 0.05$）。因此，后续以统计控制的方式，处理两组的不相似的年龄问题。广义估计方程式的分析结果发现，在调控年龄以及执行干预措施时间推移下，站桩气功可以减轻非霍奇金淋巴瘤患者的疲惫程度与疲惫干扰。除此，独立 t 检验前测与第 21d 之间分数差异的分析结果也发现，白细胞数量以及血红蛋白水平得以改善，睡眠质量以及生活质量也获得提升。此研究结果可以明确地支持 21d 站桩气功的执行，对历经第一期化疗的非霍奇金淋巴瘤患者，在疲惫、血液细胞反应、睡眠质量以及生活质量等有改善的效力。

第三篇是 Teng、Yeh 与 Wang（2018）的重复测量随机对照试验。该研究的主要目的是评价 12 周步行结合呼吸吐纳对运动耐受程度、负向情绪以及生活质量的改善效力。临床问题 PICO 结构中，研究对象为 20 岁以上被诊断为心力衰竭的患者，且 New York Heart Association（NYHA）的分类为Ⅰ～Ⅲ级。如果招募到的参与者有身体活动上的限制或是长期使用氧气治疗，则无法参与此试验。提供干预措施的参与者为试验组，而未提供干预措施的参与者为对照组。由于参与者不可能在不知情的状况下执行呼吸吐纳的步行运动，因此，无法对参与者施盲。此试验采取方便抽样招募心衰患者，这些参与研究者来自的试验情境场合是一家医院的心脏医学中心的病房。如同前述的试验一样，通过计算机随机分配软件的区组随机分配，均衡了两组的人数（每组各 45 位参与者），且执行分配隐藏。结果变量包括运动耐力增加、负向情绪减缓以及生活质量提升；影响结果变量的干扰变量包括随时间改变的生理变量（心率、血压、血氧饱和度）以及非时间依赖的内在自我察觉变量。

该试验于开始研究之初筛选 103 位心衰患者，其中 12 位不符合参与试验的标准、1 位拒绝参与试验，共有 90 位参与者被随机分配至两个组别。最后，6 位未完成试验，84 位完成试验，即有试验组 41 位与对照组 43 位，样本流失率为 6.6%。经统计分析结果得知，两组参与者的基本属性以及临床特征变量符合同质性分析（$P > 0.05$）。广义估计方程式的分析结果发现，在调控干扰变量以及随着介入措施时间推移下，呼吸吐纳步行能够改善心衰患者对运动的耐受程度。其运动耐受程度的改善很明显地受到血氧饱和度以及自我信念的影响，所以必须特别注意，以免低估了结合呼吸吐纳步行的实际效力。除此之外，呼吸吐纳步行还可以改善患者的焦虑状态以及生活质量。此研究结果可以明确地支持 12 周呼吸吐纳步行对心衰患者的改善效力，效力包括运动耐受程度增加、负向情绪焦虑减缓以及生活质量提升。

第四篇是同时使用随机抽样与随机分配的随机对照试验设计。Huang、Chen、Yeh 与 Chung（2012）的研究旨在比较案例研究单独使用学习策略或是案例研究结合概念图学习策略，对临床护理工作者的批判性思维改善效力。临床问题 PICO 结构中，研究对象为提供临床直接照护之护理工作者，并工作于内科、外科、妇产科、儿科、重症加护照护、长期照护等 14 个病房。若是护理工作者兼护士长或督导长之行政职，若是专科护理工作者等，则无法参与此试验。此试验进行的情境场合是临床医学教学医院。试验组给予为期 16 周的案例研究结合概念图学习课程，而对照组在同样期间仅给予案例研究学习课程。结果变量包括批判性思维的知能技巧增加、倾向于批判性思维的情意特质强化。

此项试验采用多阶段随机方式，包括随机抽样与随机分配。首先，以统计检验力估算所需的样本数目，使用的是 G-power 统计软件，设定条件是在 0.05 显著水平能达到的中等效应量（effect size = 0.30），且检验力强度设为 0.80。就此，所估算出的各个组样本数目为 64 人，再考量 16 周干预措施期间的样本流失问题，因此，将所需的总样本数目增加至 142 位。继而，由未参与此项试验的统计学者进行多阶段随机化处理来选取并分配参与者。依据纳入与排除参与研究的条件，每位符合条件的参与者被给予一个号码，以建构一个具有 392 位研究样本的框架，然后根据这个样本框架运用 IBM SPSS 统计软件来建立计算机随机数表。统计学者利用此随机数表，随机选取护理工作者以代表其所属的病房来分配为试验组或是对照组。此过程会重复进行，直到所有病房确认组别。确认病房组别后，统计学者再建立另一个计算机随机数表，在试验组与对照组各组中，依据病房人数比例随机选取护理工作者为研究参与者。最后，为确认是否有随机性或有特定规律，运用无母数统计方法的链检验（run test），其结果验证了次序变量、连续变量的概率符合随机性（$P > 0.05$）。

该试验共有 142 名参与者，最后，8 位未完成试验，134 位完成试验，每组各有 67 位，样本流失率为 5.6%。经统计分析结果得知，两组参与者的基本属性以及临床特征变量符合同质性分析（$P > 0.05$）。经由独立 t 检验结果显示，案例研究结合概念图学习策略比案例研究单独使用，对临床护理工作者的批判性思维知能技巧增加、倾向于批判性思维情意特质强化等效力更为明确。在此需特别注意，虽然这项试验采用多阶段随机方式进行随机抽样与随机分配，但是两组之间的追根究底与成熟性的情意特质前测仍然呈现统计上的显著差异（$P < 0.05$）。因此，在调控前测得分之下，追根究底与成熟性的两项情意特质干预措施成效力，自具有统计上的显著差异转为没有显著差异。所以必须特别留意，以免高估实际的学习效力。

（叶美玲）

下篇
实践篇

·第十四章·

"冬病夏治"穴位贴敷疗法临床研究的
循证评价研究

本章主要针对中医护理技术"冬病夏治"穴位贴敷疗法（以下简称穴位贴敷疗法），通过多种循证医学的方法，对穴位贴敷疗法的临床研究进行全方位循证评价。主要包括：对现代临床研究的文献计量学研究，针对优势病种进行系统综述及其使用情况的横断面调查。

穴位贴敷疗法作为祖国医学的瑰宝，现已广泛应用于临床多个专科实践之中；同时在中医药科研领域也备受关注，已有大量的临床研究完成并得以发表。随着循证理念的迅速推广，需要对该疗法的临床研究进行系统地梳理、分析及评价，以提供高等级的证据指导临床实践。据文献回顾，目前已有相关的系统综述，但其对穴位贴敷疗法的整理不够全面，且系统综述研究过于关注客观实验室指标，因此本章通过系统地整理收集该疗法的现代临床研究，并运用循证医学的方法学，关注主观的结局指标以及预防效果的指标，对当前穴位贴敷疗法疗效及安全性的研究证据进行评价，同时调查当前呼吸科贴敷使用者的特点，为临床深入科研提供依据。

本章的研究方法及目的：①系统地梳理现有临床证据，探索穴位贴敷疗法不同设计类型临床研究的证据分布，采用文献计量方法，从 PICOS 五个角度全方位分析穴位贴敷疗法的研究热点疾病及研究特征，探索临床研究的发展趋势；②基于文献计量研究结果，选取一个热点疾病或状态，使用系统综述方法评价该疗法的预防及治疗效果和安全性，为临床实践和决策提供依据；③通过连续取样的横断面调查方法，探索呼吸科穴位贴敷疗法使用者的临床特征、对穴位贴敷疗法的主观态度，为穴位贴敷疗法循证实践及指南推荐意见的制定提供依据。主要技术路线见图 14-1：

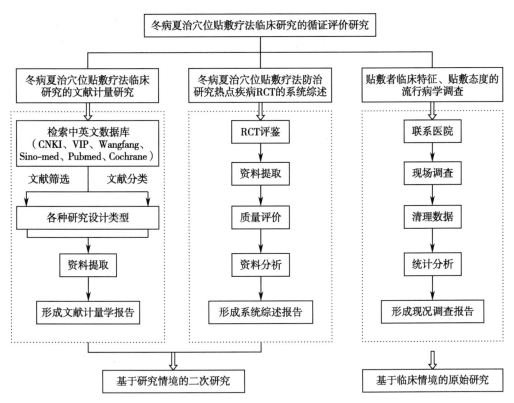

图 14-1　穴位贴敷疗法临床研究的循证评价研究技术路线图

第一节　"冬病夏治"穴位贴敷疗法临床研究的文献计量研究

由于穴位贴敷疗法备受欢迎，因此有必要对其临床研究进行深入探索，以挖掘穴位贴敷疗法临床研究中的大量信息，从而为今后拟开展相关研究的科研工作者明确穴位贴敷疗法的优势病种，确定调查的范围及形成相关的科研问题提供帮助。因此，本研究将对所有穴位贴敷疗法的临床研究进行全面的文献计量分析。

一、研究方法

（一）文献检索

采用"三伏贴"及其近义词，"Sanfutie"及其近义词，在题目或摘要进行检索。数

下
篇

据库包括 CNKI、Sinomed、VIP、万方学位论文数据库、万方会议论文数据库、PubMed、Cochrane 图书馆。所有检索自建库截至 2015 年 3 月 11 日。

（二）纳入及排除标准

纳入的研究包括所有以穴位贴敷疗法为干预措施的临床 RCT，非随机对照试验，病例系列研究，病例报告及横断面研究。对照组治疗方法可以为不治疗、安慰剂治疗或基础药物治疗。穴位贴敷疗法及其他疗法共同作为干预措施的研究也允许纳入。纳入研究对于发表语种和疾病种类不做限制。

（三）资料分析的方法

将提取的各项内容导入 SPSS 17.0 统计学软件中。统计学方法的选择取决于数据的类型：分类变量采用频数和百分比进行报告；连续变量则采用均数、标准差、中位数以及最大值最小值区间进行报告。主要针对纳入文献的基本特征、干预疾病类型、干预措施类型等进行分析。

二、研究结果

（一）文献总体特征

经过三轮筛选，最终 937 篇文献被纳入并进行分析。其中，932（99.47%）篇文献发表语言为中文，5（0.53%）篇为英文发表。所有纳入研究中最早的一篇发表于 1977 年（非随机对照试验），第二篇发表于 1989 年，为病例系列设计。937 个研究中，仅一个研究地点在瑞士，其他 936 个均在国内进行。国内的研究几乎遍布所有省份，仅海南省除外。

（二）研究设计类型

纳入研究中，共计 404 个 RCT 研究（43.12%），52 个非随机对照研究（5.55%），458 个病例系列（48.88%），19 个病例报告（2.03%）以及 4 个横断面研究（0.43%）。第一个 RCT 研究发表于 1997 年。报告为多中心的研究共计 36 个（3.84%）。将 RCT 研究和非随机对照研究合为对照性研究，大多数研究设立了两个组别（412，90.35%）。

（三）研究对象

937 个研究中共计 232 138 例研究对象分别来自不同的研究场所，其中，884 个研究（94.34%）的研究对象来自医院。纳入的对照性研究中，样本量从 19 例到 1 042 例不等。

所有纳入的研究中，183 个研究（19.53%）报告其仅纳入儿童和 / 或小于 18 岁的青少年，7 个研究的研究对象为大于 60 岁的老年人。男性（52.57%）与女性（47.43%）的比例几乎是相等的。

纳入研究所覆盖的疾病共计 35 种。其中，报告频次最高的为呼吸系统疾病（747 个研究，占 79.19%），第一位疾病为哮喘（401 个研究，42.80%）。另外，9 个研究关注的是穴位贴敷疗法的不良反应。

（四）干预措施类型

共计 890 个研究（94.98%）报告了穴位贴敷疗法的季节和疗程的信息。787 个研究（88.43%）在三伏期间实施穴位贴敷疗法。疗程从 1 个三伏到 10 个三伏不等，443 个研究（50.34%）为一个三伏，仅 1 个研究报告其疗程长达 10 个三伏。共计 871 个研究报告了贴敷次数（3 ～ 40 次，中位数为 3 次），以贴敷 3 次为最多（599 个研究，68.77%）

在纳入的研究中，哮喘为最多见的防治疾病。因此，选择防治哮喘的穴位贴敷疗法的研究，分析其中所涉及的选穴和组方分布。在 401 个研究中，共计 386 个研究报告了选穴的完整信息，其中报告的穴位有 42 个，常用的 5 个为：肺俞，定喘，大椎，天突以及膈俞；362 个研究报告了用药的完整信息，其中报告的中药有 102 个，常用的 5 个分别是：白芥子，细辛，甘遂，延胡索和麻黄。

（五）对照措施类型

在所纳入的 456 个对照性研究中，共计 502 个对照，可分为 6 种不同类型的对照措施：275 个对照为单纯穴位贴敷疗法 vs 不同的疗法（含 16 个亚组），26 个对照为穴位贴敷疗法结合其他中药疗法 vs 不同的疗法（含 5 个亚组），30 个对照为穴位贴敷疗法结合非药物中医疗法 vs 不同的疗法（含 4 个亚组），70 个对照为穴位贴敷疗法结合西药 vs 不同的疗法（含 4 个亚组），20 个对照为穴位贴敷疗法结合西药及中药疗法 vs 不同的疗法（含 4 个亚组），81 个对照为穴位贴敷疗法不同特征的比较（含 12 个亚组，包括贴敷时机、时间、保持时间、疗程，发疱与否，对象辨证与否，对象病程，选穴不同等）。由于病例系列，个案报告以及横断面研究没有对照组，因此，仅分析了含有对照组设置的 RCT 和非随机对照试验。

（六）结局指标类型

纳入的 937 个研究中，740 个研究报告了详细的关于结局指标测量的信息。结局指标评价的时间上，373 个研究（50.41%）报告其在穴位贴敷治疗结束后即开展了评价，46 个研究（6.22%）则分别在不同时点进行了两次及以上的结局评价。随访的研究中，随访次数从 1 次到 5 次不等，而随访时间从 10d 到 3 年（中位数为 1 年）长短不一。262 个研究（35.41%）报告了实验室指标，241 个研究（32.57%）报告了安全性，205 个研究（27.70%）报告了临床症状改善情况，48 个研究（6.49%）报告了生活质量。此外，仅 2 个研究分别采用了患者满意度和经济学指标作为结局指标。512 个研究（69.19%）采用了复合型结局指标评价穴位贴敷疗法的临床有效性。

三、讨论

（一）发展趋势

本研究全面系统地分析了穴位贴敷疗法的临床研究，共计纳入 937 个临床研究。其中绝大多数来自中国，仅一篇来自瑞士。最早的一篇关于穴位贴敷疗法的临床研究发表于 1977 年，大多数研究出现在 2003 年之后，以病例系列和 RCT 试验居多，呈成倍增长趋势。在过去四十年期间，穴位贴敷疗法临床研究的数量有显著的提高。此外，值得注意的是，有 5 篇研究发表在 3 本国际期刊上，提示穴位贴敷疗法，虽然主要在中国进行，但已经逐渐开始进入国际读者的视野。

（二）研究设计类型分析

研究设计类型方面，病例系列是纳入的研究使用频率最高的一种，接近 50%。分析其可能原因：由于病例系列无须设立对照组，加之穴位贴敷疗法实施具有时间上集中性的特点，能短期内获取所需的样本量，从而使得从实施的角度看，病例系列的设计和实施相对简单，故科研工作者倾向于选择这种设计类型。RCT 试验作为评价临床疗效的最可靠的设计类型，虽然在本研究中，其占比例也不小（43.12%），但是其方法学质量如何，尚无法定论。此研究结果提示，穴位贴敷疗法防治慢性阻塞性肺疾病和变应性鼻炎的效果评价，仍然需要良好设计的 RCT 试验来确定。然而，本研究未对所有的随机对照试验进行方法学质量的评价，这也是今后研究中，研究者可能会涉及的研究点。

（三）研究对象特点及疾病症状类型分析

本研究中纳入了 232 238 名研究对象，男女性别几乎平衡，覆盖的年龄段广泛（从 2 岁到 90 岁）。值得注意的是，其中尚有 20% 的研究中研究对象仅为儿童和青少年。穴位贴敷疗法所防治的疾病和症状包括 35 种，其中占比最高的为呼吸系统疾病的哮喘。这些发现提示穴位贴敷疗法可能对不同年龄及不同性别的呼吸系统疾病患者有一定治疗优势。然而，肯定的结论仍然需要进行严谨的系统综述和 Meta 分析之后，方可确定。

（四）穴位贴敷疗法及对照措施类型分析

仅对穴位贴敷疗法干预哮喘的临床研究进行干预措施细节的分析，结果发现穴位贴敷疗法存在较大的变异性，如治疗时机的不同、疗程的不同、选穴的不同以及用药的不同等。根据本研究的结果发现，1个三伏贴敷3次是最为常见的一种研究实施方案。但是，这种方案是否为最佳或最合适的方案尚不可知。本研究所纳入的研究中，也有部分研究的研究问题为探讨何种贴敷方案为最佳。因此，建议将来的穴位贴敷疗法的系统综述可以考虑评价不同贴敷次数、不同贴敷疗程长短以及其他不同贴敷疗法特征等方面对疗效的影响，用以为临床推荐一种最佳的贴敷实施方案。

（五）结局评价类型分析

在穴位贴敷疗法结束后即刻进行结局评价的研究有373个，研究者认为未经随访评价穴位贴敷疗法的效果是不合理的。可能的原因：根据"冬病夏治"的中医理论，穴位贴敷疗法用于防治冬季的疾病。因此，评价疗效的最佳时机应该为当年的冬季和来年的初春季节。此外，近70%的研究采用复合结局指标而不是国际通用有效的结局指标，由此限制了对结果的解释。另外，结局指标中如生活质量、患者满意度以及经济学指标几乎未被使用。而这些指标往往在评价成本效益时，以及对于经济欠发达的地区和国家是非常重要的。因此，在将来的研究中，建议在评价结局时，应考虑到随访时间以及结局指标的选择。

（六）本研究的局限性和意义

本研究亦存在一些局限性。首先，未提取穴位贴敷疗法防治疾病或症状的严重性、病程等数据。其次，杂志的影响因子以及每个研究报告的被引用情况也未进行分析。最后，对所纳入研究的方法学质量也未进行评价。

根据文献回顾，本研究是对穴位贴敷疗法最为全面的文献计量分析。在过去40年里，穴位贴敷疗法临床研究的产出数量呈增长趋势。几乎所有的研究均在中国进行，尽管有5个研究以英文发表在国际期刊上，但是仍然提示穴位贴敷疗法在其他国家知晓率非常低。另外，本研究的研究结果将所有穴位贴敷疗法的临床研究按照PICOS进行了全面展示，其让患者、临床医生以及科研工作者对穴位贴敷疗法使用的情况有了更为全面的了解。同时，为科研工作者提出了一些评价穴位贴敷疗法的科研问题。

下篇

第二节 "冬病夏治"穴位贴敷疗法防治稳定期哮喘的效果：基于随机对照临床试验的系统综述

基于第一节文献计量的研究结果，穴位贴敷疗法所防治的疾病和症状包括35种，其中频率最高的为呼吸系统疾病的哮喘。故将哮喘作为该疗法的第一优势病种，使用系统综述方法评价该疗法对其的预防及治疗效果和安全性，为临床实践和决策提供依据。

哮喘是指一种慢性气道炎症，这种慢性炎症与气道高反应性相关，通常出现广泛而多变的可逆性气流受限，导致反复发作的喘息、气促、胸闷和/或咳嗽等症状。成年人哮喘的发生率大约为4.3%，中国发病率为0.2%，而澳大利亚发病率高达21.0%。世界卫生组织预计在2025年，哮喘的患病人数将达到3亿到4亿。另外，哮喘症状若未得到控制，或在过去的12个月中，发生过一次以上的严重恶化，将会增加下一次恶化发生的风险，由此形成的恶性循环可能会增加因哮喘而致的死亡。因此，对稳定期哮喘进行治疗和管理，以预防其急性发作是至关重要的。

根据中医理论，哮喘可分为哮证和喘证，为宿痰内伏于肺，复加外感、饮食、情志、劳倦等因素，以致痰阻气道，肺气上逆所致。若长期反复发作，寒痰伤及脾肾之阳，痰热耗灼肺肾之阴，在平时表现为肺、脾、肾等脏器虚弱之候。加之三脏之间的交互影响，可致合并通病，表现为肺、脾、肾的气虚及阳虚，或肺肾的阴虚。而使用穴位贴敷疗法，可以通过草药吸收以及经络的刺激以达到调整三脏功能的作用。穴位贴敷疗法往往为辛温走窜的草药所组成，这些草药可温肺阳，化寒痰，逐水饮，通经络，利气机。另外，由于中医认为三伏期间机体体内及外界阳气最盛，因此在三伏期间使用穴位贴敷疗法效果更佳。有研究显示穴位贴敷疗法防治哮喘的可能机制为降低白介素-4（IL-4），升高γ干扰素（IFN-γ）等中间炎症介质。发表于2015年的一篇关于穴位贴敷疗法改善小儿哮喘的系统综述，纳入了6篇RCT，最终结果报告穴位贴敷疗法对免疫指标有积极作用。

目前，评价穴位贴敷疗法疗效和安全性的系统综述共计8篇，发表日期从2007年到2014年，所有作者均来自中国，仅一篇以英文发表在国际期刊，基本覆盖了文献计量学初步结果中的研究热点疾病。系统综述的主题分别为哮喘、变应性鼻炎和慢性阻塞性肺病。其中，毕文卿等和何甘霖等分别对穴位贴敷疗法防治成人和儿童哮喘的疗效和安全性进行了系统综述，采用AMSTAR对其进行评分，依据刘建平团队对系统综述文献质量再评价的计分分段，两篇均为中等质量，可见其方法学质量尚可。但是，大多存在以下问题：①检索数据库局限为国内的某一两个数据库；②检索日期限定最近十年；③缺乏具体的文献特征表，对干预措施和对照措施描述不清；④结局指标如何合并交代不清；⑤未进行亚组分析；⑥结果和结论不符或森林图有误。本系统综述旨在评价单用穴位贴敷疗法或结合常规治疗防治稳定期哮喘的有效性和安全性，关注患者关心的结局如哮喘复发情况等。

一、研究方法

本系统综述按照系统综述和Meta分析优先报告的条目PRISMA指南进行报告。本系统综述的研究方案已在约克大学国际前瞻性系统综述注册平台注册，注册号为CRD42015019337（http://www.crd.york.ac.uk/Prospero）。

二、研究结果

（一）研究筛选结果

基于7个电子数据库的文献检索，初步获得1 615条题录，通过排除重复的710条，剩余905条。通过阅读题名，排除无关文献，获取661篇摘要。通过阅读摘要，获取全文66篇。仔细阅读全文后，依据纳入排除标准，排除32篇，其各自的原因为：19篇为非稳定期哮喘，11篇为其他的结局指标，3篇为其他疗法，2篇为非RCT。联系作者后，因未使用随机方法，排除1篇。最终纳入30篇研究进行分析。具体流程图见图14-2。

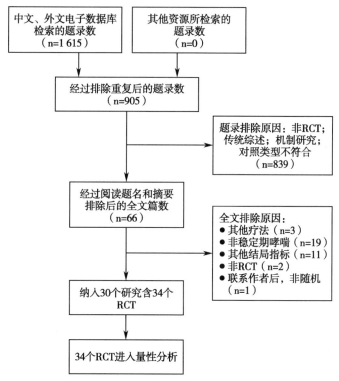

图 14-2 "冬病夏治"穴位贴敷疗法防治稳定期哮喘的系统综述文献筛选流程图

下篇

（二）纳入研究的基本特征

所有纳入的研究均以中文发表。其中，26篇（86.67%）为期刊论文，1篇（3.33%）为会议论文，3篇（10%）为学位论文。研究设计为两组者26个RCT，三组者3个RCT，此外有1个RCT中的两个亚组被纳入。

1. 纳入研究的对象特征 纳入的34个RCT，共计包含3 313个稳定期哮喘患者，每个RCT的样本量从40例到265例不等，中位数为72例。纳入研究对象的平均年龄从3.3岁到55.6岁不等，中位数为34.8岁。各研究具体情况如下：13个RCT纳入了1～14岁的儿童患者，3个RCT同时纳入青少年及成年患者，13个RCT仅纳入成年人，另1个RCT未报告研究对象的年龄信息。研究对象的性别基本男女持平，其中女性所占比例为49.3%。纳入研究对象时，大多数RCT采用国内诊断标准，仅1个RCT采用国际诊断标准。

2. 纳入研究的干预措施特征 仅6个RCT报告穴位贴敷的制作信息，5个为医院药剂科制备，1个为药厂制备，剩余其他RCT没有提供相关信息。常规治疗则包括口服或吸入的糖皮质激素，β_2-受体拮抗剂，白三烯受体拮抗剂，缓释型茶碱，胸腺肽肠溶片以及卡介苗多糖核酸注射剂。穴位贴敷疗法的疗程为1～3年，治疗频次从3到9次不等。详见表14-1。虽然穴位贴敷疗法的组方在各纳入的研究中有所不同，但是，大多数贴敷的组方的作用方向是一致的：属于温阳祛寒类中药；并且药性也是相似的，属于辛温走窜。因此，可以将其视作为一类疗法进行Meta分析。

表 14-1 纳入文献的基本特征

RCT编号	样本量（R/A）	年龄范围，岁/平均年龄，岁/女性，%	对照类型	两组均伴随的干预措施	贴敷干预措施 组方类型；组方；选穴；疗程；贴敷频率	对照干预措施 组方类型；组方；选穴；疗程；贴敷频率	结局评价时点	结局指标
Cai 2010	T:60/60 C:60/60	T:3~14/6.96/40 C:3~14/6.77/43.33	SAHP vs Sham	哮喘发作给予相应抗炎、平喘等综合治疗	膏剂；白芥子、麻黄、檀香；大椎，定喘，脾俞，肾俞；1个三伏；每伏一次	未报告；与贴敷组一致	12个月后	不良事件
Chang 2013	T:75/75 C:68/68	T:19~65/37.21/52 C:18~64/38.91/63.24	SAHP vs Sham	无	糊剂；I（白芥子、延胡索、甘遂、细辛、淫羊藿、冰片），II（白芥子、细辛、肉桂、甘遂、延胡索、冰片）；I（大椎，定喘，风门，肺俞，膏肓，檀中），II（肺俞，肾俞，膏肓，檀中）；每四天一次，1个三伏；组方和选穴I，II交替使用；共计32d	食用色素粉，凡士林，蒸馏水；与贴敷组一致；面	12个月后	哮喘再次发作的次数，哮喘症状积分，不良事件
Deng 2012	T:80/80 C:80/80	T:5~14/7.59/40 C:5~14/7.86/43.75	SAHP+CT vs CT	无	糊剂；白芥子、细辛、甘遂、延胡索、大枣；大椎，定喘，肺俞，脾俞；1个三伏；每伏一次	舒利迭，1喷，一日二次，1年	12个月后	哮喘再次发作的次数，$FEV_1\%$，$FEV_1/FVC\%$，$PEF\%$
Hu 2005*	T:27/27 C:30/30	T:儿童/8.22/30.04 C:儿童/7.91/30	SAHP vs Sham	无	糊剂；白芥子、皂荚、延胡索、细辛；定喘，肺俞，脾俞	凡士林	12个月后	PEF

续表

RCT 编号	样本量（R/A）	年龄范围，岁/平均年龄，岁/女性，%	对照类型	两组均伴随的干预措施	贴敷干预措施 组方类型；组方；选穴；疗程；贴敷频率	对照干预措施 组方类型；组方；选穴；疗程；贴敷频率	结局评价时间点	结局指标
	T:27/27 C:30/30	T:儿童/8.22/30.04 C:儿童/8.35/36.67	SAHP vs CT	无	见 Hu 2005	布地奈德 200～600μg	12个月后	PEF
Jin 2011	T:21/21 C:33/33	3～6/5.29/35.19	SAHP+CT vs CT	无	未报告；细辛，生半夏，甘遂，延胡索，肉桂，白芥子；风门，厥阴，大杼，肺俞，心俞，肾俞；未报告；每伏一次	布地奈德，100～200μg	12个月后	哮喘再次发作的次数
Li 2010	T:30/30 C:30/30	T:3～8.2/4.78/46.67 C:3.2～8.5/4.65/53.33	SAHP vs CT	无	糊剂；白芥子，僵蚕，麻黄，天葵，细辛，檀中，大椎；肺俞，膈俞，肾俞；1个三伏；每伏一次	卡介苗多糖核酸注射液，每两天0.5mg，一次，共计30d	12个月后	不良事件
Li 2012	T:60/60 C:60/60	T:3～14/6.96/40 C:3～14/6.77/43.33	SAHP vs Sham	哮喘发作给予相应抗炎、平喘等综合治疗	膏剂；白芥子，麻黄，檀香，定喘，大椎，肺俞，脾俞，肾俞；1个三伏；每伏一次	未报告；与贴敷组一致	12个月后	不良事件
Li 2015	T:31/30 C:31/30	T:未报告/64.5/56.67 C:未报告/60.83/56.67	SAHP+CT vs CT	无	未报告；白芥子，延胡索，细辛，甘遂，定喘，肺俞，膏肓；1个三伏；每两天一次，共计30d	沙美特罗替卡松，1喷/次，2次/d，共计6个月	6个月后	哮喘症状改善

续表

RCT编号	样本量（R/A）	年龄范围，岁/平均年龄，岁/女性，%	对照类型	两组均伴随的干预措施	贴敷干预措施 组方类型；组方；选穴；疗程；贴敷频率	对照干预措施 组方类型；组方；选穴；疗程；贴敷频率	结局评价时点	结局指标
Liu 2003*	T:60/60 C:60/60	1~12/6.5/未报告	SAHP vs CT	无	未报告；炙麻黄、白芥子、细辛；皂荚；定喘；肺俞；脾俞；每伏一次；1个三伏	酮替芬，0.5～1mg，每日2次，共计2个月	6个月后	哮喘再次发作的次数
	T:60/60 C:60/60	1~12/6.5/未报告	SAHP vs No treatment	无	未报告，炙麻黄、白芥子、细辛；皂荚；定喘；肺俞；脾俞；每伏一次；1个三伏	空白	6个月后	哮喘再次发作的次数
Lu 2011	T:35/35C:35/35	T:18~52/46.82/57.14 C:20~55/47.42/54.29	SAHP vs Sham	哮喘发作给予相应抗炎、平喘等综合治疗	膏剂；白芥子、延胡索、细辛、甘遂；I（天灸，大椎、肺俞、脾俞、肾俞、足三里），II（膻中、魄户、意舍、志室）；3个三伏，共计九伏（3年）选穴I和II进行交替使用	红米，黑米和玉米，与贴敷组一致	治疗结束后	FEV$_1$%，FEV/FVC%，生活质量
Luo 2007	T:60/60 C:60/60	T:18~66/54.62/38.33 C:19~68/55.63/51.67	SAHP vs No treatment	无	丸剂；党参、黄芪、白芥子、延胡索、甘遂、半夏、天灸、细辛、大椎、肺俞、脾俞、肾俞；2个三伏；每三伏一次（2年）	空白	治疗结束后	哮喘症状改善
Luo 2008	T:25/25 C:25/25	T:18~65/54.62/44 C:19~65/55.63/48	SAHP vs No treatment	无	丸剂；党参、黄芪、白芥子、延胡索、甘遂、半夏、天灸、细辛、大椎、肺俞、脾俞、肾俞；2个三伏；每三伏一次（2年）	空白	治疗结束后	哮喘再次发作的次数

下篇

RCT编号	样本量（R/A）	年龄范围，岁/平均年龄，岁/女性，%	对照类型	两组均伴随的干预措施	贴敷干预措施 组方类型；组方；选穴；疗程；贴敷频率	对照干预措施 组方类型；组方；选穴；疗程；贴敷频率	结局评价时点	结局指标
Luo 2011	T:166/126 C:160/121	T:≥13/44.58/55.6 C:≥13/46.58/56.2	SAHP vs Sham	无	膏剂；白芥子，延胡索，制甘遂，细辛，生麻黄，制附子，肉桂，丁香，大椎，定喘，肺俞，身柱，肾俞，命门；1个三伏，每伏一次	面粉，红米，黑糯米；与贴敷组一致	7d后，3个月后，6个月后	哮喘再次发作持续的时间，$FEV_1\%$，$FVC\%$，FEV_1/FVC，$PEF\%$
Lv 2014	T:144/144 C:121/121	T:12~75/37/48.15 C:14~74/36/48.65	SAHP vs Sham	无	未报告；白芥子，延胡索，甘遂，细辛；Ⅰ（膻中，大椎，大杼，志室）Ⅱ（膻中，肺俞，风门，陶道，脾俞）Ⅲ（膻中，膏肓，肾俞，心俞，定喘，肾俞，中脘，厥阴俞）；1个三伏，每十天一次；共计50d	没有药物的橡皮膏药；与贴敷组一致	3个月后，6个月后，12个月后	哮喘再次发作率，PEF
Shen 2014	T:36/36 C:36/36	T:未报告/46/69.44 C:未报告/48/72.22	SAHP vs CT	无	糊剂；巴戟天，补骨脂，熟附片，麻黄，吴茱萸，丁香，肉桂，大椎，天突，1个三伏；每周两次，共计90d	沙美特罗替卡松；1喷/次，2次/d，共计30d	治疗结束后	哮喘症状积分，生活质量
Shi 2014	T:46/46 C:46/46	T:3~14/4.8/41.3 C:2.8~14/4.9/45.65	SAHP vs Sham	在发作时进行对症治疗	未报告；白芥子，延胡索，甘遂，细辛，防风；肺俞，心俞，膈俞，每伏一次，共计30d	红米粉，黑米粉，玉米粉；与贴敷组一致	12个月后	$FEV_1\%$，FEV_1/FVC，$PEF\%$

续表

RCT编号	样本量（R/A）	年龄范围，岁/平均年龄，岁/女性，%	对照类型	两组均伴随的干预措施	贴敷干预措施 组方类型；组方；选穴；疗程；贴敷频率	对照干预措施 组方类型；组方；选穴；疗程；贴敷频率	结局评价时点	结局指标
Wang 2008#	T:30/30 C:30/28	T:18～ 65/43.26/46.67 C:18～65/40.9/60	SAHP+CT vs CT	若治疗过程中出现急性发作，必要时可加用沙丁胺醇气雾剂吸入	膏剂；白芥子，延胡索，细辛，半夏，甘遂，麝香，大椎，肺俞，膏肓，2个三伏；每伏一次（2年）	沙美特罗替卡松，1喷/次，2次/d，共计30d	3个月后	哮喘再次发作的次数，FEV$_1$%，PEF%
	T:30/29 C:30/30	T:18～ 65/46.6/53.33 C:18～65/45.46/43.33	SAHP+CT vs CT	见Wang 2008	见Wang 2008	见Wang 2008	3个月后	哮喘再次发作的次数，FEV$_1$%，PEF%
Wang 2012	T:90/90 C:90/90	2～12/6.3/未报告	SAHP vs CT	无	糊剂；麻黄，细辛，白芥子，瓜蒌，茯苓，法半夏；定喘，风门，大椎，肺俞，脾俞，肾俞，1个三伏；每天贴敷两次，三天后，停止贴敷一周，每天一次	孟鲁司特钠咀嚼片，4mg（2～5岁儿童），5mg（6～12岁儿童），共计90d	6个月后	哮喘再次发作的次数，不良事件
Wang 2013	T:30/30 C:30/30	T:18～ 65/39.73/46.67 C:18～65/40.10/50	SAHP vs Sham	无	丸剂；白芥子，甘遂，细辛，延胡索，定喘，肺俞，肾俞，百劳；1个三伏，共计30d；一次	大豆粉；与贴敷组一致	6个月后	哮喘症状积分，不良事件

下篇

239

RCT 编号	样本量 (R/A)	年龄范围, 岁/平均年龄, 岁/女性, %	对照类型	两组均伴随的干预措施	贴敷干预措施 组方类型; 组方; 选穴; 疗程; 贴敷频率	对照干预措施 组方类型; 组方; 选穴; 疗程; 贴敷频率	结局评价时点	结局指标
Wu 2011	T:31/31 C:29/29	T:2~14/未报告/29.03 C:2~14/未报告/17.24	SAHP+CT vs CT	无	膏剂; 白芥子、肉桂、甘遂、吴茱萸、细辛、延胡索; 膏肓、定喘、肺俞; 1个三伏一次; 每伏一次, 共计30d	孟鲁司特钠咀嚼片, 4mg（2~5岁儿童）, 5mg（6~12岁儿童）, 共计30d	6个月后	哮喘再次发作的次数、不良事件
Wu 2012*	T:30/30 C:30/26	T:2~14/7.3/46.67 C:2~14/7.9/46.67	SAHP vs CT	无	丸剂; 炒白芥子、细辛、延胡索、甘遂; 肺俞、膏肓、心俞、膈俞; 1个三伏一次, 每伏一次, 共计30d	丙酸氟替卡松喷雾剂, 每次一喷; 每天两次, 共计30d	12个月后	哮喘再次发作率、FEV_1%、FEV_1/FVC、PEF%
	T:30/30 C:30/29	T:2~14/7.3/46.67 C:2~14/7.6/50	SAHP+CT vs CT	见 Wu 2012	见 Wu 2012	见 Wu 2012	12个月后	哮喘再次发作率、FEV_1%、FEV_1/FVC、PEF%
Xie 2008	T:30/30 C:30/30	T:22~65/34.80/50 C:20~63/34.21/46.67	SAHP+CT vs CT	无	膏剂; 白芥子、麻黄、细辛、檀香、生姜、大椎、天灸、肺俞、肾俞、定喘; 1个三伏一次, 每伏一次, 共计30d	空白	6个月后	哮喘症状积分
Xie 2014	T:45/45 C:42/42	T:21~65/34.80/44.44 C:20~63/34.21/52.38	SAHP+CT vs CT	无	糊剂; 白芥子、甘遂、细辛、樟脑、延胡索、肺俞、肾俞、脾俞、大椎、定喘、膻中; 2个三伏一次; 每伏一次（2年）	胸腺肽肠溶片, 30mg, 每天两次, 共计90d（2年）	未报告	哮喘再次发作的次数、FEV_1%

续表

RCT 编号	样本量 (R/A)	年龄范围，岁/平均年龄，岁/女性，%	对照类型	两组均均伴随的干预措施	贴敷干预措施 组方类型；组方；选穴；疗程；贴敷频率	对照干预措施 组方类型；组方；选穴；疗程；贴敷频率	结局评价时点	结局指标
Xiong 2014	T:46/46 C:46/46	T:1~9/5.87/45.65 C:2~10/5.95/47.83	SAHP+CT vs CT	无	糊剂；白芥子，甘遂，延胡索，细辛，肺俞、心俞，膈俞；1个三伏，每伏一次，共计30d	常规治疗	未报告	哮喘再次发作的次数
Yang 2014	T:46/46 C:45/45	T:16~71/未报告/56.52 C:14~70/未报告/51.11	SAHP vs CT	哮喘发作给予相应抗炎、平喘等综合治疗	未报告；白芥子，延胡索，甘遂，细辛，肉桂，生姜，天突，膻中，肺俞，膏肓，肾俞，足三里；1个三伏，每伏一次，共计30d	氨茶碱，0.1g，每日两次，口服	未报告	哮喘再次发作的次数
Yu 2009	T:33/33 C:17/17	T:23~68/47.91/76.47 C:26~69/43.53/57.58	SAHP vs Sham	无	未报告；胡椒，白芥子，细辛，白芷，半枫荷，生姜，I（大椎，肾俞，脾俞，肺俞，膻中，气海，关元，足三里）；1个三伏，每3~4d一次，共计28d，透穴 I、II 交替使用	面粉，红米，黑糯米，生姜汁，与贴敷组一致	未报告	哮喘症状积分，QoL，$FEV_1\%$，$FEV/FVC\%$，不良事件
Yu 2011	T:100/100 C:100/100	T:1~7/3.31/40 C:2~12/6.78/33	SAHP+CT vs CT	哮喘发作给予相应抗炎、平喘等综合治疗	糊剂；白芥子，延胡索，细辛，甘遂，生姜，膈俞，脾俞，肺俞，膻中，定喘，风门；3个三伏，每伏一次，共计90d（3年）	未报告	治疗结束后	哮喘再次发作的次数

续表

RCT 编号	样本量 (R/A)	年龄范围，岁/平均年龄，岁/女性，%	对照类型	两组均有伴随的干预措施	贴敷干预措施 组方类型；组方；选穴；疗程；贴敷频率	对照干预措施 组方类型；组方；选穴；疗程；贴敷频率	结局评价时点	结局指标
Zhao 2012	T:21/21 C:21/19	T:18~65/46.89/66.67 C:18~65/47.33/63.16	SAHP+CT vs CT	无	未报告；炒白芥子、麻黄、细辛、石菖蒲；肺俞、心俞、膈俞；1个三伏；每伏一次，共计30d	未报告	6个月后	哮喘再次发作的次数，哮喘症状积分，PEF%，QoI，不良事件
Zhu 2011	T:50/50 C:50/50	未报告	SAHP+CT vs CT	无	膏剂；白芥子、斑蝥；I（定喘，肺俞，天突）、II（肾俞、足三里、身柱）；1个三伏一次，每伏一次，共计30d	舒利迭，1喷，每日两次，共计3个月	3个月后	哮喘症状积分，$FEV_1\%$
Zhu 2012	T:36/36 C:36/36	T:18~65/39.8/42.22 C:18~65/39.6/50	SAHP vs CT	无	膏剂；炙白芥子、延胡索、细辛、麻黄、半夏、甘遂、生姜；天突、大椎、膻中、风门、中府、肺俞、膈俞、百劳；2~3个三伏，每伏一次，共计90d（2~3年）	β₂受体激动剂，8mg，每日两次	未报告	哮喘症状积分

R: number subjects randomized随机分组时的样本量；A: number subjects analyzed最终用于分析的样本量；T: treatment group治疗组；C: control group对照组。

CT: conventional therapy常规治疗；PEF%: predicted peak expiratory flow预计呼气峰流速值；$FEV_1\%$: predicted forced expiratory volume in one second预计第一秒用力呼气量；FVC: forced vital capacity用力肺活量；*: 该RCT有三个组别；#: 该RCT有两个亚组数据无法合并。

（三）纳入研究的方法学质量

虽然所有的研究都报告了"随机"二字，但是仅 12 个 RCT 描述了随机方法的过程，或是采用了随机数字表，或是采用计算机软件。仅 2 个 RCT 采用不透光信封保存随机方案来执行随机隐藏。另有 8 个 RCT 采用双盲，1 个 RCT 采用评估者盲法。所有纳入的研究中，3 个 RCT 报告了失访的研究对象数量，但无 1 个研究进行意向性分析。详见文末彩图 14-3 和彩图 14-4。

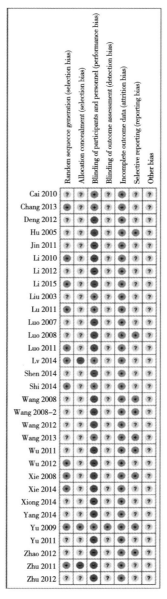

图 14-3 "冬病夏治"穴位贴敷疗法防治稳定期哮喘 RCT 研究偏倚风险概括

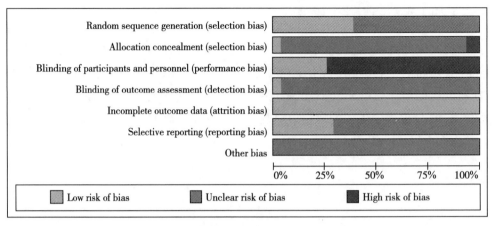

图 14-4 "冬病夏治"穴位贴敷疗法防治稳定期哮喘 RCT 研究偏倚风险评估

（四）穴位贴敷疗法的疗效及安全性探讨

1. 哮喘复发的频率（次 / 年） 13 个 RCT 报告哮喘复发的情况。2 个 RCT 关于穴位贴敷疗法与不治疗对照在哮喘复发频率上比较的 Meta 分析结果显示，穴位贴敷疗法可降低每年哮喘复发的次数（MD: -1.13；95%CI: -2.01 ～ -0.26；FEM；I^2=31.00%；2RCTs）。而另外 1 个包含 6 个 RCT 比较穴位贴敷疗法联合常规治疗或不联合的 Meta 分析结果显示，前者在此结局指标之上有显著统计学差异（MD: -1.42；95%CI: -2.19 ～ -0.65；REM；I^2=98.00%；7RCTs）。当与假穴位贴敷疗法进行比较时，穴位贴敷疗法在此结局指标上亦发现相似的积极结果（MD: -1.85；95%CI: -2.33 ～ -1.37）。但是，当比较穴位贴敷疗法与常规疗法时，包括 3 个 RCT 的 Meta 分析结果显示此对照没有显著统计学差异（MD: -0.49；95%CI: -1.27 ～ 0.29；REM；I^2=94%；3RCTs）（图 14-5）。

解氏等的 RCT 报告了穴位贴敷疗法与胸腺肽肠溶片的比较，结果发现穴位贴敷疗法减少了哮喘的年发生次数（MD: -1.39；95% CI: -1.96 ～ -0.82）。

另外，也有其他哮喘复发情况有关指标的报告。1 个研究将穴位贴敷疗法与假穴位贴敷疗法进行了比较，结果显示穴位贴敷疗法可以改善哮喘复发率（MD: 0.64；95% CI: 0.50 ～ 0.83）。另 1 个 RCT 将穴位贴敷疗法与不治疗进行比较，结果显示哮喘发作持续的时间没有统计学差异（MD: 35.76minutes；95% CI: -49.57 ～ 121.09）。

2. 哮喘症状改善情况（分） 共计 8 个 RCT 报告了哮喘症状改善情况这一指标。其中 3 个 RCT 比较了穴位贴敷疗法与假穴位贴敷疗法，将其数据综合后，Meta 分析

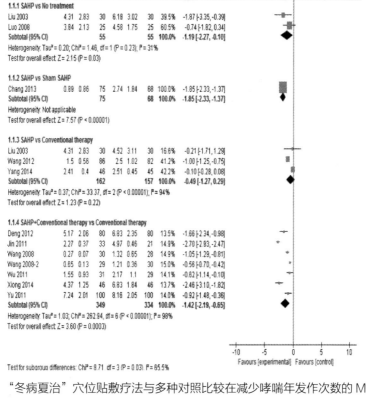

图 14-5 "冬病夏治"穴位贴敷疗法与多种对照比较在减少哮喘年发作次数的 Meta 分析

结果显示在哮喘改善情况上，两者之间没有显著的统计学差异（ SMD : -1.63；95% CI : -3.52 ~ 0.26；REM； I^2=96%；2RCTs ）。而另一个 Meta 分析结果显示，较常规治疗，穴位贴敷疗法可改善哮喘症状（ SMD : -0.43；95% CI : -0.71 ~ -0.16；FEM； I^2=0%；3RCTs ）。在穴位贴敷疗法联合常规治疗与单纯常规治疗相比的对照类型中，Meta 分析结果支持前者（ SMD : -1.22；95% CI : -1.55 ~ -0.88；REM； I^2=88%；2RCTs ）。

由于 1 个研究所采用评价哮喘症状的工具为反向计分，无法将其数据与其他相同对照类型进行合并。该研究结果显示，相比假穴位贴敷疗法，穴位贴敷疗法在改善哮喘症状上无统计学差异（ MD : -0.43；95% CI : -0.16 ~ 1.02 ）（见图 14-6 ）。

将穴位贴敷疗法与不治疗相比，发现穴位贴敷疗法可提高哮喘症状改善率（ RR : 0.08；95% CI : 0.01 ~ 0.69 ）。

下篇

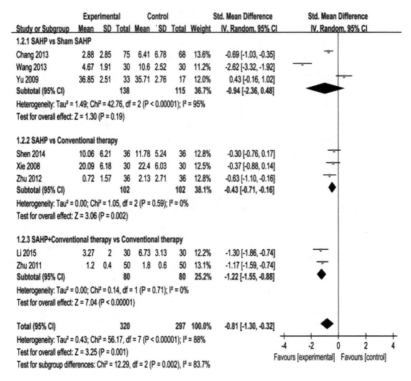

图 14-6 "冬病夏治"穴位贴敷疗法与多种对照比较在缓解哮喘症状的 Meta 分析

3. 肺功能指标的改善 与假穴位贴敷疗法相比，史氏等的 RCT 结果显示穴位贴敷疗法在改善 PEF% 这一肺功能指标上有积极意义（*MD*: 11.23；95%*CI*: 4.04 ～ 18.42）。与常规治疗相比，胡氏等的研究没有发现两种疗法之间在改善 PEF 上有显著的统计学差异（*MD*: -11.94L/minutes；95%*CI*: -36.17 ～ 12.29）。

2 个 RCT 对比了穴位贴敷疗法与假穴位贴敷疗法，其 Meta 分析结果显示穴位贴敷疗法在 PEF 指标的改善上有显著的统计学意义（*MD*: 35.37L/ minutes；95%*CI*: 1.03 ～ 69.71；REM；I^2=79%；2RCTs）。另有 2 个 Meta 所包括的 RCT 也进行了相同的比较，对于 FEV_1%（*MD*: 2.45；95%*CI*: -16.72 ～ 21.61；REM；I^2=89%；2RCTs）和 FEV_1/FVC（*MD*: 7.29；95%*CI*: -7.29 ～ 22.37；REM；I^2=93%；3RCTs）两个肺功能指标，其结果显示均无显著统计学意义。见图 14-7 ～图 14-10。

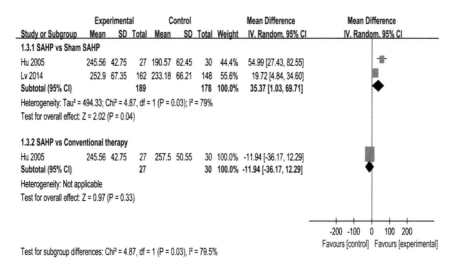

图 14-7 "冬病夏治"穴位贴敷疗法与多种对照比较改善 PEF 的 Meta 分析

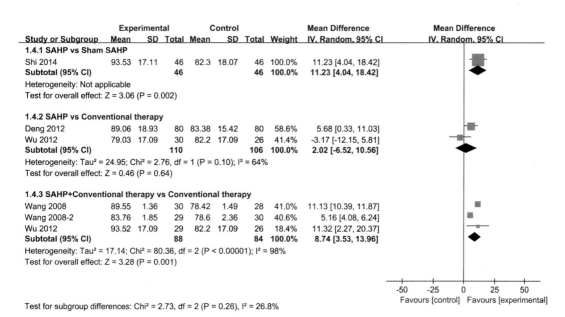

图 14-8 "冬病夏治"穴位贴敷疗法与多种对照比较改善 PEF% 的 Meta 分析

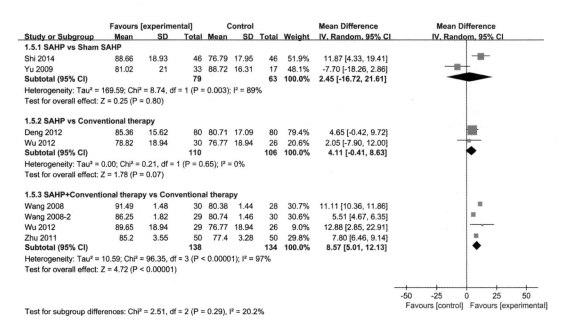

图 14-9 "冬病夏治"穴位贴敷疗法与多种对照比较改善 PEF 的 Meta 分析

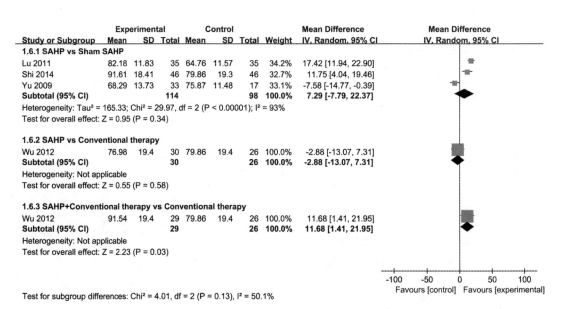

图 14-10 "冬病夏治"穴位贴敷疗法与多种对照比较改善 FEV₁ 的 Meta 分析

　　穴位贴敷疗法与常规治疗的比较类型中，仅 1 个 RCT 报告了 FEV$_1$/FVC 指标，其结果显示两种疗法之间无统计学差异（*MD*: -2.88；95%*CI*: -13.07 ～ 7.31）。3 个 RCT 报告了 PEF% 指标，将其综合后，Meta 分析结果显示无统计学差异（*MD*: 2.02；95%*CI*: -6.52 ～ 10.56；REM；I^2=64%；2RCTs）。另有 2 个 RCT 报告了 FEV$_1$% 指标，其 Meta 分析结果亦显示无显著的统计学差异（*MD*: 4.11；95%*CI*: -0.41 ～ 8.63；2RCTs）。

　　对于穴位贴敷疗法联合常规治疗 vs 单纯常规治疗的对照类型，1 个 RCT 报告了 FEV$_1$/FVC（*MD*: 11.68；95%*CI*: 1.41 ～ 21.95）；1 个 Meta 报告了 PEF% 指标（*MD*: 8.74；95%*CI*: 3.53 ～ 13.96；REM；I^2=98%；2RCTs）；另 1 个 Meta 分析报告了 FEV$_1$% 指标（*MD*: 8.57；95%*CI*: 5.01 ～ 12.13；REM；I^2=97%；3RCTs）结果均显示穴位贴敷疗法联合常规治疗可改善该指标。

　　4. 生活质量改善情况（分）　3 个 RCT 采用了哮喘疾病特异性的生活质量量表，以评价患者的生活质量。集合 2 个 RCT 的 Meta 分析结果显示较假穴位贴敷疗法，穴位贴敷疗法可改善患者的生活质量水平（*MD*: 6.45；95% *CI*: 3.42 ～ 9.48；FEM；I^2=0%；2RCTs）。申氏等的研究将穴位贴敷疗法与常规治疗进行比较，结果显示穴位贴敷疗法组可改善该指标（*MD*: 13.66；95% *CI*: 2.91 ～ 24.41）（图 14-11）。

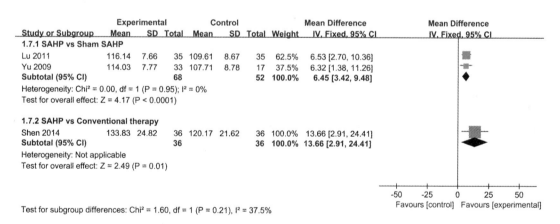

图 14-11　"冬病夏治"穴位贴敷疗法与多种对照比较改善生活质量的 Meta 分析

　　对于"冬病夏治"穴位贴敷疗法联合常规治疗 vs 单纯常规治疗防治稳定期哮喘的效果结果，采用主要结局概要表进行了如下总结，具体包括证据质量的信息，各个结局指标的统计值（表 14-2）。

表14-2 "冬病夏治"穴位贴敷疗法联合常规治疗 vs 单纯常规治疗防治稳定期哮喘主要结局概要表

"冬病夏治"穴位贴敷疗法联合常规治疗vs单纯常规治疗防治稳定期哮喘					

患者：稳定期哮喘患者
地点：医院[1]
干预措施："冬病夏治"穴位贴敷疗法联合常规治疗
对照措施：单纯常规治疗

结局	解释相对危险* （95% CI） 假定效应 常规治疗	相对效应 "冬病夏治"穴位 贴敷疗法联合 常规治疗	参与者例数 （RCT数量）	证据质量 （GRADE）	备注
哮喘发作平均次数 患者报告 随访时间：1～12个月	1.21-8.16	降低1.50 （2.36～0.64）	683（7）	⊕⊕⊖⊖ 低[2,3,4]	
哮喘症状改善（分） 患者报告 随访时间：3～6个月	1.8-6.73	降低1.22 （1.55～0.88）	160（2）	⊕⊖⊖⊖ 极低[5,6]	
PEF% 随访时间：3～12个月	78.42-82.3[7]	增高8.74 （3.53～13.96）	172（3）	⊕⊕⊖⊖ 低[8,9]	
FEV_1% 随访时间：3～12个月	77.4-80.74[7]	增高8.57 （5.01～12.13）	272（4）	⊕⊕⊖⊖ 低[3,9]	
FEV_1/FVC% 随访时间：平均12个月	79.86%	增高11.68 （1.41～21.95）	55（1）	⊕⊕⊖⊖ 低[5,10]	
生活质量[11]-无报告	见备注	见备注	无法估计[11]	—	见备注

**对照危险基于各研究对照组的危险中位数。干预危险（及其95% CI）基于对照组中的对照危险及干预的相对效应（及其95% CI）；
CI: confidence interval，可信区间。

[1] 所有研究都不涉及社区或诊所。
[2] 八个研究中有七个未报告随机方法。
[3] 所有研究均未报告随机隐藏和研究者及研究对象盲法。
[4] $I^2=98\%$，提示较大的异质性。
[5] 仅一个研究。
[6] $I^2=88\%$，提示较大的异质性。
[7] 预测值的百分比。
[8] 三个研究均未报告随机隐藏和研究者及研究对象盲法。
[9] $I^2=97\%$，提示较大的异质性。
[10] 研究未报告随机隐藏和研究者及研究对象盲法。
[11] 无研究报告。

5. 不良事件 纳入的 30 个研究中，仅 9 个研究（30%）提到了不良事件。两个研究报告未发生明显的不良事件。7 个研究报告出现了轻度可耐受的不良事件，具体为皮肤痒感［5RCTs，（3/90，3.33%），（1/30，3.33%），（2/31，6.45%），（2/30，6.67%），（3/21，14.29%）］，皮肤水疱（1/31，3.23%）以及皮肤过敏（1/30，3.33%）。

三、讨论与结论

（一）与相似的系统综述的比较

于 2014 年发表的系统综述基于 6 个 RCT，比较了穴位贴敷疗法（包括"冬病夏治"及非"冬病夏治"）与各种非穴位贴敷疗法，结果发现穴位贴敷疗法可改善儿童哮喘患者的免疫方面的指标。尽管本系统综述所选择的结局指标不同，但是结果的方向几乎是一致的。

（二）内部及外部一致性

总的来说，纳入研究的偏倚风险较高或不清楚。首先，分配隐藏是一个用以降低选择偏倚的有效的措施。但是，仅 2 个 RCT 报告了分配隐藏。另外，纳入的 RCT 中 73.53% 的研究均未对研究对象和实施人员实施盲法以降低实施偏倚和检测偏倚。最后，对于不完整的结局数据报告，大多数研究均未报告充足的信息。鉴于上述的多种偏倚，限制了本研究结果的解释。

该系统综述中涉及的研究对象有三个特点：第一，所纳入的 3 313 例哮喘患者均来自国内；第二，患者的年龄跨越了儿童，青少年，成年人以及老年人；第三，患者的性别比几乎均衡。因此，研究对象的多样性提示穴位贴敷疗法至少在国内具有较好的适用性和可接受性。然而，对于其他有别于中国的种族，穴位贴敷疗法的有效性尚不可知。

（三）本研究的优势及局限性

据文献回顾，本研究是目前唯一一个评价穴位贴敷疗法联合常规治疗与单纯常规治疗相比作用于稳定期哮喘患者的系统综述，且采用的结局指标同时包括了预防性指标和治疗性指标。其优势主要包括不设发表语言限制的全面检索；纳入研究中超过一半的 RCT 的研究对象包括儿童；以及对不同的对照类型进行亚组分析，以评价其疗效和安全性。但是，本研究亦存在一定的局限性。纳入的研究方法学质量普遍较低为主要的局限性。此外，所有的研究均在国内进行，出于研究对象对穴位贴敷疗法的传统认识，可能限制了研究结果的外推性。另外，没有一个研究报告肺功能评价仪器的可重复性，从而导致测量偏倚的可能性。最后，本研究中的大多数 Meta 分析显示出较高的异质性。这些异质性可能部分源

下篇

自穴位贴敷疗法的选穴不同，或是组方不同，或是不同的常规疗法。虽然本研究存在这些局限性，但同时它也反映出国内临床对哮喘管理策略上的真实情况。

（四）对将来研究的启示

今后需要更多的大样本高质量的研究来验证穴位贴敷疗法防治稳定期哮喘的疗效。具体的研究设计需要严谨，包括样本量的提前估算，恰当的随机方法，严格的随机分配隐藏，至少对结局评价者和统计分析人员实施盲法，根据情况进行意向性分析。此外，在对研究进行报告时，建议采用国际统一报告声明以保证报告信息的完整性：临床 RCT 报告规范标准 CONSORT。

此外，值得注意的是在纳入的研究中，假穴位贴敷易于被医生，甚至患者识别出来。完美的假穴位贴敷必须在颜色、气味、制剂类型均与真的穴位贴敷一致。但是，由于其不含有中药成分，几乎不可能模仿出类似真穴位贴敷的颜色和气味。因此，今后的科研中，尤其是 RCT 的设计中，科研工作者如何制备出一个不被医生、患者所识别出的假穴位贴敷将是一个严峻的考验。

（五）对临床实践的启示

穴位贴敷疗法作为西医常规疗法的辅助，较单纯使用西医常规疗法在改善稳定期哮喘主观和客观结局方面效果更好。相比假穴位贴敷疗法，单纯使用穴位贴敷疗法在改善哮喘再次发作、肺功能以及生活质量方面效果更佳。由此提示在临床实践中，单纯使用穴位贴敷疗法对稳定期哮喘具有一定的防治效果。此外，将穴位贴敷疗法联合常规治疗亦能获得较好的效果。

据本系统综述的结果提示皮肤反应为穴位贴敷疗法的不良反应。但是，目前业界对皮肤反应与临床效果之间的关系尚无定论。此外，超过一半的纳入研究报告皮肤反应的发生人数较少，且程度较轻。由此提示穴位贴敷疗法可能暂时无明显的不良事件。

对于穴位贴敷疗法的具体干预细节，最关键的部分为贴敷的组方和穴位的选择。基于本系统综述最主要的组方为：白芥子、延胡索、细辛以及甘遂四味中药，而基本的穴位包括：天突、膻中、大椎以及肺俞穴。但是，由于所纳入研究存在高风险偏倚，对于上述结论的解读需要谨慎。

与假穴位贴敷疗法或单纯常规疗法相比，单纯使用穴位贴敷疗法或与常规疗法联合使用，在减少哮喘发作方面，改善肺功能指标效果更明显，并且穴位贴敷疗法具有较好的安全性。但是，由于本系统综述中所纳入的 RCT 的方法学质量较差，所以这些发现需要慎重解读。此外，还需严谨的大样本临床试验来为穴位贴敷疗法提供高级别证据。

第三节 呼吸科"冬病夏治"穴位贴敷疗法的使用情况：一项多中心横断面调查

根据前期的针对穴位贴敷疗法临床试验的文献计量分析结果显示，呼吸系统疾病为穴位贴敷疗法使用频次最高的优势病种。本节研究目的为通过连续取样的横断面调查方法，探索呼吸科穴位贴敷疗法使用者的临床特征、对贴敷疗法的主观态度，为穴位贴敷疗法循证实践及指南推荐意见提供依据。

在循证实践的大环境中，临床决策的过程中，患者需要积极地参与其中。患者特征，对治疗的主观态度，既往的治疗经历等显得尤为重要。其中，患者对治疗的期望作为一种非特异性的影响因素，不仅会影响到患者在治疗中的参与程度及依从性，而且还会影响到治疗的效果。此外，根据经典的条件理论研究，之前的治疗经验对整个治疗过程都会产生影响。患者的态度往往非常重要。GRADE 临床实践指南在作出证据推荐时，必须考虑患者偏好，而态度也可反映出患者的偏好。也有研究显示患者态度会对结局改善产生影响。如 Swift 等将不同患者态度对结局改善影响的 35 个研究进行了 Meta 分析，其结果认为持积极态度的患者，效果改善明显，虽效应值较小但具有显著性。那么，穴位贴敷使用者对贴敷疗法的态度、期望如何？其背后的影响因素是什么？也是值得探讨的问题。对于这些问题，仅能根据临床经验来回答。但是这些信息尤其在循证实践的时代，可以为临床实践以及卫生健康政策决策提供线索和依据。

虽未见贴敷疗法使用者临床特征、对贴敷态度体验及其影响因素的报道，但国际上早已开展了以医生、护士、患者、一般人群为调查对象，调查他们对补充替代医学的使用情况、态度、期望。David 等人分别在 1990 年和 1997 年对全美非传统医学的使用率、费用、使用形式进行了抽样调查，后分别发表在新英格兰医学杂志和 JAMA 杂志上。后续，全球各地陆续出现多位学者对本国或地区的补充替代医学的使用情况进行大范围的调查。随着对 CAM 的使用率的提高，国际上逐渐开始深入地对患者和普通人群对 CAM 的态度、信念、动机和满意度等进行调查，如美国，加拿大，日本东京，马来西亚。甚至，美国加利福尼亚大学的 Lie 等设计了 CAM 健康信念问卷以测量人们对 CAM 的态度、信念。定性研究方法在挖掘患者感受、经历、体验方面具备了定量研究所不能的优势。目前，国外也有学者采用定性研究确定适合的针灸治疗对象，探索大众对草药疗效的期望、患者对灸法的体验等。在本研究中，参考上述研究结果采用现况调查，对呼吸科接受穴位贴敷疗法的贴敷使用者的人口社会学特征，疾病或健康状态特征，既往贴敷史，对穴位贴敷疗法的贴敷动机，期望等进行研究。

一、研究方法

本调查严格按照 STROBE 声明进行报告。

下篇

（一）调查设计

本研究采用横断面调查，连续入组病例的方法。分别从北京、山东和内蒙古三个城市的三家中医院的呼吸科门诊，进行实地问卷调查。由于为探索性研究，每家医院调查穴位贴敷者达到 300 人左右。该研究方案已通过大学伦理审查委员会的审查。所有的调查人员在实施调查前均经过统一的问卷调查培训。由于穴位贴敷使用者均在三伏的前三天前来门诊接受第一次穴位贴敷疗法，因此，本调查的调查时间设为三伏中第一伏的前三天。

（二）研究对象

所有的研究对象均符合以下纳入标准：①医生诊断为呼吸系统疾病或自我报告为呼吸系统疾病；②年龄在 2 岁及以上；③能够完成穴位贴敷疗法。符合以下标准者则排除：①对穴位贴敷疗法过敏；②无法理解调查问卷的内容。

（三）研究工具及研究变量

研究工具为一组自设的调查问卷，包括六个部分：①一般信息：人口社会学资料（性别，民族，出生日期，联系方式），社会经济资料（工作状况，职业，受教育水平，保险状况），医疗状态（所患疾病类别，病程，疾病状态）；②选择穴位贴敷疗法的原因（两个问题：获取穴位贴敷疗法信息的途径，选择穴位贴敷疗法的原因）；③既往贴敷史（三个问题：第一次贴敷的时间，贴敷主要防治的疾病或状态，对既往贴敷的疗效的评价）；④贴敷的动机（可供选项为治愈，预防疾病的复发，缓解症状以及预防呼吸系统疾病的发生）；⑤对本次贴敷的期望（可供选项为试一试，对疗效抱有很大的期望）；⑥是否会将穴位贴敷疗法推荐给身边的亲朋好友。

（四）可能偏倚的解决

为了减少可能的偏倚，本研究采取了一些措施。第一，采用连续病例的入组方法，尽可能减少非随机取样可能产生的选择偏倚。第二，用于收集资料的调查问卷虽然为自设问卷，但是问卷的设计经过三位同时具有中医和临床流行病学背景的专家进行效度的评价。另外，在正式问卷调查之前，进行了一个 20 例小样本的预调查以评估研究工具的信度，两周后的重测信度为 0.92。

（五）数据录入及分析

采用 EpiData3.1 建立电子数据库。将所有问卷内容录入到此数据库中，并进行双人双录入，以防信息录入错误。在数据录入结束后，将其导入 SPSS 20.0。研究对象根据年龄大小分为六个组别：学龄前组（≤6岁），青少年组（7～14岁），青年人组（15～24岁），成年人组（25～44岁），中年人组（45～64岁）以及老年人组（≥65岁）。通过统计学分析软件 SPSS 20.0 进行统计描述，主要采用频数、百分数、中位数、间距、均数以及标准差等统计值描述。

二、研究结果（略）

三、讨论与结论

（一）主要发现

穴位贴敷使用者主要为成年人和老年人，占本调查对象的绝大部分。使用的人群主要为各种不同慢性呼吸道疾病的稳定期。值得注意的是，调查对象中未成年使用者占15.1%，青年使用者占2.3%。这两个年龄段的使用者穴位贴敷的主要目的为预防感冒。

超过一半的调查对象为多次穴位贴敷使用者。其中一半多次穴位贴敷使用者连续贴敷年限在三年及三年以上。对于既往穴位贴敷防治目标疾病的总体满意率的调查分析中，排在第一位的为咽炎（满意率为77.7%），预防感冒排在第二位（满意率为77.4%），所防治的其他呼吸系统疾病及不良状态的满意率也均在50%左右。

使用者获取穴位贴敷疗法信息的渠道主要为"医务人员介绍"，但"熟人之间口口相传"的途径在本调查中也是不容忽视的。本研究中调查对象对选择穴位贴敷疗法的理由差异较大，但是，"信任中医"为最主要的理由。近一半的调查对象接受穴位贴敷疗法时的动机为"被治愈"，且"对穴位贴敷疗法抱有很大的期望"。即使穴位贴敷疗法为全自费的医疗项目，80%以上的调查对象表示，他们仍然会选择接受穴位贴敷疗法。此外，90%以上的调查对象表示会将穴位贴敷疗法推荐给他们的亲朋好友。

（二）本调查的局限性

根据文献回顾，本研究首次采用多中心横断面调查方法，描述穴位贴敷使用者的特征及对穴位贴敷疗法的主观感受，为中国北部穴位贴敷使用者当前状态描绘了一幅全景图。

本调查仍然存在较多局限性。首先，调查对象的选取未能采用随机取样方法，可能会增加选择偏倚的风险。但是，研究团队通过采用连续取样的方法，尽可能地降低选择偏倚的风险。其次，尽管本调查包括一定数量的调查对象，但是这949名调查对象仅为呼吸科中穴位贴敷使用者的一小部分群体。第三，本调查的数据来源基于自我报告类型，其中可能存在一些信息偏倚。第四，本调查未纳入没有接受穴位贴敷疗法的呼吸系统疾病患者或呼吸科其他就诊者，因而无法计算出呼吸科就诊者的穴位贴敷使用率。但是，本研究的目的并不在此。

下篇

（三）对临床医生和卫生保健政策决策者的启示

尽管调查对象中半数以上的穴位贴敷使用者可通过医疗保险报销此次贴敷的费用，但是绝大多数使用者表示即便完全自费支付，他们也会承担穴位贴敷疗法的费用。这一发现，与之前"不报销就不贴敷"的临床医务人员的说法存在矛盾。在制定指南时，患者是否能接受一种医疗干预措施，某些情况下，患者的支付能力为决定因素。本调查中，一个三伏贴敷的费用为 150 元到 300 元不等，根据调查结果提示，绝大多数患者具备这样的支付能力，或者并未给其带来经济上的负担，抑或为了防治目标疾病能够接受穴位贴敷费用自付。基于此发现，对今后穴位贴敷疗法的临床试验提供线索，并且为贴敷疗法相关循证实践指南制定过程提供依据。

在本调查中，青年使用者最少，仅为 2.3%。分析其可能原因为呼吸系统疾病所罹患人群的年龄特点主要集中于未成年人以及中老年人。但是是否还存在其他的原因尚不清楚，如他们对穴位贴敷不了解，或者了解程度较低。在本调查中，绝大多数青年健康使用者穴位贴敷目的均为预防感冒发生，并且他们对穴位贴敷疗法的总体满意率并不低，提示研究者穴位贴敷疗法可能对青年健康人群预防感冒有一定的效果。基于以往的研究，James 等的研究报告对于大学生，传统补充替代疗法信息获取的最佳渠道为媒体。因此，建议临床医生及相关卫生保健决策者在考虑不同人群特点后，通过不同的渠道向大众提供穴位贴敷疗法的循证信息。

另外，尽管目前尚未检索到有关穴位贴敷疗法对健康人群的临床研究，但可检索到有关使用穴位贴敷疗法提高儿童及成年人的免疫能力的 RCT 的研究。此外，亦有一个系统综述报告穴位贴敷疗法可改善儿童哮喘患者的免疫学指标。由此建议将穴位贴敷疗法的适应证扩展至健康人群以预防呼吸系统疾病的发生。

本调查发现穴位贴敷使用者有强烈的愿望将穴位贴敷疗法推荐给他人，有相当高的比例使用者是通过"口口相传"的方式获得穴位贴敷疗法的信息，并且对于之前所使用过的穴位贴敷总体满意率相当高。这些发现可能提示使用者对穴位贴敷疗法具有较满意的主观感受。

（四）对今后科研的启示

目前，可以检索到穴位贴敷疗法治疗不同呼吸系统疾病的临床研究。但是，对于预防各种不同呼吸系统疾病的效果评价的证据仍然是缺乏的。另外，与其他预防措施相比，穴位贴敷疗法是否能够获得更大的收益？这些问题为今后科研工作者提供了一个研究入手点。

此外，研究团队人员对本调查中的穴位贴敷使用者的既往使用情况进行了深入分析，由此为今后的研究提出两个设想。通常临床医生会建议穴位贴敷使用者至少连续贴敷三年，所以，研究团队建议对未能连续贴敷三年的使用者进一步调查，分析其背后的原因。此外，本调查发现连续穴位贴敷年限最长的为18年。对于依从性如此之好的使用者，建议今后的科研工作者可以采用质性研究的深度访谈方法，探索依从性较好的使用者的贴敷体验以及对穴位贴敷疗法所感知到的患者自报告效果。

需要注意的是，在本调查中选择穴位贴敷疗法理由中排在第一位的是"信任中医"。本调查中，穴位贴敷疗法的年龄相对比较大，中位数年龄在52岁。在这样的年龄人群中，儿时接受中医疗法是较为常见的。换而言之，对于中老年群体来说，他们对中医有一种特殊的情感。Lee等的研究结果发现对于生长在中医文化背景或对传统替代疗法有强烈信念的患者人群，使用传统替代疗法时，更可能会有效果。但是，对中医疗法的信念与更高的满意率或者更高的期望之间是否存在相关性，目前没有答案。这给今后研究的启示是：在国外的临床情境中实施穴位贴敷疗法之前，设计临床试验时需要将有无中医文化背景作为分组因素。

（五）本调查的适用性

虽然本调查的三所医院均地处我国北方并且为三级甲等医院，但是他们的穴位贴敷使用者的来源仍然是存在较大差异的。首先，地理位置不同：一所医院地处首都，一所在省会，另一所为县级医院。由此可以推测，本调查的调查对象可以代表不同经济状况的穴位贴敷使用者群体。但是，从另一方面考虑，本调查结果无法推广至不同级别医院的穴位贴敷使用者，尤其是低级别医院以及以西医占主导地位的综合医院。

（六）结论

通过对来自国内三所三甲医院呼吸科的949名穴位贴敷疗法使用者的全面分析，结果发现穴位贴敷使用者的年龄跨度较大，主要为处于稳定期的呼吸系统疾病的老年患者。虽然只有一半的使用者连续使用穴位贴敷疗法三年及以上，但是对之前穴位贴敷疗法的总体满意率并不低。既往对中医的态度为选择穴位贴敷疗法的最主要理由。几乎有一半的使用者认为穴位贴敷能够治愈目标疾病，并且对贴敷疗法抱有很大的期望。另外，对于大部分使用者都具备支付贴敷疗法费用的能力。这些发现可能反映出使用者对穴位贴敷疗法有较好的主观感受。其次，需要进一步临床研究来确定穴位贴敷疗法的合理使用。另一方面，对今后的研究提出了几个研究点。期望能够通过本调查，促进对本主题深入的研究。

（周芬）

下篇

·第十五章·

针刺随机对照试验报告偏倚的评价研究

偏倚即系统误差，是指研究的结果系统地偏离了真实情况。偏倚的存在可导致研究结果过高或过低地估计干预的效果，因而具有方向性。Cochrane 系统综述手册中将偏倚分为选择偏倚、实施偏倚、失访偏倚、报告偏倚以及其他偏倚。随着循证医学的不断发展，报告偏倚已经受到了广泛的关注。针刺疗法作为补充替代医学疗法的重要组成部分，在世界范围内得到了广泛的认可和应用。目前，已有大量的研究对针刺的疗效和安全性进行了评价，但发表的针刺随机对照试验是否存在报告偏倚尚缺乏研究，因此本章节主要探讨针刺随机对照试验报告偏倚的现状。

第一节　报告偏倚的概述

报告偏倚的存在，影响了临床试验结果的可靠性，降低了系统综述结果的证据强度，并且阻碍了临床实践指南的发展，更严重的是受试者可能将面临试验所带来的潜在危险。

一、报告偏倚的概念及类型

（一）报告偏倚的概念

报告偏倚是指研究成果的报告取决于研究结果的性质与方向。往往有统计学意义的阳性结果比没有统计学意义的阴性结果更容易被发表，发表速度也更快，且更有可能以英语发表或被多次发表，也更有可能发表在高影响因子期刊上和更容易被他人引用。事实上，对系统综述而言，没有统计学意义的研究结果与有统计学意义的研究结果都是同等重要的。

（二）报告偏倚的类型

报告偏倚包括发表偏倚、结局报告偏倚、时滞偏倚、重复发表偏倚、定位偏倚、引用偏倚和语言偏倚（表 15-1）。

表 15-1 报告偏倚的类型及定义

报告偏倚类型	定义
发表偏倚	研究成果的发表与否，取决于研究结果的性质和方向
结局报告偏倚	根据研究结果的性质和方向选择性地报告某些结局
时滞偏倚	研究成果被早发表还是晚发表，取决于研究结果的性质和方向
重复发表偏倚	研究成果被多次发表还是只被发表一次，取决于研究结果的性质和方向
定位偏倚	根据研究结果的性质和方向决定研究成果发表的期刊水平或收录数据库水平
引用偏倚	研究成果是否被引用，取决于研究结果的性质和方向
语言偏倚	根据研究结果的性质和方向决定研究结果发表的特定语言

二、报告偏倚的研究现状

报告偏倚已经受到了广泛的关注。许多实证研究对临床试验的注册方案与其发表文献在结局指标方面的一致性进行了评价。Mathieu 的研究显示在 47 项注册的临床试验中，31% 的试验注册的结局指标与其发表文献中的结局指标不一致。Chan 的研究显示 122 篇发表的文献与其注册的试验方案相比，62% 的试验至少有 1 个主要结局指标发生改变；每项试验 50% 的有效性结局指标和 65% 的安全性结局指标都存在不完整性结局报告；具有统计学意义的有效性结局指标的报告率是无统计学意义结局指标的 2.4 倍。另有研究对国际注册的 37 项骨科创伤性试验进行调查，发现 7 项注册试验的样本量与其发表文献存在不一致，2 项试验的主要结局指标与其发表文献有差异。Huic 的研究发现，注册的临床试验与其发表的文献在研究类型、样本量、干预措施、纳入标准、排除标准、主要结局指标和次要结局指标等多个方面存在差异。最新一项研究对中医药随机对照试验的注册方案与其发表文献进行了比较，结果显示在样本量、结局评价者的盲法、主要结局指标和安全性结局指标方面都存在不一致，不一致率分别为 11%、37.5%、29% 和 28%。

第二节　针刺随机对照试验报告偏倚的评价研究

临床试验中的结局报告偏倚是指根据结果是否具有统计学意义以及结果的导向来选择性地报告结果。它不仅会扭曲试验的结果，也会降低系统综述和临床实践指南的证据强度。

在纳入第一例研究对象之前就在临床试验注册库中进行前瞻性的临床试验注册可以减少选择性结局报告。2004 年，国际医学期刊编辑委员会（International Committee of

下篇

Medical Journal Editor，ICMJE）提出一项举措，要求临床试验在纳入第一例研究对象之前必须在临床试验注册库中进行注册，以此作为研究结果发表的先决条件。这项政策于2005年生效，适用于2005年7月1日及之后开展的所有临床试验。为了促进临床试验注册的有效推广与实施，2005年WHO正式建立了国际临床试验注册平台（international clinical trials registry platform，ICTRP）。同时，几个世界著名的同行评审期刊，比如LANCET、TRIALS等也纷纷开始发表临床试验方案，目的就是为了增加临床试验实施与报告的透明度。

结局报告偏倚已经受到了广泛关注。许多实证性研究对随机对照试验的注册方案或发表的研究方案与其发表文献在结局指标方面的一致性进行比较，结果显示结局报告偏倚普遍存在，而且显示有统计学意义的研究结果要比没有统计学意义的研究结果更容易被发表。最新一项研究对中医药随机对照试验的结局指标进行了回顾性分析，结果发现注册方案与其发表文献在主要结局指标及安全性结局指标方面的不一致性分别为29%和28%。

虽然已有多项研究对国际注册的临床试验方案与其发表文献进行比较，以明确结局报告偏倚率。然而，目前尚无研究对针刺随机对照试验结局报告偏倚的现状进行探讨。

一、研究目的

本章研究的目的是对针刺随机对照试验注册方案与其发表文献在主要结局指标及其他方面的一致性进行比较，并确定结局报告偏倚是否由有统计学意义结局指标的报告所致。

二、资料与方法

（一）文献检索

检索15个临床试验注册库，获取针刺随机对照试验的注册方案。对于在发表文献中提供了临床试验注册信息的研究，则根据临床试验注册号直接检索临床试验注册库，获取注册方案；对于发表文献中未提供临床试验注册信息的研究，则以发表文献中列出的第一作者/通讯作者或题目为检索词，检索临床试验注册库，获取注册方案。

检索的临床试验注册库包括ChiCTR、Clinicaltrials.gov、ISRCTN、EU-CTR、ANZCTR、DRKS、ReBec、CTRI–India、CRiS-Republic of Korea、RPCEC、IRCT、NTR、PACTR、SLCTR和JPRN。

（二）资料提取

按照事先制定的资料提取表对获取的临床试验注册方案进行资料提取。如遇分歧，则通过讨论协商或征求第三方意见解决。资料提取内容包括：一般资料、研究对象的特征、试验设计、干预措施和对照措施、结局指标、方法学条目等。

（三）结局报告偏倚的评价

两名研究者独立对针刺随机对照试验与其临床试验注册方案进行比较，以判断是否存在结局报告偏倚。如遇分歧，则通过讨论协商或征求第三方意见解决。

针刺随机对照试验的主要结局指标与临床试验注册方案中的主要结局指标出现以下任意一种情况，则判定为存在结局报告偏倚：

1. 临床试验注册方案中的主要结局指标未在发表文献中报告；
2. 临床试验注册方案中的主要结局指标在发表文献中变为次要结局指标；
3. 临床试验注册方案中的次要结局指标在发表文献中变为主要结局指标；
4. 发表文献中增加了临床试验注册方案中未报告的主要结局指标；
5. 发表文献中主要结局指标的评价时间与临床试验注册方案中主要结局指标的评价时间不同。

如果发表文献中报告的具有统计学意义的主要结局指标并未在临床试验注册方案中报告，或者没有统计学意义的主要结局指标在发表的文献中被报告为次要结局指标，出现上述两种情况中的任意一种情况，我们均认为主要结局指标的不一致性是由具有统计学意义的结局指标所致（$P < 0.05$）。

（四）资料分析

将标准化资料提取表内的数据采取一人录入，另一人核对的方式输入 Excel 和 SAS 9.1 统计软件中。根据数据类型选用不同的效应值。对计数资料采用频数、构成比或百分比进行描述性统计分析；对两组/多组数据进行比较，则采用卡方检验或 Fisher 确切概率法。$P < 0.05$ 被认为所检验差别有统计学意义。

三、结果

（一）研究筛选结果

根据文中提供的临床试验注册号，或第一作者/通讯作者/题目，检索 15 个临床试验注册库。共检索到临床试验注册方案 120 项，120 项针刺随机对照试验共发表全文 137 篇。

（二）文献计量信息

1. 针刺随机对照试验注册方案的文献计量信息　纳入的 120 项针刺随机对照试验注

册方案中，74 项（61.67%；86 篇）来自西方国家，46 项（38.33%；51 篇）来自东方国家，其中来自中国内地的有 25 项。纳入的试验中最早在 2001 年进行注册，大多数试验在 Clinicaltrials.gov（57/120，47.50%）或 ISRCTN（37/120，30.83%）进行注册。仅有 19.17%（23/120）是在临床试验开始前进行注册，为前瞻性注册。97 项（80.83%）试验均在试验开始后进行注册，其中有 36 项研究甚至是在试验完成后才注册。回顾性注册的研究中，以在 Clinicaltrials.gov（41/97，42.27%）和 ISRCTN（33/97，34.023%）注册的居多。东西方国家回顾性注册的比例差异无统计学意义 [东方国家：35/46（76.09%）vs 西方国家：62/74（83.78%）；P=0.30]。2005 年 7 月 1 日之前注册的临床试验中，92.86%（39/42）的试验为回顾性注册，回顾性注册率要显著高于 2005 年 7 月 1 日之后注册的试验（58/78，74.36%；P=0.01）。见表 15-2。

表 15-2　针刺随机对照试验注册方案的基本特征

项目	注册方案数量（n=120）	注册方案百分比/%
国家		
东方国家	46	38.33
西方国家	74	61.67
注册情况		
前瞻性注册	23	19.17
回顾性注册	97	80.83
研究结束前注册	61	50.83
研究结束后注册	36	30.00
注册日期		
2005年7月1日之前	42	35.00
2005年7月1日之后	78	65.00
临床试验注册库		
Clinicaltrials.gov	57	47.50
ANZCTR	7	5.83
ReBec	2	1.67
ChiCTR	8	6.67
DRKS	3	2.50
IRCT	5	4.17
JPRN	1	0.83
ISRCTN	37	30.83

2. 国际注册针刺随机对照试验发表文献的文献计量信息　纳入的 137 篇针刺随机对照试验文献发表于 1999 年至 2014 年间，以 2012 年发表的最多，共 32 篇，占纳入文献总数的 23.36%。137 篇文献发表在 68 种期刊上，以发表在专业医学期刊上的居多（39.42%）。发表文献最多的期刊是 ACUPUNCT MED，其次是 BMC COMPLEM ALTERN M。有 17 篇（12.41%）文献发表在 2013 年影响因子大于 10 的期刊上。有 30 种期刊（发表了 56 篇文献，占总纳入文献的 40.88%）在其作者投稿指南中要求临床试验必须进行国际注册，其中 27 种期刊要求发表文献中必须清楚报告临床试验注册号。27 篇（19.71%）未报告临床试验注册号的文献中，有 37.04%（10/27）是发表在明确要求报告临床试验注册号的期刊上。有 5 篇文献报告的临床试验注册号与临床试验注册库中的注册号不一致，其中有 2 篇是发表在明确要求报告临床试验注册号的期刊上。

3. 国际注册针刺随机对照试验发表文献的基本特征　纳入的文献中大部分为随机平行对照试验（92.70%）和单中心随机对照试验（49.64%），研究组数以两组居多（64.23%），83.94% 的研究获得了资金资助。

96（70.07%）项研究使用的是手针，41（29.93%）项研究使用的是电针。干预措施以针刺单独应用为主，共有 106 篇，占纳入文献的 77.37%，针刺与常规疗法联合应用的占 24.09%。对照措施形式多样，以假针刺 / 安慰针作为对照为主（64.96%）。101 篇文献（73.72%）报告了主要结局指标，88 篇文献（64.23%）报告了次要结局指标，44（32.13%）篇文献报告了安全性结局指标，仅有 10 篇（7.30%）文献报告了经济学结局指标（见表 15-3）。

按照 ICD-10 分类，国际注册的针刺随机对照试验涉及最多的 5 种疾病为肌肉骨骼系统和结缔组织疾病（27，22.50%），精神和行为障碍（15，12.50%），症状、体征和异常的临床和实验室结果（15，12.50%），神经系统疾病（14，11.67%）和消化系统疾病（10，8.33%）。见表 15-4。

表 15-3　国际注册针刺随机对照试验发表文献的基本特征

项目	文献总数n（%）=137
试验设计	
平行	127（92.70）
交叉	10（7.30）
试验中心	
单中心	68（49.64）
多中心	52（37.96）
不清楚	17（12.41）

下篇

续表

项目	文献总数n（%）=137
试验组数	
2	88（64.23）
3	37（27.01）
4	10（7.30）
>4	2（1.46）
资金支持	
有资金支持	115（83.94）
无资金支持	22（16.06）
针刺类型	
手针	96（70.07）
电针	41（29.93）
干预措施*	
针刺单独应用	106（77.37）
针刺与常规疗法联用	33（24.09）
对照措施*	
安慰/假针刺&	89（64.96）
空白对照	21（15.33）
常规疗法	55（40.15）
假针刺/安慰针+常规疗法	12（8.76）
主要结局指标	101（73.72）
次要结局指标	88（64.23）
安全性结局指标	44（32.12）
经济学结局指标	10（7.30）

备注：* 49篇（35.77%）文献的研究组数为3组或4组。

&安慰针为Streitberger安慰针，该针具的针尖圆钝，当针尖触及皮肤，针就会回收入针柄，而不是穿透皮肤。假针刺涉及非特异性穴位针刺，模拟针刺/电针，模拟的经皮穴位电神经刺激，浅针刺和最小针灸。

表15-4　国际注册针刺随机对照试验所研究疾病的分布情况

ICD-10编码及英文原名	中文疾病名	试验数量n（%）=120
C00-D48Neoplasms	肿瘤	3（2.50）
E00-E90Endocrine, nutritional and Metabolic diseases	内分泌、营养和代谢疾病	5（4.17）

续表

ICD-10 编码及英文原名	中文疾病名	试验数量n（%）=120
F00-F99Mental and behavioral disorders	精神和行为障碍	15（12.50）
G00-G99Diseases of the nervous system	神经系统疾病	14（11.67）
H00-H59Diseases of the eye and adnexa	耳朵和乳突部位的疾病	2（1.67）
Health	健康	3（2.50）
I00-I99Diseases of the circulatory system	循环系统疾病	5（4.17）
J00-J99Diseases of the respiratory system	呼吸系统疾病	8（6.67）
K00-K93Diseases of the digestive system	消化系统疾病	10（8.33）
M00-M99Diseases of the musculoskeletal system and connective tissue	肌肉骨骼系统和结缔组织疾病	27（22.50）
N00-N99Diseases of the genitourinary system	泌尿生殖系统疾病	8（6.67）
O00-O99Pregnancy, childbirth and the puerperium	妊娠、分娩和产褥期疾病	5（4.17）
R00-R99Symptoms, signs and abnormal clinical and laboratory findings, not elsewhere classified	症状、体征及异常的临床及实验室结果	15（12.50）
合计		120（100）

4. 国际注册针刺随机对照试验发表文献的方法学信息 纳入的文献中有102篇（74.45%）文献报告了随机序列产生的方法，运用最多的为计算机产生随机数字法（59.12%）。92篇（67.15%）报告了随机分配隐藏，以中心随机隐藏法为主（32.12%）。在103篇使用了盲法的文献中，51篇使用的是单盲，37篇采用了双盲，15篇采用了三盲。然而，针刺随机对照试验注册方案中仅有10.83%（13/120）报告了随机序列产生方法，仅有5.00%（6/120）报告了随机分配隐藏的方法，有73.33%（88/120）报告了盲法。大部分针刺随机对照试验注册方案及其发表的文献都清楚地报告了纳入标准和排除标准。22篇（16.06%）发表的文献存在不完整结局报告。

如表15-5所示，137篇文献的样本量跨度很大。样本量最小的为10，最大的为1 039，123项研究（89.78%）的样本量介于21（多为预实验）至500之间（表15-5）。仅有72篇（52.55%）文献进行了样本量估算。所有的临床试验注册方案都未提供样本量估算信息。

表15-5 国际注册针刺随机对照试验发表文献的方法学信息

项目	文献总数n（%）=137
随机序列产生方法	
未报告	35（25.55）

续表

项目	文献总数n（%）=137
报告	102（74.45）
随机数字表	13（9.49）
计算机产生随机数字	81（59.12）
抽签	1（0.73）
洗牌/信封	4（2.92）
最小化	3（2.19）
随机分配隐藏方法	
未报告	45（32.85）
报告	92（67.15）
不透明的密封信封	29（21.17）
中心随机隐藏	44（32.12）
密封/不透明信封	18（13.14）
信封	1（0.73）
盲法	
未报告	24（17.52）
未施盲	10（7.30）
实施盲法	103（75.18）
单盲	51（37.23）
盲研究对象	32（23.36）
盲研究者	2（1.46）
盲结局评价者	15（10.95）
盲统计分析者	2（1.46）
双盲	37（27.01）
盲研究对象和研究者	12（8.76）
盲研究对象和结局评价者	22（16.06）
盲研究者和结局评价者	2（1.46）
盲结局评价者和统计分析者	1（0.73）
三盲	15（10.95）
不完整结局报告	22（16.06）
明确的纳入标准	131（95.62）

续表

项目	文献总数n（%）=137
明确的排除标准	127（92.70）
样本量估算	72（52.55）

5. 国际注册针刺随机对照试验结局报告偏倚的评价　由于49篇发表的文献并未将结局指标界定为主要结局指标还是次要结局指标，因此无法进行主要结局指标不一致性的比较。在余下的88篇发表的文献中，35篇文献的主要结局指标与其注册方案中的主要结局指标不一致，提示存在结局报告偏倚（见表15-6）。选择性结局报告主要体现在如下几方面：

（1）临床试验注册方案中的主要结局指标未在发表文献中报告（20/88，22.73%）；

（2）临床试验注册方案中的主要结局指标在发表文献中变为次要结局指标（12/88，13.64%）；

（3）临床试验注册方案中的次要结局指标在发表文献中变为主要结局指标（4/88，4.55%）；

（4）发表文献中增加了临床试验注册方案中未报告的主要结局指标（17/88，19.32%）；

（5）发表文献中主要结局指标的评价时间与临床试验注册方案中主要结局指标的评价时间不同（14/88，15.91%）。

16篇文献有两个原因导致主要结局指标不一致，5篇文献有3个原因导致主要结局指标不一致，2篇文献有4个原因导致主要结局指标不一致。

发表在要求进行临床试验注册期刊上的12篇文献也出现了选择性结局报告，选择性结局报告的比例与发表在不要求进行临床试验注册期刊上的没有显著性差异（12/41 [29.27%] vs 23/47 [48.94%]；P=0.06）。其中有6篇是发表在影响因子大于10的期刊上。对东西方国家发表的文献进行比较，结果显示东方国家发表的针刺随机对照试验的选择性结局报告率低于西方国家发表的针刺随机对照试验（7/31 [22.58%] vs 28/57 [49.12%]；P=0.015）

另外，针刺随机对照试验注册方案中有86.13%（236/274）的主要结局指标是临床相关性结局指标，其中18个注册方案中的11.44%（27/236）的临床相关性结局指标未在发表文献中报告，12个注册方案中的10.59%（25/236）的临床相关性结局指标在发表文献中变为次要结局指标。

在针刺随机对照试验注册方案与发表文献在主要结局指标方面存在不一致性的35篇文献中，仅74.29%（26/35）的文献可评价主要结局不一致产生的原因。其中有20篇选择性结局报告是由有统计学意义的结果引起的，而剩余6篇支持没有统计学意义的结果。

下篇

表15-6 国际注册针刺随机对照试验及其发表文献主要结局指标不一致性及其对
有统计学意义结果的支持情况

	文献数量 n（%）=88	西方国家 n（%）=57	东方国家 n（%）=31
发表文献与其试验注册方案的主要结局指标不一致	35[a]（39.77）	28[b]（49.12）	7[c]（22.58）
临床试验注册方案中的主要结局指标未在发表文献中报告	20（22.73）	17（29.82）	3（9.68）
临床试验注册方案中的主要结局指标在发表文献中变为次要结局指标	12（13.64）	9（15.79）	3（9.68）
临床试验注册方案中的次要结局指标在发表文献中变为主要结局指标	4（4.55）	3（5.26）	1（3.23）
发表文献中增加了临床试验注册方案中未报告的主要结局指标	17（19.32）	13（22.81）	4（12.90）
发表文献中主要结局指标的评价时间与临床试验注册方案中的主要结局指标的评价时间不同	14（15.91）	11（19.30）	3（9.68）
主要结局指标不一致支持有统计学意义的结果[d]	35	28	7
是	20（57.14）	15（53.57）	5（71.43）
否	6（17.14）	5（17.86）	1（14.29）
无法评价	9（25.71）	8（28.57）	1（14.29）

备注：
[a] 16篇文献有2个原因导致主要结局指标不一致，5篇文献有3个原因导致主要结局指标不一致，2篇文献有4个原因导致主要结局指标不一致。
[b] 12篇文献有2个原因导致主要结局指标不一致，5篇文献有3个原因导致主要结局指标不一致，1篇文献有4个原因导致主要结局指标不一致。
[c] 4篇文献有2个原因导致主要结局指标不一致，1篇文献有4个原因导致主要结局指标不一致。对东西方国家发表的文献进行比较，结果显示东方国家发表的针刺随机对照试验的选择性结局报告率低于西方国家发表的针刺随机对照试验（7/31 [22.58%] versus 28/57 [49.12%]；P=0.015）。
[d] 如果发表文献中报告的具有统计学意义的主要结局指标并未在临床试验注册方案中报告，或者没有统计学意义的主要结局指标在发表的文献中被报告为次要结局指标，出现上述任意一种情况，我们均认为主要结局指标的不一致性是由具有统计学意义的结局指标所致（P<0.05）。

6. 方法学方面的不一致性评价 将120项针刺随机对照试验注册方案与其发表的137篇文献进行比较，除了结局指标方面存在不一致，还在其他方面也存在不一致，如纳入标准（62.22%）、随机隐藏（57.14%）、排除标准（55.00%）等（表15-7）。

纳入的120项针刺随机对照试验注册方案中，有65项（54.17%）注册方案可在临床试验注册平台中检索到其注册方案的历史变更记录。针刺随机对照试验经初次注册后，有6项注册方案在主要结局指标方面进行了更改，13项注册方案在其他条目进行了更改，更改的条目包括：对照措施、盲法、样本量、研究组数、纳入标准、排除标准等。

表 15-7　国际注册针刺随机对照试验及其发表文献在方法学方面的不一致性评价

项目	总的不一致率/%	西方国家临床试验的不一致率/%	东方国家临床试验的不一致率/%
试验设计[1]	14.43	18.52	9.30
研究组数[2]	10.95	11.63	9.80
干预措施[2]	13.14	11.63	15.69
对照措施[2]	27.74	27.91	27.45
样本量[3]	24.06	28.05	17.65
纳入标准[4]	62.22	61.18	64.00
排除标准[5]	55.00	61.97	44.90
随机序列的产生[6]	38.46	16.67	57.14
随机隐藏[7]	57.14	50.00	100.00
盲研究者[8]	16.44	9.52	25.81
盲研究对象[9]	22.81	21.62	25.00
盲结局评价者[10]	39.74	42.22	36.36

备注：
[1] 97篇文献及其注册方案可进行比较，其中54篇来自西方国家。
[2] 137篇文献及其注册方案可进行比较，其中86篇来自西方国家。
[3] 133篇文献及其注册方案可进行比较，其中82篇来自西方国家。
[4] 135篇文献及其注册方案可进行比较，其中85篇来自西方国家。
[5] 120篇文献及其注册方案可进行比较，其中71篇来自西方国家。
[6] 13篇文献及其注册方案可进行比较，其中6篇来自西方国家。
[7] 7篇文献及其注册方案可进行比较，其中6篇来自西方国家。
[8] 73篇文献及其注册方案可进行比较，其中42篇来自西方国家。
[9] 57篇文献及其注册方案可进行比较，其中37篇来自西方国家。
[10] 78篇文献及其注册方案可进行比较，其中45篇来自西方国家。

四、讨论

（一）选择性结局报告率高

为系统评价结局报告偏倚，本研究纳入了 120 项针刺随机对照试验的注册方案及其 137 篇发表文献。对注册方案中报告的主要结局指标与发表文献中报告的主要结局指标进行比较，结果显示 39.77% 的文献存在主要结局指标不一致。其中有 12 篇是发表在要求进行临床试验注册的期刊上，且有 6 篇是发表在高影响因子的期刊上。另外，针刺随机对照试验的注册方案与其发表文献在其他方面也存在不一致，如 62.22% 的文献在纳入标准方面不同，57.14% 的文献在随机隐藏方面不同，55.00% 的文献在排除标准方面存在不同。结局报告偏倚已经受到了广泛关注。既往的研究结果显示，在西方医学领域，临床试验注

下篇

册方案与其发表文献的主要结局指标的不一致率为 18.00% ～ 49.00%。

前瞻性临床试验注册为期刊编辑和同行评审专家提供了一个非常好的机会，可以对注册方案与其发表文献之间是否存在结局报告偏倚进行评价。然而，本研究显示有 39.77% 的文献存在结局报告偏倚，同时纳入文献还在纳入标准、排除标准、随机隐藏、盲法和样本量等方面存在不一致。本研究结果提示，即使期刊编辑和同行评审专家有机会获取临床试验注册方案，但他们并未对临床试验注册方案及其发表文献进行交叉审核以确认是否存在不一致，从而减少结局报告偏倚。最新发表的一篇研究中，作者采用质性研究的方法对期刊编辑进行访谈，了解他们对临床试验注册及报告偏倚的看法，结果显示纳入的 15 种期刊中，有 11 种期刊要求临床试验在试验开始前必须进行临床试验注册，以此作为研究结果发表的先决条件。但是多数期刊编辑几乎很少对临床试验是否充分注册进行校对，甚至有些编辑并不要求临床试验在试验开始之前进行注册。

（二）临床试验注册号报告率低，且存在错误报告现象

本章研究结果显示，有 27（21.26%）篇发表的文献并未报告临床试验注册号，与既往研究结果一致。本研究结果也显示，在提供了临床试验注册号的文献中，有 5 篇文献提供的临床试验注册号是错误的。临床试验注册号未在发表文献中报告或错误报告在一定程度上阻碍了期刊编辑和审稿专家获取临床试验注册方案，从而影响了结局报告偏倚的评价，因此，发表文献中应提供正确的临床试验注册号。同时期刊编辑和审稿专家也应系统全面地对投稿的临床试验及其注册方案进行比对，尤其是对主要结局指标等重要信息是否充分报告进行比较，以尽可能减少发表的文献存在报告偏倚。

（三）结局报告偏倚的产生受有统计学意义结局影响

既往的研究显示，发表的文献中主要结局指标与注册方案中的主要结局指标存在不一致，其更多的是由有统计学意义的结局导致的，而不是由无统计学意义的结局所致，这与本研究结果一致。结局报告偏倚不仅影响研究结果的真实性和可靠性，也会严重影响临床人员及政策制定者作出正确的临床决策。结局报告偏倚产生的原因可能是研究者和期刊编辑偏爱有统计学意义的结局，研究者为了提高论文发表的成功率，或是为了增加某种治疗手段的临床运用率。

（四）前瞻性注册率低

前瞻性临床试验注册的主要目的就是为了增加临床试验的透明性，并使临床试验注册方案能够比较容易地获取。如果临床试验为回顾性注册，则就失去了临床试验注册的真正价值。如果临床试验注册的信息不全面，比如某些重要条目没有注册或未充分注册，那么在进行发表文献与注册方案比较时在这些方面就没有办法比较。因此，充分注册对于减少

报告偏倚是至关重要的。然而，我们的研究结果显示，虽然 ICMJE 已经要求临床试验在招募第一例受试对象前必须在公开的临床试验注册平台进行注册，但本研究纳入的研究中只有少数比例的研究是前瞻性注册的，而且各个试验之间在注册信息方面也是千差万别的。因此，主要研究者和资金支持者在推动充分的临床试验注册方面有着不可推卸的责任，而且还需更加努力地提高临床试验注册过程的质量控制。

虽然有很多国际期刊已经执行临床试验注册制度，但有些期刊在作者投稿指南中对临床试验注册要求的表述非常不明确，往往使用模糊的语言进行表述，例如使用"鼓励 / 建议临床试验注册"之类的语言。在期刊投稿指南中没有明确要求临床试验进行试验注册，可能也是导致临床试验前瞻性注册率低、临床试验注册号报告不全或错误报告的原因。

五、结论

虽然临床试验注册非常重要，也已被很多国际医学期刊视为发表临床试验的必要条件，但研究显示国际注册的针刺随机对照试验仍然普遍存在回顾性注册现象，结局报告偏倚也非常普遍，而且主要结局指标发生改变多受有统计学意义结局影响。临床试验存在选择性结局报告会导致偏倚的产生，而且也会误导针刺随机对照试验的结果。为了确保真实可靠、无偏倚的临床试验结果的发表，应进一步促进和实施临床试验注册制度。

（苏春香）

下篇

·第十六章·

脑卒中吞咽困难中西医结合循证实践研究

脑卒中，又名中风或脑血管意外，具有高发病率、高死亡率、高致残率等特点，已成为世界第二大、中国首位致死原因。脑卒中后可有不同程度的后遗症，如感觉障碍、构音障碍、认知功能障碍及吞咽困难等。吞咽困难是常见且严重的并发症之一，其发病率高达56%～78%。卒中后吞咽困难患者如不能早期发现并及时治疗，可能会出现一系列严重后果，如吸入性肺炎、支气管肺部感染、脱水及营养不良，增加医疗耗费，影响患者的生活质量，导致病死率增加等，给家庭、社会和国家带来沉重负担。由此，对于脑卒中患者吞咽困难的早期识别与管理具有重要的现实意义。目前，国内外涉及脑卒中后吞咽困难识别与管理的指南较为丰富与成熟，涵盖吞咽困难筛查与评估、中西医结合治疗与护理、健康教育等内容。然而，临床上吞咽困难识别和管理的实践却存在诸多问题，表现在临床关注度不高，健康宣教材料欠科学，多为科室资料和自身工作经验，临床工作和最佳证据之间存在着明显的鸿沟。此外，由于受制度、风俗文化、经济、设备等因素影响，有些国外指南未必适合我国情境，指南的应用不能一味地照搬和套用，其应用必须基于具体的研究和实践目的，经过本土化的过程，同时也应充分发挥中医的优势。因此，研究团队围绕脑卒中吞咽困难的识别与管理主题开展了三项循证实践项目，在三甲医院脑病科中进行证据应用以及持续性应用研究，之后将该项目推广到社区养老机构。本章将系统介绍此系列研究过程，以期为广大读者提供研究思路。

第一节　脑卒中吞咽困难识别与管理的循证护理实践研究

通过了解国内外有关脑卒中后吞咽困难识别与管理的相关循证指南的质量情况，描述并分析脑卒中后吞咽困难患者识别与管理的临床实践现况，了解证据与临床实践之间的差距，并通过指南本土化后在临床的实施，最终提高脑卒中后吞咽困难患者的护理质量，规范护理操作。本小节重点介绍如何基于特定的临床问题，构建适用于本土的循证实践方案。

一、提出临床问题

首先确定脑卒中后吞咽困难患者识别与管理在临床重视度不够，管理欠规范，且是临床需要解决的护理问题，其次通过初步检索发现美国、英国、新西兰等国家均有相关指南，进一步分析：①脑卒中患者吞咽困难识别和管理指南质量；②具体的推荐意见；③推荐意见是否符合临床情境、其适应性、可行性、患者意愿等要素。最终确定吞咽困难识别与管理是较为重要和优先解决的问题。

二、成立循证实践团队

循证实践团队成员分工主要包括：项目负责人和主要完成人（负责方案的设计、调查工具设计、资料分析和报告撰写）、项目支持者（负责人员调配）、项目临床实践培训者（实施培训）、项目临床实践者（证据的实施和资料收集）。

三、获取证据

（一）检索策略

系统检索主要的指南相关网站，电子文献数据库和搜索引擎。包括：①主要指南相关网站：NGC、SIGN、NICE、NZGG、RNAO、NHMRC、中国医脉通、中国循证医学中心；②电子数据库：TRIP Database、Cochrane 图书馆、PubMed、中国知识基础设施工程、中国万方数据库、维普数据库、中国生物医学文献数据库；③交叉搜索引擎，SUMsearch2：网址为 http://sumsearch.org/，它可同时检索 PubMed、DARE、美国国立指南数据库（NGC）等，并可限定显示"guideline"类文献。采用主题词和自由词相结合，尽量检索同义词，阅读检索到的文献，随时补充同义词，根据各指南网站及数据库的特点，制定最适合的检索式。

（二）纳排标准

纳入标准：①发表或出版时间在 2010 ~ 2014 年间的指南；②指南信息完整，包括名称、简介、目录、内容、参考文献等详细信息；③指南中包含脑卒中后吞咽困难识别与管理的相关内容；④对于已修订或更新的指南，纳入最新版；⑤中、英文发表；⑥指南是通过系统的检索评价目前可获得的最佳证据，并结合临床形成推荐意见，有证据质量分级和/或推荐强度的指南。

排除标准：①直接翻译的国外指南及重复的指南；②准则性文件；③共识性指南、政府草案、专家意见、会议纪要或报告；④临床实践指南相关新闻、征订、摘要、指南解读。

（三）指南筛选与数据提取

对于可以导出文献题录的国内外数据库，如 PubMed、CNKI、WANFANG、VIP 和 CBM 等数据库，将题录导出至软件中，利用软件查重功能，快速去除重复文献，然后通过阅读文献标题排除明显不相关文献，最后下载全文，阅读全文后排除不符合纳入标准的文献。SUMsearch、TRIP Database 以及指南的主要相关网站的检索结果无法导出，需要对检出的结果通过阅读标题和摘要进行人工去重、筛选，下载符合纳入标准的文献，阅读全文后依据纳排标准再进行筛选。研究者团队制定指南一般资料提取表和主要推荐内容表，指南一般资料包含指南的标题、发布国家、机构、发布 / 更新时间、适用人群及证据分级及推荐强度工具，主要推荐内容表包含脑卒中患者吞咽困难筛选（时限、时机和工具）、评估、教育培训、口腔护理和饮食护理等主要推荐内容，上述过程均由两名研究者独立完成，交叉核对，如遇分歧，讨论解决或交由第三名研究者裁决。共纳入 5 个指南，其中英国 2 部，澳大利亚 1 部，新西兰 1 部，加拿大 1 部。指南制定机构均为较权威的医学团队或基金会等，发布或更新时间在 2010 ～ 2013 年间，基本特征见表 16-1。

表 16-1　纳入指南基本特征

发布国家	机构	发布时间	适用人群	证据等级
澳大利亚	National stroke foundation	2010	脑卒中康复期	NHMRC
新西兰	Stroke Foundation of New Zealand	2010	脑卒中康复期	NHMRC
加拿大	Canadian Stroke Best Practices and Standards Working Group	2013	脑卒中康复期	—
英国	Scottish Intercollegiate Guidelines Network	2010	脑卒中急性期及康复期	SIGN
英国	National Clinical Guideline Centre	2013	脑卒中康复期	GRADE

（四）指南评价

使用 AGREE Ⅱ对指南进行质量评价，AGREE Ⅱ有 6 个领域（范围和目的、参与人员、制定的严谨性、清晰性、应用性和编辑的独立性）、23 个条目，每个条目从非常不同意到非常同意，评分介于 1 ～ 7 之间。评价小组共 6 人，包括 3 名评价员、2 名脑病科专家和 1 名循证专家。由 3 名评价员对指南进行独立评价，均接受过 AGREE Ⅱ打分标准的系统培训，如有异议通过专家小组讨论解决。按照 AGREE Ⅱ手册相关内容计算各领域标准化百分比得分，各领域得分 =[（各领域的实际得分 – 可能的最低分）/（各领域可能的最

高得分 – 可能的最低分）] × 100%。得分越高，指南该领域质量越高。指南总体质量及各领域标化得分评价结果见表 16-2。

表 16-2　纳入指南的 AGREE Ⅱ 评价结果

纳入指南	各领域标化得分/%						≥60%领域数	≤30%领域数	指南总体质量
	范围和目的	参与人员	严谨性	清晰性	应用性	独立性			
澳大利亚	83.33	66.67	63.89	90.74	34.72	72.22	5	0	B
新西兰	87.04	59.23	59.03	79.63	62.50	97.22	4	0	B
加拿大	87.04	83.33	84.72	75.93	70.83	100.00	6	0	A
英国	96.30	94.14	85.42	94.44	88.89	100.00	6	0	A
英国	96.30	85.19	92.36	88.89	6.94	100.00	5	1	B

对指南中关于脑卒中后吞咽困难识别与管理的主要推荐内容进行提取，提取的条目为筛选、评估、教育培训、口腔护理和饮食护理，对提取的内容汇总，比较不同指南在推荐内容上的异同。并通过专家会议法对临床实践初始推荐条目集合中每个条目的可行性、适宜性、临床意义进行评估，并通过专家初步了解各推荐条目在临床中开展的情况，从而筛选并制定出适合在选定临床科室开展的条目，最终条目见表 16-3。

表 16-3　脑卒中患者吞咽困难识别与管理的循证护理实践研究

序号	最终推荐条目内容
1	所有吞咽困难患者在首次进食液体或食物之前，进行吞咽困难的筛查
2	饮水试验（water swallowing test，WST）应作为脑卒中患者误吸危险的筛选方法中的一部分
3	所有入院的脑卒中患者，若筛选出吞咽困难，应在入院24小时、72小时及1周时监测其吞咽功能，并做好护理记录
4	所有参与吞咽困难识别与管理的工作人员应接受专业培训，为护士设计的培训内容包括：①吞咽困难的危险因素；②吞咽困难的早期体征；③观察进食和饮水习惯；④饮水试验
5	护理人员、照看者和患者都应在喂养技术上接受培训，这些培训包括：①姿势和饮食；②食物的放置；③饮食环境；④口腔护理的实施；⑤如何处理窒息情况
6	吞咽困难患者吞咽功能评估之后给予食物改变和代偿性方法（包括姿势和手法）的建议

四、基线审查

此部分主要了解目前脑卒中后患者吞咽困难的识别与管理的临床实践现状与审查标准之间的差距，明确病区情况及可用资源，识别循证实践中可能存在的障碍，为下一步制定行动策略、保障最佳证据的实施提供依据。

（一）研究对象

选择某医院脑病科某病房为审查对象，包括全体护士、脑卒中患者、科室流程、规范、制度、设备资源等。护士应该具有注册护士资格，从事护理工作，自愿参加。脑卒中患者为 2015 年 10 月至 2015 年 12 月入院的患者，按照以下标准：①诊断标准：脑梗死诊断参照 2010 年中华医学会神经病学分会颁布的《2010 中国急性缺血性脑卒中诊治指南》，脑出血诊断标准参照中华医学会编著《临床诊疗指南·神经病学分册》的《出血性脑血管病治疗指南》。诊断要点：急性起病；局灶性神经功用缺损，多数为片面神经功用缺损；症状和体征继续 24 小时以上；脑 CT 或 MRI 显示确诊为脑出血或者缺血性脑卒中。②纳入标准：符合脑卒中的诊断标准；知情同意；性别不限，年龄 ≥ 18 岁。③排除标准：鼻饲患者；蛛网膜下腔出血患者；合并其他咽喉疾患；严重心、肺、肝、肾功能受损；合并感觉性失语、重度痴呆或其他精神障碍等不能配合的患者。

（二）资料收集方法及工具

①临床护士循证护理实践水平调查问卷；②护士的脑卒中患者吞咽困难识别与管理相关知识测验；③指南推荐条目的临床实践现状审查。

（三）数据录入与分析

对收集的资料统一编码，整理、量化后录入至 SPSS 20.0 统计分析软件进行统计与分析，检验水准 $\alpha=0.05$，两人核对。采用频数、百分数、均数、标准差对护士一般资料、审查结果等进行描述。

（四）质量控制

研究团队成员严格经过统一的培训，确保质性或量性资料收集的准确性及统一性，避免调查者偏倚，确保指定审查者身份及目的的隐秘。

（五）核心结果与讨论

1. 科室临床护理人员循证实践的知识、态度和实践行为情况 结果显示，科室护理人员循证实践知识、态度、行为问卷总均分为（4.08 ± 1.16）分，范围为 2.04 ～ 5.80 分。三个维度中得分最高的是态度维度；得分最低的是知识技能维度。各维度各护理人员的平均分差别很大，临床护理人员的循证实践知识、态度和实践行为水平参差不齐，在进行指南实施过程中，应该针对个体的不同情况，区别对待。

2. 科室临床护理人员循证实践影响因素情况 结果显示科室护士护理实践工作所用

知识来源排名前 5 的依次为 "多年的护理工作经验""当地相关政策法规或护理操作规程""经常使用的护理方法""多年来有效的工作方法" 和 "学习和培训"。障碍因素维度各条目均分按升序排名，在查找评价证据方面的最主要的障碍因素依次为 "缺乏足够时间查找相关研究""不清楚如何查找合适的研究" 和 "很难查找研究报告"，在应用证据方面的最大障碍因素是 "没有足够时间去实施"，其次是 "缺乏循证实践所需资源（仪器设备等）"。最大的促进因素是 "护理领导支持"。知识技能维度得分普遍较低，尤其在 "检索证据""评价指南、准则" 和 "运用指南等信息" 的能力方面最为不足。

3. 护士的脑卒中患者吞咽困难识别与管理相关知识测验得分情况　测验结果显示，2 名（20%）护士成绩不及格，3 名最高成绩为 77.5 分，最低为 50 分，可见科室护士的脑卒中患者吞咽困难识别与管理相关知识欠缺，亟待提高。

4. 指南推荐条目的临床审查结果　通过观察法、访谈法以及查看相关文件、记录等多种方法对科室目前的实践现状进行了全面的评估。脑卒中患者吞咽困难识别与管理相关指南中的推荐在科室的执行情况并不乐观，大部分审查标准的执行率为 0%，个别条目也只是部分执行（执行率≤25%）。目前科室缺乏相应标准化流程、工具、护理记录表、醒目标识、相关教育培训，护士脑卒中患者吞咽困难识别与管理知识和技能缺乏。

通过问卷调查法充分了解了目前科室护士的循证实践知识、态度、实践行为水平和影响循证实践的相关因素，并结合观察法、访谈法和查看相应护理文件等多种方法调查分析了指南推荐条目在临床的实践现状，明确了指南在临床实施潜在的障碍因素及促进因素，下一步研究中应综合考虑分析指南在临床实施潜在的障碍因素及促进因素，并结合临床实践现状，针对存在的障碍因素及促进因素构建相应的循证实践行动方案。

五、构建方案

通过前期的研究，了解了科室在脑卒中患者吞咽困难识别与管理方面的实践现状，明确了指南在临床实施的促进因素及障碍因素，研究者针对各项障碍因素，结合科室的临床情境，制定出相应的行动解决策略，并经研究小组讨论最终确定，科室主要障碍因素及相应行动解决策略，见表 16-4。在确定了相应行动解决策略之后，研究者结合科室现有情况，查阅并参考科室现有文件以及指南中相关内容，形成《脑卒中患者吞咽困难识别与管理知识手册》和《脑卒中患者吞咽困难之健康教育手册》，手册内容包括脑卒中后吞咽困难概述、早期识别与管理相关知识、脑卒中（中风）患者办理住院流程、识别与管理流程、口腔护理流程、吞咽困难筛选及护理记录表、吞咽困难标识、吞咽困难筛选工具（洼田饮水试验）等。之后召开专家论证会，参会专家对方案的科学性、可行性、适应性以及在临床中实施可能存在的障碍因素及促进因素进行客观评价意见。

下
篇

277

表16-4 科室指南实施主要障碍因素及行动策略

序号	基线审查障碍因素	行动策略
1	护士工作量大，人力资源不足，没有时间实施	增派护士或实习生，以帮助完成循证实践变革期，优化护理流程以节省时间
2	科室缺乏脑卒中患者吞咽困难识别与管理流程与规范	结合科室原有流程形成脑卒中患者吞咽困难识别与管理标准化流程及规范，完成流程再造，使新流程融入原有工作流程
3	科室缺乏吞咽困难筛查的有效工具	查阅文献，选择印发有效的筛选及评估工具
4	科室缺乏促进变革措施在临床实施的"提醒者"（reminder）：吞咽困难筛选及护理记录表、吞咽困难床尾标识	查阅文献，考虑科室情况设计记录表，并自行设计吞咽困难床尾标识，制作并印发记录表和床尾标识
5	护士循证实践知识、态度和实践行为水平偏低	循证实践宣讲会；领导支持并动员
6	护士脑卒中吞咽困难识别与管理知识缺乏	形成护士知识手册；针对护士进行相关教育培训
7	患者及照护者知识缺乏，缺乏健康教育手册	查阅文献资料，采用图文并茂的形式编写健康教育手册
8	循证变革进行科室相关改造的资金：如床尾标识、流程图、护士知识手册、健康教育手册打印制作费、耗材费等	课题经费

六、试点应用及评价

通过方案在病房的临床试点应用，描述将指南中的最佳证据逐步引入试点病房的过程，营造良好的循证实践文化氛围，规范临床护理操作，评价其应用效果。采用类实验性研究，选择北京某三级甲等中医医院脑病科某病房作为研究场所。在方案实施前后进行资料收集，统计分析并评价实施效果。结果显示：循证护理实践项目①提高了患者的生活质量；②提高了患者吞咽困难识别与管理相关的满意度；③可能降低患者住院时间；④提高了护士吞咽困难识别与管理相关的满意度；⑤护士吞咽困难识别与管理相关的知识水平的改变；⑥对护士吞咽困难识别与管理行为及实践产生正向作用；⑦对系统及组织层面有积极影响（系统及组织层面涉及政策导向、医院硬件、相关的资源获取、相关流程的制定与改善、住院时间等方面）。

第二节 脑卒中吞咽困难识别与管理循证实践方案的持续质量改进研究

作为一个组织变革的过程，循证实践并非线性发展过程，而是质量持续改进过程。本小节将聚焦证据的持续性应用，介绍脑卒中吞咽困难识别与管理循证实践方案的持续质量改进。

一、现况调查

（一）循证实践项目持续现状调查

采用观察法、访谈法和知识测验对前期纳入循证实践方案的 12 条审查指标进行审查，了解各审查指标在项目实施一年后的执行率，并和前期循证实践项目实施前后审查指标的执行率情况进行对比分析。结果显示：各审查指标执行率对比情况见彩图 16-1。由此图可以看出，除了与项目相关的表格材料执行率与前期项目实施后保持一致为 100% 外，其他的审查指标均有了明显下降，有的审查指标甚至降到了循证实践项目开展前的无执行状态。

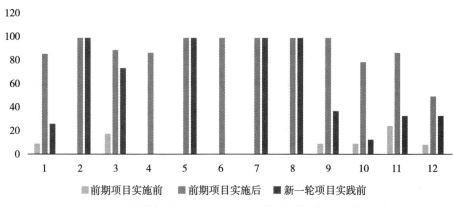

图 16-1　循证实践项目各审查指标不同阶段的执行率对比图

通过对循证实践项目实施一年后 12 条审查指标执行情况的调查发现，多项审查指标执行率较差。本项目作为医院和学院合作的第一个循证实践项目，开展前期得到了来自领导层面的大力支持，实践团队也因为循证理念的引入，对项目开展保持较大的兴趣。但该项目对于科室来说是一个从无到有的过程，实践前期增加了护士的工作量，改变了护士的工作模式，短期内护士对新模式的适应性往往较差，当失去外界力量的推动，实践团队常倾向于回归原有的工作模式，导致项目的持续性较差。

（二）循证实践项目持续性的影响因素调查

采用定性和定量相结合的研究方法，探讨促进和阻碍脑卒中吞咽困难识别与管理循证实践项目持续的影响因素，为制定相应的行动策略，推动项目持续提供依据。

1. 定性方法　采用目的抽样法，于 2017 年 4 ~ 5 月对北京市某三级甲等中医院脑病科实施循证实践项目的利益相关者进行访谈，访谈人数的确定以资料重复出现，没有新主题呈现为标准，最终纳入9名利益相关者。以面对面、半结构式、个体化深度访谈作为获取资料的主要途径，访谈场所为护士休息室、会议室、治疗室等私密不受干扰的独立空间。访谈提纲参考英国国家健康服务中心（National Health Service，NHS）持续性模型，以该模型中的3个方面为基础，先鼓励受访者自述影响该项目持续的因素，而后从这3个方面分别进行进一步的挖掘。访谈前向研究对象详细说明研究的内容、目的、方法，以及现场笔录、录音的必要性，并承诺对所有访谈内容进行保密，取得受访者信任，并签署知情同意书。在正式访谈前进行一次预访谈，基于此来调整访谈形式和访谈内容。访谈提纲：①您觉得该循证实践项目的持续现状怎么样？②您觉得造成这种现状的原因是什么？（必要时补充提问：您觉得项目有打乱你们正常的工作吗？你们有接受相关的培训吗？……）③您觉得可以采取哪些策略来推动项目持续？以微信语音的形式进行后续访谈，对第1次的访谈信息进行补充、澄清或确认。每次访谈时间在10～30min。访谈结束后24h内对访谈资料进行转录。转录后的文字稿返给受访者核实以确保转录信息的准确性。

2. 问卷调查 采用NHS持续性模型评分工具。护士根据科室循证实践的现状在该评分工具上进行自我评价，在每个因素的4个等级中选出最贴近其临床现状的一项。定性和定量调查结果显示影响循证实践项目持续性的因素包括项目必要性、首优性、完整性、人力资源、培训与宣传、基础设施、护患配合度、医护配合度、科研与临床的配合度、新流程的适应性、质控系统的效果、除有益于患者外的其他益处、益处的可信度、员工参与并接受培训来维持变革、员工维持变革所采取的行动、上级领导的参与和支持、临床领导的参与支持、与组织的战略目标和文化相适应等。

3. 核心结果及讨论

（1）循证实践项目的临床价值是项目持续的前提：①项目开展应考虑其必要性和首优性，脑卒中吞咽困难识别与管理的循证实践项目能够明显降低患者肺炎的发生率，减少住院时间，提高患者的生活质量，其必要性是明确的。另外患者若因吞咽困难而导致误吸，则极有可能引起死亡的风险，而科室在项目开展前却缺乏相关的操作规程和指导规范来预防吞咽困难患者误吸，此项目解决了临床护理中的潜在风险，首优性也是明确的。②项目的完整性能够减少实践过程中的变异性，推进护理流程的规范化和科学化。针对脑卒中吞咽困难的识别和管理的项目，吞咽困难的筛查、评估、吞咽功能监测、健康教育和康复锻炼等具体的流程和操作规范都需要提供完整的指导方案，这样护士的实践才有始有终。③项目需要和科室原有的工作流程有良好的适应性。本项目中吞咽困难的筛查工作需要在患者入院24小时内进行，该操作可以和各项入院评估一起进行，没有对现有工作造成干扰或影响。且吞咽困难的筛查表和评估单简单易填，护士容易接受。

（2）组织应提供推动循证实践项目实施的支持性环境：①首先，人力资源和时间因素在实践过程中发挥重要作用，该项目前期由于增加了新的工作内容，护士需要开展吞咽困难筛查工作，进行更加全面的吞咽困难健康教育，填写新的护理记录表，护理记录单等，在原有的工作基础上增加额外的工作负担，新的工作负荷可能增加护士的负性情绪，阻碍项目的持续。②培训和宣传方面，项目开始前，护士并没有进行过吞咽困难识别与管理的实践，相关的理论知识和实践能力相对薄弱。通过定期的理论培训和知识考核，可以不断强化护士吞咽困难识别与管理的理论知识，提醒护士关注脑卒中患者吞咽困难的情况，理解项目的内涵和意义。③另外通过各种宣传途径，如健康教育手册、宣传单、宣传海报、床头标识等也对护士和患者起到提醒和教育的作用。这一结论与NHS 持续性模型以及 Mona 等人的研究结果一致。④基础设施建设是支撑实践项目持续所必需的。本项目针对该科室而言是一个从无到有的过程。需要使用洼田饮水试验的量杯，需要印制大量的宣传手册，健康教育手册，床尾标识卡等推动项目实施。另外访谈中护士也提到预防误吸的增稠剂、电视等多媒体、吞咽困难患者专用座椅等资源的缺乏某种程度上都阻碍了项目的高效进行。⑤质控体系还有待完善。在项目开展过程中，缺少内外部的监管和质控，可能导致项目实施质量参差不齐，引起护士懈怠，最终导致循证实践项目的实施效果不佳。

（3）强化合作意识，助力循证实践项目持续且高效：①重视护患沟通。患者是循证实践过程中重要的利益相关者和项目接受者，其对于项目的支持是项目成功的关键。所以项目开展过程中应强化以患者为中心的理念，以患者的需求为导向，重视患者的价值观和意愿，如用患者熟知的语言解释吞咽困难管理的重要性及其危害，询问患者针对吞咽困难希望得到哪方面的健康教育等。②重视项目开展过程中跨专业团队的合作。脑卒中吞咽困难的识别和管理需要多学科的配合，需要医生、护士、康复师和营养师之间的衔接。③强化促进因素，制定行动策略克服阻碍因素。继续发挥领导者在项目持续过程中的积极推动作用，在护理部的各种大小会议上强调循证护理的理念以及该项目的重要临床价值，引起实践团队的重视；进一步优化表格和流程，力图和现有的护理方案和流程融合，方便护士。尽量改善人力资源匮乏的问题，帮助渡过变革过渡期；完善方案内容，使其更具有完整性和系统性；开展系统全面的吞咽困难识别与管理的理论和实践培训以及循证护理相关知识的培训；尽可能地完善相关的基础设施等。

二、制定方案

（一）指南的更新检索

由于前期的循证实践方案中使用的 6 条推荐意见均来源于 2010 年 SIGN 开发的脑卒中吞咽困难识别与管理的指南，随着研究证据的不断涌现，其推荐意见可能存在滞后的情况，为保证实践项目基于现有最佳证据，首先通过文献研究法对证据进行更新。检索策略、纳排标准同前。共纳入 6 部指南，纳入指南的基本特征、主要推荐内容汇总及其与前期应用指南的对比见表 16-5。

表 16-5　纳入指南的基本特征、主要推荐内容汇总及其与前期应用指南的对比

发布国家	发布机构	发布时间	适用人群	证据级别和推荐强度分级系统	吞咽困难筛查	吞咽困难管理（护士权责范围）
加拿大	RNAO	2011	成人卒中患者	RNAO	时间：入院24h内 工具：GUSS/SSA/TOR-BSST	/
德国	德国临床营养学会，神经内科学会和老年学会	2013	脑卒中后吞咽障碍患者	AHCPR	时间：入院数小时内 工具：WST/GUSS/SPT	①转介：无法完成吞咽筛查转介进行全面吞咽评估；②吞咽困难的分级管理；③营养风险筛查：入院后24h内，NRS 2002
加拿大	心脏和卒中基金会	2016	脑卒中康复期患者	ACCP	时间：意识清楚并要经口进食前 工具：/	①转介：筛查出异常结果转介；②康复锻炼；③营养风险筛查：入院48h内
美国	美国心脏协会和卒中协会	2016	脑卒中康复期患者	AHA	时间：尽早； 工具：/	①制定口腔护理方案；②行为干预；③针灸治疗；④康复锻炼
澳大利亚	卒中基金会	2017	成人脑卒中患者	GRADE	时间：入院24h内，经口进食前； 工具：口咽部临床吞咽检查/床旁误吸测试/GUSS/TOR-BSST	行为干预（吞咽锻炼、饮食环境调整、安全吞咽的建议，食物性状的改变）
中国	中华医学会神经病学分会	2017	早期康复患者	AAN	时间：/ 工具：WST	①吞咽功能的康复锻炼；②行为干预（改变食物性状、代偿性进食方法）；③营养风险筛查：入院48h内
英国	SIGN	2010	脑卒中急性期和康复期患者	SIGN	时间：/ 工具：WST	①监测吞咽功能；②对护士进行培训；③护理人员和照护者的喂养技术培训（姿势和饮食，食物的放置，饮食环境，口腔护理，处理窒息）；④食物性状、代偿性进食方法等宣教

备注：RNAO: Registered Nurses' Association of Ontario（加拿大安大略省注册护士协会）；GUSS: Gugging Swallowing Screen（Gugging吞咽功能评估表）；SSA: Standardized Swallowing Assessment（标准吞咽功能评估）；TOR-BSST: Toronto Bedside Swallowing Screening Test（多伦多床旁吞咽筛查试验）；AHCPR: Agency for Health Care Policy and Research（美国卫生政策与研究管理局）；WST: Water Swallowing Test（饮水试验）；SPT: Swallowing Provocation Test（吞咽激惹试验）；ACCP: American College of Chest Physicians（美国胸科医师学会）；AHA: American Heart Association（美国心脏病协会）；GRADE:The Grading of Recommendations Assessment，Development and Evaluation（证据推荐分级的评估、制定与评价系统）；AAN: American Academy of Neurology（美国神经病学学会）。

（二）临床实践的推荐条目的更新

对各指南中的推荐意见进行更新提取，与前期循证实践方案中使用的推荐意见进行对比分析。对于一致或者相似的推荐意见，保留原推荐意见不变；对于不一致的推荐意见和前期无推荐后期拟补充的推荐意见，结合专家意见对该推荐意见的可行性、适应性和临床意义进行评估，进而确定是否在临床推行。通过此步骤确定最终临床实践的推荐条目。更新结果如下：

1. 吞咽困难的筛查时间　筛查时间方面，前期循证实践方案中，强调在患者首次进食前进行吞咽筛查，对于筛查时间没有明确的规定。而本次的文献研究发现，有 2 部指南均明确要求在患者入院 24h 内，1 部指南要求入院数小时内进行筛查，强调了入院早期筛查的重要性。结合专家讨论结果，明确筛查时间能够细化工作，帮助护士明确职责分工，而且患者入院后首次进食都会在 24h 内进行，没有对原推荐意见做大幅度调整。故将筛查时间明确为"所有脑卒中患者在首次进食前需进行吞咽筛查，此筛查需在患者入院 24h 内完成。"

2. 吞咽困难的筛查工具　筛查工具方面，各指南中推荐的吞咽困难的筛查方法多种多样，包括 Gugging 吞咽功能评估表（Gugging swallowing screen，GUSS），饮水试验等。事实上饮水试验又可以细分至少 7 种不同的方法，其中标准吞咽功能评估量表（standardized swallowing assessment，SSA）（灵敏度 77.8%，特异度 68.1%）属于其中的一种。前期的实践项目中指南推荐了饮水试验进行筛查，并通过专家论证会确定使用洼田饮水试验（灵敏度 97.5%，特异度为 20%）。临床实践过程较为顺利，然而也存在一些问题。由于洼田饮水试验较低的特异度，实践过程中的误诊率较高。此外，由于该试验单纯依靠饮水有无呛咳、饮水次数和时间作为评价指标，对于安静误吸的患者会存在较多漏诊的情况，导致一些存在吞咽困难的患者可能未被筛查出来。所以针对证据层面吞咽困难筛查工具是否保留或更新的问题，研究团队再一次进行了证据分析和临床调研。经检索发现，国际权威的循证护理研究中心给出明确推荐：使用灵敏度和特异度均较高的吞咽困难筛查工具如 SSA 进行吞咽困难筛查（A 级证据）。紧接着研究团队对中国康复医学中心北京博爱医院进行临床调研，该医院作为国内权威的以康复为特色的三级甲等综合医院，在吞咽障碍的筛查、管理和康复方面处于国内较领先水平。通过对神经康复科的调研发现，该医院吞咽困难筛查由过去的洼田饮水试验也调整成 SSA，也是考虑到洼田饮水试验的高误诊率和漏诊的情况，而 SSA 简便易行同时敏感度高。目前该医院已经将吞咽困难的 SSA 筛查纳入脑卒中患者入院筛查项目中，且明确要求在患者入院 12 小时内进行，该筛查已经在该医院广泛使用，患者的误吸风险大大降低。此外复旦大学附属华山医院也已经开展了基于 SSA 的吞咽困难筛查和管理的循证实践项目，该项目基于 JBI 的证据，证实了该方法安全有效。综合文献和临床调研结果，与洼田饮水实验相比，SSA 简便易行，

下篇

准确度高，有来自指南和 JBI 的证据支持，有循证实践项目和临床调研结果证明其安全性和有效性，最终考虑将筛查工具由洼田饮水试验调整为 SSA。

3. 吞咽困难的治疗 推荐吞咽困难患者行针灸治疗。文献研究发现有 1 部指南明确推荐了针灸疗法，1 部指南中也描述了针灸对于改善患者吞咽功能的积极作用。而该项目的试点医院为一所三级甲等中医医院，针灸治疗是该医院的特色疗法，在针对吞咽困难患者的针灸治疗方面已经有了尝试，而且有较明显的临床疗效。基于此考虑将"推荐患者行针灸治疗"融入对患者的健康教育中。

4. 吞咽困难的营养风险筛查 吞咽困难患者常常合并营养不良，有 3 部指南均明确表明需要对脑卒中患者在 24h 或 48h 内进行营养风险的筛查，其中 1 部明确推荐了 NRS 2002 作为筛查工具，它是欧洲肠外肠内营养学会推荐，帮助医护人员判断患者是否需要营养支持的简便工具，适用于住院患者。也是目前较常用的营养风险筛查方法之一。进行临床试用后发现简便易行，可以在数分钟内完成。基于此推荐"患者在入院后 24h 内进行营养筛查，对存在营养不良或进食困难的患者应遵医嘱给予营养支持"。

5. 吞咽困难的分级管理 此外，1 部指南中指出对于吞咽困难患者需要实施分级管理方案。专家论证过程中护士也指出前期实践项目的完整性较缺乏，大部分重心放在了吞咽困难的筛查以及对护士的教育培训方面，这就导致护士在进行完吞咽困难筛查后不知道后续的步骤。"我觉得你们最好接下来能根据这个（筛查结果）制定一些很规范的护理或者治疗呀"，"其实我觉得能把它做成一系列的就更好了"。基于此考虑制定基于 SSA 筛查结果的吞咽困难分级管理方案。

（三）项目持续性应用计划书的初拟、修订与完善

项目持续性应用行动计划书共有两部分构成，分别为更新的循证实践方案和推进项目持续的行动策略。针对新的推荐条目，基于指南的相关内容并结合科室实际情况，由研究者和科室护士长以及护理部共同制定或改进原有方案中的表格、流程图、护理记录单、护士的知识手册、患者的健康教育手册等。并将这些材料整理成册，形成更新版的循证实践方案。结合前期实践项目持续性影响因素的分析结果，以 NHS 持续性模型为理论框架分别从过程、员工和组织 3 个维度共 10 个因素制定推进项目持续的行动策略。此步骤由研究者、项目实践科室的 1 名护士和护士长、护理部领导共同制定。邀请跨专业团队包括护理部主任 1 名，脑病科护士长 4 名，神经康复科护士长 1 名，康复科技师 1 名，神经康复科医生 1 名，神经病学博士 1 名共计 9 人，从方案的科学性、可行性等方面对实践方案进行论证。由项目负责人对项目的整体规划以及专家论证会的要点予以说明，鼓励专家从不同角度不同方面对方案内容发表意见。总结专家提出的意见和建议，修订和完善实践方案，形成终稿。包括：SSA 吞咽困难筛查相关表格文件、NRS 2002 营养风险筛查表、吞咽困难分级管理策略、修订旧版护士的知识手册和患者的健康教育手

册、制定吞咽困难的宣传海报和健康教育宣传单、改进床尾标识、推进项目持续的行动策略，见表16-6。

表 16-6　基于 NHS 持续性模型制定的项目持续性应用的行动策略

维度	因素	行动策略
过程层面	过程管理	①组建循证质控团队，进行循证专项质控；②研究者全程参与，进行过程管理和质量把控
	新流程的适应性	①将吞咽困难的筛查融入患者的入院护理评估中，作为入院评估的一项内容；②将吞咽困难的健康教育和吞咽功能评估结合，吞咽功能的评估也是对患者的健康教育；③将SSA吞咽困难筛查表格、NRS 2002营养风险筛查表、吞咽功能评估表以及吞咽功能临床评估标准等多个表格融入一张A3纸张中，便于记录和数据对比分析；④后期医院信息系统更新，考虑将筛查表格融入电子信息系统
	益处的可信度	/（前期持续性影响因素调研中，护士均认为其益处是明确的）
	有益于患者外的其他益处	/（前期持续性影响因素调研中，护士均了解项目的益处）
员工层面	员工接受培训并积极参与	①系统全面的教育培训；②严禁规范的操作考核
	员工维持变革所采取的行动	/
	上级领导的支持及临床领导的支持	①护理部主任，项目实践科室护士长在各种护理部会议、科室会议、交班时间强调循证理念及该实践项目的重要意义；②护理部提供教学资源和资金，邀请外院神经康复科专家和循证护理专家进行专题讲座；③将该项目作为汇报项目和国际知名的循证护理研究中心、RNAO进行展示和分享
组织层面	与组织战略目标文化相适应	/（前期持续性影响因素调研中，整个领导层面均非常重视循证实践，而且已经采取措施推动循证护理事业的发展）
	基础设施	①购置了吞咽困难的筛查工具，如长柄勺；②印制了充足的SSA吞咽困难筛查表、吞咽功能评估表、营养风险筛查表、海报、宣传单、护士的知识手册和患者的教育手册等

三、实施方案

基于前期研究基础，实施脑卒中吞咽困难识别与管理循证实践项目持续性应用行动计划书，切实促进项目持续高效的进行。

（一）组建团队并召开项目启动会

持续质量改进团队由实施团队、研究团队、质控团队、外部专家团队组成，共计14

下篇

名成员。全员参与项目启动会，由研究者本人简要介绍本课题的内容及临床实践的相关要点，试点医院护理部主任以及循证护理专家强调该研究的必要性和重要意义，对临床护士对于该实践项目的疑问进行答疑。

（二）实施前准备

实施前期准备主要包括：①相关人员的教育培训；②试点科室的操作和理论考核；③购置循证实践所需器材并打印纸制材料；④试点病房临床实践启动会。

（三）临床实践

根据行动策略进行新一轮的脑卒中吞咽困难识别与管理的循证实践。

（四）循证专项质控

组建了包括护理部主任、负责质控的总护士长、内外科护士长等人在内的循证专项质控团队。研究者与质控团队成员共同制定了《脑卒中吞咽困难识别与管理专项质控管理办法》。

（五）质量控制

强化教育培训，保证护士知识水平和实践能力的提高，患者健康教育质量的提升，促进护士循证护理理念的深化以推动实践项目的持续；严格的实践操作和理论考核，统一考核标准和计分要点，考核结束后和考生说明考核过程中存在的问题；在项目实施过程中研究者定期与护士进行交流，及时发现问题并答疑解惑；医院护理质控团队的加入，将本项目的专项质控融入护理部的一级和二级质控内容中，从文件书写，知识测评，现场考核和教育培训等方面对项目的实施进行质控。

四、效果评价

项目开展前后患者的 SSA 筛查得分、知识测验得分、生活质量得分有了改善，住院满意度提高，但患者的住院时间和营养状况差异无统计学意义。护士的知识水平和循证护理能力明显提高。组织层面循证实践项目中的表格、手册、宣传单等得到充分使用并建立了纸质版和电子版脑卒中吞咽困难数据库将资料留存。循证实践项目的持续性较前期明显提高见文末彩图 16-2。项目提高了科室层面的批判性思维、证据意识和科研合作意识；促进了周边科室对循证实践成果和循证理念的引入；组织层面也开始营造循证氛围、加大投入、促进合作并推广循证实践成果，对于医院层面"专科化—专科护士—专项质控"一体化提供了思考。

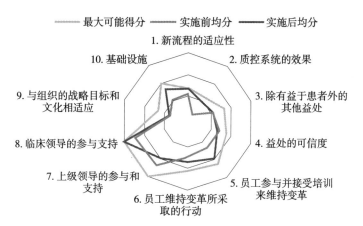

图 16-2 项目实施前后 NHS 各因素平均得分与因素最大可能得分图

第三节 脑卒中吞咽困难识别与管理循证实践方案社区医院的推广研究

脑卒中吞咽困难识别与管理循证实践方案的应用在医院环境中取得较好效果。然而，在脑卒中恢复期患者中，多数患者有不同程度的吞咽困难，而众多脑卒中患者非计划再入院原因为脑卒中急性起病，意味着存在大多数不同程度吞咽困难而未导致急性起病入院的居家或社区幸存脑卒中患者，需要吞咽困难相关护理指导。此外，国内相关老年医疗护理机构（包括：现有老年医院、社区卫生服务中心等）已将吞咽困难评估和护理纳入脑卒中护理质量评价体系。因此，对于社区脑卒中患者进行吞咽困难识别与管理已成为当下必然的趋势。方案的开展和受众人群不应局限于特定的环境中，而应该在多个背景下转化为有益于更多患者的成果，向社区医院推广脑卒中吞咽困难识别与管理循证实践方案具有重要的现实意义。因此，本小节将关注基于证据的干预措施在新的环境和人群中如何进行推广研究。

一、证据审查

为确保证据的适用范围，由两名研究者分别追溯前期方案中纳入证据的原始指南内容及适用范围，对前期方案证据进行审查，剔除仅适用于医院急性期患者的证据，如有分歧则寻求第三方商讨解决。经审查，在前期循证实践方案构建及持续性应用研究中，共纳入的 10 部指南均适用于社区脑卒中康复期患者及照顾者。因此，未剔除前期研究中的任何证据。

下
篇

二、证据更新

补充和更新适用于社区医院脑卒中患者吞咽困难的最佳证据。

（一）证据检索

检索策略、纳排标准同前。共纳入 3 部指南，2 部证据总结，1 部专家共识。

（二）证据评价

指南运用 AGREE Ⅱ、证据总结采用 CASE worksheet、专家共识采用 JBI 对专家意见和专业共识类文章的质量评价工具作为质量评价工具。由 3 名评价员对证据进行独立评价，评价员均接受过质量评价方法学系统培训，评价之后进行整理，如最终某条评价结果存在较大差异，通过评价小组讨论决定。纳入证据的基本特征、主要推荐内容和质量评价见表 16-7。

（三）更新实践的推荐条目

采用文献研究法对推荐意见进行提取，并通过专家会议确定最终条目，此部分纳入的专家主要为项目利益相关者。专家纳入标准：具有注册护士资格且社区医院工作 2 年以上的护士；具有执业医师资格且在社区医院工作 2 年以上的临床医师；具有治疗师资格且在社区医院工作 2 年以上的康复作业治疗师或物理治疗师。共纳入 7 名专家，其中护士 4 名，医生 1 名，治疗师 2 名；研究生学历 1 名，本科 4 名，大专学历 2 名。按照脑卒中吞咽困难的筛查和管理两个方面进行归类，并对比审查后前期方案中的推荐意见。对于一致或相似者，保留原证据不变；对于不一致和前期无推荐后期拟补充的证据，通过专家会议对证据的可行性、适宜性和临床意义进行评估以确定是否推行，通过上述步骤确定最终的证据。

1. 吞咽困难的筛查

（1）筛查时间：前期使用的方案中，强调"所有脑卒中患者在首次进食前需进行吞咽困难筛查，此筛查需在入院 24h 内完成"。在本次文献研究发现，有 1 部指南强调脑卒中患者由医院过渡到社区时，需重新筛查患者各项功能，包括吞咽困难，但该证据对于时间没有进行明确要求。结合社区专家讨论结果，一般由上级医院转诊到社区的过渡期患者也是几个小时内完成各项护理评估，明确时间不会增加过多额外的工作负担，但专家建议将"入院"一词换一种说话，因此，没有对推荐意见做大幅度调整。证据调整为："所有脑卒中患者在转诊后 24h 内，首次进食前需重新进行吞咽困难筛查"。

（2）筛查工具：前期实践项目中指南推荐了饮水试验进行筛查。随后持续性应用中将吞咽困难筛查工具更改为具有高灵敏度和特异度的标准吞咽功能评定量表（SSA）（灵敏

表16-7　纳入证据的基本特征、主要推荐内容和质量评价

发布国家	发布机构	证据类型	发布时间	适用人群	证据级别	吞咽困难筛查与管理（护士权责范围）	质量评价
加拿大	心脏和卒中基金会	指南	2015	脑卒中康复期患者	ACCP	①鼓励患者尽可能自己进食；②营养筛查：社区定期进行营养状况筛查；③转介；营养筛查结果异常转介	AGREE II 总体平均分：5.67
加拿大	心脏和卒中基金会	指南	2016	脑卒中过渡期患者	ACCP	①吞咽困难筛查：过渡到新的机构时应重新筛查；②增加远程脑卒中康复模式；③个性化的教育，涵盖康复和护理各个方面；④干预应以患者为中心，根据患者价值观和需求进行调整	AGREE II 总体平均分：6.67
加拿大	心脏和卒中基金会	指南	2017	脑卒中卫生保健人员	ACCP	①应用远程康复技术为患者提供评估和治疗；②患者需要经常监测的情况下，考虑使用基于Web的应用程序进行	AGREE II 总体平均分：5.67
澳大利亚	JBI	证据总结	2018	脑卒中吞咽困难患者	JBI	推荐WST用于脑卒中后吞咽困难的筛查（B级推荐）	CASE 十项评分均为：是
中国	中国老年医学学会营养与食品安全分会	专家共识	2018	老年吞咽困难患者	—	①通过监测出入量等方法评价老年患者的饮水情况；②患者可利用DHI自查各吞咽功能状况；③根据吞咽功能分级、指导家庭营养管理的尽早介入；④重视对医务人员、陪护、陪护、家属和患者常规进行营养教育	JBI六项评价项目均为：是
中国	中医药大学循证护理研究中心	证据总结	2019	脑卒中患者	基于证据体的中医药临床证据分级	①可给与穴位按摩护理促进喉部神经重建，改善吞咽困难症状（Ia）；②针穴贴压：可给与耳穴贴压改善吞咽困难症状（Ib）	JBI六个评价项目均为：是

备注：JBI: Joanna Briggs Institute（澳大利亚JBI循证卫生保健中心）；AACP: American College of Chest Physicians（美国胸科医师学会）；DHI: Dysphagia handicap index（吞障指数）；MUST: malnutrition universal screening tool（营养不良通用筛查工具）；WST: Water Swallow Test（洼田饮水试验）。

度 77.8%，特异度 68.1%）。但社区护士普遍反映 SSA 操作程序烦琐，对护士专业知识要求较高，而该社区以预防、康复、自我管理为主要目标，更关注有限的人力资源下，采用简单有效的方式，惠及社区众多患者。对现有的筛查工具进行对比分析，包括 SSA、GUSS、口咽部临床吞咽检查、TOR-BSST、WST、V-VST，并通过多家医院调研发现，SSA 较多应用于专业康复机构，如中国康复医学中心北京博爱医院，但洼田饮水试验仍然是目前应用最多且较为简单有效的方法，具有较高灵敏度（灵敏度 97.5%），且 1 部证据总结推荐 WST 作为卒中吞咽困难筛查方法。因此，将筛查工具变更为：WST。但 WST 由护士操作，专家会议时表示，其实也应该提供工具让家属或患者能够自己进行疾病判断，促进家庭和自我管理。结合专家意见及文献研究，有专家共识推荐选用吞障指数（dysphagia handicap index，DHI）作为自我筛查工具。综上，筛查工具最终调适为："针对社区脑卒中患者，护士可采用 WST，患者可采用 DHI 作为吞咽困难筛查工具。

2. 吞咽困难的管理

（1）喂养方式：更新后的证据显示，应允许患者在可能的情况下自己进食。而在前期方案中仅强调喂养人员应接受培训，并未关注患者自理能力。专家认为该条证据非常重要，符合我国现代优质护理服务理念，对于患者自我管理和自理能力的提升有一定的益处，因此建议纳入患者宣教中。此外，也将监测出入量纳入患者健康教育中。

（2）吞咽困难营养风险管理：吞咽困难患者常合并营养不良，尤其是在长期康复过程中，营养管理尤为重要。前期项目推荐 NRS 2002 作为筛查工具，但该工具适用于住院患者。1 部指南明确表示社区定期进行营养状况筛查，1 部专家共识推荐使用营养不良通用筛查工具（malnutrition universal screening tool，MUST）进行营养筛查，该工具于 2003 年由英国肠外肠内营养学会开发，一般 3 ~ 5min 即可完成，容易掌握。主要应用于社区，适合不同专业人员如医生、护士、营养师、学生及社会工作者使用，不同专业人员使用一致性较高。对于筛查时间，专家根据社区具体工作流程和强度建议一个月（月初）进行一次风险筛查即可。此外，证据也提示需要根据吞咽功能分级，以指导家庭营养管理的尽早介入，家庭营养管理也是社区等养老机构关注的重点。综上，最终营养风险管理调适为："采用 MUST 于每月初进行营养风险筛查，并根据 WST 分级给予营养指导"。

（3）吞咽困难中医治疗：前期方案中仅将"推荐患者行针灸治疗"融入患者的健康教育中，中医护理未涉及。更新证据：①护士可给与穴位按摩护理促进喉部神经重建，改善吞咽困难症状（证据级别为 I a）；②护士可给与耳穴贴压促进神经重建护理改善吞咽困难症状（证据级别为 I b）。而此次调适的社区医院以中医康复护理为优势项目，承担该区域的养老工作，并与国内多家中医院合作密切，现有人力设备均可较好实现。专家在会议时也一致肯定中医护理技术在慢性病管理、康复促进等方面的作用，表示穴位按摩和耳穴贴压较为简单易行，经济实用，可以开展。

（4）远程卒中管理：前期研究中，护士与患者多为面对面口头交流，健康教育形式也较为单一。最新远程脑卒中指南强调远程康复的概念，尤其有利于社区脑卒中患者，偏瘫导致长期卧床行动不便以及偏远地区的脑卒中患者。专家讨论过程中表示，其实完全可以利用现有的公众号、电话、微信或 QQ 视频等进行远程康复评估和干预等。同时前期研究健康宣教材料仅限于文字版，也可以发挥远程脑卒中康复概念优势，将最佳证据转化为视频、动画、推文等一系列形式，增加交互性、娱乐性、趣味性和多样性，使其更契合社区患者特点。

（四）调适循证实践方案

针对更新和完善后的证据，基于社区实际情况，由该社区护理部护士 1 名、社区护士长 1 名、社区护士 2 名、医生 1 名、康复治疗师 1 名、患者 2 名与研究者共同讨论制定《社区脑卒中吞咽困难识别与管理循证实践调适方案》。主要内容包括：基于 WST 制作社区吞咽困难筛查表格，并备注该筛查应在转诊后 24 小时内完成；修订基于 WST 的社区吞咽困难分级管理流程及其辅助材料，如吞咽级别标示卡、宣传单；基于 DHI 制作吞障指数评估表；制作 MUST 通用营养风险筛查表；制定基于 WST 的分级营养管理流程；制作脑卒中吞咽困难项目相关最佳证据推文 10 篇（主要包括：吞咽困难概述、筛查、康复锻炼、饮食管理、营养管理、中医护理技术、口腔管理、心理护理、用药管理、预防哽塞和窒息），系列慕课（包括专业版和患者版）、MG 动画（Motion Graphics）等；修订和更新脑卒中吞咽困难识别与管理患者健康教育手册、护士最佳知识手册，如增加中医护理技术、患者自我筛查，营养管理等内容；增加专业版和患者版慕课链接二维码于手册对应章节中。干预方式除口头教育、发放健康宣教材料外，辅助微信远程康复模式：推送相关文章、播放视频、在线答疑、营养指导等。

随着循证实践、知识转化与实施科学的发展，基于证据的干预措施受到重视。当将循证干预置于新的环境中时，原始的循证实践干预可能与相关人群、执行机构或社区的特征不匹配，然而一项循证实践在某一环境中能够实施，事实上在另一个新的环境中却未必能成功开展。例如前期研究中营养风险筛查工具为 NRS 2002，但此工具适用于住院患者，与社区人群不匹配，因此跨文化调适后选用 MUST。此外，实际工作中各机构可能因为缺乏资源、资金或专业知识，无法按照最初设想实施，研究者和实践者往往有意或无意地进行证据调整，以便更好地适应新的受众或环境。

（郝玉芳　张小艳　郭海玲）

下篇

·第十七章·

基于证据的中风中医护理方案的优化研究

世界卫生组织调查结果显示，我国中风（即脑卒中）发病率居世界首位，其中缺血性中风（ischemic stroke，IS）（又称脑梗死期）占85%，在国内中风已经成为人口死亡和致残的第一位原因。随着中医护理技术的推广，当前中风作为中医优势病种，中医护理的特色及效果正逐渐被肯定。目前，在全国范围的中医医院中对脑卒中患者的中医护理普遍遵循《中风（脑梗死期）急性期与恢复期中医护理方案》（以下简称方案）。大量文献研究显示，方案的推广应用确实取得了初步的成功，然而方案的制定方法是非正式的专家共识法，由于该方法缺乏规范的制定程序，没有相关证据的支持，使得方案中存在的潜在偏倚较多。且由于其制定方法的局限性，随着对中医护理方案的推广和应用的深入，亦暴露出一定的问题。本团队曾在PARIHS框架的指导下，就框架中的三个要素对方案的科研证据支持情况和临床应用情况进行了一系列分析。

基于此，本研究计划通过整合中风中医护理方案的科研证据支持，同时结合专家共识法对方案的证据支持方面进行优化，并给出推荐意见。同时探索并提出适用于中医护理人群的基于专家共识的推荐建议级别制定方法，完善符合中医护理特点的基于证据的中医护理临床实践指南编制技术方法学。

第一节 《中风急性期与恢复期中医护理方案》
与科研证据之间差异的分析

《中风急性期与恢复期中医护理方案》中列举的常见症状与中医护理技术是方案临床应用的核心内容，本部分研究目的是系统收集中风急性期与恢复期的现有科研证据，并对比分析方案内容与现有科研证据之间的差异。首先通过对与方案相关的中风（脑梗死）中医护理相关文献的全面检索与分析，探讨方案内容中列举的常见症状及中医护理技术与当前研究的差距。

一、相关证据系统检索

1. 数据库的选择　为尽可能全面呈现证据情况，首先应制定恰当的检索策略来检索证据。此研究用计算机检索各个数据库，其中包括：①指南相关网站：美国国立指南网（National Guideline Clearinghouse，NGC）、苏格兰校际指南网、英国国家医疗保健优化研究所、新西兰指南研究组（New Zealand Guidelines Group，NZGG）、安大略注册护士协会；②相关专业学会网站：美国国立中风学会、中国台湾脑中风学会、世界卒中组织（WSO）、国际卒中协会（ISS）、世界卒中联盟（WSF）、中美脑中风协作组（SASG）；③中文数据库：CNKI、CBM、VIP、Wan Fang；④英文数据库：PubMed、web of science、Pro quest、springer、JBI、Cochrane。

2. 检索方案制定　检索词格式为 #1 and #2 and #3，其中 #1（中文）脑梗死 or 脑缺血 or 脑梗 or 脑栓塞 or 缺血性中风 or 缺血性卒中 or 缺血性脑血管意外 or 缺血性脑损伤 or 缺血性中风 or 缺血性卒中 or 缺血性脑中风 or 缺血性脑卒中 or 缺血性脑血管事件 or 缺血性脑血管障碍 or 缺血性脑血管疾病，（英文）stroke；#2（中文）中医 or 中药 or 中医药 or 传统医学，（英文）traditional Chinese medicine or Chinese traditional herbalist or TCM；#3（中文）护理，（英文）nursing or nurse。检索时间：各个数据库建库时间到 2016 年 3 月 1 日。

二、文献资料的纳入和关键词提取

系统检索证据后，尽管本研究目的为尽可能全面地网罗相关证据，但仍应对文献设定较为宽松的纳排标准，使得进入分析的文献具有说服力。

1. 文献的纳入排除标准　此研究的纳入标准为中风（脑梗死）患者中医护理相关的各种类型文献。排除标准为：①重复发表文献；②动物研究；③综述类研究（包括系统评价、文献计量分析）；④外伤性脑损伤；⑤研究对象年龄小于 18 岁；⑥研究文献中数据不全（无作者、作者单位、文献来源、关键词或主题词等信息）；⑦中医护理内容非主要研究内容。文献筛选过程中首先阅读题目与摘要，若不能确定是否纳入则阅读全文。

2. 文献筛选及关键词的提取　将检索所得的文献资料全部以题录格式导出至 Note Express 中进行文献管理，进行文献的查重与筛选后，提取所纳入文献资料导入 Excel 中，提取信息包括纳入文献的发表年份、收录期刊、第一作者单位、基金支持、关键词、摘要等。对获取的资料进行计量分析。高频词计算公式：根据 Donohue 于 1973 年提出的高频词分界公式，其中 I1 即词频为 1 的关键词个数，公式如下：

$$T = \frac{-1 + \sqrt{1 + 8 \times I1}}{2}$$

文献的检索方式经由反复检测，确保查全；文献筛选与信息提取过程由 4 名研究员，根据统一的纳排标准与提取标准核对完成；资料分析过程严格按照相应统计流程进行。

三、检索及关键词的提取结果

1. 文献整体情况　经检索以中风（脑梗死）中医护理为主题的指南为 0 篇。英文数据库最终符合条件的文献篇数为 9 篇，数量少，信息不全且部分与国内文献重复，因此不对其进行计量学分析。中文数据库初步检索得到文献共 6 648 篇，依据纳排标准，对各数据库所得文献进行筛选后共排除 728 篇，将余下 5 920 篇文献进行查重，共删除重复项 479 篇，最终纳入文献为 5 441 篇，其中包括 681 篇硕博士论文，90 篇会议论文，4 670 篇期刊论文。

2. 关键词词频分析　本研究所纳入文献中，共涉及 5 931 个关键词，词频总计为 22 319 词，合并同义关键词，并去除没有实质的或意义不具体的词汇，对所有关键词根据词意与研究目的尽可能归类整理，最终归为：护理技术（1678）、症状（1445）、中风相关及合并疾病（6642）、治护（3472）、证型（208）、治则治法（460）、中药（657）、评价方式（1967）、疾病及研究特点（713）九大类，共计词类为 2 986 个（50.35%），词频 17 489（78.34%）；在此研究中与《中风急性期与恢复期中医护理方案》相关的内容为症状与中医护理技术两大类。

3. 方案中中风症状与文献关键词结果分析对比

表 17-1　方案中的症状与文献中"症状"类关键词词频的对比

来源	一致	不一致
方案中的症状	言语謇涩、意识障碍、眩晕、吞咽困难、高热、便秘、二便失禁、半身不遂	痰多息促
文献分析结果	语言障碍（88）、意识障碍（30）、眩晕（31）、吞咽障碍（48）、发热（6）、便秘（65）、二便失禁（33）、偏瘫（423）	情绪障碍（234）、神经功能障碍（173）、肺部感染（87）、认知障碍（79）、压疮（39）、假性延髓麻痹（35）、肩手综合征（18）、排尿障碍（18）、失眠（17）、面瘫（17）、呃逆（11）、感觉障碍（7）、疲劳（2）

如表 17-1 所示，提取《中风急性期与恢复期中医护理方案》中"常见症状"例举的全部症状为：言语謇涩、意识障碍、眩晕、吞咽困难、高热、便秘、二便失禁、半身不遂、痰多息促共 9 种。根据上述关键词分类词频统计结果，"症状"类关键词共有 21 种。

对比分析可知，两者相同的症状有 8 种，包括：言语謇涩、意识障碍、眩晕、吞咽困难、高热、便秘、二便失禁、半身不遂；方案中列举但关键词分析中未出现的只有 1 种：痰多息促；方案中未列举但关键词分析中出现的有 12 种，词频前五的为情绪障碍（234）、神经功能障碍（173）、肺部感染（87）、认知障碍（79）、压疮（39）。

4. 方案中中医护理技术与文献关键词结果分析对比

表 17-2　方案中的中医护理技术与文献中"中医护理技术"类关键词词频的对比

来源	一致	不一致
方案中的中医护理技术	中药熏洗、中药贴敷、中药热熨、药枕、穴位贴敷、穴位电刺激、穴位按摩、皮肤针、敷脐疗法、耳穴贴压、拔罐、艾灸、中药塌渍、循经拍背法	穴位拍打
文献分析结果	中药熏洗（18）、中药外敷（15）、中药药熨（10）、中草药药枕（1）、穴位贴敷（12）、电针（53）、按摩（65）、针灸（544）、中药敷脐（8）、耳穴贴压（18）、拔罐（7）、艾灸（36）、中药塌渍（1）、循经拍背（1）	运动疗法（82）、推拿（30）、脑循环治疗仪（16）、穴位注射（11）、中频药透（8）、中药泡洗（4）、音乐疗法（4）、砭石疗法（2）、蜡疗（2）、刮痧疗法（1）

如表 17-2 所示，提取方案中的全部中医护理技术，共 15 种；根据上述关键词词频分类统计结果，"中医护理技术"类关键词共 24 种。对比分析可知，两者相同的中医护理技术有 14 种，方案中列举但关键词分析中未出现的有 1 种：穴位拍打法；方案中未列举但关键词分析中出现的有 10 种，词频前五的为运动疗法（82）、推拿（30）、脑循环治疗仪（16）、穴位注射（11）、中频药透（8）。

四、讨论和小结

从研究结果可知，自 2005 年至 2016 年的 11 年时间里，年发表文献量以几乎每年新增百篇的速度在增长，可见对中风（脑梗死）中医护理的研究虽然起步较晚，但其发展迅速，到现在已然处于兴盛时期，而随着我国对中医药行业的重视以及相关政策的支持，其研究热度也会继续上升。然而文献发表量呈现的仅是研究数量，文献来源期刊的类型显示文献多发表于低水平的杂志。从来源期刊的类型看，护理类期刊仅 10%，且护理核心期刊不足 15 种、载文量不足 3%，可见在中风（脑梗死）中医护理的研究中，护理专业特色的体现并不突出。因此，应鼓励临床护理工作者开展中医护理相关原始研究，产出优秀原始证据，才能保证循证中医护理指南的证据来源的科学性。

此部分已经为大家粗略展示了证据及数据挖掘的过程，但目前通过关键词提取获取的中风中医症状和中医护理技术覆盖面较广，文献来源也没有经过非常严格的筛选和评价，仅仅是尽可能全面地呈现了证据与原有方案间的差距。为保证最终呈现的证据精确且适

下篇

用，接下来将制作问卷，针对此步结果中呈现的中风中医护理相关的症状和中医护理技术进行专家咨询。

第二节　检索和纳入科研证据

在对中风急性期与恢复期中医护理方案进行循证优化过程中，证据检索范围的确定和证据的收集与整合对最终形成的循证中风护理方案的质量和临床适用性起着关键性的作用。

一、应用专家咨询法确定证据检索范围

为保证最终产出证据临床适用，应在提取证据前用专家咨询法确定中风中医护理相关症状和中医护理技术的精确检索范围。

（一）专家的纳入和咨询表的制定

为保证咨询结果的科学性，需界定专家的纳入标准。本研究确定的专家纳入标准如下：①护士：在三级甲等中医医院脑病科执业时间 5 年以上，主管护师及以上职称，15 ～ 25 名；②医生：专业特长为脑卒中的中医诊疗或中医康复，具有一定的学术水平（学历硕士及以上；从业时间 5 年以上；主治医生及以上职称），2 ～ 5 名。

首先应制定专家咨询表，咨询表中中风症状根据前期研究针对中风症状的文献计量学分析结果制订。咨询指标中出现的症状为中风中医护理文献计量学结果中的全部症状，中医护理技术为国家中医药管理局发布的《护理人员中医技术使用手册》中的 18 项中医护理技术及文献计量学结果覆盖的其他中医护理技术。

（二）专家咨询结果

专家咨询结果覆盖了中风的 22 个症状，咨询结果分布较为分散。需进一步明确检索范围的原则，缩小检索范围。

1. 纳入原则确定

（1）根据非正式小范围专家咨询、临床护理工作量统计调查确定中医护理技术纳入原则：选择人数＞ 3 的中医护理技术纳入科研证据检索。

（2）纳入原则的制定依据：①检索范围能够较好的覆盖临床应用较多的中医护理技术。②方案的目的不是"覆盖面广"，而是对于临床常用中医护理技术以证据为基础进行规范，同时适当增加研究范围较广且符合专家经验的中医护理技术。

2. 最终纳入下一步检索的症状和中医护理技术

表 17-3　纳入检索范围的症状和中医护理技术

症状	中医护理技术
意识障碍	穴位按摩、循经拍背法、中药贴敷、艾灸、穴位注射、耳穴贴压、穴位拍打、中药灌肠技术、药枕
半身不遂	中药熏蒸、穴位按摩、拔罐、循经拍背法、中药泡洗、中药贴敷、艾灸、中频药透、刮痧疗法、中药热熨、耳穴贴压、穴位拍打、皮肤针
眩晕	穴位按摩、拔罐、中药贴敷、艾灸、耳穴贴压、药枕
痰多息促	穴位按摩、循经拍背法、中药贴敷艾灸、耳穴贴压、药枕
高热	拔罐、中药贴敷、刮痧疗法、耳穴贴压、中药灌肠技术
二便失禁	穴位按摩、中药贴敷、艾灸、耳穴贴压
便秘	穴位按摩、推拿、中药贴敷、敷脐疗法、中药热熨、耳穴贴压、中药灌肠技术
言语謇涩	穴位按摩、推拿、中药贴敷、中频药透、耳穴贴压、皮肤针
吞咽困难	穴位按摩、推拿、中药贴敷、艾灸、穴位注射、耳穴贴压
情绪障碍	皮肤针
神经功能障碍	中药熏蒸、穴位按摩、循经拍背法、中药泡洗、中药贴敷、艾灸、中频药透、皮肤针
肺部感染	循经拍背法、艾灸、刮痧
认知障碍	艾灸、耳穴贴压
压疮	艾灸
假性延髓麻痹	耳穴贴压
肩手综合征	中药熏蒸、穴位按摩、推拿、循经拍背法、中药泡洗、中频药透、皮肤针
排尿障碍	穴位按摩、敷脐疗法、中药热熨
失眠	穴位按摩、拔罐、艾灸、耳穴贴压、皮肤针
面瘫	穴位按摩、拔罐、推拿、艾灸、耳穴贴压、皮肤针
呃逆	穴位按摩、艾灸、穴位注射、皮肤针
感觉障碍	中药熏蒸、穴位按摩、推拿、循经拍背法、中药泡洗、中药贴敷
疲劳	循经拍背法、中药泡洗、中药贴敷

最终共纳入 22 项中风症状见表 17-3，共 111 对症状 – 中医护理技术组合进入下一步的精确证据检索范围。

二、根据确定的症状及中医护理技术，进行文献检索和证据等级评价

在通过专家咨询确定文献检索范围后，本部分通过精确检索及相关证据的筛选和评价完善中风中医护理症状和中医护理技术的科研证据支持。

（一）文献检索和纳入

检索数据库包括：①中文数据库：中国期刊全文数据库、中国万方数据库、维普数据库、中国生物医学数据库；②英文数据库：pubmed 引文数据库、web of science 引文数据库、Cochrane、JBI 图书馆（*参考医学古籍、各家学说）。

根据 PICO 原则确定检索式，依据专家咨询结果中症状（P）相应的中医护理技术（I）的组合，并未进行对照（C）与结局指标（O）的限定；检索式为 #1 and #2 and #3。具体检索词及检索式：#1 脑梗死 or 脑缺血 or 脑梗 or 脑栓塞 or 缺血性中风 or 缺血性卒中 or 缺血性脑血管意外 or 缺血性脑损伤 or 中风 or 卒中 or 脑中风 or 脑卒中 or 脑血管意外 or 脑血管事件 or 脑血管障碍 or 脑血管疾病；#2 具体症状（纳入检索范围的症状）；#3 中医护理技术（纳入检索范围的中医护理技术）。检索时间：各个数据库建库时间到 2018 年 3 月 1 日。

文献初步的纳入标准：有明确中风的诊断标准、主要症状为 P-I 相应症状；排除标准：疾病（症状）被作为合并症的临床研究；综述类文章；动物实验；干预方式未描述具体中医护理技术操作。

（二）文献质量评价和证据体等级分级

1. 文献质量评价　文献质量评价原则采用澳大利亚 JBI 循证实践中心对各类文献的质量评价原则（2008）对所纳入的文献进行评价，评价者首先从随机对照（RCT）、类实验、队列研究、病例对照、描述性研究、案例报告、专家意见、质性研究中确定研究类型，再依据文献类型选用相应的质量评价原则。无法进行质量评价及质量等级为 C 级以下的文献将不予纳入。最终纳入的文献覆盖了 10 项症状。

以半身不遂 – 穴位按摩为例，此检索组合共检索得文献 76 篇，经纳入排除标准筛选后，共纳入文献 60 篇，其中穴位按摩作为独立干预方式 39 篇，穴位按摩＋针灸作为干预方式 21 篇，39 篇以穴位按摩作为干预方式的文献中：随机对照研究 15 篇，类实验研究 3 篇，病例系列 11 篇，病例报告 7 篇，专家经验 3 篇；21 篇以穴位按摩＋针灸为干预方式的文献中：随机对照 6 篇，类实验研究 1 篇，病例系列 9 篇，病例报告 2 篇，专家经验 3 篇。按照不同研究类型对纳入文献进行质量评价。

2. 证据体等级评价　证据体等级评价原则采用刘建平 2007 年基于牛津大学循证医学

中心证据分级标准修改的"基于证据体的临床研究证据分级参考建议"的分级标准。此研究中共涉及 10 项证据体，证据体评价结果呈现如下（以半身不遂为例，见表 17-4）：

表 17-4　半身不遂 & 中医护理技术文献检索和证据评价结果

中医护理技术	文献检索结果	纳入文献量	随机对照试验	类实验	病例系列	病例报告	专家经验	证据体等级
穴位按摩	76	60	21	4	20	9	6	Ⅰa
皮肤针	4	4	4	0	0	0	0	Ⅰb
艾灸	15	11	6	2	3	0	0	Ⅰa
拔罐	10	7	2	2	2	0	1	Ⅰa
穴位电刺激	98	86	59	7	20	0	0	Ⅰa
中药热熨	2	2	2	0	0	0	0	Ⅰb
中药熏洗	17	16	14	0	2	0	0	Ⅰa
耳穴贴压	6	4	3	0	1	0	0	Ⅰa
穴位拍打	5	3	3	0	0	0	0	Ⅰb

脑卒中后半身不遂症状共检索得到 233 篇文献。其中半身不遂 – 穴位电刺激对应的文献量最多为 98 篇，半身不遂 – 中药热熨对应的文献量最少为 2 篇。文献类型以随机对照试验为主共 114 篇，其次为病例系列研究共 48 篇，文献量最少的为专家经验共 7 篇。

三、讨论和小结

1. 检索结果文献类型以随机分组对照研究为主，但质量普遍不高　本研究文献检索结果发现中风作为中医优势病种其中医护理 RCT 的数量在几类研究类型中数量最多，共检出 459 篇文章，其中随机分组对照研究有 227 篇。但报道质量参差不齐，以质量较低的 RCT 为主。中医护理人员的科研意识在逐渐增强，科研主动性有所提高，但中医护理科研人员伦理学意识、研究论文报告详细度和方法学质量有待提高，护理评价体系仍需构建，研究结果存在不同程度偏倚。

2. 专家咨询对中风中医症状和中医护理技术的选择结果较为分散　此部分共纳入咨询专家 30 名，专家来自北京 6 所三级甲等中医医院的共 5 类科室。咨询结果 22 项中风症状均有专家选择。每项症状对应 5～13 个中医护理技术，结果较为分散。通过文献检索和深入咨询，研究者了解到在临床医院针对一项症状常用的中医护理技术一般在 2～8项，进一步印证了专家咨询结果呈现较为分散，不能完全反映临床实际情况。这可能与专家来自多个不同医院，每家临床医院的具体现状不同有关。

下篇

3. 临床应用的中医护理技术较文献研究中提取的中医护理技术应用广泛 通过对比专家咨询结果和文献检索结果中的症状及中医护理技术可发现临床中医护理技术应用较多，涉及范围较为广泛。可见中医护理在临床中的实际发展情况较好，各三甲中医医院均在有目的有依据地开展属于本院的中医护理特色技术研究。目前，临床中已有针对中风某些症状的中医特色护理技术应用效果反馈较好，如针对意识障碍患者的中药灌肠术，但在相关文献研究较少。同时，专家咨询过程中专家提出"火疗"也属于护士的工作范畴，且其对中风半身不遂患者应用效果较为显著，但经过检索，尚未有相关研究结果证实。反映了中医护理人才科研及结果报告能力相对欠缺。

第三节 形成推荐条目、整合护理要点，应用专家共识法给出各推荐条目的推荐意见

上一部分已经纳入了相关证据，形成了证据体。接下来将从各证据体总结出推荐意见，提取证据，整合不同症状对应的中医护理技术的各项证据（操作细节）及评价指标描述，并应用 Delphi 法得出各项推荐意见的推荐强度。

一、文献内容提取

首先应对证据体中的文献内容进行提取：制定文献内容提取表，初稿由研究小组其他 2 名成员进行预提取后对其进行修改完善，确定最终版文献内容提取表。主要提取内容包括：文献基本信息（文献名称、第一作者、发表年份、基金支持、第一作者单位、文献来源、研究类型）、研究对象基本信息（人数、年龄）、疾病信息（诊断标准、辨证分型、疾病分期、主要症状）、干预措施 / 暴露因素 [穴位、中药、手法、频次与疗程、对照组情况、评价指标（量性、质性）] 研究结果等。由 2 名文献提取者独立对纳入文献进行提取，由第三方对文献提取内容进行整理，若有异议三人协商定稿，确定最终的文献提取内容。

通过证据体内容总结了 10 条推荐条目，并通过文献内容提取和整合对推荐意见的具体实现方法进行补充。对文献提取内容的整合主要采用描述性统计，统计干预措施实施的具体方法（穴位、中药），包括频次、疗程、干预时长、评价指标等。最终统计结果以各护理要点的文献出现频次、频率（n、p）表示。提取结果以"推荐条目 1：对于脑卒中后半身不遂患者，在医院资源设施及人力允许的情况下，可给予穴位按摩促进其肢体血液循环，改善肢体僵硬麻木等症状"为例。

（一）半身不遂–穴位按摩中医护理具体操作提取结果

纳入的 60 篇文献中，共计 75 种针对穴位按摩的描述的，从按摩部位、手法、力度标准、频次几个方面对其总结如下，此外本部分还对各个主题进行了高频词统计，各主题的高频词为下一步 Delphi 专家咨询问卷构建的基础：

1. 按摩部位　按摩部位描述中关于肢体选择方面，75 种描述中 39 种（52.00%）强调重在患侧肢体按摩，21 种（28.00%）强调双侧肢体按摩且患肢手法为补，健肢手法为泻，15 种（20.00%）未说明。具体关于按摩部位的描述主要可分为穴位、经络、头部全息区、足部全息区、关节五类。

穴位：75 种按摩描述中共 64 种（85.33%）有具体穴位描述，其中 8 种（10.67%）有主配穴之分，其余均为统一取穴，因此该 8 种（10.67%）描述中只取主穴进行穴位分析。提取结果可知按摩穴位种类共 200 种，词频达 904 次，根据前述高频词公式，可知高频词分界点为 T=14，因此高频穴位为曲池、合谷、足三里、环跳、风池、阳陵泉、肩髃、手三里、百会、委中、三阴交、承山、昆仑、肩井、风市、内关、肾俞。

经络：75 种按摩描述中共 21 种（28.00%）有经络按摩，其中 19 种（25.33%）都是与穴位按摩同时进行干预，词频统计结果可见手足三阴经、手足三阳经及督脉为最常见的组合经络，此外足太阳膀胱经与手阳明大肠经也常作为单独的按摩经络。

头部全息区：75 种按摩描述中共 12 种（16.00%）有头部全息区的按摩，且均与穴位或经络按摩共同作为干预措施。经统计头部全息区选定各部位出现频次为：运动区 12 次、感觉区 9 次、语言区与晕听区各 2 次、反射区与平衡区各 1 次。

足部全息区：75 种按摩描述中共有 15 种（20.00%）有足部全息区的按摩，其中 4 种（5.33%）为单独双足按摩，其余均与经络或穴位按摩共同作为干预措施。足部全息区按摩部位共计 45 处，词频总计 159 次，根据高频词公式计算得高频词分界点 T=5，因此足部全息区高频按摩部位为：小脑、脑干、大脑、膝、肘、肩、膀胱、输尿管、肾、头、腰椎、髋。

关节部位：75 种按摩部位描述中有 28 种（37.33%）有关节处的按摩，有 2 种（2.67%）为单独关节处的按摩，其余均与其他几种作为共同的干预措施。词频统计结果可见肩、膝、肘、腕、髋、踝关节均为常见按摩关节。

2. 按摩手法　75 种按摩描述中，有 55 种（73.33%）有具体手法描述，共计按摩手法描述有 31 种（41.33%），根据上述高频词公式，高频分界点 T=5，高频按摩手法为：按、揉、点、拿、压、滚、推、摩、拨、拍、扣、捏、弹、剥、掐。

3. 按摩力度标准　75 种对按摩的描述中有 18 种（24.00%）有具体的按摩力度的标准且均以患者体验为基准，对其关键词进行统计后得知以患者的"酸、胀"出现 14 次，"麻"出现 10 次，"痛"出现 7 次，其余出现患者可耐受 3 次、患者得气 1 次或患者不疲劳、不疼痛 1 次。

4. 按摩频次与疗程 75 种对按摩描述中有 43 种（57.33%）对按摩时间、次数进行描述，有 35 种（46.67%）对疗程进行说明。按摩频次：对按摩时间的描述形式有两种：其中 27 种（36.00%）以单次按摩时间为标准，且有 24 种（32.00%）均在 20 ～ 50min 之间；其余 16 种（21.33%）则以单穴按摩时间为准，按摩时间均在 2 ～ 6min 之间。按摩次数描述中 29 种（38.67%）为一天 1 次，9 种（12.00%）为一天 2 次，4 种（5.33%）为两天 1 次，1 种（1.33%）为三天 1 次。按摩疗程：对按摩疗程的描述中根据按摩频次统一为"几次 1 疗程"后进行统计，15 种（20.00%）为 10 次 1 疗程，6 种（8.00%）为 30 次 1 疗程，5 种（6.67%）为 7 次 1 疗程，4 种（5.33%）为 6 次 1 疗程，2 种（2.67%）分别为 12 次 1 疗程或 5 次 1 疗程，1 种为（1.33%）15 次 1 疗程。

（二）半身不遂–穴位按摩中医护理评价指标提取结果

纳入的 60 篇文献中，有 54 篇（90.00%）有按摩疗效评价方式的描述，其中 20 种（33.33%）只有自定义疗效标准，即类似"痊愈、显效、有效、无效"；34 种（56.67%）有具体的指标，26 种（43.33%）有评价所用的具体工具或标准，评价指标主要有肌力、ADL、运动功能、神经功能、肌张力；评价工具主要有日常生活能力（activities of daily living, ADL) 和 Barthel 指数，肌张力用 Ashworth 评价量表，运动功能评定常用 Fugl-Meyer（FMA）运动功能评分量表或 Brunnstrom 肢体运动功能评估，神经功能缺损常用 NDS 量表。

二、通过Delphi法明确推荐意见的推荐强度并对提取的操作细节进行论证

在本研究中使用 Delphi 法咨询各个症状对应的中医护理技术证据描述的科学性、方案内容与临床环境的匹配性及给出相关推荐意见。参加咨询的专家须充分了解脑卒中中医护理技术及临床环境。

（一）专家选择标准

选择专家的原则：①具有本科及以上学历；②具有 10 年及以上的中风中医临床护理、护理管理或护理教育等相关工作经历；③具有一定的中风中医护理护士的培养、教育或管理经验；④对本研究有一定的兴趣，并能按时自愿完成专家咨询问卷；⑤保证持续参加几轮函询。

（二）问卷设计及发放过程

问卷设计组共 5 名小组成员，包括一名教授和四名护理研究生。成员均熟悉并掌握

Delphi 法的应用，成员分工负责课题研究规划、编制专家函询表、遴选和联络专家，共同确定各指标的筛选标准，最后整理和分析函询结果等。为了提高专家咨询结果的可靠性，以研究者当面发放咨询问卷、当场完成当场收回的形式进行。收集意见和信息反馈要经过 2～3 轮，以达成共识为标准。具体的流程是，通过咨询问卷将所有专家的修改意见收集起来，汇总，再次分发给各位专家，以便做第二次修改。就修改专家意见进行汇总时，只给出各种意见，但并不说明发表各种意见的专家的具体姓名。使用前期研究的证据收集结果作为构建问卷的基础内容。

　　制定专家函询问卷：在前期培训课程和半结构访谈的基础上，拟定专家咨询表，内容包括：①背景介绍：包括研究目的、中风中医护理方案的研究现状等；②专家权威性调查：包括一般情况（姓名、性别、工作年限、职称等）、专家对研究内容的熟悉程度判断及判断依据（选择）；③专家咨询表：包括推荐条目、中医护理技术在临床的应用情况、前期提取的中医护理技术要点、推荐意见的推荐强度，设置专家意见栏，专家可提出意见，对条目进行删除、增加或修改。其中推荐条目由文献数据挖掘提取的症状和中医护理技术以及中医护理技术的临床效果整合而成，共包括 29 个分问卷，每个问卷根据中医护理技术的复杂程度设定 9～16 个问题。问卷的格式和内容分别参考了：中国中医科学院中医临床基础医学研究所吕爱平研究员基于综合方法制定的地区中医临床实践指南针对中医医师的调查问卷。

　　研究初步设计了 2 轮咨询，根据专家共识程度最终确定进行咨询的实际轮次。为了更好地开展咨询，在正式调查前邀请 5 位从事脑卒中中医护理的研究人员及中医医院脑病科的临床护士进行预调查，对问卷结构设置的合理性、易懂性进行调查，并对问卷进行调整。

三、Delphi 法专家咨询结果呈现

（一）专家相关信息结果

　　共咨询了 15 名专家，来自 5 个医院的 7 个不同病房，其中 14 名临床护士，1 名医生。护士的临床工作年限在 14 年及以上，医生的职称为副主任医师。研究方向涉及脑卒中护理、中医护理、护理质控、急危重症护理。

　　1. 专家的积极系数　第一、二轮专家咨询的问卷有效回收率均是 100%，表明专家具有较高的积极度。

　　2. 专家的权威系数　专家的权威系数为 0.80～1.00，专家的群体权威系数为 0.94，表明专家的权威程度比较高，咨询结果可信性强。

　　3. 专家意见的集中程度　第一轮咨询专家一致性范围在 0.40～1.00 之间；第二轮专家一致性范围在 0.63～0.88 之间。两轮全部指标均数＞0.70，表明专家意见较为集中。

4. 肯德尔协调系数（Kendall's W） 第一轮的 Kendall's W 为 0.23，第二轮的 Kendall's W 为 0.33，专家意见逐渐趋向一致。在两轮调查中，协调系数经检验后均有显著性，*P*=0.00，表明专家协调程度好。

（二）各条推荐意见的推荐强度结果

推荐级别采用 Delphi 专家共识应用 GRADE 网格表给出推荐意见形成标准。各个推荐条目的推荐强度结果见表 17-5：

表 17-5　29 个推荐条目的推荐强度结果 /%

推荐条目（缩略）	强推荐	弱推荐	无明确推荐意见	不推荐
半身不遂&穴位按摩	86.67	6.67	0.00	6.67
半身不遂&皮肤针	66.67	20.00	13.33	0.00
半身不遂&艾灸	60.00	40.00	0.00	0.00
半身不遂&拔罐	73.33	6.67	13.33	6.67
半身不遂&穴位电刺激	60.00	26.67	13.33	0.00
半身不遂&中药热熨	40.00	33.33	26.67	0.00
半身不遂&中药熏蒸	33.33	33.33	33.33	0.00
半身不遂&耳穴贴压	66.67	6.67	20.00	6.67
半身不遂&穴位拍打	46.67	40.00	13.33	0.00
便秘&艾灸	80.00	13.33	0.00	6.67
便秘&耳穴贴压	93.33	6.67	0.00	0.00
便秘&敷脐	80.00	20.00	0.00	0.00
便秘&穴位按摩	53.00	33.00	13.00	0.00
便秘&中药贴敷	73.33	6.67	20.00	0.00
便秘&中药灌肠	80.00	13.33	6.67	0.00
二便失禁&艾灸	53.33	13.33	20.00	13.33
二便失禁&穴位按摩	80.00	13.33	6.67	0.00
肩手综合征&中药熏蒸	53.33	13.33	20.00	13.33
肩手综合征&推拿	80.00	13.33	6.67	0.00
排尿障碍&艾灸	80.00	20.00	0.00	0.00
舌强语謇&穴位按摩	66.67	13.33	20.00	0.00
舌强语謇&推拿	33.33	20.00	40.00	6.67

推荐条目（缩略）	强推荐	弱推荐	无明确推荐意见	不推荐
舌强语謇&耳穴贴压	73.33	20.00	0.00	6.67
吞咽困难&穴位按摩	86.67	0.00	0.00	13.33
吞咽困难&穴位注射	26.67	40.00	20.00	13.33
吞咽困难&耳穴贴压	73.33	26.67	0.00	0.00
眩晕&穴位按摩	93.33	0.00	0.00	6.67
压疮&艾灸	33.33	46.67	6.67	13.33
意识障碍&中药灌肠	46.67	20.00	6.67	26.67

此表为通过两轮 Delphi 专家咨询得出的结果。其中便秘 & 耳穴贴压，眩晕 & 穴位按摩的专家意见最集中，均有 93.33% 的专家选择强推荐。而部分条目半身不遂 & 中药热熨、半身不遂 & 中药熏蒸、半身不遂 & 穴位拍打、便秘 & 穴位按摩、二便失禁 & 艾灸、肩手综合征 & 中药熏蒸、舌强语謇 & 推拿、吞咽困难 & 穴位注射、压疮 & 艾灸、意识障碍 & 中药灌肠的专家意见较为分散，没有超过 60% 的专家聚集项。

（三）护理要点专家咨询结果

在护理要点的描述中（α，β），α 代表文献支持频数，β 表示综合 Delphi 专家意见（共15 位专家参加咨询）的专家支持频数。其中针对脑卒中后半身不遂患者通过 Delphi 法共总结出 9 条推荐意见，推荐意见对应的护理要点为 6-11 条，主要包括具体手法、穴位（中药）选择、计时方法、频次指标、疗程指标和最终的效果评价指标。本研究得出的中医护理操作推荐意见的专家咨询结果见表 17-6（以半身不遂 & 穴位按摩为例，共 60 篇相关文献）。

表 17-6 半身不遂 & 穴位按摩中医护理要点专家咨询结果表（α：文献支持频数，β：专家支持频数）

推荐意见	护理要点（该推荐意见总共60篇文献支持，咨询15名专家）
推荐条目1：对于脑卒中后半身不遂患者，在医院资源设施及人力允许的情况下，可给予穴位按摩促进其肢体血液循环，改善肢体僵硬麻木等症状。	①在对脑卒中后半身不遂患者进行穴位按摩时重在患侧肢体按摩（39，13）； ②穴位按摩护理脑卒中后半身不遂患者的主穴可从如下穴位中进行选择：曲池（48，12）；合谷（43，9）；足三里（38，11）；环跳（26，4）；风池（25，2）；阳陵泉（25，8）；肩髃（23，8）；手三里（21，6）；百会（21，2）；委中（20，3）；三阴交（20，7）；肩井（16，5）；内关（15，5）；肾俞（15，2）；尺泽（0，2）；

下篇

续表

推荐意见	护理要点（该推荐意见总共60篇文献支持，咨询15名专家）
推荐条目1：对于脑卒中后半身不遂患者，在医院资源设施及人力允许的情况下，可给予穴位按摩促进其肢体血液循环，改善肢体僵硬麻木等症状。	③穴位按摩的要配合经络按摩，对经络的选择为：足三阳（7，7）；督脉（7，5）；足三阴（7，7）；手三阳（7，6）；手三阴（7，6）；足太阳膀胱经（5，2）；手阳明大肠经（5，3）；足阳明胃经（4，4）；部分医院由医生及按摩科医生操作。 ④穴位按摩的同时可配合全息区按摩，全息区的选择可参考：头部全息区（12，4）；运动区（12，4）；感觉区（9，4）；足部全息区（4，2）；小脑（11，2）；脑干（9，2）；膝（7，2）；肘（7，2）；肩（7，2）；头（6，2）； ⑤对脑卒中后半身不遂患者进行穴位按摩时配合关节按摩的部位可参考：肩（24，9）；膝（23，8）；肘（21，9）；髋（21，7）；腕（20，8）；踝（17，9）；指（13，6）；趾（11，4）； ⑥在进行穴位按摩时可选择使用以下按摩手法：按（42，12）；揉（29，13）；点（29，10）；拿（19，5）；压（18，5）；擦（18，6）；推（13，4）；摩（12，4）；拨（8，2）；拍（6，6）；扣（6，2）；捏（6，6）；弹（5，2）；剥（5，2）；掐（5，4）； ⑦在对脑卒中后半身不遂患者进行穴位按摩时的按摩力度标准为：“酸、胀”（14，13）；“麻”（10，8）；“痛”（7，8）；患者可耐受（3，8）；患者得气（1，4）； ⑧在对脑卒中后半身不遂患者进行穴位按摩时应持续的时间选择为：总按摩时间在20～50min（24，7）；单穴按摩时间在2～6min（16，6）； ⑨在对脑卒中后半身不遂患者进行穴位按摩频次可选择：一天一次（29，13）；一天两次（9，2）；住院患者一般周一到周五（0，2）； ⑩在对脑卒中后半身不遂患者进行穴位按摩时可选择的按摩疗程为：10次1疗程（15，8）；住院期间，周一至五每日一次，周末停，持续2周（0，2）； ⑪在对脑卒中后半身不遂患者进行穴位按摩时应用的效果评价指标：肌力水平（17，12）；Barthel指数（11，9）；Fugl—Meyer运动功能评分量表（9，3）；Ashworth评价量表（MAS）（5，2）；神经功能缺损程度评分NDS量表（4，2）。

第四节　专家论证和最终推荐意见的形成

经过两轮 Delphi 专家咨询法已经初步形成对各个推荐条目的推荐强度，但仍有小部分推荐条目的专家选择结果较分散，且两次咨询结果无较大差异，原因可能为专家个人经验不同会导致不同的推荐结果，因此本研究将采用专家会议法对各个条目进行现场表决和讨论，最终确定推荐强度。将重新选择专家，应用专家会议法对形成各推荐条目的推荐强度进行最终论证，并对各个推荐意见的形成过程进行评价。

一、专家会议法过程

（一）专家选择和研究工具制定

专家会议法专家选择标准：在三级甲等中医医院脑病科执业时间 15 年以上，副主任护师及以上职称。研究工具包括：①基于证据体的中风中医护理方案专家论证会会议手册；②基于证据体的中风中医护理方案专家论证会推荐意见护理要点参考手册；③推荐意见评价表：此评价表取自循证实践准备度量表，该量表基于 PARIHS 框架的三要素开发，本研究采用了其中证据层面的亚元素量表，量表 Cronbach's α 系数为 0.940，折半信度为 0.978，重测信度为 0.917。得分为 "0 ～ 10 分"，其中 "0 分" 表示 "毫不满足"，"10 分" 表示 "完全满足"。此评价表强调：证据的纳入除证据本身的质量来源外还应考虑当地的背景和环境、数据和信息，主要包括审核和业绩资料、患者背景和叙述、对不同组织文化及患者的了解、社会和专业网络、全面的反馈信息、当地政策。

（二）专家论证会过程

会议前向专家发放专家论证会资料，召开专家论证会：①向与会专家介绍课题背景及意义，以及需论证的内容、论证方式；②实行表决投票制，以 60% 通过率为标准来确定每条推荐意见的推荐强度（此标准参考中医循证临床实践指南专家共识方法标准制定）；③对投票结果较为分散，未达到 60% 的推荐意见进行进一步讨论，总结专家阐述的相关意见，再进行第二次投票，直到投票一致率达到 60%；④每个推荐条目的推荐强度确定后，对推荐条目的形成过程进行评分，均分小于 7.5 分的条目认为形成过程不够严谨，不予纳入优化版方案（此标准参考循证实践准备度量表评分分级标准）；⑤所有推荐意见完成后，对整个方案进行总结性评价。

二、专家会议论证结果

专家共论证 10 个症状，共 29 条推荐条目，论证结果以脑卒中后半身不遂症状为例，见表 17-7。

（一）中医护理技术的推荐强度专家论证结果

表 17-7　半身不遂对应中医护理技术的推荐强度

推荐意见	表决结果 /%	推荐强度
推荐条目1：对于脑卒中后半身不遂患者，在医院资源设施及人力允许的情况下，可给予穴位按摩促进其肢体血液循环，改善肢体僵硬麻木等症状。	100	强推荐

续表

推荐意见	表决结果/%	推荐强度
推荐条目2：对于脑卒中后半身不遂患者，在医院资源设施及人力允许的情况下，可给予皮肤针护理改善肢体肌肉乏力等症状。	80	强推荐
推荐条目3：对于脑卒中后半身不遂患者，在医院资源设施及人力允许的情况下，可给予艾灸护理改善肢体痉挛等症状。	70	弱推荐
推荐条目4：对于脑卒中后半身不遂患者，在医院资源设施及人力允许的情况下，可给予拔罐护理改善运动功能下降等症状。	60	强推荐
推荐条目5：对于脑卒中后半身不遂患者，在医院资源设施及人力允许的情况下，可给予穴位电刺激护理改善肢体神经缺损程度，提高肢体的活动能力。	60	弱推荐
推荐条目6：对于脑卒中后半身不遂患者，在医院资源设施及人力允许的情况下，可给予中药热熨护理达到温经通络，消肿止痛，预防下肢静脉血栓形成的效果。	70	弱推荐
推荐条目7：对于脑卒中后半身不遂患者，在医院资源设施及人力允许的情况下，可给予中药熏洗护理改善神经缺损程度从而减轻疼痛提高肌力。	80	弱推荐
推荐条目8：对于脑卒中后半身不遂患者，在医院资源设施及人力允许的情况下，可给予耳穴贴压护理以改善患者神经缺损症状，提高其活动能力，改善半身不遂症状。	90	强推荐
推荐条目9：对于脑卒中后半身不遂患者，在医院资源设施及人力允许的情况下，可给予穴位拍打护理提高肌力，改善活动受限症状。	70	无明确推荐意见（不属于护理范畴）

（二）推荐意见形成过程评分论证结果

表17-8　半身不遂推荐意见形成过程评分结果

评价要素	推荐1	推荐2	推荐3	推荐4	推荐5	推荐6	推荐7	推荐8
1.证据的筛选结合了临床护理人员的工作经验和专业判断	9.90	8.60	8.70	9.55	7.50	8.10	8.90	8.88
2.证据适合即将实施循证实践方案的机构中的患者/医护人员	9.50	7.50	8.00	9.40	7.10	7.30	8.80	8.22
3.证据的筛选考虑了患者的需求	9.50	7.80	8.10	9.60	7.60	7.80	9.00	8.44
4.证据经过严格的质量评价程序评估	9.20	8.10	8.00	9.40	8.00	7.20	9.10	7.89
5.证据的筛选充分考虑了当前的医疗条件及医疗水平	9.20	8.20	7.60	9.50	7.90	8.10	8.70	8.67

续表

评价要素	推荐1	推荐2	推荐3	推荐4	推荐5	推荐6	推荐7	推荐8
6. 证据解决的是医疗/护理职责权限范围的问题，是能够通过相应的方式进行干预的	9.40	7.90	7.80	9.10	6.90	8.30	8.50	8.44
7. 证据的应用能够促进患者康复，直接或间接的改善患者结局	9.50	7.90	7.70	9.50	7.50	7.60	8.50	7.89
8. 证据的实施能够提高医疗/护理服务质量	9.60	8.00	7.90	9.60	7.60	8.00	8.90	8.22
9. 证据来源是可靠的	9.90	8.20	8.60	9.50	8.30	7.30	8.90	8.33
10. 很乐意接受证据应用到临床，符合自我要求及价值观	9.70	7.90	7.80	9.40	7.20	7.30	8.70	8.22
11. 证据已被转化成易于传播并利于理解、应用的形式	9.50	7.50	8.00	9.10	6.80	7.00	8.30	8.44
均分	9.54	7.96	8.02	9.42	7.49	7.64	8.75	8.33

　　通过共识会议法对推荐条目进行最终表决，最终针对脑卒中后半身不遂的 9 条推荐意见形成了推荐强度。针对"推荐条目 9：对于脑卒中后半身不遂患者，在医院资源设施及人力允许的情况下，可给予穴位拍打护理提高肌力，改善活动受限症状。"，70% 的专家认为穴位拍打不属于护理工作范畴，在大多数医院中，由推拿按摩师承担穴位拍打工作。其余 8 个推荐条目的形成过程评价结果（见表 17-8）中，"推荐条目 5：对于脑卒中后半身不遂患者，在医院资源设施及人力允许的情况下，可给予穴位电刺激护理改善肢体神经缺损程度，提高肢体的活动能力。"形成过程均分为 7.49 分，予以排除。因此，优化版的中风中医护理方案中最终针对半身不遂的患者共保留 7 条推荐意见。

三、讨论和小结

（一）中风中医护理技术要点仅能包含中医护理主体内容

　　Delphi 专家咨询结果包含了 29 项中医护理技术推荐的护理要点。经专家论证讨论此护理要点仅能作为中风中医护理技术的参考意见，因为辨证施护是中医护理的精髓，不同患者的身体状况、体质、是否有其他并发症等情况不同，中医护理技术重要穴位的选择就会不同。其次，无论是文献研究还是专家咨询均显示在对中风患者进行护理时，很少只应用单种中医护理技术，经常与中药、针灸等联合使用，中医讲究中药穴位配伍，中药种类、针灸穴位选择的不同均会影响中医护理要点的选择。此外，考虑到目前临床现状，护士多是履行医生的医嘱，对很多中药配比类的护理要点了解层次较浅，如"对半身不遂患

下
篇

者应用中药熏蒸技术时"护理人员仅了解主要药材成分，具体患者应用时仍需根据医生医嘱。

（二）根据目前证据基础无须划分急性期与恢复期两个方案

针对症状与相应护理技术所应用的中风分期，文献研究结果提示，仅有 5 个症状相应的中医护理技术应用分期与方案所述是一致的；有 10 个症状相应的护理技术可应用的疾病分期比方案所述更为广泛，即可同时用于中风急性期与恢复期而非方案限定的仅用于急性期或恢复期；有 3 个症状相应护理技术可应用的疾病分期与方案矛盾，具体为"半身不遂 – 中药塌渍"文献研究中是针对急性期患者而方案中是针对恢复期、"眩晕 – 穴位按摩"文献研究中是针对后遗症期而方案中是针对急性期、"便秘 – 艾灸"文献研究中应用于恢复期而方案中应用于急性期。因此《中风急性期与恢复期中医护理方案》中对于分期的划分在某种程度上有所局限。综上，中风急性期与恢复期中医护理方案无须划分急性期与恢复期，对于某些特殊的与分期相关的应用禁忌在具体操作中予以说明即可。

（郝玉芳　李学靖　张大华　王斗）

·第十八章·

糖尿病高危足足部管理患者指南的构建

随着糖尿病发病率在全球范围内的增长，糖尿病足作为糖尿病最常见的并发症，是造成糖尿病患者致残、致死的重要原因，诸多研究表明早期识别和加强对糖尿病患者足部管理的健康教育可以预防或减缓糖尿病足的发生发展，而中医护理技术在预防和治疗糖尿病足的过程中有着明显的优势。基于此，本研究前期构建了《糖尿病高危足循证护理实践方案》，以期为临床护理工作人员的护理实践提供科学依据。然而，由于所构建的方案过于专业难以被患者所理解和接受，因此，本研究基于前期研究基础，进行证据的更新和转化，遵照患者指南制定的原则和流程，构建糖尿病高危足足部管理患者指南，以期提高患者的知识水平、自我管理能力及其生活质量。

第一节　明确患者指南的主题

一、确定主题

本研究所要构建的《糖尿病高危足足部管理患者指南》是以前期研究构建的糖尿病高危足循证护理实践方案为基础进行的证据转化，因此指南的主题仍确定为糖尿病高危足的预防、护理与管理。

二、确定适用范围

本研究主要针对糖尿病高危足患者、糖尿病患者及其家属或照顾者，同样也适用于各类负责糖尿病足部护理健康教育的医护人员、跨学科健康照护团队或各级政府医疗政策的制定者，也适用政府的各级卫生行政管理部门、各级医院、专业护理机构、健康管理机构等。

三、患者指南计划书的撰写与注册

为了增加本研究中指南制定过程的透明度及科学性，避免偏倚和重复，提高本指南的公信力，同时加强与各个指南制定机构间的协作，促进本指南的传播与实施及信息共享。本研究在实施之前已由指南制定小组撰写了指南计划书，并在国际实践指南注册平台（International Practice Guideline Registry Platform）上完成注册与审核，注册号为 IPGRP-2018CN059。

第二节　成立研究小组

成立研究小组，成员由循证方法学专家、循证护理学专家、临床护理专家、护理教育学专家、临床医学专家、统计学专家、医院管理者、护理研究者、患者等组成。分为指南构建小组、专家共识小组、外部评审小组。其中循证方法学专家、循证护理学专家、统计学专家主要为本指南的构建提供方法学的指导及质量控制；临床护理专家、临床医学专家、医院管理者为本指南提供各阶段的专业知识指导，确保本指南的可靠性与可实施性；护理教育学专家、患者及其家属主要为本指南的可接受性、可读性及内容的合理性提供建议。

一、指南构建小组

指南构建小组的主要职责及工作主要包括：确定本研究构建的患者指南主题和范围；组建专家共识小组及外部评审小组，并管理其利益声明；确定糖尿病高危足足部管理患者指南的计划书；完成证据更新检索、评价、综合与转化；监督并记录指南制定整个流程；协调指南制定相关事宜；监测并评估指南的更新需求等。

二、专家共识小组

专家共识小组的主要职责及工作包括：确定构建的糖尿病高危足足部管理患者指南的目标人群、涉及的干预措施及其结局；指导指南构建小组完成证据生成；评审初稿指南，确保指南的准确性、完整性及适用性；处理外审意见等。

三、外部评审小组

外部评审小组的主要职责及工作主要包括：评审形成的患者指南范围、主题及内容；

评审终版患者指南，确保本患者指南的清晰性和透明性；评价本患者指南可能产生的影响，给出反馈和修改完善意见；提出本患者指南存在的重大问题。

第三节 证据综合

证据综合是将更新的证据与前期研究纳入的证据进行内容分析，按一定的原则进行综合，并通过专家共识小组论证遴选出适合我国国情的、可以进行证据转化的、患者可接受和可应用的糖尿病高危足足部管理的最佳证据总结，为医护人员、患者及其家属的临床决策提供一定的参考。

一、更新证据

更新检索自前期研究截至 2016 年 1 月至 2018 年 1 月期间国内外发布的与糖尿病高危足相关的临床实践指南以及筛选后的中医护理技术相关的系统评价和 / 或 Meta 分析；对检索到的临床实践指南以及系统评价和 / 或 Meta 分析进行筛选与评价，为糖尿病高危足患者足部管理指南的构建提供证据支持和参考依据。

（一）相关指南的更新检索

1. 指南更新检索策略

（1）检索数据库：通过计算机系统地检索指南相关以及糖尿病相关的专业协会网站和电子文献数据库，具体如下。

主要的指南及证据总结网站：国际指南协作网（GIN）、美国国立指南网（NGC）、加拿大安大略省注册护士协会（RNAO）、苏格兰校际间指南网（SIGN）、英国国家卫生与照护优化研究所（NICE）、新西兰指南研究组（NZGG）、JBI 循证卫生保健研究中心（JBI）、世界卫生组织（WHO）、临床证据（Clinical Evidence）、医脉通指南网、中国循证医学中心。

糖尿病相关的专业协会网站：国际糖尿病足工作组（IWGDF）、国际糖尿病联盟（IDF）、美国糖尿病协会（ADA）。

电子文献数据库：TRIP 数据库、PubMed 数据库、Embase 数据库、中国知网、万方、维普数据库、中国生物医学文献数据库。

（2）中英文检索词：中文检索词：（糖尿病高危足 or 0 级糖尿病足 or 糖尿病足 or 糖尿病足溃疡 or 糖尿病足部溃疡 or 糖尿病足病）or（糖尿病 or 消渴）and（患者指南 or 临床实践指南 or 循证指南 or 最佳实践指南）。

英文检索词：（foot ulcers in at-risk patients with diabetes or diabetic foot or foot ulcers） or（diabetes or diabetes mellitus）and（patient version of guidelines or a guide for patient or clinical practice guideline or evidence-based guideline）。

（3）检索时间：前期研究构建的《糖尿病高危足循证护理实践方案》系统检索截至2016年1月1日，因此本研究更新检索时间为前期研究截至2018年1月1日。

（4）筛选策略：本研究主要由2名研究者按照文献纳入标准与排除标准独立完成文献的筛选，结果进行交叉核对，如遇到分歧则由第3名研究者裁决。指南筛选分为两个环节，首先按照检索策略进行检索，查看发表时间，阅读题目、摘要，剔除不相关、语言不符、重复、无法获取全文及非指南的文献；然后仔细阅读全文，根据指南纳入与排除标准进行筛选。

指南纳入标准：①国内外公开发表的有关糖尿病高危足预防、管理或护理相关的临床实践指南，或指南内容涉及糖尿病足的管理、治疗与护理等；②指南信息完整，包括名称、目录、简介、内容、推荐意见、证据级别、参考文献等详细信息；③语种仅限中、英文；④对于已修订的指南，纳入最新版本；⑤指南发布或更新日期为2016年1月1日～2018年1月1日。

排除标准：①指南针对的目标人群为已发生足部溃疡的患者；②重复收录或直接翻译的国外指南版本；③指南制定的相关会议摘要、讨论稿、指南草案、解读、节选等；④指南的临床实践实施与应用研究；⑤准则性文件或手册。

（5）筛选结果：初检共得到325篇文献，根据纳入及排除标准进行筛选，最终纳入临床实践指南1部，筛选流程及结果见图18-1。

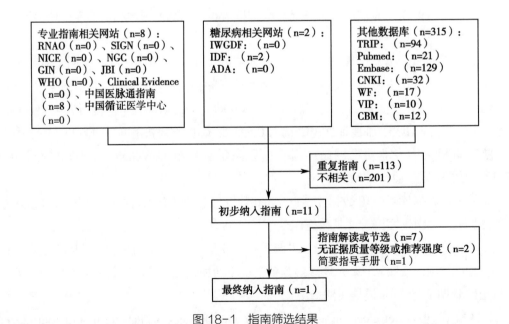

图 18-1　指南筛选结果

2. 纳入指南的资料提取 由2名研究者根据研究需要对指南的信息进行独立提取,并交叉核对,如有异议通过讨论或由第3名研究者裁定。资料提取的内容主要包括:指南的名称、发布年份、最后更新的年份、发布机构、获取途径、适用人群、推荐强度的制定标准等。

3. 指南的质量评价 本研究由指南构建小组的3名评价者对指南进行独立评价,评价者均接受过系统的 AGREE Ⅱ评分标准的培训。AGREE Ⅱ是目前国际公认的评价指南质量的工具。AGREE Ⅱ评估系统共有23个主要条目和2个总体评估条目,共涉及6个领域(范围和目的、参与人员、严谨性、清晰性、应用性和独立性)。每个领域针对指南质量评价的一个特定范围的问题。如果在评价过程中出现异议或评价结果存在较大差异,则可通过专家小组中的循证方法学专家、循证护理学专家或糖尿病科专家进行讨论解决,避免因为信息遗漏而错评,确保评价结果的准确性。

4. 推荐意见的提取 首先,由指南构建小组的2名研究者独立阅读符合纳排标准的指南,提取更新指南中涉及糖尿病高危足预防、护理与管理的相关推荐意见,对推荐意见条目进行初步的梳理与汇总,标注推荐意见的来源,同时标注推荐意见的证据级别及推荐强度,制定《推荐意见汇总表》。其次,由2名研究者根据本研究制定的推荐意见提取原则对前期研究构建的糖尿病高危足循证护理实践方案中形成的推荐意见进行提取。

推荐意见提取的原则具体如下:①该推荐意见为针对糖尿病高危足的预防、护理及管理的相关推荐内容,并不包含针对已发生足部溃疡的患者的推荐意见或内容;②该推荐意见描述准确,内容清晰;③具有临床意义;④患者可以进行操作或在患者能力范围内的推荐意见;⑤符合我国临床情境;⑥符合患者价值观及意愿。推荐意见删除的原则:①推荐意见无证据等级或推荐强度;②推荐意见的证据级别极低或不推荐。

5. 推荐意见的翻译与审校 由2名研究者对更新指南中纳入的推荐意见进行翻译,2人需严格遵循糖尿病科专业术语的用语习惯,尽量采用通俗的语言表述形式,进行翻译。然后邀请另2位糖尿病科专家进行审校,找出其中有问题或争议的地方,进行讨论修改,确定翻译稿,最终形成中文版推荐意见,详见表18-1。

表18-1 推荐意见汇总表

序号	推荐意见	证据等级	推荐强度	标注
1	为了预防糖尿病高危足的首次足部溃疡的发生,提供必要的改善足部护理的知识和方法是重要的,同时建议患者经常与能够专业进行足部护理的机构联系	低(④)	弱(④)	-
2	提供健康教育,促进以患者为中心的教育,评估患者的学习偏好、个性特点、健康相关的社会决定因素	Ⅳ(③)	无	-
3	为了预防糖尿病足的复发,提供整体的足部护理,包括专业的足部护理、适当的鞋和袜的穿着及教育,这些措施需要每1到3个月进行一次	低(④⑥)	强(④⑥)	-

序号	推荐意见	证据等级	推荐强度	标注
4	形成跨学科的健康照护专家团队，与患者、患者家属共同制定足部管理目标	Ⅳ（①③⑤）	无	-
5	评估糖尿病患者是否存在形成足部溃疡的危险性，每年检查患者是否具有糖尿病外周神经及血管病变。糖尿病周围神经病变要排除如药物、甲状腺功能异常等造成神经功能损害的原因	3（②） Ⅰb（③） 低（④⑤）	强（④）	-
6	指导糖尿病足高危患者在家自己监测足部皮肤的温度变化以预防第1次或再次发生的足部溃疡。这样做的目的是早期发现足部的炎症，并尽早由患者或专业人员消除导致炎症的原因	中（④⑥）	弱（④⑥）	-
7	对具有外周神经病变的糖尿病患者，询问是否具有足部溃疡史、低位的截肢术史、外周血管病变史、足部的畸形、足部溃疡形成前（溃疡前病变）的表现、足背动脉搏动是否良好、必要时超声检查有无血管闭塞、足部不洁史、病理性平足或穿不适当的鞋	2++（②） 低（④⑤）	强（④⑤）	-
8	为了保护糖尿病高危足，建议无论是室内还是室外，都不要赤脚走路、不要仅穿袜子走路、不要穿薄底的拖鞋走路	低（④⑥）	强（④⑥）	-
9	指导糖尿病高危足患者进行下列的工作：每天检查脚及鞋的内部；每天洗脚（但要注意清洁或干燥趾缝）；避免用尖锐的物品或化学物处理胼胝处；软化坚韧的皮肤；润滑干燥的皮肤；用恰当的趾甲剪剪趾甲（例如：直的趾甲剪）	低（④）	弱（④）	-
10	指导糖尿病高危足患者穿着合适的鞋袜以预防足部出现足底、非足底或复发性的溃疡，建议穿运动鞋，带鞋垫的软质的运动鞋，而不是普通的鞋子。当出现足部畸形或溃疡前病变，最好能够穿治疗鞋、特制的鞋垫或脚趾矫形器	2+（②） 低（④⑥）	强（④⑥）	-
11	为了预防糖尿病足患者足部溃疡的再发，穿着治疗作用的足保护鞋进行行走，可以显示出明显的足底压力的缓解作用（穿着足保护鞋大约能够减少30%的足底压力），应该鼓励患者穿着这种鞋	中（④⑥）	强（④⑥）	-
12	对于糖尿病高危足患者，可考虑给予中药足浴以缓解患者肢端麻木、发凉、疼痛的症状	中（⑧）	强（⑧）	-
13	对于糖尿病高危足患者，建议患者在中药足浴后自行按摩足三里、三阴交、涌泉穴，以促进局部的血液循环	低（⑧）	弱（⑧）	-
14	对糖尿病高危足的患者，在医院具有相关资源及设备的条件下，可考虑应用蜡疗促进其下肢血液循环，改善患者下肢发凉、疼痛的症状	低（⑧）	强（⑧）	-
15	对于糖尿病周围神经病变的患者，中药离子导入可提高患者的神经传导速度，减轻下肢疼痛、麻木的症状	低（⑧）	强（⑧）	-
16	对于糖尿病高危足患者，可采取足三里、三阴交等穴位的中药贴敷，以缓解患者麻木、疼痛的症状	低（⑧）	弱（⑧）	-

续表

序号	推荐意见	证据等级	推荐强度	标注
17	积极处理糖尿病患者足部溃疡前期病变，包括：去除胼胝、足部水疱的保护和处理，去除向皮肤内生长及变厚的脚趾甲，处理足部局部出血，抗真菌感染的治疗	低（④）	强（④）	-
18	对于糖尿病患者，应每年接受1次医师（医师、骨科医师、足部专科医师）或经足部治疗专业训练的高级治疗师的足部检查	1（⑦）	C（⑦）	+
19	应对患者及其家属进行足部保护性治疗和护理方面的教育	1（⑦）	C（⑦）	+
20	对于一般风险的糖尿病患者，不建议常规穿戴个体化的治疗性鞋靴	1（⑦）	C（⑦）	+
21	糖尿病高危足患者中，包括具有明显的神经病变、足部畸形以及既往有截肢手术史的患者，推荐其穿治疗性鞋靴	1（⑦）	B（⑦）	+
22	建议对患者的血糖水平进行充分的控制（糖化血红蛋白<7%，同时尽可能减少低血糖的发生）以降低糖尿病足溃疡和感染的发生率，继而降低患者截肢的风险	2（⑦）	B（⑦）	+

备注1：指南①为NICE发布的Diabetic foot problems: prevention and management；指南②为SIGN发布的Management of diabetes: A national clinical guideline；指南③为RNAO发布的Assessment and Management of Foot Ulcers for People with Diabetes（Second Edition）；指南④为IWGDF发布的IWGDF Guidance on the prevention of foot ulcers in at-risk patients with diabetes；指南⑤为IDF发布的Global Guideline for Type 2 Diabetes；指南⑥为指南IWGDF发布的IWGDF Guidance on footwear and offloading interventions to prevent and heal foot ulcers in patients with diabetes；指南⑦为SVS/APMA/SVM发布的The management of diabetic foot；指南⑧为本研究前期构建的糖尿病高危足循证护理实践方案。

备注2：因为本研究纳入的指南使用的证据分级系统、推荐意见强度分级系统不完全相同，具体的分级系统详见附录1，本研究仍保留了原指南的证据等级和推荐意见强度，未对其进行修改。

备注3：标注一栏中，符号"-"代表前期研究形成的推荐意见；符号"+"代表本研究更新的推荐意见。

（二）相关中医护理技术的系统评价和/或Meta分析的更新检索

1. 确定检索主题　依据前期研究基础纳入的6项中医护理技术，分别为：中药足浴、艾灸、穴位按摩、穴位贴敷、耳穴贴压、中药离子导入，充分考虑其对于患者角度的可操作性、安全性和有效性，同时结合临床专家意见。因此，本研究纳入2项中医护理技术，即中药足浴和穴位按摩，根据主题确定检索策略。

2. 明确检索流程　检索系统评价或Meta分析，如检索到相关文献，由2名研究员独立对其进行质量评价，评价后交叉核对文献。如遇到分歧，可通过讨论或邀请第三方研究员协商解决。经协商对于质量较低的系统评价或Meta分析予以排除，质量较高者予以纳入。

3. 确定检索策略

（1）检索数据库：计算机检索Cochrane Library、澳大利亚JBI循证卫生保健中心网站及PubMed、EMbase、Springer期刊全文数据库、中国生物医学文献数据库、中国知网、

下篇

万方数据知识服务平台、维普期刊资源整合服务平台医学信息数据库中发表的符合纳入标准的文献。根据不同数据库的检索要求制定检索策略，并根据检索结果不断完善检索式，尽可能全面地收集符合纳入标准的文献。

（2）明确检索词

1）中药足浴主题的检索词：英文检索词：（diabetic foot or 0 grade diabetic foot or foot ulcers or diabetic peripheral neuropathy）and（traditional Chinese medicine or foot bath）and（systematic review or Meta analysis）。中文检索词：（糖尿病足 or 0 级糖尿病足 or 糖尿病高危足 or 糖尿病周围神经病变 or 糖尿病血管病变 or 消渴病痹症）and（足浴 or 中药足浴 or 中药泡足 or 中药泡洗）and（系统评价 or Meta 分析）。

2）穴位按摩主题的检索词：英文检索词：（diabetic foot or 0 grade diabetic foot or foot ulcers or diabetic peripheral neuropathy）and（acupressure or shiatsu or massage or point massage）and（systematic review or Meta analysis）。中文检索词：（糖尿病足 or 0 级糖尿病足 or 糖尿病高危足 or 糖尿病周围神经病变 or 糖尿病血管病变 or 消渴病痹症）and（足底按摩 or 穴位按摩 or 穴位按压）and（系统评价 or Meta 分析）。

4. 确定纳入与排除标准

（1）纳入标准：①研究类型：所有涉及中药足浴、穴位按摩主题的治疗糖尿病高危足的随机对照试验（RCT）或半随机对照试验（CCT）。②研究对象：临床确诊为糖尿病高危足的患者。患者的年龄、性别、种族、国籍不限。③干预措施：对照组实施常规护理措施（包括：控制饮食，适当运动，心理调节，注射胰岛素及口服降糖药等）；试验组在常规护理措施的基础上增加以上主题的治疗，试验组的常规护理及基础治疗内容与对照组相同。④结局指标：有具体明确的疗效评定标准，主要结局指标包括：踝肱指数（ankle brachial index，ABI）、多伦多临床神经病变评分（toronto clinical scoring system，TCSS）、肌电图神经传导速度（nerve conduction velocity，NCV）。次要结局指标包括：血流峰值流速、中医症状积分、皮肤发冷疼痛程度。

（2）排除标准：重复发表的文献、有统计学错误或数据不完整的文献、动物性实验、文献的研究对象为已发生糖尿病足部溃疡的患者的文献。

5. 文献筛选 由 2 名评价员根据文献的纳入和排除标准独立地阅读文献的题目和摘要，排除明显不符合纳入标准的文献，并对可能符合的文献进行全文阅读，以确定是否完全符合纳入标准。2 名评价员独立进行筛选后交叉核对文献，如遇到分歧，可通过讨论或邀请第三方评价员协商解决。

6. 文献质量评价 对于检索到的系统评价，使用澳大利亚 JBI 循证卫生保健中心提出的"对系统评价真实性的评价原则"进行质量评价。具体的评价条目包括 10 项：①所提出的循证问题是否清晰、明确；②采用的检索策略是否恰当；③研究论文的来源是否明确、恰当；④文献的纳入标准是否恰当；⑤采用的文献质量评价标准是否恰当；⑥是否由

2名评价者独立完成文献质量评价；⑦提取资料时是否采用一定的措施减少误差；⑧综合／合并研究的方法是否恰当；⑨是否根据所报道的资料提出推荐意见；⑩对今后进一步研究的特定方向是否提出恰当建议。由2名评价者独立对上述10个条目做出是、否或不清楚的判断。如遇到分歧，2名评价者可通过讨论或根据第3名评价者的意见协商解决。

7. 资料提取　对最终纳入的文献进行资料提取，提取的内容包括：①一般资料：题目、作者、发表时间、作者单位；②研究特征：研究样本量、干预措施、干预时间、结局指标。

8. 筛选结果　初检共得到217篇文献，根据纳入及排除标准进行筛选，最终纳入Meta分析1篇，筛选流程及结果见图18-2。

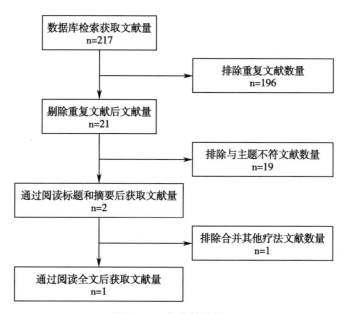

图 18-2　指南筛选结果

二、征询患者意愿

征询患者意愿旨在了解糖尿病高危足患者对足部管理的认知、行为及需求情况，以及糖尿病高危足患者对本研究中涉及的证据总结的需求程度，为构建糖尿病高危足足部管理患者指南提供参考依据。

研究方法

1. 研究对象　本研究采用目的抽样法，选取某三级甲等医院糖尿病科就诊的糖尿病高危足患者为研究对象进行半结构式访谈，访谈人数以信息"饱和"为标准。

纳入标准：符合 WHO 1999 年糖尿病的诊断标准；年龄 ≥ 18 岁；存在有周围神经病变、周围血管病变、足畸形、既往溃疡史或既往截肢史等危险因素，被确诊为糖尿病高危足（糖尿病足 0 级）患者；病程 ≥ 5 年；具有一定的理解和表达能力；知情同意并自愿参加本研究。排除标准：伴有心、肝、肾等重要脏器功能不全者；有糖尿病急性并发症者。

2. 问卷调查工具 根据本阶段的研究目的，同时参考文献，本研究自行设计一般资料调查表、推荐意见患者意愿调查表。一般资料调查表主要调查研究对象的社会人口学资料和其他临床一般资料，包括年龄、性别、婚姻状况、居住方式、文化程度、职业、经济状况、医疗形式、吸烟、饮酒、糖尿病病程、视力情况、血糖控制情况及其并发症、既往糖尿病足部护理教育史、既往糖尿病足溃疡史、既往糖尿病足截肢史、10g 纤维导丝检查、128HZ 音叉震动试验等。推荐意见患者意愿调查表主要调查糖尿病高危足患者对本研究形成的证据总结的了解程度及需求程度，以及之前是否接受过相应的健康教育，同时了解患者希望的教育形式以及其他需求。

3. 访谈资料收集方法 资料收集采用半结构式、个体化深入访谈法收集资料，由研究者在访谈前主动与患者沟通，介绍访谈的目的和意义，取得患者的信任和配合。访谈地点选择便于交流、不易被打扰且可以保护隐私的空间，如在示教室进行访谈。正式访谈前对 2 名患者进行预访谈，根据访谈结果对提纲进行调整和完善。最终制定访谈提纲包括：患者对证据总结的了解及需求情况、对糖尿病足的认识情况、足部管理现状等。访谈时采用一系列开放式的问题提问，如以"您知道什么是糖尿病足吗？"开始，让患者自行描述自己的看法。访谈时征得患者同意后全程录音，每位受访者访谈 20 ～ 40min。访谈过程中，由研究者记录语言及非语言信息，如患者的反应、表情以及情绪变化等。同时访谈者适时使用反问、追问、重复、总结和回应等访谈技术，以期获得受访者真实全面的观点，并避免有诱导性的暗示。

4. 访谈资料分析方法 为保护研究对象的个人隐私，采用匿名方式。在访谈时即通过观察和记录，对资料进行分析。访谈结束后 24h 内将访谈录音逐字逐句进行转录，并结合现场笔记进行标记和归档。采用 Colaizzi 现象学资料 7 步分析法分析，对反复出现的陈述进行编码，最后经过反复对比、归纳、推理和演绎，逐步整合后提炼出反映绝大部分受访者对足部管理认识和需求的类属及相应的主题。对结果进行详尽的文字描述之后，研究者返给受访者进行核实求证。

三、证据综合

（一）推荐意见的归类

由于本研究纳入的推荐意见来自多部指南，且推荐意见涉及的层次不尽相同，为了使纳入的推荐意见在层次上更加有条理、清晰且具有逻辑性，本研究基于原指南对相应推荐意见的划分结果，同时依据学科知识分类及其之间的层次和逻辑关系对纳入的推荐意见进行划分。2名研究者独立对纳入的推荐意见按以上归类原则进行归类，如出现归类不一致，则由指南构建小组进行讨论，最后达成一致意见，若仍有分歧则进一步征询专家建议。

（二）推荐意见的综合

在初步提取时，本研究发现纳入的多部指南存在着同时提到某一推荐内容的情况，虽然各指南对其推荐内容表述可能不尽相同，但是其涵盖的内容基本相同或相互补充。因此，本研究团队制定了证据综合原则，经专家认同后，由研究者严格遵循证据综合原则进行推荐意见的合并。证据综合的原则如下：①推荐内容一致：针对同一干预措施或护理方法，表达内容近乎一致的推荐意见，选用其中最简明的表述来概括，然后标出所有提出该推荐意见的指南来源、证据质量分级和/或推荐强度。②推荐内容互补：针对同一干预措施或护理方法，如果推荐意见的内容相互补充，根据语言逻辑关系，将其合并为一段完整的推荐意见，并在对应内容后面标注其指南来源、证据质量分级和/或推荐强度。③推荐内容冲突：保留各指南的原始表述暂不进行自行合并，追溯相应推荐意见的证据来源，挖掘其做出不同推荐的原因，标注指南来源、发表年份、原始证据来源、证据质量分级和/或推荐强度。通过专家论证会统一决定该类条目的合并方法。④推荐内容独立：保留原始表述，标注其指南来源、发表年份、证据质量分级和/或推荐强度。

由2名研究者独立对推荐意见按以上原则进行证据综合，如出现综合结果不一致，则由指南构建小组进行讨论，最后达成一致意见，若仍有分歧则进一步征询专家建议，形成糖尿病高危足足部管理最佳证据总结（表18-2）。

表18-2　糖尿病高危足足部管理最佳证据总结

主题	推荐意见	证据等级	推荐强度	标注
1. 健康 教育	1.1 为了预防糖尿病足溃疡的发生，提供必要的改善足部护理的知识和方法是很重要的，同时建议患者经常与能够提供专业足部护理的医疗机构联系	低（④）； 1（⑦）	弱（④）； C（⑦）	-/+
	1.2 为了预防糖尿病足的复发，提供整体的足部护理，包括专业的足部护理、适当的鞋和袜的穿着及教育，这些措施需要每1~3个月进行一次	低（④⑥）	强（④⑥）	-
2. 足部 评估	2.1 评估糖尿病患者是否存在形成足部溃疡的危险性，每年检查患者是否具有糖尿病周围神经及血管病变。糖尿病周围神经病变要排除药物、甲状腺功能异常等造成神经功能损害的原因	3（②）； Ib（③）； 低（④⑤）； 1（⑦）	强（④）； C（⑦）	-/+
	2.2 指导糖尿病足高危者在家自己监测足部皮肤的温度变化及预防首次或再次发生的足部溃疡。这样做的目的是早期发现足部的炎症，并尽早由患者或专业人员消除导致炎症的原因	中（④⑥）	弱（④⑥）	-

续表

主题	推荐意见	证据等级	推荐强度	标注
2.足部评估	2.3 对具有周围神经病变的糖尿病患者,询问是否具有足部溃疡史、低位的截肢术史、外周血管病变史、足部畸形、足部溃疡形成前(溃疡前病变)的表现、足背动脉搏动是否良好、必要时超声检验有无血管闭塞、足部不洁史、病理性平足或穿不适当的鞋	2++(②);低(④⑤)	强(④⑤)	-
3.日常护理	3.1 为了保护糖尿病高危足,建议无论是室内还是室外,都不要赤脚走路、不要仅穿袜子走路、不要穿薄底的拖鞋走路	低(④⑥)	强(④⑥)	-
	3.2 指导糖尿病高危足患者进行下列的工作:每天检查脚及鞋的内部;每天洗脚(但要注意清洁或干燥趾缝);避免用尖锐的物品或化学物处理胼胝处;软化坚韧的皮肤;润滑干燥的皮肤;用恰当的趾甲剪剪趾甲(例如:直的趾甲剪)	低(④)	弱(④)	-
	3.3 指导糖尿病高危足患者穿着合适的鞋袜以预防足部出现足底、非足底或复发性的溃疡,建议穿运动鞋,带鞋垫的软质的运动鞋而不是普通的鞋子	2+(②);低(④⑥)	强(④⑥)	-
	3.4 对于一般风险的糖尿病患者,不建议常规穿戴个体化的治疗性鞋靴	1(⑦)	C(⑦)	+
	3.5 出现足部畸形、明显的神经病变、溃疡前病变或既往有截肢手术史的人群,最好能够穿治疗鞋、特制的鞋垫或脚趾矫形器	2+(②);低(④⑥);1B(⑦)	强(④⑥);B(⑦)	-/+
	3.6 为了预防糖尿病足患者足部溃疡的再发,穿着治疗作用的足保护鞋进行行走,可以显示出明显的足底压力的缓解作用(穿着足保护鞋大约能够减少30%的足底压力),应该鼓励患者穿着这种鞋	中(④⑥)	强(④⑥)	-
4.中医护理	4.1 对于糖尿病高危足患者,可考虑给予中药足浴以缓解患者肢端麻木、发凉、疼痛的症状	中(⑧)	强(⑧)	-
	4.2 对于糖尿病高危足患者,建议患者在中药足浴后自行按摩足三里、三阴交、涌泉穴,以促进局部的血液循环	低(⑧)	弱(⑧)	-
5.溃疡前病变处理	5. 积极处理糖尿病患者足部溃疡前期病变,包括:去除胼胝、足部水疱的保护和处理,去除向皮肤内生长及变厚的脚趾甲,处理足部局部出血,抗真菌感染的治疗	低(④)	强(④)	-

备注:本表中标注指南来源的序号如"①"、证据等级和推荐强度的来源、标注中"+""-"代表的意义,均同表18-1。

(三)确定推荐意见的主题及可转化性

采用专家共识法,咨询专家对于本研究推荐意见初步归类及综合结果的认可程度,并对推荐意见的可转化性进行综合考虑，确定可转化为患者指南的推荐意见，最终达成专家共识。

（四）推荐意见的转化

指南构建小组的研究者结合患者的意愿，将本研究纳入临床实践指南中的适合转化的推荐意见转化为患者版，要求转化后的推荐意见表达准确，表述方式通俗易懂，以便患者能够接受并掌握，从而获取足部管理知识。

结合本研究的研究目的，本指南构建小组对适合转化、表达准确、内容合理等进行了相应的定义。具体如下：

适合转化的定义：①该推荐意见具有临床意义；②患者可以进行操作或在患者能力范围内的推荐意见；③符合我国临床情境；④符合患者价值观及意愿。

表达准确的定义：①忠于原推荐意见的内容；②只改变推荐意见的可读性，并不改变其含义；③转化后的推荐意见内容准确、简洁明了。

内容合理的定义：①转化后的推荐意见详略得当，表达清晰；②转化后的推荐意见内容完整，表达清晰。

因此，本研究根据适合转化、表达准确以及内容合理的原则对纳入的推荐意见进行初步转化，最后采用专家共识法，确定最终转化的推荐意见。

（五）推荐内容的细化

本阶段对推荐意见的细化主要依据 GIN 对于患者指南内容表述和呈现的要求，主要从章节设置合理、内容具有临床意义、可读性好等方面进行考虑和细化。同样结合本研究的研究目的对章节设置合理、具有临床意义、可读性好等三个方面进行相应的定义，具体如下（表18-3）：

章节设置合理：①细化内容详略得当，思路清晰；②细化内容严谨完整，顺序安排恰当；③细化章节过渡自然，衔接得当。

具有临床意义：①细化的指南内容可以起到提高糖尿病高危足患者足部管理知识、足部认知水平及足部管理水平的作用；②细化的指南内容不会导致糖尿病高危足患者出现不良体验。

可读性好：①语言通俗易懂，长短适中；②字体和图片恰当，颜色合理；③版本多样，发布形式多样，易于被不同人群接受。

证据细化的过程主要通过追溯原始指南中对于相应推荐意见的描述内容，结合专家共识意见整理细化内容，形成初稿指南的具体内容。最后采用专家共识法，综合考虑专家建议，达成专家共识，最终形成患者指南的初稿。

下篇

表18-3　推荐内容细化的章节

推荐意见主题	章节设置	小节设置	对应推荐意见
1. 健康教育	1. 认识糖尿病足	1.1 什么是糖尿病足	推荐意见1.1 推荐意见1.2
		1.2 糖尿病足分为哪几个等级	
		1.3 糖尿病足的危险因素有哪些	
		1.4 糖尿病足有哪些危害	
		1.5 预防糖尿病足的意义	
2. 足部评估	2. 我是否得了糖尿病足？	2.1 为什么要进行足部评估	推荐意见2.1 推荐意见2.2 推荐意见2.3
		2.2 多久检查一次	
		2.3 在医院应该检查哪些方面	
		2.4 在家可以评估哪些方面	
3. 足部日常护理	3. 如何进行足部护理？	3.1 养成每天检查脚的习惯	推荐意见3.1 推荐意见3.2 推荐意见3.3 推荐意见3.4 推荐意见3.5 推荐意见3.6
		3.2 学会正确的洗脚方法	
		3.3 保持足部皮肤健康	
		3.4 正确地修剪趾甲	
		3.5 选择舒适的鞋袜	
		3.6 正确买鞋和穿鞋	
		3.7 避免其他意外损伤	
		3.8 及早就诊	
4. 中医护理	4. 如何采用中医护理技术缓解症状？	4.1 中药足浴	推荐意见4.1 推荐意见4.2
		4.2 穴位按摩	
5. 溃疡前病变处理	5. 出现溃疡前病变怎么办？	5.1 溃疡前病变有哪些	推荐意见5
		5.2 如何预防溃疡前病变	
		5.3 如何治疗溃疡前病变	

备注：本表中推荐意见的序号对应的具体推荐意见见表18-2。

四、形成初稿

在征询患者意愿、对推荐意见进行转化和细化、征询专家共识建议之后，研究者遵循患者指南制定的方法及原则，结合患者的意愿及专家共识的建议，构建糖尿病高危足足部管理患者指南相应的内容，即追溯原指南对于相应推荐意见阐述的具体内容，同时参考权威的糖尿病足相关教材、书籍，及支持其证据的原始参考文献等，将细化的章节进行内容填充与整理，形成糖尿病高危足足部管理患者指南的初稿。

形成患者指南主体内容后，本研究参考 GIN 手册建议，分别从目的及适用范围、利益冲突说明、指南小组成员及其职责、背景回顾、指南注册及制定过程、外审过程及结果、指南更新说明、指南内容及附录说明等部分进行报告。

第四节　指南评价

一、专家外部评审

本阶段主要采用同行专家评审的形式，对本研究初步构建的糖尿病高危足足部管理患者指南初稿进行整体性评价，主要从推荐意见的综合和转化、推荐意见的可用性调查、患者指南的细化与报告以及整体等方面征集专家们的意见，从多方面、多渠道获取指南相关方的意见，从而确保本研究构建的指南的适用性及有效性。

研究方法

1. 专家的纳入标准　本阶段主要由本研究的外部评审小组执行，同时也邀请本研究的其他同行专家参与评审，评审小组主要由循证方法学专家、糖尿病科专家以及护理教育学专家等组成，并采用专家权威系数判断专家评断的可靠性。

循证方法学专家的纳入标准：①副高级及以上职称或硕士研究生及以上学历；②系统接受过循证方法学培训，并取得相关结业证书；③开展过至少 1 项循证相关研究；④熟练掌握英语；⑤自愿参加本研究。

糖尿病科专家的纳入标准：①糖尿病科从事临床治疗、临床护理、护理管理或护理质量管理工作；②从事糖尿病临床工作 3 年及以上，熟悉糖尿病相关治疗或护理操作技术；③主治医师或护师及以上职称；④自愿参加本研究。

护理教育学专家的纳入标准：①从事教育学工作；②从事护理教育工作 5 年及以上，熟悉糖尿病相关护理理论知识及教授方法；③讲师及以上职称；④自愿参加本研究。

2. 外部评审的内容

（1）推荐意见的整合和转化：该部分主要邀请循证方法学、护理教育学、临床管理、糖尿病科等多领域的专家们依据相应的定义标准，从适合转化、表达准确以及主题划分合理三个维度对本研究在推荐意见的综合和转化的过程进行评价，提供相应的意见，从而确保该过程研究的科学性和准确性。

本研究根据患者指南的定义和制定原则，结合本研究目的对三个评价维度进行了定义。主题划分合理的定义即：①基于原指南的划分结果；②依据学科知识分类及其之间的归属及逻辑关系（适合转化和表达准确的定义同本章第四节证据综合部分对其的定义）。

（2）推荐意见的可用性调研：本研究中对推荐意见的可用性调研，采用了 FAME 结构，证据的 FAME 结构是 JBI 进行循证实践的证据评价原则。主要从证据的可行性（feasibility，F）、证据的适宜性（appropriateness，A）、证据的临床意义（meaning fullness，M）以及证据的有效性（effectiveness，E）四个维度进行评价。

结合本研究的研究目的，专家需要评价的具体内容为：①证据的可行性：是指本研究形成的患者指南在哪种程度上可应用于糖尿病高危足患者。主要从将本研究构建的患者指南应用于临床或糖尿病高危足患者时，所需的资源是否可及、糖尿病高危足患者或临床工作者是否有足够的经验和能力使用或应用本指南，这 2 个方面进行评价；②证据的适宜性：是指本研究构建的患者指南中所包括的干预措施或护理方法是否与我国的临床情境相适合，以及其相匹配的程度。主要从构建的患者指南是否在文化上可以被糖尿病高危足患者或医护工作者所接受、本患者指南是否可在糖尿病高危足中的大多数人群中转化或应用、本研究构建的糖尿病高危足足部管理患者指南是否适合于各种不同场景三个方面进行评价；③证据的临床意义：主要是指应用本指南能不能对患者产生积极体验，或者在临床应用时会不会导致糖尿病高危足患者出现不良体验，进行评价。④证据的有效性：是指采用适当的方法应用本患者指南中的干预措施或护理方法后，患者足部管理知识、足部管理行为的改变程度。即从应用本患者指南是否能使糖尿病足患者或医护人员获益、使用时是否安全等方面进行评价。

（3）患者指南的细化与报告：依据 GIN 对患者指南内容和报告规范的原则定义，本研究主要从结构合理、内容准确、可读性好、报告规范等方面进行定义和评价。

结构合理：①细化内容详略得当，思路清晰；②细化内容严谨完整，顺序安排恰当；③细化章节过渡自然，衔接得当。表达准确：①细化内容忠于推荐意见；②细化内容表达准确无误；③所用插图内容表达合理正确；④转化后的推荐意见内容准确、简洁明了，易于理解。可读性好：①语言通俗易懂，长短适中；②字体和图片恰当，颜色合理；③版本多样，发布形式多样，易于不同人群接受。报告规范：①遵循患者指南报告的基本内容；②报告的足部管理内容较为全面；③报告的表现形式合理规范。

3. 研究工具 本研究根据研究目的以及外部评审的方法自行设计《糖尿病高危足足部管理患者指南专家咨询表》。咨询表采用封闭式和开放式相结合的自填问卷形式。咨询表主要由专家基本信息、推荐意见的综合和转化、推荐意见的可用性调查、患者指南的细化与报告，以及指南整体评价五部分组成。其中推荐意见的综合和转化（适合转化、表达准确、主题合理）、推荐意见的可用性调查（可行性、适宜性、临床意义、有效性）、患者指南的细化与报告（结构合理、内容准确、可读性好、报告规范）采用封闭式问答形式，针对每个部分的每个评价维度，设置"很同意""同意""不同意""很不同意"4个选项。指南的整体部分采用开放式问答，请专家提出对本指南的总体或具体某一条目的主观建议，并说明理由。

二、质量评价

邀请循证护理学专家、循证医学专家和糖尿病护理专家等运用 AGREE Ⅱ 系统对患者指南进行质量评价，以了解构建指南的质量。

对 3 位评价者得分情况进行统计，计算每个领域的标准化得分。得出范围和目的领域的标准化得分为 83.33%，参与人员领域的得分为 90.74%，严谨性领域得分为 88.89%，清晰性领域得分为 87.04%，应用性领域得分为 66.67%，独立性领域得分为 86.11%。6 个领域得分均在 60% 以上，总体质量为 A 级。六个领域的标准化得分见表 18-4。

表 18-4　指南的标准化得分

各领域标化得分（%）						标化得分≥60%的领域数	标化得分≤30%的领域数	指南总体质量
范围和目的	参与人员	严谨性	清晰性	应用性	独立性			
83.33	90.74	88.89	87.04	66.67	86.11	6	0	A级

第五节　形成指南

一、临床应用调研

采用个案健康教育的形式，通过了解糖尿病高危足患者对构建的糖尿病高危足足部管理患者指南的看法和意愿，征询患者的修改建议，从而完善本指南。

（一）研究方法

1. 研究对象　采用目的抽样方法，选取 2019 年 3 月于北京市某三甲医院内分泌科住院治疗的 5 名糖尿病高危足患者为研究对象。

纳入标准：①符合 WHO 1999 年对于糖尿病的诊断标准，年龄为 18 ～ 85 岁的糖尿病患者；②合并有感觉神经病变、周围血管病变、足畸形、骨骼突起、既往溃疡史或既往截肢史等危险因素，被诊断为糖尿病高危足患者；③糖尿病病程≥3年，具有一定的足部护理经历，能够对本研究的内容做出相应的反馈；④思维正常，能进行语言沟通者；⑤了解本研究后，愿意加入本研究者。

排除标准：①合并某些严重的急、慢性DM并发症，如酮症、严重的视网膜病变、糖尿病足溃疡和截肢等；②生活完全不能自理者。

WHO 1999年对于糖尿病的诊断标准：①典型糖尿病症状（多饮、多尿、多食、体重下降）加上随机血糖检测≥11.1mmol/L；②或加上FPG检测≥7.0mmol/L；③或加上葡萄糖负荷后2h血糖检测≥11.1mmol/L。

2. 研究工具和评价指标

采用自设的一般资料调查表、足部一般情况调查表以及汉化版诺丁汉足部护理评估量表，评价患者足部的一般情况以及足部护理行为的改善。另自行设计患者满意度调查问卷，调查患者对本研究构建的糖尿病高危足足部管理患者指南的满意度及建议。

二、确定指南

本阶段主要根据临床调查的反馈结果，同时结合专家评审时提出的建议，研究者同样遵循患者指南制定的方法及原则，对形成的糖尿病高危足足部管理患者指南初稿进行相应地修改和完善，最终形成《糖尿病高危足足部管理患者指南（专业版）》和《糖尿病高危足足部管理患者指南（科普版）》。

《糖尿病高危足足部管理患者指南（专业版）》主要受众为糖尿病科的医护人员，主要内容包括三部分，其中第一部分指南介绍主要包括：目的及适用范围、推荐意见总结、证据解释、工作组成员及其职责、利益相关者、背景回顾等；第二部分指南内容主要包括：糖尿病足概述、足部评估、足部日常护理、中医护理、溃疡前病变处理；第三部分指附录部分主要包括：推荐的工具、指南注册及制定过程、利益冲突说明、指南更新说明及参考文献等。

《糖尿病高危足足部管理患者指南（科普版）》受众为糖尿病高危足患者及其照顾者，其中对于推荐意见的证据等级及推荐强度的表述，为了促进患者理解，本研究参考SIGN的表述方法，对于证据等级采用"高、中、低"等文字表述其不同证据级别，对于推荐强度可采用点赞（强推荐）、对号（弱推荐）和问号（无推荐强度或没有足够的研究证据说明是否有利）的符号来进行表述。

主要内容有五个章节，其中第一章糖尿病足是什么包括：认识糖尿病足、糖尿病足分级、危险因素、危害、如何预防；第二章我是否得了糖尿病足包括：检查意义、检查频次、院内检查、居家评估；第三章如何进行足部护理包括：养成检查脚的习惯、正确洗脚方法、皮肤护理、正确修剪趾甲、选择合适的鞋袜、避免外伤、及早就诊等内容；第四章如何采用中医护理技术缓解症状主要包含中药足浴、穴位按摩 2 项中医护理技术；第五章出现溃疡前病变怎么办包括：认识溃疡前病变、如何预防、如何处理等内容。

　　每部分内容描述均需语言尽量浅显易懂、简洁明了，图文并茂。最终初步形成糖尿病高危足足部管理患者指南终稿。

（郝玉芳　马晴雅　孟美琪）

下篇

·第十九章·

老年痴呆症的非药物管理指南的构建

痴呆（dementia）是一种以获得性认知功能损害为核心，并导致患者日常生活、社会交往和工作能力明显减退的综合征。老年性痴呆又称阿尔茨海默病（Alzheimer's disease，AD），是最常见的一类痴呆，因其发病率的增加已逐渐成为影响全球公共健康和社会可持续发展的重大问题。目前，我国已经成为世界上 AD 患者人数最多的国家，高达 800 多万，65 岁以上老年人 AD 发病率在 4% ~ 6%，并且呈不降反增态势。老年性痴呆的治疗管理分为药物和非药物两个方面。尽管 AD 危害严重，目前仍然缺乏能够改变疾病进程的药物，当前用于 AD 治疗的药物仍以对症治疗为主。非药物疗法有别于药物疗法，其着重于患者、照顾者以及环境在治疗过程中的相互作用，非药物疗法可以对患者的认知、情感以及日常生活等多方面起到改善作用，提高患者的正性自我感知，进而改善患者的病情。本章旨在基于目前可获得的最佳临床证据制定《老年性痴呆患者非药物管理指南》，希望为神经内科、精神心理科、老年医学科医务人员开展 AD 患者非药物管理的临床决策提供辅助工具。

第一节　指南制定计划

一、指南目的

本临床实践指南基于目前可获得的最佳临床证据制定而成，是神经内科、精神心理科、老年医学科护理人员开展 AD 患者管理的临床决策辅助工具，旨在改善及规范 AD 患者的非药物管理，提高 AD 患者的照护质量。

二、指南用途

本指南用于：①提供临床照护的推荐意见；②规范培训相关护理人员；③科学制定 AD 患者及照护者健康教育方案。

三、指南使用者

中国神经内科，老年科及精神心理科护士，AD 照护者。

四、指南推荐意见的应用人群

AD 患者及其照护者、指南工作人员。

五、利益冲突声明

本指南制定属国家自然科学基金青年项目——中西医调摄护理多源证据体构建及整合评价（项目批准号：81603496）。本指南制定过程中无赞助单位支持，指南制定指导小组成员、指南编写参与者以及外部评审专家均无与指南内容相关的任何利益关系。

六、概念框架

本指南构建遵从 WHO 在 2014 年发表的最新版本指南制定手册。指南的制定由计划、实施、发表及更新三大部分组成，详见图 19-1。

七、技术路线

第二节　临床问题的遴选与确定

确定指南的主题除了需要系统的文献回顾外还需要采用一定的方法进行临床情境的判断，采用对利益相关人进行质性访谈和问卷调查等方式。确定指南的关键问题和结局指标优先级的一般步骤为：①形成原始问题清单；②以 PICO 格式起草原始问题；③列出相关结局指标；④修订原始问题和结局指标；⑤对关键问题进行优先化排序；⑥对结局指标进行重要性分级；⑦最终确定高度优先的关键问题和用于形成推荐意见的重要结局指标。

一、文献及相关专著检索

采用文献检索法进行查新后确定研究主题，在中国知网、万方、维普、Pubmed、

下篇

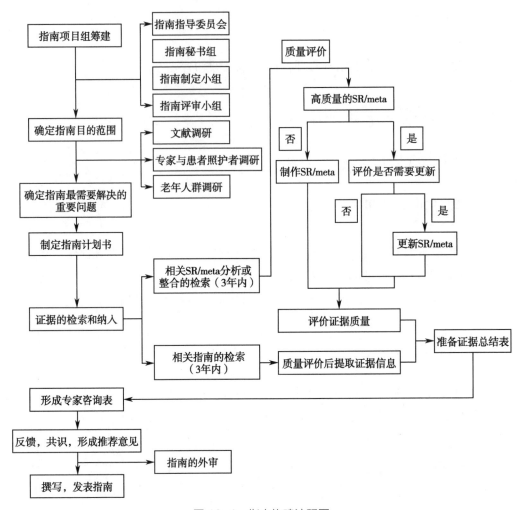

图 19-1 指南构建流程图

Medline 等数据库，通过中文检索词：痴呆、痴呆病、痴呆患者、阿尔兹海默病（症）、阿尔茨海默病（症）、老年痴呆、老年期痴呆、老年性痴呆；英文检索词：AD、Alzheimer's disease、Alzheimer disease、Alzheimer、Alzheimer syndrome、Alzheimer dementia、Alzheimer-Type dementia、Alzheimer type senile dementia、primary senile degenerative dementia、senile dementia、dementia*、amentia*。排除药物治疗、基础研究相关文献，通过对文章标题及摘要，进行进一步筛选，保留与本研究主题相关的文章。在课题进展中，随时查阅相关文献的更新，了解国内外的研究动态，对指标进行及时修改、补充和完善。通过检索文献、阅读与分析，初步形成六大关注的主题，包括中医非药物方法、认知干预、运动干预、饮食干预、AD 患者居家照护、AD 患者照护者支持。其中中医非药物方法涉及针灸、中医情志调摄、饮食调摄、养生保健、中医调摄技术（包括穴位按摩、拔罐疗法、刮痧疗法）；认知干预包括认知康复、认知训练、认知刺激；AD 患者居家照护包括 AD 患者居家安全保障、AD 患者居家护理方案 / 模式；AD 患者照护者支持。

二、利益相关方调研

调查利益相关人群（从事 AD 治疗的医生和从事 AD 护理的护士）对 AD 非药物治疗的理解认识及需求，对 AD 患者照护者进行质性访谈，对社区居民进行认知、态度及需求现况调查，了解我国 AD 患者非药物治疗现状及患者管理现状为《AD 患者非药物治疗及护理管理指南》构建提供可靠的现实依据。

三、指南所关注临床问题的最终确定

指南所最终确定的临床问题见表 19-1。

表 19-1　临床问题（PICO）表

项目	临床问题	结局指标
针刺	针刺治疗AD与药物或空白对照相比是否可以取得相似或更优的治疗效果； 针刺结合电针治疗AD与药物空白对照相比是否可以取得相似或更优的治疗效果	关键结局指标：认知能力，日常生活能力，针刺的副作用或不良反应，生活质量 重要结局指标：痴呆总体评分、血液学检查、影像学检查
中医运动调摄	太极相对于其他运动治疗是否可以更好地改善患者的临床结局	关键结局指标：日常生活能力，生活质量 重要结局指标：痴呆总体评分、抑郁状况
中医养生保健	香薰、气功或书法分别相对于空白对照是不是可以更好地改善患者结局	关键结局指标：激越的发生、日常生活能力、生活质量 重要结局指标：痴呆总体评分、患者抑郁
AD患者照护理念	是否可以帮助AD患者找到精神寄托方式，促进其找到自己生命的意义，勇敢坦然地面对疾病	
音乐治疗	音乐治疗相对于空白对照是否可以改善患者结局	关键结局指标：激越 重要结局指标：患者抑郁、其他精神行为症状
按摩疗法	按摩疗法相对于空白对照是否可以改善患者结局	关键结局指标：激越 重要结局指标：患者抑郁、其他精神行为症状
社区个案管理（AD患者居家照护方案）	社区或专业机构与居家照护者联合，共同进行AD患者护理照护	关键结局指标：患者进入照护机构或医院的比率，时间；照护者负担；生活质量 重要结局指标：照护费用、照顾者抑郁

下
篇

项目	临床问题	结局指标
认知干预	认知干预相对于空白对照是不是可以更好地改善患者结局	关键结局指标：认知能力、日常生活能力、生活质量 重要结局指标：痴呆总体评分、血液学检查、影像学检查
AD患者居家安全与外出安全	如何保证AD患者的居家安全和外出安全	关键结局指标：患者跌倒发生，患者生活质量，患者外出不良事件的发生 重要结局指标：痴呆总体评分、家庭经济负担、照顾者抑郁
AD患者照护者支持	如何提供给AD患者照护者与必要的支持，使其更好地参与AD患者的照护计划	关键结局指标：照护者负担，照护者生活质量 重要结局指标：照护者不良情绪发生率
饮食	地中海饮食（Mediterranean diet，Medi）方案相对于其他非地中海饮食是否可以更好地改善患者的临床结局	关键结局指标：认知能力，日常生活能力、生活质量 重要结局指标：经济负担、患者满意度
有氧运动	有氧运动能否更好地改善患者的临床结局	关键结局指标：日常生活能力、生活质量，经济负担 重要结局指标：痴呆总体评分、经济负担、患者满意度

注：激越症状激越行为（agitation）是老年性痴呆患者最常见、最具破坏性的行为之一。在国内，居家和老人院痴呆患者激越行为的发生率分别为86.1%和90.8%。

第三节　证据综合

证据检索

（一）系统评价的检索

1. 检索资源　使用计算机检索中国知网、万方、维普、Pubmed、Medline、Cochrane Library、Embase 等数据库。

2. 检索式　中文检索式［"痴呆"或"痴呆病"或"痴呆患者"或"阿尔兹海默病（症）"或"阿尔茨海默病（症）"或"老年痴呆"或"老年性痴呆"或"老年期痴呆"）合并（"系统评价"或"Meta 分析"或"Meta 整合"）］；英文检索式｛"Alzheimer disease"（MeSH terms）or "Dementia"（MeSH terms）or "AD" or "Alzheimer's disease" or "Alzheimer disease" or "Alzheimer" or "Alzheimer Syndrome" or "Alzheimer-Type Dementia" or "Alzheimer Type Senile Dementia" or "Primary Senile Degenerative

Dementia" or "Senile Dementia" or "Amentia*" and ［ "Meta-analysis*"（MeSH terms）or "systematic review*" or "Meta-analysis and systematic review"）］｝。

3. 检索时限　检索时限均为 2015 年至 2019 年 9 月，并辅助追溯参考文献。

4. 检索原则　有最近两年内制定的高质量系统评价，评价后则可直接引用。但应用前除了评估此系统评价的质量外还要重点评价其与指南计划的 PICO 问题的相关性。如果系统评价的发表年份到现在的时间间隔在五年以上，则需要考虑系统评价发表后是否有新的相关原始研究发表，如有新的原始研究发表，且这些原始研究的结果可能会改变原系统评价的结论，则必须对原系统评价进行更新。若是一篇 Cochrane 或 JBI 系统评价，则可联系相关评价小组确定是否计划更新。若存在多篇系统评价，则建议使用最新的且质量较高的系统评价。如果没有可以应用的高质量的系统评价，则需要严格按照系统评价的制作过程和指南所设定的 PICOS 问题制作新的系统评价。如果提取的数据资料满足要求则可以进行合并，并尽量以森林图的形式呈现合并结果；如果数据不完整或异质性过大，则可以将原始研究的结果进行描述性分析。

5. 系统评价的质量评价　主要评价两个方面，分别是方法学质量评价（AMSTAR）和证据质量评价（GRADE）。

（二）指南的检索

1. 检索资源

GIN（http://www.g-i-n.net/library/international-guidelines-library/）;

NGC（http://www.guideline.gov/）;

Evidence-Based Medicine Resource Center;

New York Academy of Medicine Library（http://www.nyam.org/library/）;

Canadian Medical Association Infobase（http://www.cma.ca/En/Pages/cma_default.aspx）;

NCGC（http://www.ncgc.ac.uk/Guidelines/Published/）;

Australia's Clinical Practice Guidelines Portal（https://www.clinicalguidelines.gov.au/index.php）;

WHO（http://www.who.int/en/）;

SIGN（http://www.sign.ac.uk/）;

NICE（http://www.nice.org.uk/）;

HSTAT（http://www.ncbi.nlm.nih.gov/books/NBK16710/）;

NZGG（http://www.health.govt.nz/about-ministry/ministry-healthwebsites/new-zealand-guidelines-group）;

SCIH（http://www.swisstph.ch/swiss-centre-for-international-health.html）;

NHMRC（http://www.nhmrc.gov.au/）;

RNAO（http://www.rnao.org/）；

Nursing Consult 数据库（http://www.nursingconsult.com）等指南数据，并补充检索 JBI（http://www.joannabriggs.edu.au/），Best Practice（http://bestpractice.bmj.com/），Up todate（http://www.uptodate.com），Pubmed 中的指南文献。

2. 检索式 中文检索式［"痴呆"或"痴呆病"或"痴呆患者"或"阿尔兹海默病（症）"或"阿尔茨海默病（症）"或"老年痴呆"或"老年性痴呆"或"老年期痴呆"）合并（"指南"或"临床实践指南"或"指引"或"常规"或"共识"或"推荐"］。英文检索式｛"Alzheimer disease"（MeSH terms）or "Dementia"（MeSH terms）or "AD" or "Alzheimer's disease" or "Alzheimer disease" or "Alzheimer" or "Alzheimer Syndrome" or "Alzheimer Syndrome" or "Alzheimer-Type Dementia" or "Alzheimer Type Senile Dementia" or "Primary Senile Degenerative Dementia" or "Senile Dementia" or "Amentia*" and［"Guideline*"（MeSH terms）or "guideline*" or "practice guideline" or "consensus*" or "routine*" or "recommendation"］｝。

3. 检索时限及检索原则 检索 5 年内的指南。

4. 经济学证据及药物不良反应证据查找 经济学及药物不良反应的检索证据的查找除了在现有数据库文献中查找外，查找：

http://www.fda.gov/http://www.sda.gov.cn/WS01/CL0001/；

http://www.sda.gov.cn/WS01/CL0001/。

5. 患者价值观意愿 有关患者价值观意愿的相关证据对非药物管理体验的证据及其照护者照护负担的证据查找，考虑到质性研究提供患者对疾病或护理的体验、态度、信仰、心理变化等，质性研究的结果有助于提供给患者最"适宜"的干预方案，体现护理学科的科学性、人文性和伦理性，质性研究的系统评价及 Meta 整合的方法同样是临床实践指南证据的重要来源。

第四节　指南构建

一、证据分级、制作证据概要表

证据分级后，需要将证据进行整理，可以制作证据概要表，以便进入生成推荐意见的环节。应用 GRADE 系统进行证据体评估后的证据概要表，它包括每个结局的结果总结，详细的质量评价信息，它提供了系统综述或指南作者所判断的每个结果记录，为未来制定推荐意见提供关键信息，也可以确保所有证据及推荐意见明确、透明地呈现。

二、《老年性痴呆患者非药物管理指南》专家咨询表的制作

（一）证据描述内容

1. 待推荐干预措施：针刺　推荐治疗方案：取穴：百会、四神聪、内关、神门、足三里、太溪。操作：百会：针刺得气后，行捻转补法 1min，留针 30min；四神聪、内关、神门：针刺得气后，行平补平泻手法 1min，留针 30min；足三里：针刺得气后，行提插补法 1min，留针 30min；太溪：针刺得气后，行捻转补法 1min，留针 30min。疗程与频次：隔日针一次，共计 12 周。

▲有效性

系统评价（本项目组研究人员制作的系统评价）纳入文献 23 篇，合计样本量 1 484（均为 AD 患者）。其中，18 篇研究普通针刺，5 篇研究电针。最常出现的穴位选择分别是：百会、肾俞、大椎、四神聪、内关、神门、足三里、血海、中脘及太溪，配穴常根据证型选取，证型较多涉及痰浊阻窍，心肝阴虚，气滞血瘀。Meta 分析结果显示在常规治疗（药物居多）的基础上加用针刺治疗在患者认知功能的改善，包括简易智力状态检查（mini-mental state examination，MMSE），长谷川量表（Hastgawa dementia scale，HDS）评分方面优于基础治疗，但其证据质量较低。针刺相比药物治疗并未呈现明显的优势，仅在中期老年性痴呆评定量表 - 认知分量表（Alzheimer's disease assessment scale，ADAS-Cog）评分呈现出优于胆碱酯酶抑制剂的效果。针刺对患者的日常生活能力并未呈现其优势，并未显示手针与电针刺在疗效方面有明显区别。

2. 待推荐干预措施：运动　循序渐进；步行，太极，肢体伸展，平衡训练；每周 3 ～ 5 次，每次半小时；可在锻炼过程中播放音乐；提前准备零食供老人饮食所用。

▲有效性

Dorothy Forbes 对 6 篇 RCT 进行 Meta 分析，合计样本量 289，结果显示，锻炼相对于常规照护对痴呆患者的日常生活能力的提高有着明显效果（SMD=0.68（0.08，1.27），P=0.02）[AMSTAR: 10; GRADE: low]。

Zhu X C 等的系统评价显示，身体锻炼（有氧训练，太极，走路，跳舞，力量和平衡训练，干预时间 6 ～ 24 周不等）等相对于常规活动有益于 AD 患者的认知功能的提高（2RCT，7N-RCT，n=244，MD=1.84（0.76，2.93），$P < 0.0001$）[AMSTAR: 10; GRADE: moderate]。

3. 待推荐干预措施：认知干预　认知干预是治疗 AD 非药物干预中重要一类，被广义的定义为以直接或间接的方式将改善认知功能作为目标的一种干预。以往的文献中通常把认知干预归结为三种，分别是认知刺激、认知训练以及认知康复。这三种认知干预方式定义较为相近，经常被作者交替运用，但三者之间还是有区别的。认知刺激通常包含了一系列以改善认知功能和社交能力为目的的小组活动和讨论。认知训练通过引导痴呆患者完

成统一的任务来改善某一特定的认知功能，而认知康复则通过个体化的干预和运用工具来改善生活中出现的特定的认知功能困难。

▲有效性

系统评价（本项目组研究人员制作的系统评价）纳入文献 20 篇，合计样本量 1 523。干预措施包括认知训练、认知康复以及认知刺激，如计算机辅助认知功能训练、怀旧训练、记忆力训练等，干预频率为一天两次到两周一次不等。Meta 分析结果显示在药物治疗的基础上结合认知干预在改善老年性痴呆患者认知功能方面（MMSE 长期指标）优于单用药物治疗，其证据质量为中等。认知干预与没有特定认知干预方式的积极对照组相比亦能改善患者的认知功能（MMSE 短期指标），但其证据质量较低。认知干预在改善患者神经心理症状方面（NPI 长期指标）优于空白对照，但短期的认知干预与空白对照相比则无明显优势。在药物的基础上结合认知干预较单用药物治疗在改善患者神经心理症状方面（NPI 长期指标）并无明显差异。认知干预在患者抑郁症状方面（GDS 短期指标）较没有特定干预措施的积极干预组相比并无明显优势。照顾者指标中，认知干预与空白对照相比在缓解照顾者压力方面（ZBI 短期指标）并无明显优势。（注：NPI: the neuropsychiatric inventory；GDS: global deterioration scale；ZBI: Zarit caregiver burden interview）

在纳入的文献中有一篇中国样本的随机对照试验，其结果显示认知康复结合药物治疗在认知功能方面优于单用药物治疗。

在纳入的 20 项随机对照试验中，10 项研究为专业人员为 AD 患者进行认知干预，3 项研究运用了计算机辅助认知训练，6 项研究是照顾者为患者提供认知干预。

4. 待推荐干预措施：地中海饮食　地中海饮食作为一种混合型饮食模式，目前备受推崇。Medi 源于西班牙、意大利和其他地中海沿岸国家，由清淡而富含营养的食物组成，其饮食的特点主要是食物多样，营养丰富，富含 ω-3 脂肪酸、抗氧化剂等成分，主要以高摄入蔬菜、水果、谷类、豆类、坚果；摄入不饱和脂肪酸（主要是以橄榄油为主）；适当进食鱼肉；进食低到中量的乳制品；低摄入红肉制品；用餐时辅以适量葡萄酒。目前大多数研究定义地中海饮食依从性是根据 MeDi score（0～9）或 MeDi score（0～55）评判，而其现有文献中大多采用 MeDi score（0～9）。

▲有效性

2019 年 Mehnoosh Samadi 等的系统评价共纳入 26 项研究，其中 12 项是关于地中海饮食与 AD 的发生风险，这 12 项研究表明坚持地中海饮食能够降低 AD 的发生风险。

2016 年 Hardman RJ 等的系统评价共纳入 17 篇研究（9 篇前瞻性队列研究，4 篇纵向研究，4 篇试验性研究），纳入样本量共计 119 856，随访或干预时限从 2.5 年到 13 年不等。其中 13 篇显示高坚持 MedDiet 可减缓认知能力下降速度，进而降低 AD 患病率。5 篇研究则未证明高坚持 MedDiet 能改善认知能力降低 AD 发病风险［AMSTAR: 10；GRADE: moderate］。

2015 年 Van de Rest O 等研究者进行系统综述，共纳入 23 篇研究，随访或干预时限从 2～8 年不等，共计样本量 168 962。其中，4 篇横断面研究，6 篇纵向研究，1 篇试验性研究，3 篇 Meta 分析研究显示高坚持地中海饮食与认知下降有关［AMSTAR: 9; GRADE: moderate］。

以上系统评价对地中海饮食中营养成分描述基本一致，而其中对于红肉摄入量的多少，绝大多数研究认为应低摄入红肉制品，而仅有 1 篇认为应进食低到中量的红肉制品，也有 1 篇研究提到进食鸡蛋（＜4 颗 / 周），有 2 篇提到应进食低或低到中度的乳制品。关于酒的摄入，原始研究内均陈述"wine"，英文中的"wine"不完全等同于中文的酒，"wine"常指 9%～12.5% 的低度酒，通常是葡萄酒。

以上系统评价均未纳入中国研究，故特别列举一篇中国研究样本的原始研究，如下。并未发现含中国样本的相关系统评价及 Meta 分析。

2015 年 Qin B 一项原始研究（前瞻性队列研究），首次以非西方国家为区域，纳入 55 岁以上的中国人群 1 650 例，其结果显示 65 岁以上人群高坚持地中海饮食能延缓、改善认知功能降低［β=0.042（0.002, 0.081）］，而＜65 岁则效果不显著（因仅含一项研究，并未对其进行 GRADE 分级）。

5. 待推荐内容或干预：建立灵性照护理念，尊重 AD 患者灵性需求　评估患者灵性护理需求程度及内容，协助患者实现个人心理及精神上的需求，例如可以鼓励患者利用其本身的信仰寻找精神寄托，也可以用生命回顾的方式找出其生活的意义。

灵性是一种独特的内在治愈系统，这是灵性照顾能对临床治疗起效的理论基础之一。"灵性照顾"是指照护者通过作用于患者的信念、信仰、价值观以及与他人的联系等维度来帮助其寻求生命存在的意义和获得精神的安宁舒适，它建立在"需求理论"的基础上。AD 患者在患病后常常会寻求各种精神寄托方式：比如特效药，宗教，某种哲学思想或家庭功能的继续等，强烈的希望或愿望有助于提高患者生存的积极性，改善患者病后生活质量。没有系统的灵性照顾是不能完全满足患者的全人需求的，许多患者希望从医疗过程中得到灵性照顾，但是现实中难以满足。

灵性照护有很多种方法，可以倾听患者的生命回顾；可以帮助他们处理未完成的事务，完成心愿；可以陪伴，共同面对；可以帮助他们与他人建立并维持和谐的关系；可以尊重患者的宗教信仰，让他们从中获得力量；也可以借助于艺术形式抒发内心的情感等等。对于患者而言，解除灵性上的迷惘与痛苦，有效的方法是亲人的"陪伴"和医护人员的"聆听"，以及信仰的坚持，从而找到自己生命的意义，更勇敢、更坦然的面对疾病或死亡。

▲有效性

2017 年 Hosseini S 等人的系统评价共纳入 17 项研究，样本总量共计 35 741 例，结果显示参加宗教和存在信仰可以作为一种生活方式因素，有助于促进信教背景下的老年人的健康认知功能和老化。

2016 年 Timmins F 等人的系统评价共纳入了 8 篇研究，调查结果显示持续的灵性照顾对痴呆症患者重要性及其作为增加希望的手段的重要性。与此同时，该研究结果还强调了通过信仰实践表达灵性，与信仰团体接触，以及痴呆症对这些的影响。

6. 待推荐干预措施：芳香疗法 芳香疗法是采用天然植物香料或其提取出的芳香精油，用于减轻、预防或治疗人体某些疾病的一种辅助方法。精油对人体神经系统、消化系统、呼吸系统、皮肤、泌尿系统等方面均有双向调节作用，并在抗动脉粥样硬化、抗癌、抗菌、抑菌等方面具有一定的优势。其优势主要在于渗透性好、代谢快、不滞留、毒性小等方面，可起到开窍化浊、活血化瘀、疏风散寒、解肌发表等治疗目的。值得注意的是，部分含挥发性成分的芳香药材在煎煮过程中，由于挥发油很容易散失而影响疗效，精油弥补了这一缺陷。用于芳香治疗的精油常通过电热器、汽化器或按摩皮肤，使其蒸发，进而刺激嗅觉。

▲有效性

Forrester LT 等的系统评价评价了芳香疗法对痴呆患者的干预效果，结果显示芳香疗法较安慰剂对痴呆患者的激越症状的影响呈现不一致的结果（因原始研究作者应用了多种激越症状评估工具，给结果合并带来困难，故系统评价作者进行了每篇研究结果的描述性报告）。2 篇 RCT 研究（含 141 患者）结果显示芳香疗法较安慰剂对痴呆患者激越的改善有良好效果（其中 1 篇 RCT 结果：$n=71$，$MD=-11.1$（-19.9，-2.2）CMAI；$n=71$，$MD=-15.8$（-24.4，-7.2）NPI；$n=71$，$MD=-2.31$（-4.05，-0.57）NPI agitation or aggression；$n=71$，$MD=-3.01$（-5.42，-0.60）NPI aberrant motor behaviour）；3 篇 RCT 显示，含 142 患者，芳香疗法较安慰剂对痴呆患者的激越没有明显改善（其中 1 篇 RCT 结果：$n=63$，$MD=0.00$（-1.36，1.36））［AMSTAR: 8.5；GRADE: very low］。

7. 待推荐干预措施：音乐疗法 音乐疗法属于一种非侵入性的补充替代疗法，是一门新兴的，集音乐、医学和心理为一体的边缘性交叉学科。世界音乐治疗联合会将其定义为："是取得资格认证的音乐治疗师对他的客户（群）使用音乐或音乐元素（声音、节奏、旋律与和声），在这个过程中达到促进沟通和人际关系、学习、动员、表达、组织和其他相关的治疗目的，以满足治疗对象身体、情绪、心理、社会和认知需求"。它旨在挖掘个体潜在的或已有的能使自身达到内在和外在最佳状态的能力，最终通过预防、康复或治疗以提高生活质量，达到促进个体身心康复的目的。

▲有效性

2019 年 Gill Livingston 等人进行系统评价旨在评价音乐疗法对老年痴呆患者抑郁症状的临床疗效，纳入 7 篇关于音乐疗法的文献，样本总量为 388，样本量从 30 到 104 不等，每周干预次数 1 到 4 次不等，持续时间从 5 到 16 周不等。因没有安排计划，故每项研究使用音乐疗法的差异较大。研究结果显示没有音乐治疗师参与的音乐治疗在任何时间都不能显著减少痴呆患者抑郁症状，中期时间的音乐治疗可能是适当的，结果还显示音乐疗法在 6 周、8 周和 16 周能够减缓痴呆患者抑郁症状。

2018 年 Tsoi KKF 等人的系统评价共纳入 38 篇关于音乐疗法的文献，28 篇为 RCT 研究。样本总量为 1 418，样本量从 11 到 111 不等，持续时间从 1 到 42 周不等。其中干预方案涉及主动式和接受式两种模式，主动式音乐干预由治疗师弹奏或演唱的音乐，并且要求患者和治疗师一同唱歌、演奏乐器或活动。接受式音乐干预又称被动式音乐干预，参与者聆听预先录制的音乐。其形式可以有个人或团体两种。音乐类型有古典和民间传统音乐、宗教音乐等音乐可根据个人的喜好设定。大部分研究指出音乐治疗应该由专业音乐治疗师进行。其中 5 项研究表明接受式音乐疗法较对照组，能够显著降低痴呆患者精神行为症状（BPSD），包括：冷漠［MD=-1.48，95%CI（-2.13，-0.83）］、焦虑症状［MD=-1.83，95%CI（-3.60，-0.06）］、激越行为［MD=-7.99，95%CI（-5.11，-0.87）］、行为症状［MD=-3.02，95%CI（-5.90，-0.15）］，但在认知功能方面无明显差异［MD=0.18，95%CI（-1.34，1.69）］、［MD=0.15，95%CI（-0.55，0.25）］。

8. 待推荐干预措施：按摩疗法

▲有效性

一篇系统评价旨在分析综合感官刺激干预对痴呆患者的干预效果，其中纳入了 3 篇关于按摩的研究，总样本量为 121，干预时间从两天到六周不等。其中一篇文章 Tatiana-Danai D（2017）只关注了按摩对睡眠质量的影响，本指南不予以分析。金秋霞（2019）纳入 6 项随机对照试验和 1 项准实验研究，总样本 422 例，将其分为穴位按摩、手部按摩、足部按摩和头面部按摩组，其研究结果显示按摩可以改善患者的躯体攻击行为、躯体非攻击行为、语言攻击行为及语言非攻击行为，且手部按摩、足部按摩、头面部按摩均对痴呆患者的激越行为有改善作用，但穴位按摩对痴呆患者激越行为的改善差异无统计学意义（$P > 0.05$）。

9. 待推荐干预措施：社区或专业照护机构的专业护理人员与本辖区 AD 患者的照护者合作，建立 AD 患者照护计划，共同进行 AD 患者照护　照护计划应涵盖患者病情的评估、照护计划的制定、定期随访及计划调整，同时尽可能提供电话咨询等服务。

探索 AD 患者的长期照护保障体系是反映社区或一个国家的整体社会保障水平的重要方面。社区个案护理旨在针对阿尔茨海默病特定的照护需求，由专业人员如社工或社区护士进行计划协调，共同设立患者照护目标，共同协作以满足其需要。社区个案护理常涉及医疗护理服务、生活服务、康复服务、应急服务、心理情感支持服务等。

▲有效性

一篇系统评价（13RCTs，n=9 615）显示社区居家个案管理能在某些时间点改善痴呆患者及照护者的一些结局，如一些质量较高的研究提示居家个案管理能够在一段时间内减少患者的整体花费。在延缓患者进入照护机构及减轻患者抑郁、功能障碍和认知方面的作用还不确定。

10. 待推荐内容或干预：①应关注照护者在照护期间可能出现的焦虑，抑郁或其他情

下篇

绪变化，如需要应给予必要的心理支持；②**对 AD 患者的照护者实施适当干预，如教育，痴呆照护培训等** 我国阿尔茨海默病患者的看护体系薄弱，绝大多数阿尔茨海默病患者与家人同住并由家人进行照顾，作为患者最亲近的人，亲属既要直接面对患者的疾病，更要长期照顾患者，其所承受的压力与负荷十分巨大。照护者是患者的家庭成员（如夫妻、父母、子女、婆媳等），或以照料痴呆患者为工作并获得一定报酬的照顾人员，且连续照顾患者达 3 个月以上。

▲有效性

Jensen M 等的系统评价显示，对社区痴呆患者的照顾者实施教育干预（提供与痴呆患者有关的教育，如护理技能、交流技巧、行为管理、痴呆相关的信息以及可获得的支持服务）较常规护理可降低照护者的负担（The Zarit Burden Scale）（5RCT，n=395，SMD = −0.52（−0.79，−0.26），$P < 0.0001$）[AMSTAR: 9.5；GRADE: moderate]，同时也可减轻照护者的抑郁（2RCT，n=207，SMD = −0.37（−0.65，−0.09），P=0.010）[AMSTAR: 9.5；GRADE: low]。

注：系统评价纳入的文献有 2 篇仅针对的是 AD 患者，其余纳入的也有其他类型痴呆患者，但大部分为 AD 患者。

▲现公开发布指南中对本条拟推荐方案的描述为护理者（包括护理人员和照料者）提供支持【Grade B】：①为痴呆患者的护理者提供心理教育和技能培训干预；②发展护理人员小组会议，对干预形式和方法进行交流和学习；③需主动了解患者及其家庭成员和护理者的需求，并给予个性化的支持办法；④对护理者希望实现的目标进行协助并提供充分的信息；⑤对护理者进行定期评估，以保证其身心健康；⑥保证护理者对于休息的需求；⑦通过合理的方式降低痴呆护理者的抑郁风险。

11. 待推荐干预措施

（1）居家环境方面：居家装饰或物品摆放，可以通过时钟、日历或制作提醒桌牌等提高患者定向力；家具摆放简练整洁防止患者跌倒；居家装饰可以较多选择安装适老化装置，方便患者生活。

（2）外出安全方面：如病情允许鼓励患者外出进行社交活动；外出时给患者携带腕带以帮助进行身份识别，预防患者走失。

注：AD 患者居家环境及安全问题是重要的非药物管理内容，因未找到三年内高质量的系统评价类证据，故提供专家近三年内指南或循证资源对其的推荐意见的描述。

▲现公开发布专家共识中对本条拟推荐方案的描述：①居家环境应特别注意悬挂、摆放日历、时钟或具有提醒功能的文字板，来帮助 AD 患者确定时间、空间、地点等。②移除非必需的家具，以保障 AD 患者居家安全。③ AD 患者外出时，可为其佩戴可识别信息的腕带或具有全球定位的装置，也可以安装声音和运动探测器以保障 AD 患者安全。④照顾者应注意 AD 患者的日常行动，如患者是否会迷失方向，是否存在行动不便、运

动障碍，以降低 AD 患者跌倒的次数。此外某些用药可引起直立性低血压和意识不清楚症状，可能会造成 AD 患者骨折，头部外伤，长期卧床，甚至会并发血栓进而危及生命。⑤为痴呆患者提供舒适的环境，鼓励他们进行社交活动，以帮助他们适应环境以及减少焦虑。⑥当为 AD 患者家庭进行装置购买和安装时，应确保提供给患者有定向力帮助作用的装置，比如：照明系统，墙壁颜色的搭配方案，地面覆盖物的选择，方便患者居家生活的小装置（如厕所的扶手），指示牌等。

（二）专家函询表中的专家评审信息的设计

证据的推荐等级并不等于证据的质量，推荐意见除考虑证据质量外，还需考虑干预措施的利弊平衡、结论的可推广性、适宜人群、成本和卫生保健有关的其他因素等。主要的信息表如下：

支持推荐意见形成的决策信息，选择的项目请用"√"替换"□"（表 19-2）；

推荐意见的形成（表 19-3）；

对本议题的熟悉程度和判断依据进行自评，在相应框中打"√"。①对本领域的熟悉程度自评（表 19-4）；②判断依据自评（表 19-5）。

（三）专家函询表中利益冲突声明的设计

专家利益冲突声明，在相应框中打"√"：

我不存在与本次指南制定所有推荐意见有关的经济或非经济利益。

我存在与本次指南制定中待推荐意见＿＿＿＿＿＿＿＿＿＿＿＿＿＿（此横线上需专家填写文内某一待推荐意见）有关的经济或非经济利益。

请详述

＿＿＿＿＿＿＿＿＿＿＿＿＿＿＿＿＿＿＿＿＿＿＿＿＿＿＿＿＿＿＿＿＿＿＿＿

表19-2 支持推荐意见形成的决策信息

因素	判断					备注
是不是需要优先解决的问题？		不是□	可能不是□	可能是□	是□	可能会有变化的□ 不清楚□
可能给患者带来获益（疗效）的程度如何？		极小的□	小□	中□	大□	可能会有变化的□ 不清楚□
干预预期效果可信度大吗？		极低□	低□	中□	高□	没有证据支持□ 不清楚□
可能给患者带来风险（副作用，不良反应等）的程度如何？		极小的□	小□	中□	大□	可能会有变化的□ 不清楚□
从干预的获益（疗效）与风险（副作用，不良反应等）角度考虑，结果倾向于干预还是倾向于干预对照？	有利于对照□	可能有利于对照□	没有倾向性□	可能有利于干预□	有利于干预□	可能会有变化的□ 不清楚□
干预所需的资源消耗如何？		极小的□	小□	中□	大□	可能会有变化的□ 不清楚□
从干预的成本效果分析角度考虑，结果倾向于干预还是倾向于干预对照？	倾向于干预对照□	可能倾向于干预对照□	没有明显的倾向性□	可能倾向于干预□	倾向于干预□	可能会有变化的□ 不清楚□
干预对于关键的利益相关方（患者）是不是可以接受的？		不可以接受□	可能不接受□	可能接受□	接受□	可能会有变化的□ 不清楚□
干预的可行性如何？		不可行□	可能不可行□	可能可行□	可行□	可能会有变化的□ 不清楚□

表19-3 推荐意见的形成

推荐意见陈述：

总的利弊判断	不利结果明显大于有利结果□	不利结果可能大于有利结果□	有利结果和不利结果之间关系不确定□ / 有利结果和不利结果是相似的□	有利结果可能大于不利结果□	有利结果明显优于不利结果□
	强推荐不采用某项干预□	弱推荐不采用某项干预□	两者均可□	弱推荐采用某项干预□	强推荐采用某项干预□

下列信息如需要请填写：

是否存在干预实施时需考虑的亚组人群	
干预实施过程中的细节需要指出（时间、地点、疗程、频次等）	
干预实施过程中需要注意的监测和评价	
必要的解释（特别适用于低质量证据强推荐或高质量证据弱推荐）	
更新计划	

表 19-4　对本领域的熟悉程度自评

很熟悉	比较熟悉	一般熟悉	不太熟悉	不熟悉

表 19-5　判断依据自评

判断依据	对专家判断的影响程度		
	大	中	小
理论分析			
实践经验			
国内外同行的了解			
直觉			

（四）专家函询结果分析

专家详细阅读函询表的内容，在有效性证据、经济学证据、患者价值观意愿证据等基础上做出相应指南推荐建议，权衡干预措施的好坏、健康获益和卫生资源后决定推荐强度。当一项干预措施的益处超过它的风险和经济负担时，强烈推荐；当益处和风险之间的平衡无法确定或者证据质量比较低时，推荐强度就减弱。最后指南的陈述不使用模棱两可的语句。

基于专家咨询及共识会议讨论形成最后推荐意见。最终指南制定小组基于 GRADE 网格，利用德尔菲法就老年性痴呆症的非药物管理指南的 13 条推荐意见达成共识，考虑到所有待推荐干预措施按照提前确定的共识方法都已经达成"方向及强度"共识，共 13 条推荐意见，含 5 个强推荐。第二轮德尔菲咨询只进行推荐意见书写措辞等方面的共识和推荐"方向及强度"共识的再确认。项目组主席和成员根据共识结果，对指南推荐意见进行修订，并发给指南专家组进行审定，最终制作指南的推荐意见，见表 19-6。

鉴于章节篇幅的原因，本章未详细列出全部证据向推荐意见的转化证据评价后形成的证据总结表或证据概要表（仅列出 1 篇发表在 Cochrane 杂志上的 SR，表 19-7），其包含了研究数目、患者数量、临床效果、证据质量、结局指标重要性等内容，这些信息为决策者提供了简明的证据总结；另外，针对证据支持内容本章未详细列出针对临床问题的安全性、经济性、患者价值观意愿的描述内容，但证据向推荐意见转化的过程，这些因素在推荐意见的制定过程中也存在不同程度的影响，有时甚至可以起到决定性作用。

表 19-6　最终推荐意见及方向确定

推荐意见	推荐强度
1. 医生可以对AD患者进行针刺治疗，治疗方案（取穴：百会、四神聪、内关、神门、足三里、太溪。操作：百会：针刺得气后，行捻转补法1min，留针30min；四神聪、内关、神门：针刺得气后，行平补平泻手法1min，留针30min；足三里：针刺得气后，行提插补法1min，留针30min；太溪：针刺得气后，行捻转补法1min，留针30min。疗程与频次：隔日针一次，共计12周。也可结合电针。）	弱
2. 建议AD患者循序渐进参与运动治疗，可以进行步行、太极、肢体伸展、平衡训练等；推荐频次每周3-5次，每次半小时；可在锻炼过程中播放音乐；提前准备零食供老人饮食所用	弱
3. 建议给AD患者予以认知干预，如由照顾者引导进行注意力训练、定向力训练，日常生活活动训练，记忆力训练、家庭作业训练等。推荐频次每周3～5次，每次半小时。照顾者的训练方法应由专业人员进行培训	强
4. 建议AD患者进食多样化，营养丰富，并富含W-3脂肪酸、抗氧化剂等成分的饮食，主要以高摄入蔬菜、水果、谷类、豆类、坚果；摄入不饱和脂肪酸（主要是以橄榄油为主）；适当进食鱼肉；进食低到中量的乳制品；低摄入红肉制品；用餐时辅以适量葡萄酒	弱
5. 照护者应建立灵性照护理念，尊重AD患者灵性需求，评估患者灵性护理需求程度及内容，协助患者实现个人心理及精神上的需求，例如可以鼓励患者利用其本身的信仰寻找精神寄托，也可以用生命回顾的方式找出其生活的意义	弱
6. 可以对AD患者采用天然植物香料或其提取出的芳香精油通过电热器、汽化器或按摩皮肤进行香薰治疗	弱
7. 可以对AD患者采用音乐治疗，照顾者弹奏或演唱的音乐，也可以由患者和治疗师一同唱歌或活动。也可以聆听预先录制的音乐。其形式可以有个人或团体两种。音乐类型有古典和民间传统音乐、宗教音乐等，音乐可根据个人的喜好设定。最好由专业音乐治疗师进行	弱
8. 可以对AD患者采用按摩疗法，如足底按摩，手部按摩	弱
9. 社区或专业照护机构的专业护理人员可以与本辖区AD患者的照护者合作，建立AD患者照护计划，共同进行AD患者照护。照护计划应涵盖患者病情的评估、照护计划的制定、定期随访及计划调整，同时尽可能提供电话咨询等服务	弱
10. 应关注照护者在照护期间可能出现的焦虑、抑郁或其他情绪变化，如需要应给予必要的心理支持	强
11. 应对AD患者的照护者实施适当干预，如教育，痴呆照护培训等	强
12. 居家环境方面：（1）居家装饰或物品摆放，可以通过时钟、日历或制作提醒桌牌等提高患者定向力； （2）家具摆放简练整洁防止患者跌倒； （3）居家装饰可以较多选择安装适老化装置，方便患者生活	强
13. 外出安全方面：（1）如病情允许鼓励患者外出进行社交活动； （2）外出时给患者携带腕带以帮助进行身份识别，预防患者走失	强

下篇

表19-7 证据概要表：体育活动 VS 常规照护治疗 AD

研究个数	研究设计	证据评估					结果总结				证据质量
		偏倚风险	不一致性	间接性	不精确性	发表偏倚	体育活动（样本量）	常规照护（样本量）	SMD（95% CI）	绝对效应	
认知（关键结局指标），结论：体育活动对比常规照护能够提高AD患者认知水平											
8	RCT	严重偏倚风险[a,b,c]	严重不一致性[d]	无严重间接性	严重不精确性[e]	未发现	170	159	$SMD=0.55$, $95\%CI[0.02\sim1.09]$	SMD 0.55 higher（0.02 higher to 1.09 higher）	⊕⊕○○ 低
ADL（关键结局指标），结论：体育活动对比常规照护能够提高AD患者ADL评分											
6	RCT	严重偏倚风险[a,b,c]	严重不一致性[d]	无严重间接性	严重不精确性[e]	未发现	144	145	$SMD=0.68$, $95\%CI[0.08\sim1.27]$	SMD 0.68 higher（0.08 higher to 1.27 higher）	⊕⊕○○ 低
抑郁（关键结局指标），结论：体育活动与常规照护在AD患者抑郁评分尚无显著差异											
5	RCT	严重偏倚风险[a,b,c]	严重不一致性	无严重间接性	严重不精确性[e]	未发现	160	181	$SMD=0.14$, $95\%CI[-0.07\sim0.36]$	SMD 0.14 higher（-0.07 lower to 0.36 higher）	⊕○○○ 中

备注：a: 随机分组序列的产生方法报告不充分；b: 分配隐藏报告不清楚；c: 盲法未描述；d: 存在无法解释的异质性；e: 未达到最优信息样本量。

（靳英辉）

·第二十章·

基于循证思维的溃疡油与康惠尔敷料用于压疮护理的对照研究

压疮，又称压力性溃疡，是卧床患者最常见的并发症之一，压疮护理效果直接影响患者病情和治疗效果，是护理质量管理的重要指标之一。关于压疮护理的相关研究非常多，压疮护理相关指南也在不断更新，尤其是湿性愈合理论的提出，各类水胶体敷料研发应用于压疮创面护理上，取得较好临床效果。但是现在市场上各类敷料大多价格昂贵，给患者增加了经济负担。

本研究在循证护理思维指导下，从患者意愿出发，结合临床经验，从中医护理特色中挖掘压疮护理策略，通过回顾研究、个案分析、安全性查证，最后科学设计随机对照试验，将中药自制剂溃疡油与康惠尔敷料进行对照研究，证实溃疡油用于Ⅱ期、Ⅲ期压疮的疮面护理，可以有效地促进疮面面积、深度、渗出液量减小，促进肉芽增生，改善疮面组织类型，最终促进疮面的愈合。具有起效快，作用时间持久的特点，总体疗效与康惠尔系列敷料基本相当，甚至在促进渗液吸收和组织类型改变等方面更具优势。最重要的是溃疡油的价格远低于康惠尔敷料，能极大地减轻患者的经济负担，值得临床进一步推广使用。

第一节　确定临床问题

压疮，俗称"褥疮"，又称压力性溃疡，中医称为"席疮"。美国国家压疮咨询委员会（National Pressure Ulcer Advisory Panel，NPUAP）和欧洲压疮咨询委员会（European Pressure Ulcer Advisory Panel，EPUAP）共同定义：压疮是指皮肤或/和皮下组织的局部损伤，通常位于骨突出部位，这种损伤一般是由压力或者压力联合剪切力引起的，一些相关的或不易区分的因素也与压疮有关，而这些因素的意义还有待进一步阐明。

压疮是临床常见的并发症，也是护理工作中较为棘手的问题。它不仅影响患者疾病的治疗效果，导致患者住院日延长，住院费用增高，并且容易因为压疮疮面的感染导致机体其他部位的血行感染，甚至还会因血行继发感染导致败血症而最终危及患者生命，同时也增加了临床护理工作量。因此压疮是临床护理工作的一大难点。

为了解决这一难题，许多研究者致力于压疮预防和治疗的相关研究，治疗理念和治疗方法各方面均取得了很大进步，特别是湿润疗法的提出，使压疮的治疗和护理产生了革命性的变化。有研究证实，湿润环境有利于创面上皮细胞形成，促进肉芽组织生长和创面的愈合。湿润环境下伤口愈合速度要比干性环境快1倍。一些湿性敷料相继推出。康惠尔、美宝、美皮康、安普贴等多种敷料被运用在临床压疮护理中并取得很好的疗效。可是其成本相应也较高，给患者造成极大经济负担。为了探求成本低廉的换药方法，一部分研究者将目光转向了祖国传统医学。仇立波等研究表明：中医药治疗压疮的疗效比西医更为确切。甘石创愈散、痛血康、紫珠生肌散、龙血竭等中成药被用于压疮治疗和护理并取得了良好疗效。

北京中医药大学东直门医院自制中药制剂"溃疡油"，主要用于治疗慢性下肢溃疡，成本低廉，能有效促进创面面积缩小、抑制创面细菌繁殖、促进肉芽组织生长和减轻创面疼痛。慢性下肢溃疡与压疮虽成因不同，但病机相同，都是因组织营养缺乏，致使皮肤失去正常功能而引起的组织破损和坏死。临床上将溃疡油试用于压疮的治疗，也收到较好的临床疗效。但是缺乏将溃疡油用于压疮的试验性研究。

因此本团队针对临床应用的相对较为廉价高效的压疮中医护理治疗方法设计临床对照试验。将其与临床常用的疗效得到认可的现代医学方法做对照，比较其疗效和成本效益，为中医药压疮护理的进一步探索研究提供基础，为低成本高效益的压疮护理方法的临床推广应用提供数据支持，以期达到提高压疮治疗效果，降低压疮护理成本的目的。

第二节　压疮护理相关研究的文献回顾

国内外大量的学者致力于压疮的护理研究，在压疮的相关危险因素分析、风险评估、压疮的预防措施、治疗理念更新、新型敷料研发等方面取得了很大的突破，并且形成了较为规范的压疮护理指南用以指导临床的压疮护理。最新的指南是2009年美国国家压疮咨询委员会（NPUAP）和欧洲压疮咨询委员会（EPUAP）联合发布的《压疮预防快速参考指南》，该指南使用严格清晰的统计学方法，从循证角度给出压疮预防护理指导意见。国内蒋琪霞老师团队2009年发布了《成人压疮预测和预防实践指南》，结合国际指南意见和中国国情，对压疮评估、预防、治疗及疗效评价等方面给出详细的推荐指导。大量的国内外文献研究报道了压疮的现代医学护理，并已有较为规范的临床应用指南。但是中国传统医学关于压疮的研究仍没有形成统一规范。

一、西医压疮护理

1. 湿性愈合理论　1958年，Qdland发现有完整水疱的创面比水疱破裂的创面愈合速度快。接着湿性愈合理论诞生了，1962 年的动物生理学家 Winter，通过猪体组织研究发现水疱如不予刺破，能促进上皮细胞活动，细胞再生能力及游移速度较快，其复原速度比完全干燥的环境下快一倍以上。受此影响，美国、日本等国家首先应用湿性愈合理论治疗压疮等创面，并取得了良好的效果。我国也逐渐开始接受及运用此理论，并逐渐推广，同时亦促进了湿性伤口愈合观念在护理技术方面的应用，并不断得到验证。有研究报道将湿性愈合理念与干性愈合相对比，结果显示：湿性愈合缩短了压疮愈合时间及住院天数、减少就诊次数和费用，节约了医疗资源。

2. 外用西药　　有研究发现胰岛素可刺激细胞活性，外用也可抑制细菌生长；氯霉素和庆大霉素有抗菌作用；山莨菪碱改善局部微循环，增加局部营养，促进疮面愈合；康复新可抑菌抗感染，减轻局部水肿，减少渗出，促进疮面愈合；碘酊和复方新诺明、诺氟沙星有杀菌作用，增强白细胞吞噬能力，以利于渗液吸收，促进肉芽生长。

3. 敷料选择和应用　　随着湿性愈合理论的发展，许多医疗材料生产厂商研发出了各类保障伤口湿性环境的新型敷料，按照敷料的主要成分分类，包括：水胶体敷料，水凝胶敷料，泡沫敷料，藻酸盐敷料，银离子敷料。湿性敷料能使伤口处于适度湿润的环境和适宜的温度，有利于上皮细胞和胶原纤维的生成，有利于坏死组织和纤维蛋白的溶解，促进多种生长因子的释放，从而促进伤口愈合。同时能降低伤口感染率，减轻疼痛，减少出血，有效管理伤口渗液。关于安普贴、德莫林、美宝创疡贴、美皮康的研究相对较多，尤其是康惠尔系列敷料。大量临床实践表明，康惠尔水胶体敷料对皮肤黏膜无刺激，治疗压疮效果确切，疗程短，换药简便、省时、省力、使用方便。

二、中医压疮护理

《外科启玄》指出："席疮乃久病养床之人揉擦磨破而成。"《疡医大全·席疮门主论》申斗垣曰："席疮及久病著床之人，挨擦磨破而成，上而背脊，下而尾闾，当用马勃软衬，庶不致损而又损，昼夜呻吟也。患者但见席疮，死之征也。"

压疮从中医理论上讲，多因久病卧床，气血运行失畅，肌肤失养，每因摩擦皮肤、染毒而成。有学者将压疮分为 3 期：即气滞血瘀期、蕴毒坏死期和生肌收口期。压疮初期，即气滞血瘀期，因气血阻滞不通，使得局部压疮初成，因此主要治法为：活血通络，养血润肤。压疮中期，即蕴毒坏死期，因压疮发生发展，局部组织坏死，毒邪内蕴，因此主要治法为：化瘀解毒、托里排脓。压疮末期，即生肌收口期，压疮自溶清创，排毒之后，本体必然亏虚，因此此期压疮的主要治法为：补益气血、托里生肌。各期压疮治疗，均可以采用相应的辨证施治指导的外治法结合内治法口服中药，再配合饮食调护，从而促进疮面的愈合，尽量减轻患者的痛苦。有学者通过辨别疮面皮肤颜色、辨别疮面渗出液的方式进行辨证，认为压疮的病因共性为瘀，血瘀是贯穿压疮的发病全过程，因此治

下篇

疗的重点也应该以化瘀护理为主。并且将压疮按照辨证分型分为气滞血瘀型、瘀腐热郁型、气血瘀腐型等，然后根据辨证分型不同而采取不同的护理措施，取得了较为满意的效果。

另有学者将中医"治未病"理论用于指导压疮的护理，从"未病先防，既病防变，瘥后防复"三部分证实了其对压疮的防治具有相当的现实指导意义。

外用白芷、龙血竭等活血化瘀的单味中药对压疮创面愈合有促进作用；外用地榆、蒲地蓝等清热解毒的单味中药对压疮创面愈合有促进作用；用如意珠黄膏外敷治疗顽固性压疮，有生肌、消炎、止痛、加速创面愈合的作用；用氧化锌软膏、湿润烧伤膏、生肌玉红膏等中成药治疗压疮有清热解毒、去腐生肌、活血化瘀功效。其原则需要根据患者实际情况辨证用药，治疗压疮可以促进创面的愈合。

第三节　回顾性调查研究

为了充分了解临床压疮护理实际情况，对北京中医药大学东直门医院 2012 年住院压疮患者进行了回顾性调查研究。

一、调查对象

2012 年 1 月至 2012 年 12 月在北京中医药大学东直门医院住院的压疮患者 135 例。

二、资料收集方法

为了对 135 名压疮患者的病例资料进行回顾性分析，采用档案记录收集法，经医院医务处、护理部和病案室主任同意后，进入医院病案室调取患者病历，查阅并填写患者一般资料和相关资料，由病案管理员核对无误后作为有效资料存档。并通过电话回访的方式调查患者或家属对住院期间压疮护理疗效的满意度，以及对压疮局部护理所花费用的经济负担情况。

三、资料收集内容

1. 一般资料　包括：年龄、性别、科室、住院时间、主要疾病诊断、压疮分期、部位及数量，其中压疮分期采用美国国家压疮咨询委员会（NPUAP）2007 年修订的压疮分级标准。另外为了便于补充和确认相关资料，也将患者或家属的联系方式收集记录在档。

2. 干预措施　北京中医药大学东直门医院是一所三级甲等中医综合医院，医院对压疮的治疗和护理采用中西医结合的方法。在资料收集中，着重全面收集压疮治疗和护理相关措施。包括压疮危险因素评估方法、频次；局部减压方法、材料；翻身方法、频次；局部处理方法、使用材料、换药频次；使用辅助疗法方法、频次。

四、疗效、费用及满意度评价

为了了解患者压疮的预后情况，对病例资料中压疮疗效的评价方法、治疗时间、压疮转归等资料进行统计。另外也统计了压疮局部护理使用的材料、数量，以便后期计算局部护理所花费用。通过电话联系调查患者或家属对压疮治疗和护理的满意度，以及对压疮局部护理费用的接受程度。

五、统计学方法

采用 SPSS 13.0 软件进行数据的分析和处理，使用均数 ± 标准差（$\bar{x} \pm s$）、百分比和构成比进行描述性统计分析。

六、研究对象的脱落情况

2012 年 1 ～ 12 月护理部压疮护理小组接到上报的院内压疮共 135 例。根据压疮上报单提供的信息到病案室对详细资料进行翻阅和收集。其中有 1 例患者因家属自行处理压疮情况，拒绝医护人员护理。因此未将该例资料纳入研究。

在后期电话回访时有 16 例电话无人接听或接通后因故未接受访问即挂断。有 2 例接通电话者为患者朋友，对患者住院期间情况不太了解，未予评价。另有 1 例患者家属诉因住院仅 2d 就转院了，故不便对其治疗护理做评价。将此 19 例剔除。

七、调查研究结果

（一）基本资料

134 例患者，其中男性 72 例，女性 62 例；年龄 17 ～ 96 岁，平均年龄（72.64±16.81）岁，其中年龄 ≥ 60 岁的有 109 例，占 81.3%。134 例患者，共有 208 处压疮，其中骶尾部 78 例（占 37.5%），髋部 51 例（24.5%）。按照美国国家压疮咨询委员会（NPUAP）2007 年修订的压疮分级标准，208 处压疮中，可疑深部组织损伤期 4 例（占 19.2%），Ⅰ期 49 例（23.6%），Ⅱ期 73 例（35.1%），Ⅲ期 68 例（32.7%），Ⅳ期 12 例（5.8%），不可分期 2 例

下篇

（1.0%）。如表 20-1 所示。

（二）疮面换药使用材料

调查结果显示全院 134 例患者 208 处疮面，在疮面局部护理上均采用了定期局部换药护理。使用的主要护理材料有 5 种，如表 20-1 所示。

表 20-1　压疮局部外用敷料调查结果

分期	康惠尔系列敷料	溃疡油	美宝敷料	乳酸依沙吖啶	一抹得伤口敷料	百多邦	两种及以上材料
可疑深部损伤期	4	0	0	0	0	0	0
Ⅰ期	49	0	0	0	0	0	0
Ⅱ期	19	36	7	5	2	1	4
Ⅲ期	22	18	9	2	9	0	7
Ⅳ期	8	2	2	0	0	0	0
不可分期	2	0	0	0	0	0	0
合计 例数/n	104	56	18	11	7	1	11
合计 百分比/%	50.00	26.90	8.70	5.30	3.40	0.50	5.30

（三）压疮的转归

关于压疮治疗效果的评价，在资料调查时发现 134 例患者中仅 49 例（占 36.6%）患者是通过疮面综合情况（包括疮面面积缩小情况、压疮深度、疮面渗液以及疮面组织类型情况等）对疗效进行评价的，有 68 例（50.7%）仅对疮面面积进行了评价，有 12 例（9.7%）仅仅是描述了转归，但无评价方法的有关记录，另外还有 5 例（3.7%）未对疮面转归进行描述。其余 200 处疮面按照疮面护理使用材料不同分析其转归情况结果如表 20-2 所示。在电话回访时，询问了患者或家属对压疮治疗效果的满意度，结果显示回访成功的 115 例患者中有 59 例患者对疗效表示满意（占 51.3%），有 30 例（26.1%）患者或家属认为疗效一般，另外有 26 例（22.6%）患者或家属对疗效表示不满。

表20-2　不同材料护理压疮转归情况

材料	转归				合计	
	痊愈	好转	无变化	恶化	例数（n）	有效率（%）
康惠尔系列敷料	21	54	22	4	101	74.26
溃疡油	32	18	4	1	55	90.91
美宝敷料	2	7	6	1	16	56.25
乳酸依沙吖啶	2	7	1	0	10	90.00
一抹得伤口敷料	2	5	0	0	7	100.00
百多邦	0	1	0	0	1	100.00
两种以上材料	1	6	1	2	10	70.00

（四）疮面换药费用

按照换药使用材料分别统计，结果显示康惠尔系列敷料平均日费用为（40.12±11.09）元，美宝敷料平均日费用为（35.19±10.14）元，两种及以上材料平均日费用为（29.02±9.42）元，一抹得敷料平均日费用为（28.18±6.20）元，百多邦平均日费用为8.18元，乳酸依沙吖啶平均日费用为（4.69±0.54）元，而溃疡油换药平均日费用为（4.43±0.37）元。具体如下表20-3所示。

表20-3　疮面护理日均费用统计结果（$\bar{x}±s$）

材料	各期日均费用/元						平均日费用/元
	可疑深部组织损伤期	I 期	II 期	III 期	IV 期	不可分期	
康惠尔系列敷料	6.87±3.21	6.19±1.02	19.71±4.18	69.44±14.03	231.73±42.75	42.84±14.22	40.12±11.09
溃疡油	0.00	0.00	2.32±0.22	5.34±0.72	7.71±0.21	0.00	4.43±0.37
美宝敷料	0.00	0.00	32.81±3.42	41.13±8.72	62.52±17.24	0.00	35.19±10.14
乳酸依沙吖啶	0.00	0.00	3.71±0.12	7.16±1.11	0.00	0.00	4.69±0.54
一抹得伤口敷料	0.00	0.00	10.35±3.10	32.14±9.17	0.00	0.00	28.18±6.20
百多邦	0.00	0.00	8.18	0	0.00	0.00	8.18
两种及以上材料	0.00	0.00	18.27±10.35	35.17±18.24	0.00	0.00	29.02±9.42

下篇

在电话回访时，询问了患者或家属对压疮局部护理所造成的经济负担的感受程度。结果显示回访成功的 115 例患者中有 58 例患者（占 50.44%）认为经济负担重，有 39 例（33.91%）患者或家属认为负担一般，另外有 18 例（15.65%）患者或家属认为负担轻，需要备注的是该 18 例患者中有 17 例医保患者，1 例公费患者。

八、基线审查结果分析

（一）压疮预防较规范

回顾性研究中有 123 例（91.8%）患者进行了压疮危险因素评估。虽有 11 例（占 8.2%）患者未进行评估，但该 11 例患者均为院外带入压疮，且患者生活能力量表评分均大于 40 分。所有压疮患者均给予了常规翻身护理。78.4%（105 例）的患者使用了局部减压装置，其中 76.8% 的患者（103 例）给予了防压疮气垫床。并给予持续观察和记录。

（二）压疮疗效评价缺乏统一标准

关于压疮的疗效评价，并没有形成较为统一的标准。本次研究 134 例患者中有 5 例（3.7%）未对疗效进行评价或者是有评价但未记录；另有 12 例（9.7%）仅仅是描述了压疮转归为好转，而未提到具体的评价指标；有 68 例（50.7%）采用疮面面积为指标进行评价；有 49 例（占 36.6%）是通过疮面综合情况（包括疮面面积缩小情况、压疮深度、疮面渗液以及疮面组织类型情况等）对疗效进行评价的，但是仍以综合描述为主，未对这些指标进行量化评定。因此在本研究的设计时选择了相对全面、客观的疗效评价指标：压疮愈合评价量表对压疮治疗的效果进行客观的评定。

（三）使用康惠尔系类敷料较普遍

回顾研究中发现使用的主要护理材料有 5 种：康惠尔系列敷料使用最广泛（104 例疮面，占 50.0%），其次是使用院内自制溃疡油的有 56 例（26.9%），使用美宝敷料的有 18 例（8.7%），使用乳酸依沙吖啶湿敷的有 11 例（5.3%），使用一抹得伤口敷料的有 7 例（3.4%），另外使用百多邦的 1 例（0.5%）。另外有 11 例（5.3%）同时使用了两种及以上材料处理。

康惠尔系列敷料，由丹麦康乐宝公司生产，其针对压疮不同疮面设计和生产了一系列不同的敷料，主要包括水胶体系列、藻酸盐系列、泡沫敷料系列和水凝胶系列，在临床运用较为广泛。康惠尔水胶体敷料系列的主要成分是黏性材料和水胶体（羧甲基纤维素钠，CMC）以及人造弹性体等，其中水胶体使敷料具有良好的吸收性能。通过临床实践，康惠尔水胶体敷料对皮肤黏膜无刺激，治疗压疮效果确切，疗程短，换药简便、省时、省力、使用方便。

（四）溃疡油用于压疮治疗疗效较好、成本低

溃疡油由北京中医药大学东直门医院制剂室采用现代制药手段煎制灭菌所得。已经临床应用40余年，用于溃疡久不收口，皮肤干燥皲裂。其主要成分由大黄、白芷、川芎、麻油等组成，对于溃疡久不收口具有良好的治疗效果。本研究134例患者中有56例（26.9%）患者采用了溃疡油进行疮面的局部护理，其中36例Ⅱ期压疮，18例Ⅲ期压疮，2例Ⅳ期压疮。用法全部是纱布外敷，每日换药1次。除了有1例患者未描述转归外，其余55例经治疗后痊愈的有32例（58.2%），好转的18例（32.7%），其有效率（90.9%）较康惠尔（74.3%）高出不少，而平均日费用仅为（4.43±0.37）元［康惠尔（40.12±11.09）元］。因此可见用溃疡油护理相对于临床最常用的康惠尔敷料更廉价有效。

第四节　溃疡油与康惠尔敷料用于压疮护理的对照研究

溃疡油40年的临床应用没有不良事件发生，同时为获批上市的药品，保证了其临床的安全性。同时基于回顾研究和典型的临床个案探索，结果证实了溃疡油用于临床压疮护理的有效性。再则溃疡油价格低廉，满足患者经济需求。综上本研究将指南推荐的康惠尔敷料作为对照组，设计了随机对照研究，探索溃疡油用于压疮护理的疗效与优势。

一、研究方法

（一）研究对象

纳入2013年1月起在北京中医药大学东直门医院住院的压疮患者137例。

1. 诊断标准　按照2009年欧洲压疮顾问委员会及美国国家压疮顾问委员会制定和推行的压疮的预防《快速参考指南》中对压疮Ⅱ、Ⅲ期的分期诊断标准。

2. 纳入标准　①2013年1月以后在我院住院并有压疮的患者；②压疮分期在Ⅱ、Ⅲ期的患者；③年龄在18周岁以上；④自愿参与本研究。

3. 排除标准　①伴有全身感染者；②研究过程中，同时采用了其他辅助治疗方法者；③同时参与其他临床试验者。

4. 剔除或中止标准　①研究过程中放弃试验治疗自动退出者；②对溃疡油过敏或在研究中出现其他不良反应者。

（二）随机分组

将患者按入组时间顺序进行编号，用随机数字表将其随机分成2组，将分组的随机数

下
篇

357

字序列交由护理部压疮护理小组督导主任（非研究者）保管。

按照护理部压疮护理小组工作制度，临床各科室发现患者压疮时必须在24小时内上报护理部压疮护理小组。因此当护理部压疮护理小组督导主任接到压疮报告单时，立即通知研究者到床旁查看患者，评估是否符合纳入标准，若符合则与患者或家属签署知情同意书，纳入研究，然后将入组序号反馈护理部，护理部按保管的随机数字分组序列将患者分入试验组或对照组。然后将该患者的入组信息给研究者，研究者与科室及家属沟通对应的干预措施实施细则。

（三）护理措施

1. 常规护理

（1）整体护理：按分级护理标准做好患者的基础护理，保证床单位、病服清洁干燥平整；予喷气式防压疮气垫床护理，保证气垫床持续充气状态；建立翻身卡，视病情每2～4小时翻身一次；参照美国压疮快速指南给予适合患者的营养支持（及时评估患者的营养状况，提供足够的热量、蛋白质和水以及维生素和矿物质）；参照指南针对不同部位的压疮采用不同的支撑面。加强对患者及其家属压疮预防和护理的相关健康宣教。

（2）清创护理：根据指南推荐意见，充分暴露压疮创面，按照无菌操作原则，用5ml注射器抽取0.9%生理盐水冲洗创面及创面周围皮肤（冲洗面积大于创面边缘5cm），然后用浸有0.9%生理盐水的棉球擦拭创面及创周皮肤，彻底祛除腐肉和分泌物（必要时予手术祛除），直到充分暴露新鲜疮面基底。清创后再次用0.9%生理盐水冲洗疮面。

2. 干预方法

（1）试验组：先按疮面大小准备好双层无菌纱布（纱布面积要求能完全覆盖创面，并且纱布边缘超过创面边缘2cm）；将准备好的双层纱布置于无菌换药盘中，倒取适量溃疡油使纱布充分浸润，但也不要过多，以夹起纱布时药液刚好不会外滴为度。用5ml注射器抽取0.9%生理盐水冲洗创面及创面周围皮肤（冲洗面积大于创面边缘5cm），然后用浸有0.9%生理盐水的棉球擦拭创面及创周皮肤，彻底祛除腐肉和分泌物（必要时予手术祛除），直到充分暴露新鲜疮面基底。清创后再次用0.9%生理盐水冲洗疮面。将溃疡油浸透的双层无菌纱布平敷于疮面，轻按纱布各处，使纱布与创面各处接触良好，纱布边缘超出创面2cm。用4层干燥无菌纱布覆盖溃疡油纱布。干纱布面积大于溃疡油纱布，边缘超出溃疡油纱布边缘2cm以上。每日换药1次，敷料尽量保留24小时，若中途脱落，给予生理盐水擦拭后，用无菌纱布暂时覆盖疮面。疗程持续2周。

（2）对照组：根据疮面选择适宜大小和类型的康惠尔敷料，贴膜边缘需大于疮面2cm以上。用5ml注射器抽取0.9%生理盐水冲洗创面及创面周围皮肤（冲洗面积大于创面边缘5cm），然后用浸有0.9%生理盐水的棉球擦拭创面及创面周围皮肤，彻底祛除腐肉和分泌物（必要时予手术祛除），直到充分暴露新鲜疮面基底。清创后再次用0.9%生理盐水冲洗疮面。将康惠尔溃疡贴平敷于疮面，轻按各处，使康惠尔溃疡贴与创面各处接触良好，敷料边缘超出创面 2cm。按照敷料使用说明 1～3d 更换一次（透明敷料 3d 更换，溃疡贴 2d 更换，渗液吸收贴每日更换）；若渗液较多或贴膜卷边、褶皱，及时更换；持续 2 周。

3. 观察指标

（1）评估压疮患者的整体情况：包括患者一般资料，既往史，疾病性质，压疮部位、压疮危险因素评估量表评分，营养状况，压疮预防措施实施，患者治疗用药中是否使用抗生素等方面。每周评估 2 次，持续 2 周，记录结果。

（2）评估压疮创面局部情况：根据指南推荐意见采用压疮愈合量表（PUSH）评分，压疮愈合量表是综合评价压疮疮面愈合情况的客观量化综合性指标，它包含 3 个项目：压疮疮面面积、渗出量及疮面组织类型。压疮疮面面积为创面的长、宽的乘积，赋分 0～10 分；渗出量为 0～3 分，按渗出量分级无渗液、少量渗液、中等量渗液及大量渗液；组织类型 0～4 分，坏死组织 4 分，腐肉组织 3 分，疮面清洁、基底覆盖有生长的肉芽组织 2 分，表皮伤口 1 分，闭合伤口 0 分。总分 0～17 分，分值越大提示压疮越严重。其中压疮创面面积和疮面肉芽面积用最小计量格为 $0.5 \times 0.5cm^2$ 的透明方格纸，记录压疮创面所占格数，减少仅用长乘宽测量产生的误差，使结果测量和描述更准确。

（3）评估疮面换药费用：统计试验过程中患者用于压疮创面换药的所有材料费用，包括换药盘、棉签、生理盐水、纱布、溃疡油或康惠尔敷料等。

4. 指标观察时间　根据欧美《快速参考指南》建议的治疗周期为 2 周，因此将本研究的试验时间定为 2 周。为详细记录试验过程中数据，并且密切观察和监控试验过程，每周观察指标 2 次，具体将指标观察和记录的时间点定为：入组时、第 3d、第 7d、第 10d、第 14d 共 5 个时间点。按时床旁查看患者，填写观察记录单（附录 4）。

（四）统计方法

运用 SPSS 13.0 对所得结果进行分析。对压疮护理干预前和干预后的不同时间点的各项指标分析，采用方差分析的方法；而对各个时间点时的疗效评价，采用配对 t 检验统计分析；对两组间各时间点时指标减少量的比较采用独立样本 t 检验统计分析；而对两组间各计数指标的比较分析，采用卡方检验统计分析。

二、研究结果

（一）基本资料

排除流失病例后，最终纳入研究分析的共有 79 例患者（试验组 43 例，对照组 36 例），包括了 120 个疮面（试验组 65 个，对照组 55 个）。比较两组患者的年龄、性别、疾病诊断、疮面分期、静脉抗生素应用、压疮部位、压疮危险因素评分（Braden评分），P值均大于0.05，即两组病例各项指标比较均没有统计学差异。

（二）试验组自身比较

从各指标各阶段分别比较得出以下结果：①创面面积从第3d开始明显缩小。②创面深度从第7d开始明显缩小。③创面肉芽面积从第3d开始明显增大。④创面渗出量从第3d开始明显减少。⑤创面组织类型从第3d开始明显改善。⑥疮面愈合量表（PUSH）评分从第3d开始差异有统计学意义，具体如表20-4所示。

表20-4　试验组试验前后差值比较

	差值 $\bar{x} \pm s$ （ P 值）			
	入组时-第3d	第3~7d	第7~10d	第10~14d
疮面面积	1.65 ± 0.42（0.030*）	19.35 ± 4.56（0.019*）	11.53 ± 1.38（0.000*）	6.35 ± 13.46（0.010*）
疮面深度	0.006 ± 0.03（0.325）	0.029 ± 0.05（0.002*）	0.047 ± 0.06（0.000*）	0.044 ± 0.06（0.000*）
疮面肉芽面积	3.06 ± 0.77（0.027*）	2.38 ± 0.55（0.017*）	1.12 ± 1.49（0.664*）	0.00 ± 0.61（1.000）
压疮疮面渗出量	0.26 ± 0.09（0.119）	0.47 ± 0.05（0.000*）	0.35 ± 0.05（0.001*）	0.24 ± 0.05（0.009*）
疮面组织类型评分	0.09 ± 0.03（0.083）	0.44 ± 0.05（0.000*）	0.32 ± 0.05（0.001*）	0.32 ± 0.06（0.003*）
疮面PUSH评分	0.38 ± 0.08（0.010*）	2.21 ± 0.23（0.000*）	2.56 ± 3.25（0.000*）	1.62 ± 2.67（0.001*）

备注：*表示 $P<0.05$ ，差异具有统计学意义。

（三）对照组自身比较

从各指标各阶段分别比较得出以下结果：疮面深度、疮面组织类型在各时间点差异无统计学意义，详见表20-5；疮面面积从第3d开始即有明显疗效，疮面肉芽面积从第3d开始即有明显疗效，压疮疮面渗出从第7d开始即有明显减少，疮面愈合量表（PUSH）评分从第3d开始差异有统计学意义，详见表20-6。

表20-5　对照组试验前后疮面深度、疮面组织类型评分比较

项目	变异来源	SS	MS	F	P
疮面深度	总	137.673			
	组内	137.530	0.768		

续表

项目	变异来源	SS	MS	F	P
	组间	0.143	0.036	0.047	0.996
疮面组织类型评分	总	145.762			
	组内	138.865	0.771		
	组间	6.897	1.724	2.235	0.067

表 20-6　对照组试验前后差值比较

	差值 $\bar{x} \pm s$（P值）			
	入组时–第3d	第3～7d	第7～10d	第10～14d
疮面面积	1.35 ± 0.37（0.030*）	8.92 ± 2.22（0.019*）	12.03 ± 3.81（0.000*）	8.84 ± 2.8（0.010*）
疮面肉芽面积	2.00 ± 0.74（0.108）	4.86 ± 1.08（0.009*）	5.76 ± 1.44（0.020*）	1.84 ± 9.60（0.252）
压疮疮面渗出量	−0.54 ± 0.33（0.324）	0.30 ± 0.52（0.001*）	0.14 ± 0.35（0.023*）	0.08 ± 0.36（0.183）
疮面PUSH评分	0.32 ± 0.09（0.032*）	1.24 ± 0.21（0.001*）	0.95 ± 0.20（0.006*）	0.63 ± 0.13（0.006）

（四）两组疗效比较

在治疗第 3d、第 7d、第 10d、第 14d 时两组压疮疮面愈合量表（PUSH）评分与入组时相比的减少值做独立样本 t 检验。结果如下表 20-7 所示。

表 20-7　两组疮面 PUSH 评分变化比较

	试验组d（$\bar{x} \pm s$）	对照组d（$\bar{x} \pm s$）	t值	P值
第3d	0.38 ± 0.14	0.32 ± 0.15	0.287	0.775
第7d	2.59 ± 0.40	1.57 ± 0.44	1.707	0.092
第10d	5.15 ± 0.64	2.51 ± 0.55	3.148	0.002*
第14d	6.76 ± 0.74	3.14 ± 0.55	3.988	0.000*

备注：*表示$P<0.05$，差异具有统计学意义。

统计结果显示：治疗 3d 后、7d 后两组疮面 PUSH 评分变化比较，$P > 0.05$，差异无统计学意义。说明治疗 3d 后、7d 后压疮疮面愈合量表评分减小程度试验组与对照组差异无统计学意义。

治疗 10d 后、14d 后两组疮 PUSH 评分变化比较，$P < 0.05$，差异具有统计学意义。说明治疗 10d 后、14d 后压疮疮面愈合量表评分减小程度试验组比对照组明显。

下篇

（五）两组压疮护理费用

两组患者用于压疮护理的费用统计如下表 20-8 所示。

表 20-8　两组压疮护理费用（单位：元）

	总费用	人均费用	平均疮面费	每天每疮面费
试验组	3 059.50	145.69	89.99	6.43
对照组	21 780.30	990.01	588.66	42.05

用独立样本 t 检验对两组患者的压疮护理费用比较，结果 $t=3.780$，$P=0.000$。$P < 0.05$，即两组压疮护理费用比较具有统计学差异。

三、结果分析

（一）康惠尔系列敷料可促进压疮愈合

康惠尔系列敷料，由丹麦康乐宝公司生产，其针对压疮不同疮面设计和生产了一系列不同的敷料，在临床运用较为广泛。康惠尔系列敷料是 2009 年欧洲压疮顾问委员会及美国国家压疮顾问委员会制定和推行的压疮的预防《快速参考指南》指定压疮防治用品，其安全性和可行性毋庸置疑。

通过临床实践，康惠尔水胶体敷料对皮肤黏膜无刺激，治疗压疮效果确切，疗程短，换药简便、省时、省力、使用方便。

本研究中对照组采用康惠尔系列敷料护理压疮，随着治疗时间延长，压疮的疮面面积呈进行性缩小。从数值上看压疮疮面深度逐渐减小，但是无统计学差异。各时间点压疮疮面深度几乎无变化。康惠尔组治疗前 3d 肉芽生长变化不明显，治疗 7d 后，压疮疮面面积快速增长，并随着治疗时间延长增长速度也在加快，但是到第 10d 后压疮疮面肉芽面积的增长速度又有所减小，一方面是因为压疮疮面总面积在减小，所以相对应的肉芽面积也减小了。另一方面肉芽生长初期横向爬行速度较快，当大部分疮面基底已经布满肉芽后，肉芽生长更多在纵向上发展，因此仅从肉芽面积的测量上反映出爬行增长速度略有减小。康惠尔治疗初期渗液吸收并不是太明显，而到第 3 ~ 7d 时渗出量明显减少，第 10d 后渗出减少速度有所减缓。从评分数值上看其随着治疗时间延长，压疮疮面逐渐愈合，其组织类型评分逐渐减少，但是差异无统计学意义。因为本研究中康惠尔组涉及的 Ⅱ 期压疮有 57 个，占对照组总数的 87.7%。而 Ⅱ 期压疮主要侵犯的是患者的表皮和真皮层，相对组织类型较轻，变化不大，可能影响试验结果。

（二）溃疡油促进压疮疮面愈合

1. 主要机制　溃疡油被用于下肢慢性溃疡多年，疗效显著，正是因为溃疡油作用机制针对了下肢慢性溃疡的发病机制。下肢慢性溃疡，中医分为"脱疽"和"臁疮"两证，其病因病机均是：气血瘀滞，瘀久生热，热盛肉腐，形成溃疡；气为血之帅，气滞血停，阻于脉络，不通则痛；气血瘀滞则局部气血不足，肉芽组织生长缓慢、颜色晦暗。

压疮中医称"褥疮"或"席疮"，多因久病卧床，气血运行失畅，致气滞血瘀，肌肤失养，每因摩擦皮肤、染毒而成。由此可见压疮与下肢慢性溃疡虽发病诱因不同，但其病机相同，其致病根本均为气滞血瘀，瘀久生热，热盛肉腐，形成溃疡。溃疡油正是针对此病机而发挥功效。溃疡油中白芷有生肌消肿之功，川芎有舒筋活血、生肌止痛之效，大黄具有清热解毒、化结散瘀之能，再配上麻油的解毒功效，与"脱疽"和"臁疮"两证的辨证分型：气血瘀滞型相吻合。可谓切中病机，用药精当，剂型合适，缺一不可。

现代药理学、病理生理学研究也从不同角度支持溃疡油的促疮面愈合作用。现代医学从病理学角度研究涉及的影响溃疡疮面愈合的因子很多，包括有：表皮干细胞，成纤维细胞生长因子，血小板衍化生长因子，血管内皮生长因子，转化生长因子，胶原酶，氧自由基等。而中药的现代研究也报道白芷的化学提取物可以有效地清除机体内的氧自由基。而川芎嗪同样具有抑制机体体外血管的内皮细胞发生氧化损伤的作用，可以相对有效地降低细胞的凋亡量，以达到清除机体氧自由基，修复以及保护细胞膜的完整性的目的。且现代研究证实白芷、川芎、大黄均具有较强的抗菌消炎的作用，均有助于压疮疮面的愈合。

此外溃疡油是一种油性制剂，将其浸湿的纱布外用在压疮创面，自然在皮肤表面形成一层极薄的油性保护膜，可以避免创面的水分蒸发，保证创面愈合的湿性环境，同时也与压疮湿性愈合的理论相吻合，加快了压疮疮面的愈合。

2. 安全性研究　溃疡油是院内自制中成药制剂，是已经批准上市的药品，卫生学检查符合（2005）部颁《药品卫生标准》的有关规定。按照说明书规定可用于溃疡久不收口，皮肤干燥皲裂。用法要求为：外用，涂患处或涂于纱布外敷。本研究将其用于压疮疮面护理，符合该药适应证，且严格遵照药品使用说明书的用法。用于临床治疗40年，未报道有任何不良反应发生。临床应用事实证明了该药运用于人体的安全性。

此外现代药理学研究亦证明溃疡油方中诸药运用于人体的安全性。李敏将溃疡油用于治疗下肢慢性溃疡的研究中，对使用溃疡油治疗前后安全性指标进行监测和比较，具体指标包括：患者的一般状况（包括患者精神状态、进食情况、患者情绪等），实验室化学指标（包括患者血、尿、便常规、肝肾功能、血糖），其他检查包括心电图、胸部正侧位以及创面周围皮肤颜色等。结果显示治疗前后上述各项指标均未发现异常改变。进一步证实了溃疡油外用的安全性。在本研究中亦未发现溃疡油引起的不良反应。

3. 溃疡油促进压疮疮面愈合　本研究中试验组采用溃疡油护理压疮，在治疗后随着

下篇

治疗时间延长，压疮的疮面面积呈进行性缩小。

用溃疡油治疗前 3d 肉芽生长较好，作用于压疮疮面肉芽面积从第 3d 开始即有明显疗效，效果以第 3 ～ 7d 较为集中。治疗 3d 后压疮疮面面积快速增长，并随着治疗时间延长增长速度在减慢，到第 10d 后压疮疮面肉芽面积的增长速度又有所减小。溃疡油治疗第 3 ～ 7d 渗液吸收较前 3d 明显，第 7 ～ 14d 疮面渗出减少速度有所减缓。本研究中是通过敷料吸收渗出液而被浸染的面积评估渗出液量的，而溃疡油本身就是液体，因此在评估溃疡油组疮面的渗出液体量时有主观因素干扰，缺乏客观指标，可能会影响研究结果。随着治疗时间延长，压疮疮面逐渐愈合，其组织类型评分逐渐减少。第 10d 后疮面组织类型为 0.97 ± 0.16，第 14d 后为 0.65 ± 0.16。随着治疗时间延长，疮面基底肉芽组织生长、成熟，逐渐填塞疮面，疮面组织类型也随之变化，组织类型记分减小。随着治疗时间延长，压疮疮面逐渐愈合，其 PUSH 评分逐渐减少。

（三）康惠尔与溃疡油治疗压疮效果比较

1. 两组资料具有可比性 首先本研究病例分组采用的是随机数字表随机分组，随机分为两组，两组患者的年龄、性别、疾病诊断、压疮部位分布情况比较差异均无统计学意义，使得两组患者基础情况基本一致。并且两组患者的压疮疮面分期和压疮危险因素评分（Braden 评分）这两项直接影响压疮疮面愈合的基础指标比较也没有统计学差异。

2. 两组疮面面积变化比较 疮面面积的缩小是压疮愈合最直接的体现，康惠尔系列敷料与溃疡油湿敷都能很好地促进压疮疮面缩小。但是溃疡油组面积减小幅度较大的时间段为第 3 ～ 7d，而康惠尔敷料组创面面积减小幅度较大的时间段为第 7 ～ 10d。可见溃疡油对于缩小压疮面积其疗效快，集中反映在治疗前期，而康惠尔系列敷料则起效相对较慢，在治疗的第 7 ～ 14d 更为明显，但总体疗效相当。

3. 两组压疮疮面深度变化比较 压疮疮面深度的减少体现了疮面愈合过程中新生组织填塞的进展，是压疮愈合的另一个重要指标。在压疮深度缩小情况方面，本研究结果显示：在治疗 7d 后溃疡油组疮面深度有所减小，而康惠尔组疮面深度的改变在整个研究过程中都不显著（$F=0.047$，$P=0.996$）；但是两组深度减少幅度比较差异无统计学意义。也就是说治疗 7d 后溃疡油可以缩小压疮疮面深度，但是幅度与康惠尔差异不大。但是到第 14d 后两组比较差异逐渐显著。可见溃疡油对于减小疮面深度的效力确实比康惠尔敷料出现更早，效力也更强。

4. 两组压疮疮面肉芽面积变化比较 疮面面积的缩小，深度的减小，一部分体现在正常上皮组织向中心爬行，更为重要的一部分主要体现在疮面肉芽组织的生长。所以通过测量疮面肉芽面积也可以直接反映出压疮护理疗效。本研究中关于肉芽组织的面积变化情况，结果显示在治疗 3d 后，溃疡油组肉芽面积有显著增加，而康惠尔组肉芽面积并没有明显增加，但是两组肉芽面积增加幅度比较差异无统计学意义。而到治疗第 7d 后开始试验组（P=0.017）和对照组（P=0.009）在肉芽面积增长方面与入组时比较差异有统计学意义，该结果与两组缩小疮面深度的结果基本一致。溃疡油护理压疮使得疮面肉芽生长加快，疮面深度自然随之减小。到第 10d 后两组肉芽面积增长幅度减小，这是因为疮面面积较前有了大幅的减小，因此肉芽面积也相对减小了，而肉芽面积占疮面面积的百分比是升高的。但是两组比较差异无统计学意义。可见用溃疡油与用康惠尔敷料对疮面肉芽生长的影响基本相当。

5. 两组压疮疮面渗出量变化比较　康惠尔系列敷料与溃疡油湿敷都能很好的促进压疮疮面渗液吸收。本研究结果显示在治疗 3d 后两组疮面渗液吸收情况试验组与对照组差异均无统计学意义。治疗 7d 后，治疗 10d 后，第 14d 后疮面渗液吸收幅度比较均表现为溃疡油组疗效优于康惠尔敷料组。可见溃疡油对于促进压疮疮面渗液吸收疗效更显著，并且更早起效，尤其集中反映在治疗前期，而康惠尔系列敷料则起效相对较慢。

6. 两组压疮疮面组织类型变化比较　随着压疮疮面愈合，基底肉芽组织的生长成熟，周围正常上皮组织的爬行，疮面组织类型也在变化。因此疮面组织类型是判断疮面愈合情况的一个综合指标。本研究中两组治疗后疮面组织类型均有明显改善，两组之间的比较也提示溃疡油优于康惠尔敷料。从治疗 3d 后的比较结果起，第 7d，第 10d，第 14d，每个观测时间点组织类型记分与入组时差异有统计学意义。可见溃疡油能明显地加快疮面组织类型的改善。

7. 两组压疮疮面愈合量表评分变化比较　本研究运用其进行疮面愈合情况的评估，将压疮变化情况进行量化评分，一方面便于结果的统计分析，另一方面使得干预措施的疗效更客观，更具说服力。研究中两组 PUSH 评分各时间段自身比较均有明显降低，而在第 0 ～ 3d（P=0.775）和第 3 ～ 7d（P=0.092），两组降低的幅度比较则提示差异有无显著的统计学意义；从第 7 ～ 10d 起 PUSH 评分的差异具有显著的统计学意义（表 20-7）。综合评定压疮疮面愈合情况，结果溃疡油促进疮面愈合的评分与康惠尔敷料比较差异有统计学意义。可见溃疡油用于压疮治疗疗效显著。

（四）康惠尔与溃疡油治疗压疮护理费用比较

无论是从节约医疗资源的角度出发，还是为患者的价值感受考虑，减少压疮护理的成本都是势在必行的。以最少的医疗资源发挥到最佳的效果，以改善临床压疮治疗和护理的效益和成本比，为压疮护理制定更详尽的临床护理制度，规范护理程序，同时更人性，更科学。但是市场上各类疗效显著的新型敷料价格持高不下，出于对压疮治疗的效益成本比的考虑，研究者们不断寻求新的替代方法。本研究中对两组患者分别使用的两组护理方法：康惠尔系列敷料护理和溃疡油湿敷，比较两组疮面护理的费用，结果康惠尔组 36 例患者，55 个疮面 14d 总共花费人民币 21 780.3 元，人均费用为 990.01 元，平均每个疮面花费 588.66 元；而溃疡油组 46 例患者，65 个疮面 14d 总共花费人民币 3 059.5 元，人均费用为 145.69 元，平均每个疮面花费 89.99 元。疮面花费主要是材料费，一张最便宜的康惠尔敷料约 22 元，且仅限于使用 4cm×6cm 内的疮面，最长可使用 7d，而一瓶溃疡油，100ml 装，仅 4.6 元，可以使用 10d。显而易见，使用溃疡油的费用比康惠尔低得多。因此在保证疗效的基础上，使用溃疡油能极大程度地减少疮面护理费用。

四、研究结论

溃疡油用于 II 期、III 期压疮的疮面护理，可以有效地促进疮面面积、深度、渗出液量减小，促进肉芽增生，改善疮面组织类型，最终促进疮面的愈合。并且具有起效快，作用时间持久的优点。总体疗效与现临床广泛运用的康惠尔系列敷料基本相当，甚至在促进渗液吸收和组织类型改变等方面更具优势。最重要的是溃疡油的价格远低于康惠尔敷料，能极大地减轻患者的经济负担，值得临床进一步推广使用。

（郑莉萍　郝玉芳　郭红）

·第二十一章·

循证视角下中医护理专科建设的思考与实践

本章将结合临床循证实践，运用科研证据，结合临床情境和患者意愿，规范中医护理临床工作，探索循证视角下的中医护理专科建设之路。

第一节 《疼痛评估与管理指南（第三版）》的临床应用

国际疼痛研究学会（International Association for Study of Pain，IASP）将疼痛定义为：疼痛是组织损伤或与潜在的组织损伤相关的一种不愉快的躯体主观感受和情感体验，同时可伴有代谢、内分泌、呼吸、循环和心理等多系统的改变。目前，疼痛已经被认为是继体温、脉搏、呼吸和血压之后的第五大生命体征。据统计，大约30%的成年人伴有疼痛，我国至少有1亿以上的疼痛患者。每3个门诊患者中，就有2个是伴有疼痛病症或症状的患者，多数疼痛患者均经过不止一个专科的诊断或治疗。国内外多名学者为降低患者疼痛开展了大量的研究。本研究将安大略省注册护士协会（Registered Nurses' Association of Ontario，RNAO）研发的《疼痛评估与管理指南（第三版）》引入成人骨科病房，提高骨科术后患者的无痛体验，促进患者康复。

一、《疼痛评估与管理指南（第三版）》介绍

《疼痛评估与管理指南（第三版）》是由RNAO运用严谨的循证实践指南制定方法，基于现有的最佳证据而研发的循证实践指南。为确保指南的推荐意见是基于现有的最佳证据而提出的，RNAO每隔五年对其进行一次更新。《疼痛评估与管理指南》于2002年发布，并于2007年和2013年进行了两次更新，目前临床使用的是第三版。该版本的更新和修订主要聚焦于护理在疼痛的评估与管理实践中的核心能力，检索了2006年至2012年期间发表的相关指南及系统评价，纳入相关的指南11部，系统评价88篇，最终产生了2条新的推荐意见，并对18条推荐意见进行了更新。

《疼痛评估与管理指南（第三版）》共分为4部分，包括了指南的背景、推荐意见、参考文献及附录。第一部分为指南的背景，包括指南的使用方法、研发目的及使用范围、推

荐意见列表、证据等级、研发小组、最佳实践小组及利益相关者成员介绍和研发背景等 8 部分内容。第二部分为指南推荐意见部分，包括了推荐意见详解、研究不足与展望、实施策略、指南的评价与监督及指南的更新。该指南的推荐意见包括三个方面：实践推荐（评估、计划、实施、评价）、教育推荐、组织和政策推荐，共计 20 条推荐意见。在指南的附录部分介绍了疼痛评估与管理相关资源的网址，并对不同人群（成人、儿童等）、不同种类（急性疼痛、癌痛等）、不同医疗环境（门诊、病房、社区、ICU）的疼痛评估与管理工具、路径进行了举例说明。

二、指南应用团队的组建

为了更好地推进指南的临床应用，组建了疼痛评估与管理最佳临床实践实施小组。小组成员涵盖所有可能涉及的相关学科及利益相关者，包括外科医师、麻醉医师、病房护士、护理管理者、患者及患者照顾者（家属及护工）、康复科医师与护士、营养科专家、循证专家等。

实施小组中 2 名成员对指南进行翻译，并进行专家咨询论证，结合临床实际情况，对指南的推荐意见进行本土化修订。最终确定有 13 条推荐意见应用于成人骨科病房，具体见表 21-1。

表 21-1　本土化的推荐意见

序号	推荐意见内容
1	1.1 对所有入院患者、改变治疗方案及围手术期的患者进行疼痛筛查 1.2 使用适当的工具进行疼痛评估 1.3 疼痛评估中需要包括对患者的信仰、知识水平的评估 1.4 疼痛评估中需要对疼痛特点评估
2	2.1 患者应参与制定疼痛管理目标 2.2 应为患者制定基于患者和职业团队意见的疼痛管理计划
3	3.1 监测实施疼痛的药物疗法的有效性及不良反应 3.2 正确使用非药物干预疗法 3.3 教会患者疼痛管理策略
4	4.1 使用相同的评估工具进行疼痛的评价 4.2 记录患者对疼痛管理的反应
5	5.1 在继续教育中开展关于疼痛管理的学习

三、指南的临床实施过程

面对复杂多变的临床情境，如何开展循证实践，促进高质量证据向临床转化，弥补证据与实践的差距是目前研究的热点。国内外循证领域专家提出了多项循证实践理论框架，如澳大利亚 Joanna Briggs 循证卫生保健中心 Alan Pearson 教授的团队 2005 年提出的"JBI 循证卫生保健模式"、加拿大 Iran Graham 教授团队 2006 年提出的知识转化行动框架（knowledge to action process framework，KTA）、英国皇家护理学院 Alison Kitson 教授 2002 年提出的 PARIHS 框架等，为实现知识转化和证据应用提供了条理性和系统化的指导。

本研究采用的是 RNAO 推荐的知识转化行动框架（KTA）。KTA 框架是 RNAO 下设的最佳实践组织（Best Practice Spotlight Organization，BPSO）发布的指南实施工具书中，推荐用于指导将指南应用于临床实践的方法学模型，以流程图的形式（图 21-1）阐明了将知识转化为行动的具体步骤。该框架包含 2 个循环，一是知识创造过程，关注的是识别最佳证据和构建方案，产出知识成果；二是知识转化行动循环，关注的是知识在实践中的应用，是对另一循环产生或创造的知识的实施、评估以及持续改进的过程，以促进最佳实践指南的更好实施。包括以下 6 个步骤：①识别问题：识别、评价、选择知识工具或资源；②使知识工具、资源本土化；③评估知识使用的障碍和促进因素；④选择、修改、实施干预措施；⑤监测知识使用情况；⑥评价效果。

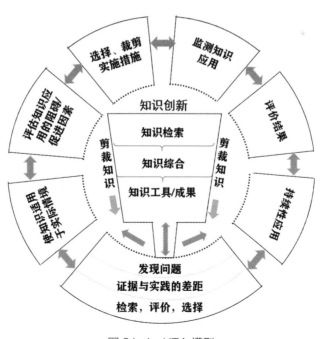

图 21-1　KTA 模型

（一）确定研究问题

疼痛是骨科非常常见的临床症状，其中由于手术或创伤所引起的急性疼痛最突出，如果不加以控制，大约 10%～50% 的患者会由急性疼痛发展为慢性疼痛。疼痛分为伤害性疼痛与神经性疼痛，骨科患者的疼痛以伤害性感受为主，手术损伤所致的炎症反应会引起炎症性疼痛，神经系统损伤或功能障碍会启动神经性疼痛，叠加反应使伤害性感受更为强烈。文献显示，44.5% 的患者术后经历了中度以上的疼痛，术后 24h 最剧烈的疼痛程度达到（6.01±2.56）分（NRS 评分）；有 43.1% 的患者认为其经历了重度疼痛；仍有 50%～70% 的患者未得到充分的术后镇痛治疗。2011 年对我国一家医院外科术后患者的调查显示疼痛发生率为 73.88%。从上述数据中可以看出，骨科病房的疼痛管理现状不佳，需引入新的疼痛管理理念。

（二）最佳实践指南本土化方案的构建

确定研究问题后，以 KTA 循证实践框架为指导，通过检索筛选指南、评价指南质量和适用性、基线审查，最后结合我国医疗机构具体临床情景、患者意愿和偏好以及医护人员的专业判断，筛选、评价和修订了指南的推荐意见，制定出本土化的疼痛评估与管理循证实践方案。方案对成人骨科疼痛的评估与管理的相关知识、评估与评价工具、围手术期管理流程均进行了细化，经多轮专家论证会，不断修订与完善，尽量保证方案的科学性、可行性、清晰性、严谨性和应用性。

（三）评估阻碍因素和促进因素

为了保障构建的本土化实践方案能在临床顺利实施，疼痛评估与管理最佳临床实践实施小组对方案实施的促进和阻碍因素进行了评估。通过利益相关者访谈、临床情景观察、问卷调查等多种形式，深入了解并分析了医生、护士、患者、照顾者、麻醉医师、康复师、营养师、管理者、研究人员、循证专家等相关利益人群对骨科患者疼痛评估与管理的认知、需求，对方案拟实施的变革的意见，以及对方案实施的影响度和支持度等。经过调查发现：患者对无痛的需求、护士的积极态度、领导层的支持、管床医生、麻醉医师、康复师及营养师多学科的协作积极性，均是推进指南实施的主要动力。最大化地发挥促进因素的影响，是加强指南推进的重要方法之一。主要的阻碍因素包括：护士的疼痛专业知识欠缺、循证护理实践方法学的欠缺、固化的疼痛管理模式、护理人力资源不足、空间的局限等。针对这些阻碍因素，通过专家会议讨论，制定对应的整改策略，以保障指南在临床上顺利实施。

（四）最佳实践指南的实施

1. 基线审查 将本土化的指南条目，通过专家论证会，形成基线审查条目，并确定审查地点、方法、审查对象数量等，对指南实施基地进行现况调查。例如，对于推荐条目1"对所有入院患者、改变治疗方案及围手术期的患者进行疼痛筛查"，采用现场查阅护理文案的方法，调查符合要求的患者是否接受了疼痛的筛查。具体审查标准见表21-2。

表21-2 疼痛评估与管理循证实践基地审查标准

条目	审查标准	资料采集方法
1	对入院、手术患者进行疼痛筛查	查阅入院评估单、护理记录单
2	采用有效的评估工具对筛选出的疼痛阳性患者进行综合评估	
3	评估中应包括对患者知识水平、理解能力等的评估	
4	评估中记录疼痛的特点	
5	疼痛管理计划中结合患者意愿	患者访谈/问卷
6	制定疼痛管理计划时需要患者和专业团队合作，计划中应结合患者的评估结果、患者知识水平及疼痛特点	查阅护理记录单
7	给予患者多模式镇痛	查阅护理记录单
8	掌握阿片类药物的副作用和使用风险	护士调查问卷
9	合理为患者使用非药物疗法	患者访谈/问卷
10	在患者宣教中纳入疼痛管理策略	
11	采用同种工具进行疼痛评价	查阅护理记录单
12	询问并记录患者的疼痛管理自我评价结果	
13	在继续教育中使用疼痛指南	查阅护理部继续教育档案

2. 临床变革 根据指南推荐意见和基线审查结果，制定循证实践方案，并将循证实践方案应用于临床进行变革。①方案实施的宣传与动员。召开项目动员会，阐明项目实施的目的和意义，带动利益相关者的实施积极性，增加其对项目运行的支持力度；②开展相关培训。对实践病房及相关的医疗护理人员、管理人员、康复师和营养师进行相关培训，培训内容包括循证实践方法学、骨科围手术期疼痛管理流程、疼痛筛查及评估量表的使用、患者疼痛自评报告表的使用、患者疼痛教育健康宣教方法等，并在医院及科室的继续教育中，邀请疼痛专家进行教学；③规范护理文案书写。根据指南推荐意见，在常规入院评估单、围手术期评估单及出院评估单中添加疼痛筛查条目，修订科室疼痛评估表，将单维度评估转变为多维度评估表单；④优化试点病房疼痛管理流程。由疼痛医

下篇

师、疼痛护士、患者及主要照顾者共同制定个性化疼痛管理方案，方案中包含患者对疼痛控制的期望、疼痛用药、药物剂量备选方案、中医技术干预方法等内容，疼痛护士可在方案可选择的范围内，根据患者的镇痛效果按需调整用药及中医护理技术方案；⑤优化患者教育模式。自我报告是疼痛的主要报告方式，开展多种形式的患者教育，能使其准确表达疼痛的症状及强度，认识疼痛治疗的过程，能够调整合适的治疗预期值，提高临床满意度。

3. 质量控制和结局评价 为了督促和保障方案实施的质量，疼痛实施小组设定专项质控员，按照方案拟定的审查标准及方法，检查审查指标执行率，督查方案实施情况。方案实施效果评价，选取了患者对疼痛管理的满意度、暴发痛发生率、镇痛药使用剂量、日常生活能力评分、专科功能锻炼水平、护士循证实践能力和疼痛专科知识水平为评价指标，在临床实践前后进行对比评价。实践结果显示，循证护理方案的实施对护士和患者都产生了积极的影响，患者对疼痛管理的满意度从基线调查的 53 分提升至 89 分，暴发痛发生率和镇痛药使用剂量显著下降；护士的满意度得到提高，疼痛知识水平测试正确率由42.5% 提升到 78.4%，循证实践能力得到了提高。

四、指南临床应用的收获

通过对该实践指南的临床推广与应用，实现了患者在院期间全程化的疼痛评估与管理，制定了多维度、多时段的疼痛评估管理制度，成功探讨出无痛病房的构建模式。应用期间，患者疼痛缓解时间明显缩短，暴发痛发作频次显著下降，患者对医护工作满意度逐步提高。

第二节 《糖尿病足部溃疡评估与管理指南》的临床应用

糖尿病已成为继肿瘤、心血管疾病之后威胁人类健康和生命安全的第三位重大疾病。糖尿病足是糖尿病最严重、治疗费用最高的慢性并发症之一，重者可导致截肢。一旦发生糖尿病足部溃疡，其病情进展迅速，以高致残率，高死亡率为特点，给患者带来沉重的负担。糖尿病足部溃疡成因复杂，在处理糖尿病足前需要对其进行全面、客观地评估，在伤口处理过程中还涉及多方面的干预措施，包括鞋袜选择、日常足部护理、应急处理等问题，目前尚无统一标准，因此尝试将加拿大安大略护士协会最佳实践指南《糖尿病足部溃疡评估与管理指南》与中医特色护理有机结合，使糖尿病足的管理更加规范化、标准化，同时给患者提供更加完善、便捷、优质的护理服务。

一、《糖尿病足部溃疡评估与管理指南》简介及质量评价

加拿大安大略护士协会最佳实践指南中心的《糖尿病足部溃疡评估与管理最佳实践指南》，于 2005 年制定第一版，并于 2013 年 3 月修订第二版，指南包括 4 个部分：背景、推荐意见、文献、附录。其中共有 26 条推荐意见，第二版指南在原基础上更新了 21 条推荐意见。推荐意见主要包括三个方面：实践推荐（评估 8 条、计划 4 条、实施 5 条、评价2 条）19 条、教育推荐 2 条、组织和政策推荐 5 条。

本研究团队使用 AGREE II 对本指南进行了质量评价。AGREE II 包括 6 个领域，共 23 个条目及 2 个总体评估条目，均按 7 级计分，1 分代表"很不同意"，7 分代表"很同意"。由 3 名接受过 AGREE II 评分标准系统培训的评价者进行独立评价，之后对得分进行标准化处理。本指南各领域的标准化得分为：范围和目的部分为 85.19%，参与人员部分为 79.63%，严谨性部分为 89.58%，清晰性部分为 79.63%，应用性部分为 86.11%，独立性部分为 94.44%，所有领域标化得分均＞60%。

本指南的优势：①指南给出了系统的、多角度的推荐意见，从临床实践者、护理教育者和政策制定者的角度给出了具体的实践策略和方法，并对推荐意见的形成过程给予解释，拓宽了指南的适用人群，不仅包括临床护士，还包括护理教育者和政策制定者。②本指南具有较高的可读性和实用性。指南中大多推荐意见的参考工具及使用方法均在附录中加以介绍；③ RNAO 制定了"最佳操作指南实施"工具包，临床护理人员在使用本指南的过程中省去了翻阅其他相关资料的时间，使得其临床适用性更强，促进护士能够成功实施指南。

二、指南应用团队的组建

组建跨专业小组，团队成员包括：内科医生、外科医生、康复科医生、营养师、护理人员等等，以保证临床实践方案的有效实施。临床实践的科室包括内科、外科、门诊，形成住院期间预防宣教、手术治疗，出院后延续性换药，院外应急处理的服务流程。护理人员作为团队的核心力量，包含糖尿病专科护士，营养护士，伤口、造口、尿失禁专科护士，中医门诊换药的护士。根据工作开展的需要设立 4 个小组，包括：实践组、外联组、信息组、学术组，每个小组成员有分工有合作。

三、指南应用过程

目前有多个证据应用模式，但是循证护理实施的步骤基本一致，需要研究者根据具体情况和自身的临床经验，判断和选择适合临床实践的模式。我院依据 Graham 知识应用模

下篇

式的 KTA 知识转化行动框架进行临床实践（具体流程见图 21-1）。

（一）确定研究问题

糖尿病足部溃疡作为主要的研究方向，原因主要基于 3 个方面：①糖尿病的流行：糖尿病足部并发症得到社会的广泛重视，有其社会背景和需求，符合患者的意愿。②专科优势：糖尿病足相关科室均是北京市中医管理局"十二五"和"十三五"重点专科（中医护理重点专科），在糖尿病及其并发症领域，汇集了一批国内外知名的中医专家学者，在多年中西医结合治疗、护理血管疾病的过程中，逐渐形成了我院的医疗护理特色。③证据基础：《糖尿病足部溃疡评估与管理最佳实践指南》质量良好，并且在全球范围内广泛应用，我院作为最佳实践指南应用中心，该指南为我院首个推广的临床实践指南。

（二）最佳实践指南的本土化

指南的本土化，第一步，完成《糖尿病足部溃疡患者的评估与管理》的翻译工作。第二步，成立专业小组，小组成员包括护士、医生、营养师、整形医师、专科医生及相关领域的专家。第三步，指南条目的筛查，通过基线调查、专家论证、访谈法等，确定实施的推荐意见，见表 21-3。第四步，确定审查标准：①规范资料收集的表格和指标；②明确评价标准；③专人负责资料收集；④设质控人员，监控实施过程；⑤每月 NQuIRE 系统填报。第五步，完成基线调查：①护士进行糖尿病足部溃疡护理的调查；②医生处理糖尿病足部溃疡的情况；③护士糖尿病和糖尿病足知识的掌握程度；④护士循证护理知识、态度、行为的调查。

表 21-3　纳入临床应用的推荐意见

主题	推荐意见	证据级别
1. 评估	1.1 获取所有健康相关信息，并对患肢进行体格检查。	Ⅰb–Ⅳ
	1.2 确定足部溃疡的位置和分类，评估创面的大小、宽度、深度。	Ⅰa–Ⅳ
	1.3 评估足部溃疡的渗出物、气味、周围溃疡皮肤的情况及疼痛。	Ⅳ
2. 计划	2.1 确定足部溃疡可能治愈，确保最优化的干预已进行探讨。	Ⅳ
	2.2 形成照护计划，患者及健康照护专家都同意的管理糖尿病足部溃疡的目标。	Ⅳ
	2.3 如果治疗没有以预期的速度进行，可以与患者、家庭、跨学科专家小组协作，寻找其他的治疗方式。	Ⅳ
	2.4 在有因素影响愈合，伤口完全愈合也不可能的情况下，可以与患者、家庭、跨学科专家小组协作，共同建立提高生活质量的目标。	Ⅳ
3. 实施	3.1 实施照护计划，减少可能影响伤口愈合的危险因素。	Ⅳ
	3.2 提供合适的伤口护理，包括清创术、感染控制、湿度平衡。	Ⅰa–Ⅳ
	3.3 提供健康教育，使糖尿病管理、足部护理、溃疡护理达到最优化。	Ⅰa
	3.4 基于个体需要，促进以患者为中心的教育，防止或减少并发症。	Ⅲ

主题	推荐意见	证据级别
4.教育	4.1 健康照护专家参与持续的教育，去提高评估与管理糖尿病患者足部溃疡的特殊教育和技能。给予RNAO护理最佳实践指南《糖尿病足部溃疡的评估与管理》（第二版）。	Ⅳ
5.组织	5.1 建立和支持一个跨学科专家、跨部门组织小组，监测糖尿病足部溃疡管理的质量改进。	Ⅳ
	5.2 发展促进糖尿病足部溃疡患者的转诊的过程，合理使用当地糖尿病资源与健康照护专家。	Ⅳ

（三）评估阻碍因素和促进因素

通过访谈、实际调查、专家论证等挖掘临床实践过程中可能出现的促进因素和阻碍因素。根据我院的实际情况，主要促进因素包括：领导层的支持、充足的病例来源、护士态度积极、护理队伍的团结协作、最佳实践指南、学术团队的支持；主要的阻碍因素包括：护士循证护理知识欠缺、专科基础知识有待提升、健康宣教质量有待提升、空间局限、相应法律法规的支持、绩效制度。

（四）最佳实践指南的实施

临床实践过程主要包括评估、计划、实施、评价 4 个步骤：根据指南的推荐内容制定相应的表格，并且采用指南推荐的评价标准。评估内容包括体格检查、伤口的位置和分类、伤口的特征，并制定相应的表格，建立门诊病历。计划制定、实施过程均有跨专业小组协作，实时地调整康复目标，保证换药质量。门诊开展过程中采取与相应专科医生协作出诊，统一出诊时间、紧邻诊室以方便随时沟通。干预措施里面主要包括伤口管理和健康宣教两部分，患者住院期间，在内科主要接受预防健康宣教，在外科主要是伤口管理的健康宣教。门诊出诊采取双专家出诊模式，包括：①伤口的换药管理由伤口、造口、尿失禁专科护士负责。②健康教育由糖尿病健康宣教护理工作者完成，制定丰富的循证护理宣教手册，保证宣教内容的可信度，制定专家版健康宣教手册，保证宣教内容的一致性和连贯性。评价指标选取每月 NQuIRE 系统填报的 3 个指标：入院评估完成率、健康教育完成率、50% 伤口治愈率。

（五）指南使用情况的监测

循证实践过程中，完成指南使用情况的监测。知识监测：①糖尿病足部溃疡知识调查，循证实践小组自拟相关知识调查问卷，进行基线调查、中期调查和终期调查。在临床实践过程中，护士在疾病知识方面得到极大的提升；②循证护理知识调查，循证实践

下篇

小组自拟循证护理相关知识调查问卷，进行基线调查、中期调查和终期调查。在临床实践过程中，护士在循证护理知识方面取得很大进步。行为监测：包括护士循证能力的检测和护士循证行动的检测两方面，通过问卷调查完成，同样也进行基线、中期、终期三次调查。

（六）最佳实践指南应用效果的评价

通过最佳实践指南在脱疽门诊的临床实践，我院在患者层面、护士层面、医院层面均取得了良好的经济效益和社会效益：患者出院后得到了良好的延续性护理，缩短了平均住院日、降低了医疗费用、便捷就近就医、加速了伤口的康复；护士在出门诊的过程中，不仅帮助了患者，而且提高了个人的职业价值，得到了患者的信任和尊重；医院为患者提供了良好的医疗服务，不仅得到了患者的赞誉，同时也提高了医院的社会影响力和国际影响力。

四、指南临床应用的收获

指南的实施给临床工作带来了重大的变革，在护理管理方面：实现集"急诊→住院→出院"和"预防→治疗→护理"于一体的全程、便捷、优质护理服务；开设了脱疽（糖尿病足）护理管理专科门诊。在临床护理方面：为就诊的糖尿病足部溃疡患者提供优质护理服务；培养相关专科护士，打造临床护理专家；构建糖尿病足部溃疡临床护理方案。在科研论文方面：获得多项课题资助；发表相关的期刊论文。

最佳实践指南在中医医院的开展过程中，实现了患者家属、医务人员、医院社会的多方收益，总结经验主要基于三个原因：①中西合璧：将西医的最佳实践指南与中医特色护理相融合形成最佳护理方案；②防治结合：健康宣教与伤口管理并重，遵循现代医学三级预防原则和中医未病先治传统；③循证指导实践：整个项目实施依据知识转化行动框架，纳入最佳实践指南，数据管理应用 NQuIRE，效果评价涉及结构、过程、结果三方面。

第三节　如何在医院推行循证护理实践

目前，国内外各地区、各级别医院都在积极按照不同循证实践模式开展循证护理，但是只有让循证护理的文化普遍存在，将其渗透到护理的各个环节，才能真正开展循证护理并真正发挥最佳证据的作用。因此，如何构建全院的循证护理文化，是开展循证护理工作最重要的任务。笔者将结合在香港大学深圳医院（下文称"港大医院"）开展循证实践的工作经验，介绍医院如何推行循证护理的思考和实践。

一、全院推行循证实践工作程序

要想在全院开展循证护理，需要将循证护理理念和方法渗透到护理的各个环节，从最新最佳证据、提供照护的临床情景、患者的要求和偏好、专业人员的判断等核心问题出发，制定一套自上而下、系统的、完整的循证实践工作程序。

（一）建立循证护理实践组织架构

在全院推行循证护理实践的基础是建立循证实践组织架构。该组织架构需以循证护理理念为核心，成立护理管理委员会（由护理部主任级别的护理管理者负责）下的护理质量标准制定小组（由全院护士长及以上职务的护理管理者组成）和循证护理实践小组（组员需要具备一定的循证护理知识与科研经历）。两个小组依据循证医学的理念制定符合本院的护理质量标准，编写循证临床护理操作指引（下文称之为"体系文件"）。循证护理实践小组平均每1～2个月组织一次医院循证护理相关知识的学习，使临床护士能够了解循证护理方法，尤其是各科室的骨干需要掌握该方法的使用，包括如何发现临床研究问题、如何查找证据、评价证据等。护理质量标准制定小组与循证护理实践小组由同一个人负责，将循证护理教学、培训、研究以及护理质量标准制定有机整合在一起，并渗透到临床质量管理各个环节。

（二）编写体系文件

为了满足临床需要，护理质量标准制定小组和循证护理实践小组需在满足卫生部三甲医院评审标准或者其他医院标准的前提下，编写循证体系文件纲要（按文件内容分为质量管理文件、程序指引文件、记录表格三类，见图21-2示例），然后小组成员分工搜索某个专题领域内的最高级别的证据（比如相关的指南、系统评价、RCT等等），经相关证据质量评价之后，再结合临床情境、患者需求，基于最佳证据制定具体护理实践的操作指引，即体系文件，见图21-3示例。编写之后的文件需要在护理质量标准制定小组内部进行讨论、修改，再递交至护理质量管理委员会进行讨论、审核，方可下发至临床所有护理单元。

体系文件包含了临床所有通用的护理质量标准，换句话说，临床存在的所有与护理相关的全院通用的问题都可以在体系文件中进行查找答案，比如护理操作规范、应急预案、护理记录规范等等。

（三）体系文件的传播：覆盖全院的体系文件培训与基于体系文件的教学

为了让体系文件能够真正服务于临床，应通过三阶梯培训策略，即全院的业务学习、科室的例会学习、科室晨会学习，让临床工作人员更加了解、熟悉甚至掌握体系文件的内容，对所有新入职的护士也基于体系文件内容进行教学。最后根据体系文件内容建立题

下篇

	护理部	文件编号	HKUSZH-ND-PG
		版　　本	A-1
		生效日期	2012年8月27日
	文件目录（程序指	检视日期	2016年8月26日
		页　　码	

体系文件目录（程序指引）

文件名称	文件序号	版本号	备注
DT-引流管			
引流管护理目录	N-PG-DT	A-0	
留置胃管患者的护理	N-PG-DT-003	A-3	
肠内营养操作指引	N-PG-DT-004	A-2	
留置胸腔闭式引流患者的护理	N-PG-DT-005	A-0	
导尿术及留置尿管操作指引	N-PG-DT-006	A-3	
留置尿管患者的护理	N-PG-DT-007	A-3	
拔除尿管操作指引	N-PG-DT-008	A-2	
更换引流袋（瓶）操作指引	N-PG-DT-009	A-1	
常用引流管固定指引	N-PG-DT-011	A-0	
非计划性拔管的应急预案	N-PG-DT-012	A-0	
标识使用指引	N-PG-DT-013	A-1	
E-急救车及设备管理、急救技术			
急救技术与管理目录	N-PG-E	A-0	

图21-2　体系文件目录（程序指引）示例

文件名称	肠内营养操作指引	序　　号	N-PG-DT-004
适用范围	全院护士	生效日期	2012.11.12
制订人或机构	护理部	修订日期	2016.01.04
版本号	A-2		

肠内营养操作指引

1. 概述

　　肠内营养是指通过鼻胃管、鼻肠管或空肠造瘘管注入营养液，以为患者提供营养和水分供给的营养支持方式。

2. 程序

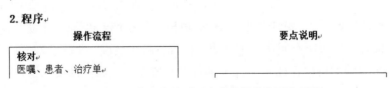

操作流程	要点说明
核对 医嘱、患者、治疗单	

图21-3　体系文件"肠内营养操作指引"示例

库，题库内容随体系文件内容的变化随时进行更新，护士的年中或者年终理论考试则从题库中随机抽取100道题进行上机考核，并且将考核结果纳入年终绩效考核的范畴。

　　同时，鼓励护士每天自己主动学习体系文件指导临床工作，通过解决临床工作中的问题，查阅和验证体系文件内容。年中和年终考试的内容即为每天的工作要求。

（四）体系文件的应用：护理知识库的建立

自体系文件发放之日起，通过反复的理论与实践培训，使临床护士深刻掌握体系文件内容，并且要求必须严格按照体系文件内容及要求开展临床护理工作。为了能够让体系文件能够更好地指导临床工作，应该在电子病历的基础上以体系文件为蓝本建立循证护理知识库，使护士在临床工作中，从入院评估到出院计划整个过程都能依据体系文件的要求进行护理，比如根据体系文件内容，建立跌倒、压疮、营养风险评估系统、疼痛评估系统，使得最佳实践证据渗透到护理的各个环节。为了让体系文件更加适应临床需求，知识库的内容会及时调整更新。医院护理管理委员会成员应定期检查电子病历库的完成情况或者进行现场督察，从而进一步促进临床护士按照体系文件执行相应的护理操作。

（五）护理持续质量监测

应用体系文件之后，护理部应选取四类护理质量指标进行监测：①基础护理质量指标：包括跌倒、压疮及安全给药等；②核心护理质量标准：每年根据护理工作计划进行核心护理质量项目；③各重点专科护理质量指标：包括手术室、ICU、助产、新生儿、血透室、急诊、骨科及肿瘤建立专科监测指标 2～3 项；④护理服务指标：护理服务满意度达90% 以上。为更好地落实护理质量指标的监测管理，护理部应秉持"无责上报"的不良事件管理原则。

（六）循证护理实践的持续质量改进

为了确保体系文件的有效性和统一性，应制定文件编制、审批、发放、修改程序及规范，每一份文件都应有序号、适用范围、生效日期、制订人或机构、修订日期、版本号等内容，如图 21-2、图 21-3 所示。为了保证所有体系文件在应用中的规范性、科学性和适用性，规定体系文件的目标审核周期为 2 年、3 年、5 年三类。此外，护理部还应根据护理质量监测结果、行政查房反馈、护理安全（不良）高频事件，在护理管理委员会中进行讨论或者根因分析（root cause analysis，RCA），查找影响护理质量的关键环节，提出整改方案，以循证科学为依据结合临床发展需求对相应的体系文件进行修订。

1. 从满足临床需求出发，确定临床问题　护理质量监测过程中发现的或者由临床中护士反馈的问题都是问题的来源，首先应将发现的问题提交至护理质量标准制定小组，由小组负责人分配任务给相应的组员。比如护士在临床工作中反馈"近一年院内出现多起胃管插错位置的案例"，该问题提交给护理质量标准制定小组负责人，负责人再将该问题分配给负责胃管护理标准的组员——神经内科护士长。

2. 基于现有护理方案，分析问题来源　确定问题后，接受任务的组员根据已有的护理方案，发现可能导致问题出现的环节。比如，针对之前提出的"胃管插错位置"的问题，神经内科护士长通过组织经常参与该项护理工作的护士一同查看现有的胃管护理方案，并且进行 RCA 分析，最后确定可能是"确定胃管位置的方法（①胃管末端无气泡逸出；②注入 10ml 空气，可听到气过水声；③回抽可见胃液。）"存在缺陷。

3. 寻找最佳证据 当确定问题根源后，组织循证护理小组成员按照循证 6S 证据金字塔进行证据检索，并对证据进行严格评价，筛选出当前最佳证据，将证据转化为具体实践措施，形成新的护理方案。比如上述"确定胃管位置的方法"的例子，护士长组织循证护理小组多名成员根据该问题检索、评价证据，筛选当前最佳的证据发现原来的方法 1 和 2 已经被推翻，其中推翻方法 1 的理由如有胃胀气患者插入胃管后就有气泡逸出；推翻方法 2 的理由为听到气过水声会受到肠鸣音、摩擦音等的干扰，因此并不能有效判断胃管位置。最后通过查找国内外最新研究证据，修改了原来的"胃管护理方案"，建立了新的确定胃管在胃内的方法：回抽胃液，若通过努力始终抽不出胃液，则进行 X 线检查以确认胃管是否在胃内。再如经过查阅相关证据，重新规定医院患者吸痰压力（成人 300MPa，小孩 100MPa）；为预防外科伤口感染（surgical site infection，SSI），将传统手术部位涂抹消毒方式改为喷洒式消毒方式等。

（七）结合临床实际情况、患者需求修订体系文件

新的护理方案需要提交至护理质量标准制定小组，通过组内会议（必须有护理质量标准制定小组负责人参与）对新方案结合临床实际情况进行初步评价、修改，保证它的适用性、可行性，最后由护理质量管理委员会（必须有护理部主任参与）进一步对新方案进行评价、修改，审核通过后才生效。

除了考虑临床实际情况，还需考虑患者需求，如港大医院新生儿重症监护室为了促进母婴交流、促进患儿康复，实行了"全程以家庭为中心"的护理模式。该护理模式体现在患儿出生前到顺利回归家庭的全过程。由产前访视小组对高危、早产产妇进行产前访视，住院期间鼓励及帮助家属进入新生儿病区参与患儿日常护理，与家人建立良好的合作伙伴关系；院内建立母乳储存冷链、开放母乳喂养间、提供"袋鼠抱"等服务；制订全套出院计划，循序渐进地为患儿回归家庭做准备；出院前专人进行家庭访视、提供指导；出院后进行系统连贯的高危儿随访，全程提供系统且持续的专业护理支持。

二、全院推行循证护理实践的效果

（一）增强临床护理的规范性

传统的护理模式，护理相关的规范、指导往往是参考教科书或者是源于医院护理管理者，因此，可能在实用性方面稍欠缺，护士的依从性也会随之降低，使操作规范与实践不能很好地匹配。这无疑会影响整个医院护理的规范性，增加护理安全隐患。但是，如果所制定的体系文件是基于最佳证据，结合临床实际情况、患者需求所制定，由于它的科学

性、新颖性和便利性，再加上强有力的临床实施策略，临床护士将愿意改变旧的工作方式，按照体系文件所规定的护理指引进行护理，进而增强临床护理的规范性。

（二）提高临床护理质量

制定体系文件的初衷是提高临床护理质量，港大医院循证护理实践经验表明，体系文件的制定的确提高了护理质量。从专科护理质量角度出发，如港大医院 ICU 应用基于循证的危重患者尿管护理指引之后，使得科室导管相关性尿路感染（catheter-associated urinary tract infection，CAUTI）发生率有了巨大的变化：2015 年 3 月～ 8 月的发生率为 7.4%～ 13.1%，9 月份开始应用此新的护理指引之后，发生率迅速下降至 3.7%，自 2015 年 11 月份之后一直是 CAUTI 零发生率，见图 21-4。再从全院护理质量角度出发，比如在严格实施无惩罚不良事件上报制度条件下，根据香港医管局的统计数据，港大医院基础护理指标中的跌倒与压疮发生率均低于香港医院的发生率，见表 21-4。一直以来，医院护理服务都受患者的称赞，2015 年全年护理满意度均达 95% 以上；并且，医院备受深圳市民的青睐，已多次蝉联深圳市综合医院满意度第一名。

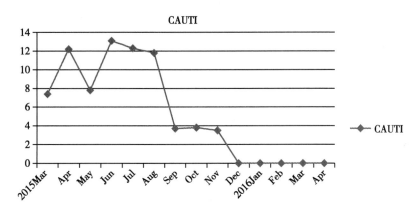

图 21-4　ICU 导管相关性尿路感染发生率

表 21-4　2014 年度、2015 年度基础护理质量指标监测结果

	2014年度	2015年度	香港Benchmark
跌倒发生例数	50	96	
跌倒每千个住院日发生率	0.39	0.41	0.50
入院72小时后发生的Ⅱ级及以上压疮例数	18	49	
压疮每千个住院日发生率	0.15	0.21	0.56
给药错误发生例数	58	71	
给药错误每百个住院日发生率	0.05	0.03	

（三）提高临床护士的评判性思维能力

过去，在以经验为基础的传统护理中，护士只知其然而不知其所以然，对知识的掌握难以系统化。医院通过制定基于证据的护理体系文件，使临床护士不得不改变传统的观点、理论、结论、护理方法等，在不断改变过程中，护士们也会慢慢学会审视护理中的常规做法、理论及当前的研究证据，出于好奇心，护士们会主动思考其中的原因。因此，应用体系文件可以潜移默化地提高临床护士的评判性思维能力。

三、成功推行循证实践项目的核心要素

在医院推行循证护理实践模式，以体系文件为线索，通过提出问题、查找、传播和应用证据，将循证护理理念和方法贯穿到了护理各个环节。比如针对鼻饲护理、尿管护理等全院通用的护理问题开展循证实践活动。但是本文所阐释的是港大医院作为一所新建医院所采取的措施，其他医院则应根据具体情况审慎借鉴，而不能照搬此套方法，否则会由于护理实践方案改动太大而出现难以推行的局面，建议可以从某一个或者数个常见的护理问题开始。同理，如果希望借鉴循证实践模式进行专科建设，则只需要选择专科性的护理问题开展循证实践活动即可。

（一）强有力的循证实践人才队伍

循证护理实践的主体是临床一线的高素质人才，因为他们对临床实际情况有着充分的了解，同时他们又具备较好的学术背景，既能站在当前最高研究证据的角度，又能从临床实际情况出发，制定一份科学的能真正服务于临床的体系文件。医院的循证护理实践成员均为临床工作人员，虽然成员的知识水平、科研能力及临床经验都较好，但毕竟其工作核心是在临床，时间和精力有限，图书馆资源也较难获取。因此，如何更好地发展医院的循证护理实践，值得进一步深入探讨。

（二）循证实践和质量改进相结合

目前，全院推行循证护理实践的模式已经在港大医院和香港东区医院取得一定的成果，其原因除了该医院拥有一支强有力的循证实践人才队伍外，还在于医院将循证实践和质量改进连接在一起，两者相得益彰。因为如果没有质量改进系统的促进作用，循证护理方案就会失去有效性。相反，若护理方案不基于循证，质量改进也毫无意义。

（三）注重临床机构内循证学术文化和循证实践文化的培养

循证护理是护理发展的必然趋势，但是目前国内外很多机构在实施循证护理实践过程

中却发现了很多问题，也遇到了很多阻碍。其很大一部分原因是临床护士的循证护理理念不够透彻，无法接受新知识、新改变、新思想，最好的途径是通过制定和推行全院通用性的护理方案，并建立健全的培训体系，促进临床机构内循证学术文化和循证实践文化的培养。

（四）加强研究机构和临床的共同合作

循证实践效果不佳的另一部分原因可能是很多医院的循证护理实践是靠研究机构如学校来推动的。研究机构是证据的产生者和综合者，但是真正运用到临床，则需要临床的管理者本身有通过循证来改变临床、提高医院的护理质量的迫切愿景。在此基础上由医院实践团队自行制定实践方案，在此过程中研究机构可提供改进思路。因此，为促进循证护理实践在临床中的发展，应加强研究机构和临床的共同合作，方可真正在临床推行循证护理实践。

（高宁　杜渐　晏利姣　郭海玲　唐玲　田润溪）

下
篇

中英文名词对照索引

参考文献

[1] 刘建平，商洪才. 循证中医药 [M]. 北京：人民卫生出版社，2019.

[2] 刘建平. 循证中医药临床研究方法 [M]. 2 版. 北京：人民卫生出版社，2019.

[3] 孙鑫，谭婧，唐立，等. 重新认识真实世界研究 [J]. 中国循证医学杂志，2017（02）：8-12.

[4] 张强，蒙萍，单爱莲. 关于药物临床试验方案中纳入、排除标准的若干思考 [J]. 中国临床药理学杂志，2017，33（2）：99-101.

[5] 胡嘉元，张晓雨，蒋寅，等. 我国临床研究发展现状及中医临床研究存在的问题、策略和实践 [J]. 世界科学技术 - 中医药现代化，2018，20（8）：1417-1421.

[6] 陈薇，方赛男，刘建平，等. 国内循证医学证据分级体系的引入及其在中医药领域面对的挑战 [J]. 中国中西医结合杂志，2017，37（11）：1285-1288.

[7] 卞薇，陈耀龙，廖建梅，等. 混合方法研究系统评价简介 [J]. 中国循证医学杂志，2019，19（4）：498-504.

[8] 于丹丹，廖星，章轶立，等. 混合方法研究及其在中医药领域应用的意义 [J]. 中医杂志，2019，60（13）：1089-1094.

[9] 李焕芹，邹忆怀，姚钰宁，等. 古籍循证在中医临床实践指南制定中的应用 [J]. 中国循证医学杂志，2018，18（2）：225-229.

[10] 李承羽，赵晨，陈耀龙，等. 中医药临床指南 / 共识中推荐意见分级标准的制订 [J]. 中医杂志，2020，06：486-492.

[11] 杨琳，杨志英，阮洪. 质性研究报告标准介绍及思考 [J]. 护理学杂志，2019，34（14）：105-108.

[12] 方程，邓巍，樊景春，等. 系统评价与 Meta 分析的注册平台简介 [J]. 同济大学学报（医学版），2019，40（03）：380-387.

[13] 彭蓉晏，王瑞婷，程诺，等. 小儿推拿治疗 12 岁以下儿童迁延性、慢性腹泻随机对照试验的系统综述及 GRADE 评价 [J]. 中医杂志，2018，59（20）：1747-1752.

[14] 中国卒中学会，卒中后认知障碍管理专家委员会. 卒中后认知障碍管理专家共识 [J]. 中国卒中杂志，2017，12（6）：519-531.

[15] 罗丽莎，宇传华，孟润堂，等. 应用伤残调整寿命年分析中国脑卒中疾病负担与危险因素 [J]. 中国卫生统计，2017，34（4）：542-545.

[16] 中华医学会神经病学分会. 中国脑卒中早期康复治疗指南 [J]. 中华神经科杂志，2017,50（6）：405-412.

[17] 何梅，翟伟. 脑卒中患者非计划再入院的研究进 [J]. 中国护理管理，2017，17（4）：524-527.

[18] 赵国桢，冯硕，张霄潇，等. 中医药临床实践指南：现状和思考 [J]. 中国循证医学杂志，2018，18（12）：1386-1390.

[19] 王小琴，童雅婧，何江华，等. 患者指南制订的基本原则和方法（一）[J]. 中国循证儿科杂志，2017，12（06）：476-478.